有料·有趣·有用·有互动

一网尽扫 学习无忧

护理专业微信教学平台

请打开手机微信，直接“扫一扫”上面的二维码，或者查找公众号“护理专业资源库”添加关注即可。

- **传**医护领域最新资讯动态
- **融**职业教育护理专业国家级资源库教学内容
- **汇**护理专业多门主干课程
- **集**护理专业主要知识点、技能点
- **聚**微课、图片、动画、视频、虚拟仿真等全媒体资源
- **智**能题库系统，支持护考自测、错题汇总、智能出题
- **创**新资源配套方式，全面支持移动学习与翻转课堂教学要求

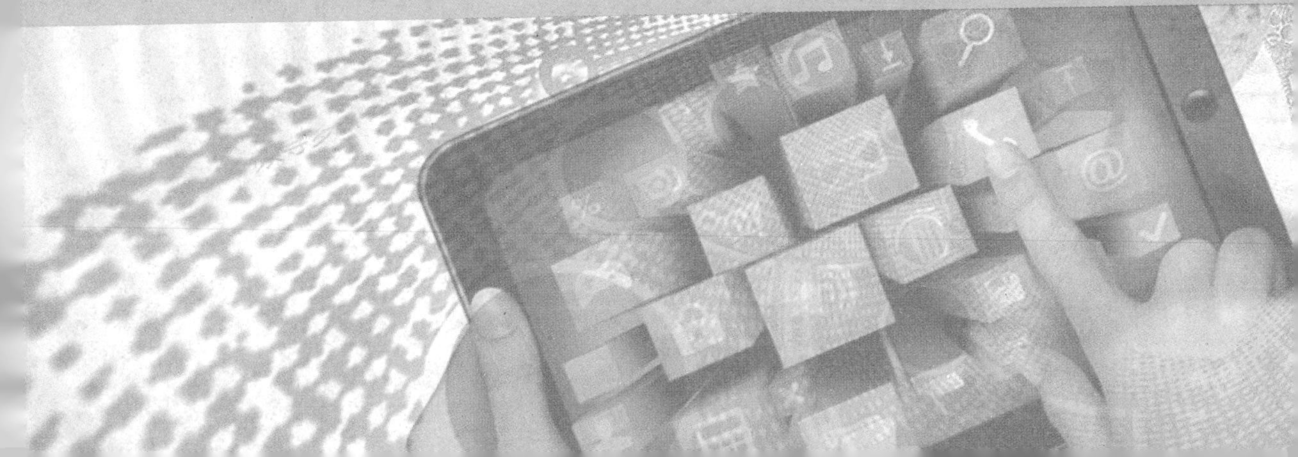

"十二五"职业教育国家规划教材
经全国职业教育教材审定委员会审定

NEIKE HULIXUE

内科护理学

（第3版）

余江萍 吕云玲 主编

高等教育出版社·北京

内容提要

本书为“十二五”职业教育国家规划教材，内容共分十章：第一章为绪论，第二至十章分别介绍了呼吸系统疾病、循环系统疾病、消化系统疾病、泌尿系统疾病、血液及造血系统疾病、内分泌代谢性疾病、风湿性疾病、神经系统疾病、传染病患者的护理，内容主要按疾病概述、患者护理和健康教育三部分编写，以利于学生掌握内科常见疾病及常见传染病的护理。

本书可作为高职高专护理类专业的教学用书，也可作为临床在职护理工作人员的参考用书。

图书在版编目（CIP）数据

内科护理学 / 余江萍，吕云玲主编 .--3 版 .-- 北京：高等教育出版社，2015.8（2016.8重印）
ISBN 978-7-04-043206-0

Ⅰ.①内… Ⅱ.①余… ②吕… Ⅲ.①内科学－护理学－高等职业教育－教材 Ⅳ.① R473.5

中国版本图书馆 CIP 数据核字（2015）第 148648 号

策划编辑 肖 娴　责任编辑 夏 宇　封面设计 李小璐　版式设计 于 婕
插图绘制 杜晓丹　责任校对 陈旭颖　责任印制 耿 轩

出版发行 高等教育出版社
社　　址 北京市西城区德外大街4号
邮政编码 100120
印　　刷 大厂益利印刷有限公司
开　　本 787mm×1092mm　1/16
印　　张 28.5
字　　数 680千字
购书热线 010-58581118
咨询电话 400-810-0598
网　　址 http://www.hep.edu.cn
　　　　 http://www.hep.com.cn
网上订购 http://www.landraco.com
　　　　 http://www.landraco.com.cn
版　　次 2003年12月第1版
　　　　 2015年8月第3版
印　　次 2016年8月第2次印刷
定　　价 49.00元

物 料 号 43206-00

《内科护理学》（第3版）编写人员

主　　编　余江萍　吕云玲

副主编　张红菱　储彬林

编　　者（以姓氏汉语拼音排序）

包友枝　安徽人口职业学院
陈　劲　武汉轻工大学医学技术与护理学院
储彬林　安庆医药高等专科学校
黄弋冰　安徽医学高等专科学校
李安安　山东医学高等专科学校
李婷婷　贵州工商职业学院
李英丽　哈尔滨医科大学大庆校区
刘向丽　沧州医学高等专科学校
吕云玲　南阳医学高等专科学校
王　旋　武汉轻工大学医学技术与护理学院
余江萍　安庆医药高等专科学校
张红菱　武汉轻工大学医学技术与护理学院
张兰青　皖西卫生职业学院

出版说明

教材是教学过程的重要载体，加强教材建设是深化职业教育教学改革的有效途径，推进人才培养模式改革的重要条件，也是推动中高职协调发展的基础性工程，对促进现代职业教育体系建设，切实提高职业教育人才培养质量具有十分重要的作用。

为了认真贯彻《教育部关于“十二五”职业教育教材建设的若干意见》（教职成〔2012〕9号），2012年12月，教育部职业教育与成人教育司启动了“十二五”职业教育国家规划教材（高等职业教育部分）的选题立项工作。作为全国最大的职业教育教材出版基地，我社按照“统筹规划，优化结构，锤炼精品，鼓励创新”的原则，完成了立项选题的论证遴选与申报工作。在教育部职业教育与成人教育司随后组织的选题评审中，由我社申报的1 338种选题被确定为“十二五”职业教育国家规划教材立项选题。现在，这批选题相继完成了编写工作，并由全国职业教育教材审定委员会审定通过后，陆续出版。

这批规划教材中，部分为修订版，其前身多为普通高等教育“十一五”国家级规划教材（高职高专）或普通高等教育“十五”国家级规划教材（高职高专），在高等职业教育教学改革进程中不断吐故纳新，在长期的教学实践中接受检验并修改完善，是“锤炼精品”的基础与传承创新的硕果；部分为新编教材，反映了近年来高职院校教学内容与课程体系改革的成果，并对接新的职业标准和新的产业需求，反映新知识、新技术、新工艺和新方法，具有鲜明的时代特色和职教特色。无论是修订版，还是新编版，我社都将发挥自身在数字化教学资源建设方面的优势，为规划教材开发配备数字化教学资源，实现教材的一体化服务。

这批规划教材立项之时，也是国家职业教育专业教学资源库建设项目及国家精品资源共享课建设项目深入开展之际，而专业、课程、教材之间的紧密联系，无疑为融通教改项目、整合优质资源、打造精品力作奠定了基础。我社作为国家专业教学资源库平台建设和资源运营机构及国家精品开放课程项目组织实施单位，将建设成果以系列教材的形式成功申报立项，并在审定通过后陆续推出。这两个系列的规划教材，具有作者队伍强大、教改基础深厚、示范效应显著、配套资源丰富、纸质教材与在线资源一体化设计的鲜明特点，将是职业教育信息化条件下，扩展教学手段和范围，推动教学方式方法变革的重要媒介与典型代表。

教学改革无止境，精品教材永追求。我社将在今后一到两年内，集中优势力量，全力以赴，出版好、推广好这批规划教材，力促优质教材进校园、精品资源进课堂，从而更好地服务于高等职业教育教学改革，更好地服务于现代职教体系建设，更好地服务于青年成才。

高等教育出版社

2015年5月

前　言

《内科护理学》第二版于2009年出版后，在众多高职高专院校护理类专业使用，得到全国护理教育界的大力支持和充分肯定。此次修订在第二版的基础上，扩大了参编学校范围，遴选具有教学临床经验的教师参加编写，更具有代表性；教材体现护理工作的系统性和规范性，体现对患者实施整体护理的可操作性，体现教学与临床工作的统一性，在保留第二版特色的同时，更注重护理诊断的准确，并在每章节后附一定数量的练习题，通过临床情景的设计，培养学生运用知识解决实际问题的能力。

教材第一章为绪论，第二章至第十章分别介绍了呼吸系统疾病、循环系统疾病、消化系统疾病、泌尿系统疾病、血液及造血系统疾病、内分泌代谢性疾病、风湿性疾病、神经系统疾病、传染病患者的护理。此次修订增加了一些病种，如“感染性心内膜炎患者的护理”、“痛风患者的护理”。各疾病患者护理内容按疾病概述、患者护理、健康教育三部分编写，第二版出版至今已有5年，根据近年来临床护理工作的实际，部分内容根据学科进展做了一定的修改。

本教材修订过程中，得到高等教育出版社和各参编学校的大力支持，保证了教材质量，谨在此表示诚挚谢意，我们还特别铭记第一版、第二版教材的编者为我们打下的良好基础。本书的编写参考和采纳了国内外有关教材和资料中的一些观点，在此向有关作者表示感谢。

此次教材修订的内容与编排，难免仍有不妥指出，恳请使用本教材的师生和护理界同仁批评指正。

余江萍

2015年4月

目 录

第一章 绪论

内科护理学是临床护理学中一门重要的学科，是关于认识疾病、预防和治疗、护理患者、促进康复、增进健康的学科。内科护理学所阐述的内容在临床护理学的理论和实践中具有普遍意义，它是临床各科护理学的基础，故学好内科护理学是学好临床专业课的关键。随着社会的进步、医学科学技术的发展、医学模式的转变和整体护理观的形成，内科护理学的内容在不断地更新和发展，也对内科护士的角色作用提出了新的要求。

一、内科护理学的内容及结构

内科护理学是一门涉及范围广、内容丰富、知识体系整体性强的学科。目前内科护理学的主要内容包括呼吸系统疾病患者、循环系统疾病患者、消化系统疾病患者、泌尿系统疾病患者、血液及造血系统疾病患者、内分泌代谢性疾病患者、结缔组织和风湿性疾病患者、神经系统疾病患者、传染病患者的护理。

作为一门临床护理学科，内科护理学是建立在基础医学、临床医学和人文社会科学基础上的一门综合性应用学科。本教材的基本结构是，每个系统或每类疾病的各章第一节均为概述，简要地复习该系统的结构功能及其疾病的关系，或简述该组疾病的共同特点，该系统疾病的分类方法。第二节以后为各疾病患者的护理。编写内容按疾病概述、患者护理、健康教育三部分编写。“疾病概述”内容包括病因与发病机制、临床表现、辅助检查、诊断要点、治疗方法。“患者护理”内容包括护理评估、护理诊断及合作性问题、护理目标、护理措施、护理评价。“健康教育”依据不同疾病和患者提供相应的健康教育内容。

二、内科护理学的学习目的和要求

内科护理学课程的学习分为系统学习和毕业实习两个阶段。系统学习包括常见病、多发病患者护理知识的课堂学习和配合课堂教学进行的临床见习。毕业实习阶段要求学生在临床老师的指导下，通过实施对内科疾病患者的整体护理，把学到的理论知识和技能运用于实践中，逐步培养独立工作的能力。在毕业时，学生应能较全面和系统地掌握内科常见病、多发病的防治以及护理的基础理论、基本知识和基本技能，具备一定的对内科疾病患者实施整体护理的能力及对内科常见急症的配合抢救能力。

要学好内科护理学、达到培养目标，掌握正确的学习方法非常必要。除做到多观察、勤思考、多请教、重理解、积极讨论、做好笔记外，以下两点非常重要。

1. 以整体护理观和“人的基本需要层次论”指导学习　整体护理观是适应医学模式的转变、适应社会需求和医学的发展变化而建立的全新的护理理念、科学的临床思维和工作方法。学生要通过反复的理论学习和实践，熟练应用护理程序，理解整体护理理念，逐步将整体护理理念和概念框架内化为自身的学习和思维习惯，将来再外化为工作方法。这样才能在学习中自觉地用整体观思考问题,在工作中自觉地关注患者在生理、心理、社会等各方面对健康问题的反应和对护理的需求,用整体观观察和护理患者。马斯洛的人的基本需要层次论,将人的基本需要分为生理需要、安全需要、归属和爱的需要、尊重需要和自我实现的需要五个层次。这一理论不仅可以指导和帮助学生在学习和生活中正确理解如何满足患者的这五种需求,提高学习的积极性和主动性,更重要的是可以帮助他们提高将来的工作质量。因为从某种意义上说,护理工作就是满足、维护患者的各种合理需要,并促进其完整性。而马斯洛的理论可以帮助护士更好地领悟和理解患者的言语,有助于护士推测患者尚未表达的需要,针对可能出现的问题进行教育,以达到预防目的。基本需要的层次划分还有助于识别护理问题的轻、重、缓、急,以便在制订护理计划时合理排列顺序。

2. 要特别重视对实践技能的学习掌握　护理是实践性非常强的学科,技术操作的熟练程度直接影响着护理和抢救的效果。本版教材,在内容的选择、体例的安排和对实践指导的处理上,都体现了实用性和实践性。学生在学习过程中,无论是在实训室,还是在见习和实习场所,都要注意训练和强化自己的动手能力,提高实践技能水平,这样才能为今后的工作和发展打下坚实的基础。

三、内科护理学的进展

(一) 社会需求变化和医学发展对内科护理的影响

1. 疾病谱的变化　随着科学技术的进步、经济的发展和生活方式的改变,病因和疾病谱发生了很大变化。

(1) 从病因构成看,国外有研究表明,现代人类疾病约有 50%与行为和生活方式有关,20%与生活环境和社会环境有关,20%与衰老、遗传等生物学因素有关,10%与卫生服务缺陷有关。美国医学研究证明,人类 65%~90%的疾病与心理压抑密切相关。

(2) 从疾病构成看,原来对人类威胁最大的传染病、寄生虫病和营养不良等躯体疾病已得到有效控制或根除,而与生活方式和环境因素密切相关的一些疾病(如心血管疾病、恶性肿瘤、糖尿病等)呈逐年上升的趋势,病毒性肝炎、艾滋病等感染率和发病率也呈上升趋势,成为影响人类健康的主要因素。

2. 人口老龄化进程加速　联合国制定的人口老龄化标准为:达到或超过 60 岁的人口占总人口的比例超过 10%,或者达到或超过 65 岁的人口占总人口的比例超过 7%。1999 年,我国达到或超过 60 岁的老年人已达到 1.25 亿,占总人口比例的 10%;2000 年,我国达到或超过 65 岁的人口占总人口的比例已突破 7%。预计 2025 年达到或超过 60 岁的老年人将有 2.8 亿,占总人口的 18%;到 2050 年达到或超过 60 岁的老年人将有 4 亿多,占总人口的 25%,成为高度老龄化国家。

3. 医疗费用增长过快　近年来,我国的医疗费用总体呈持续增长的态势,使国家、社会和群众经济负担过重,但卫生服务资源利用不足和资源浪费现象普遍存在。如许多基层医院设备闲置,患者稀少;而大量患者又舍近求远到大医院就诊,其中包括普通的常见病、多发病的患者,造成大医院人满为患。这又进一步加剧了医疗费用的增长。

4. 医学的快速发展　近年来,基础医学和临床医学均有了快速发展,这些发展促进了内科护理学的发展;而内科护理学的发展,又促进了临床诊疗技术的进步。例如,对疾病病因和发病机制的进一步认识,成为临床护理以及对患者和社会人群进行健康教育和健康指导的理论依据;电子监护系统用于病情监测,促进了重症监护护理学的发展;器官移植和干细胞移植术前、术后一整套护理方法的形成,是器官移植和干细胞移植成功的关键因素之一。

(二)内科护理学的发展趋势

社会发展变化所导致的对卫生保健需求的变化和医学的发展对内科护理学的影响,也决定了内科护理学的未来发展趋势。

1. 护理工作的场所从医院扩展到社区和家庭成为必然 疾病谱的变化和老龄人口的增加,加倍增长了人们对卫生服务的需求,但医疗费用的快速增长和医疗资源相对过度集中于大医院又限制了这种需求,因此,群众看病难、看病贵的问题就不能得到有效解决,这已成为影响民生和社会和谐的一个重要问题。目前,医疗体制改革强调大力发展社区卫生服务,建立完善的社区卫生服务机构,使许多健康问题在社区和家庭中得以解决,不需要到大医院治疗或住院治疗,即便是需住院治疗,在完成急性期治疗后,再回到社区和家庭进行后续治疗和护理,从而缩短住院时间,这样既方便了服务对象,合理有效地利用了卫生资源,又节省了医疗费用,使群众看病难、看病贵的问题得到根本解决。

2. 心理护理成为内科护理不可分割的组成部分 内科疾病大多病程长,易反复或恶化,治疗效果不显著。护理对象中慢性病多,老年病多,疑难杂症多,因此,患者易产生急躁、焦虑、悲观、恐惧、抑郁、孤独等各种消极心理,这些心理反应不同程度地影响着疾病的治疗和患者的康复。故在内科护理工作中,心理护理至关重要。护士应关心、关爱患者,针对患者不同的心理反应,做好心理疏导和精神调适,使患者保持良好的精神状态,以利于治疗和康复。

3. 护理科研和循证护理将受到重视 科学研究是一个学科发展的基础。随着护理学地位的日益提高,医学发展对内科护理学领域的拓宽和护理内容的丰富,临床护理科研的重要性日益凸显。进行临床护理科研,不但可以提高临床护理水平和护理质量,丰富护理学的知识体系,而且可以促进护理人员医学水平的提高。循证护理又称为“实证护理”,即护理人员在护理实践中运用现有最新、最佳的科学证据对患者实施护理。循证护理可进一步理解为慎重、准确、明智地应用当前所获得的最好的研究依据,是护理人员将个人技能和临床经验,与患者的价值观、愿望和实际情况三者结合起来,制订出完整的护理方案。因此,循证护理可以将护理研究和内科护理实践有机地结合起来,达到持续改进护理质量的目的,使内科护理学真正成为一门以研究为基础的解决内科患者健康问题的学科。

四、内科护士的素质要求

内科护理对象是从青年、中年、老年直至高龄的成年人,服务对象的年龄跨度大,因而各种健康问题复杂,对卫生保健的需求高;同时临床护理工作中护士的角色作用在扩展和延伸,也对内科护士提出了新的更高的要求;内科护士不仅是患者的直接护理者,而且还扮演着协作者、教育者、代言者、管理者和研究者等多项角色。因此,内科护士必须具备以下基本素质,才能适应人类对健康日益增高的需求和护理事业的发展。

1. 职业道德素质 热爱祖国,具有高尚的道德情操、正确的人生观和价值观,有全心全意为人民服务的思想和自爱、自尊、自强、自制的品质。热爱护理工作，忠于职守，坚信护理事业是人类崇高的事业。热爱集体，与其他护理人员、医务人员互敬互助、以诚相待、团结合作、密切配合。有仁爱的心灵和无私的奉献精神，以真心、爱心、责任心对待患者，尊重、关心、爱护患者，多与患者沟通，加强情感交流，正确处理和协调与患者、患者家属的关系，建立良好的护患关系；勤勤恳恳、兢兢业业地为患者服务，工作认真、严谨、细致，谨言慎行，尽自己的所能满足患者的健康需求。

2. 文化科学素质　为适应医学模式的转变和护理学科的发展，21 世纪的护士必须具备高中以上文化知识水平，拥有自然科学、社会科学、人文科学等多学科知识，掌握一门外语和电子计算机应用技术，以及其他必需的现代科学发展的新理论、新技术。同时，应有实事求是、勇于钻研的科学精神和应用科研成果的意识，且善于运用科研成果指导和完善护理临床实践。

3. 专业素质　包括具备合理的知识结构，较系统、完整地掌握护理专业理论，能熟练地完成护理操作，具备必需的基础医学、临床医学的基本理论知识，具有敏锐的观察能力和综合、分析、判断能力，以及护理教育和护理科研能力等。只有具备了这些专业素质，才能熟练运用护理程序对服务对象实施整体护理，解决患者身心两方面的健康问题。

4. 良好的职业形象、身体及心理素质　首先，应具有健康的体魄和良好的职业形象，着装整洁素雅、举止端庄大方、动作轻盈敏捷、话语亲切真诚，给患者留下温和、善良的良好形象。其次，应具有健康的心理，保持乐观开朗、情绪稳定、胸怀豁达，同仁相互尊重、团结协作，具有良好的人际关系；具有高度的责任心、同情心，勇于开拓进取；有较强的适应能力、应变能力、忍耐力和自控能力，能不断自我完善、自我发展。

总之，随着社会的进步、文化与经济的繁荣、医学与科技的发展、护理实践范畴的扩大、内科护理内容的更新，社会对内科护士的素质提出了新的要求。一个优秀的内科护士不但要有为人民服务的愿望，还要有为人民服务的技能。因而内科护士不仅要掌握丰富的基础医学和护理理论知识，也要掌握广博的人文、社会科学知识，并且善于在护理实践中运用评判性思维，将内科护理各个环节有机地结合起来，为患者提供整体护理。

（余江萍）

第二章　呼吸系统疾病患者的护理

【学习要点】

掌握：感染性疾病、慢性阻塞性肺疾病、肺心病、慢性呼吸衰竭的病因、临床表现、护理措施、健康教育；呼吸系统常用诊疗技术操作的护理配合。

理解：呼吸系统常见疾病的发病机制、护理评估、辅助检查结果的意义、护理目标、治疗原则。

第一节　概　　述

一、呼吸系统结构和功能

（一）呼吸道

从鼻开始，以环状软骨为界，分为上、下呼吸道。

1. 上呼吸道　包括鼻、咽、喉，是气体进出肺的通道。鼻对吸入气体有过滤、保湿、加温作用；咽是呼吸道和消化道的共同通路；喉受喉返神经支配，由甲状软骨与环状软骨（内含声带）等构成；会厌、声门、声带的保护性反射可防止口腔分泌物和食物误吸入呼吸道。

2. 下呼吸道　是指从气管至呼吸性细支气管末端的气道，包括气管、主支气管及其在肺内的各级分支（图 2-1）。气管起自喉环状软骨下缘，向下至胸骨角平面，分为左、右主支气管。右主支气管粗短而陡直，因而气管插管、误吸物易进入右支气管。气管和支气管均有“C”形的软骨支架，保持张开状态，软骨缺口朝后，由平滑肌和结缔组织构成。支气管不断分支，平滑肌逐渐代替软骨，管腔逐渐变小，到终末支气管时仅为 0.5 mm。临床上将吸气状态下内径<2 mm 的细支气管称为“小气道”。由于小气道管壁无软骨支持、气体流速慢、阻力小、易阻塞，是常见的病变部位。

3. 下呼吸道组织结构和功能　气管、支气管壁的组织结构（黏膜、黏膜下层和固有膜）与其功能有关。

（1）黏膜层：为假复层纤毛柱状上皮，主要有纤毛细胞和杯状细胞，纤毛以 22 次/s 的频率向同一方向（头端）摆动，具有清除呼吸道分泌物和异物的功能；杯状细胞分布于传导性气道的各种细胞间，分泌黏液。

（2）黏膜下层：由疏松结缔组织组成，含有黏液腺和黏液浆液腺。在慢性炎症时，腺体的黏液细胞和浆细胞增生肥大，分泌亢进，使黏膜下层增厚，黏液分泌增多，黏稠度增加。

（3）固有膜：由弹性与胶原纤维和平滑肌构成。弹性与胶原纤维呈纵向和环形分布，并不

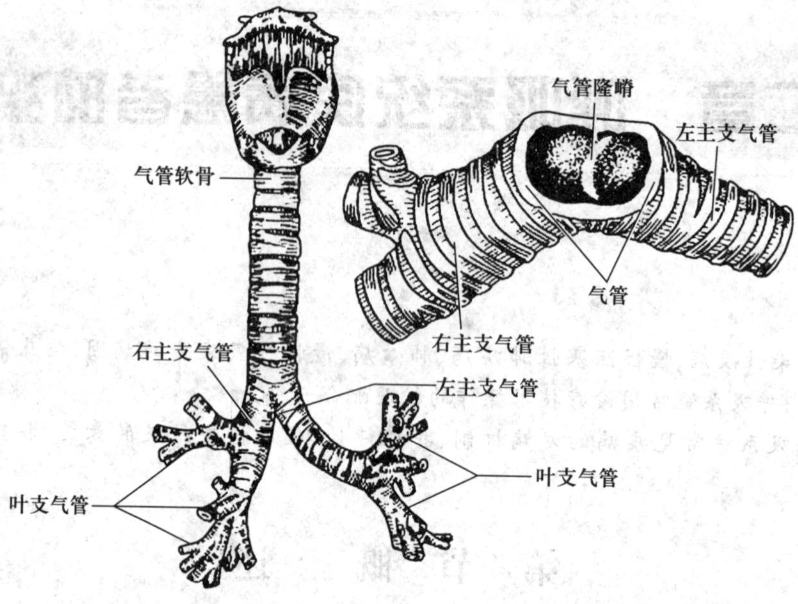

图 2-1 气管、主支气管、叶支气管结构(前面)

断分支和相互融合,到呼吸性细支气管时则呈螺旋式排列环绕管壁;在气管与主支气管,平滑肌仅存在于软骨缺口部,随着支气管分支、软骨减少、平滑肌增多,到细支气管时软骨消失而平滑肌呈螺旋状围绕;平滑肌的舒缩与支气管口径及肺的顺应性密切相关。

(二) 肺泡

肺泡上皮细胞有Ⅰ型细胞、Ⅱ型细胞。Ⅰ型细胞呈扁平型,占肺泡表面积的 95%,是气体交换的场所。Ⅱ型细胞分泌表面活性物质,降低肺泡表面张力,以防止肺萎陷。肺泡总面积约 100 m^2,平时只有 1/20 肺泡进行气体交换,因而具有很大的潜在功能。

(三) 肺的血液循环

肺有双重血液供应:肺循环、支气管循环。

1. 肺循环 由肺动脉-肺毛细血管-肺静脉组成,称为功能血管,进行气体交换。肺循环血量为体循环的 1/8 ~ 1/6,血压为体循环的 1/10,毛细血管壁薄、扩张性较大、压力低、阻力小。肺毛细血管网非常丰富,总面积达 60 ~ 100 m^2,有利于气体交换。

2. 支气管循环 由支气管动脉和静脉构成,称为营养血管。其毛细血管网主要供应支气管壁、肺泡和胸膜的营养。

(四) 胸膜

胸膜分脏层和壁层。脏胸膜覆盖在肺的表面,壁胸膜覆盖在胸壁内面,两者在肺门相连形成密闭的空腔,正常情况下有少量体液起润滑作用。脏胸膜主要由肺动脉供血;叶间胸膜由支气管动脉供血;壁胸膜的供血来自肋间动脉。壁胸膜有感觉神经末梢分布,脏胸膜则无痛觉神经,因此壁胸膜病变或受刺激可致胸部疼痛。

(五)肺的呼吸功能

机体与外环境之间的气体交换称为呼吸。主要包括肺通气和肺换气。

1. 肺通气 指外环境与肺之间气体交换。通气动力来自于呼吸肌收缩引起的胸腔与肺内压的改变,使气体有效地进入或排出肺泡。通气阻力有 2 种:一是弹性阻力,包括肺和胸廓的弹性阻力,是平静呼吸时的主要阻力;二是非弹性阻力。通气阻力增大是临床上肺通气障碍最常见的原因。

(1) 肺总容量(total lung capacity,TLC):指肺所能容纳的总气量,是用力肺活量与残气量之和,正常成年男性约为 5 000 mL,女性约为 3 500 mL。TLC 主要取决于呼吸肌收缩能力、肺和胸廓的弹性及有效的肺泡通气数目等。

(2) 用力肺活量(forced vital capacity,FVC):也称时间肺活量。肺活量(vital capacity,VC)是指一次尽力吸气后,再尽力呼出的气体总量。FVC 是指将测定肺活量的气体用最快速度呼出的能力。常用第 1 秒肺活量占整个肺活量百分比表示,称 1 秒率。正常人大于 80%,低于 80%表明气道存在阻塞性通气障碍。

(3) 残气量(residual volume,RV):指最大呼气末气道内残留的气量,正常成年男性约为 1 500 mL,女性约为 1 000 mL。功能残气量(functional residual capacity,FRC)指平静呼气末肺内残留的气量。正常成人约为 2 300 mL。

2. 肺换气 气体交换以呼吸膜弥散的方式进行。呼吸膜薄($<1\ \mu m$)而面积大,气体易于弥散。影响肺换气的因素主要有呼吸膜的厚度、呼吸膜的面积及通气/血流比值。常以肺弥散量、肺泡气-动脉血氧分压差等指标评价肺换气功能。

(六)呼吸运动的调节

呼吸运动的调节是通过呼吸中枢、效应器和感受器共同完成的。

1. 呼吸中枢 呼吸中枢位于延髓,吸气与呼气两组神经元交替兴奋和抑制形成呼吸周期;脑桥调整呼吸中枢,即限制吸气,促使吸气向呼气转换;大脑皮质在一定限度内随意控制呼吸。

2. 反射性调节

(1) 肺牵张反射:感受器位于气道平滑肌中,吸气时气道扩张,刺激感受器,兴奋由迷走神经传入呼吸中枢并抑制吸气中枢;呼气时反射消失。

(2) 呼吸肌本体感受性反射:感受器是肌梭,当肌肉被拉长或肌肉两端固定而肌肉主动收缩时,刺激肌梭,反射性引起肌肉收缩,使气道阻力增大,呼吸运动加强。

(3) “J”反射:“J”感受器位于肺泡毛细血管旁,可能与运动时呼吸加快、肺充血和肺水肿时的急促呼吸有关。

3. 化学性调节

(1) 缺氧刺激外周感受器(颈动脉窦和主动脉体)反射性加强呼吸运动。但由于此处血供显著超过其代谢需要,故此调节对正常人影响不大,而对Ⅱ型呼吸衰竭有重要临床意义。

（2）CO_2 对呼吸中枢和外周感受器都有作用，而中枢尤为敏感，CO_2 是维持和调节呼吸运动十分重要的化学因素。

（七）呼吸系统的防御功能

1. 调节净化吸入的空气　通过上呼吸道的加温、湿化和过滤作用实现。
2. 清除气道异物　呼吸道黏膜和黏膜纤毛运载系统作用。
3. 反射防御功能　咳嗽反射、打喷嚏和支气管收缩等。
4. 清除侵入肺泡的有害物质　肺泡巨噬细胞为主要防御力量，能吞噬尘粒、微生物及中和解毒作用。
5. 免疫防御　包括非特异性（溶菌酶、干扰素等）和特异性免疫（体液免疫和细胞免疫）。

二、常见症状和体征的护理

常见症状和体征的护理见本套《健康评估》教材。

第二节　急性呼吸道感染患者的护理

【疾病概述】

一、急性上呼吸道感染

急性上呼吸道感染（actute upper respiratory tract infection）简称上感，是指鼻腔、咽或喉部的急性炎症。本病是人类最常见的传染病之一，全年都可发病，冬春季节多见，多为散发，在气候突变时可小规模流行。主要通过患者喷嚏和含有病毒的飞沫经空气传播，或经污染的手和用具接触传播。感染后产生的免疫力较弱、短暂，病毒间也无交叉免疫，故个体一年内可多次发病。

（一）病因、诱因及发病机制

本病70%～80%由病毒引起，常见有流感病毒、副流感病毒、鼻病毒、腺病毒、呼吸道合胞病毒等；另有20%～30%为细菌引起，细菌可继发于病毒感染或直接感染，常见溶血性链球菌，其次为流感嗜血杆菌、肺炎链球菌和葡萄球菌等。病原体常通过飞沫或被污染的用具传播。

接触病原体后是否发病，取决于传播途径和人群易感性。淋雨、受凉、气候突变、过度劳累等使呼吸道局部防御功能降低，原先存在于呼吸道的病毒或细菌迅速繁殖，或直接接触含有病原体的空气发病。年老体弱者，幼儿，免疫功能低下或有慢性呼吸道疾病如鼻窦炎、扁桃体炎者更易发病。

（二）临床表现

1. 症状和体征　根据病因、症状和体征的不同，可分为以下类型。

(1) 普通感冒(commom cold):俗称"伤风"。以鼻咽部卡他症状为主。起病急,初期出现咽痒、咽干或咽痛,或伴有鼻塞、喷嚏、流清水样鼻涕(2~3天后变稠)。可有流泪、声嘶、干咳或少量黏液痰。全身症状较轻或无,可仅有低热、轻度畏寒、头痛、食欲差等。可见鼻腔黏膜充血、水肿、有分泌物,咽部轻度充血等体征。如无并发症,经5~7天后痊愈。

(2) 急性病毒性咽炎和喉炎:常由病毒引起。急性咽炎表现为咽部发痒和灼热感,轻而短暂的咽痛,当有吞咽疼痛时,常提示有链球菌感染,咳嗽少见。急性喉炎表现为声嘶、说话困难、咳嗽时疼痛,常伴有发热或咽炎,可见喉部充血、水肿,局部淋巴结肿大伴触痛,可闻及喘息声。

(3) 急性疱疹性咽峡炎:主要由柯萨奇病毒A所致。好发于夏季,多见于儿童。表现为咽痛明显,常伴有发热,可见咽充血,软腭、腭垂、咽和扁桃体表面有灰白色疱疹及浅表溃疡,周围有红晕。病程约1周。

(4) 急性咽结膜炎:主要由腺病毒、柯萨奇病毒等引起。表现为发热、咽痛、畏光、流泪、咽及结膜明显充血。病程4~6天,多发于夏季,以游泳传播为主,儿童多见。

(5) 细菌性咽-扁桃体炎:多由于溶血性链球菌引起。起病急,咽痛明显,伴畏寒、发热,体温可达39℃以上。可见咽部明显充血,扁桃体肿大、充血,表面有黄色点状渗出物,颌下淋巴结肿大有压痛。

2. 并发症　可并发急性鼻窦炎、中耳炎、气管-支气管炎。部分患者可继发心肌炎、肾炎、风湿性疾病等。

(三) 辅助检查

1. 血常规检查　因多为病毒性感染,白细胞计数常正常或偏低,伴淋巴细胞比例升高。细菌感染者可有白细胞计数和中性粒细胞增多及核左移现象。

2. 病原学检查　因病毒类型繁多,且明确类型对治疗无明显帮助,一般无需明确病原学检查。需要时可用免疫荧光法、酶联免疫吸附法、血清学诊断或病毒分离鉴定等方法确定病毒的类型。细菌培养可判断细菌类型并做药物敏感性试验以指导临床用药。

(四) 治疗原则

1. 对症治疗　重点是减轻症状,缩短病程和预防并发症。

2. 抗感染治疗　目前尚无特异抗病毒药物。由于常并发细菌感染,临床可根据病原菌和药敏试验选用抗菌药物。常用青霉素、头孢菌素、氨基糖苷类抗生素,也可口服大环内酯类或氟喹诺酮类及磺胺类抗菌药物。

3. 中药治疗　常用中成药有板蓝根冲剂、清热感冒冲剂、银翘解毒片等。

二、急性气管-支气管炎

急性气管-支气管炎(acute tracheobronchitis)是由生物、物理、化学刺激或过敏等因素引起的气管-支气管黏膜的急性炎症。多为散发,年老体弱者易感。临床症状主要为咳嗽和咳痰。常发生于寒冷季节或气候突变时。也可由急性上呼吸道感染迁延不愈所致。

（一）病因和发病机制

1. 感染　病原体与上呼吸道感染类似。常见病毒为腺病毒、流感病毒（甲型、乙型）、冠状病毒、鼻病毒、单纯疱疹病毒、呼吸道合胞病毒和副流感病毒。常见细菌为流感嗜血杆菌、肺炎链球菌、卡他莫拉菌等，近年来衣原体和支原体感染引起急性气管、支气管炎明显增加，在病毒感染的基础上继发细菌感染亦较多见。

2. 物理、化学因素　冷空气、粉尘、刺激性气体或烟雾（如二氧化硫、二氧化氮、氨气、氯气等）的吸入，均可刺激气管-支气管黏膜引起急性损伤和炎症反应。

3. 过敏反应　常见的吸入致敏原包括花粉、有机粉尘、真菌孢子、动物毛皮及排泄物，或对细菌蛋白质的过敏，钩虫、蛔虫的幼虫在肺内的移行均可引起气管-支气管急性炎症反应。

（二）临床表现

1. 症状　起病较急，通常全身症状较轻，可有发热。初为干咳或少量黏液痰，随后痰量增多，咳嗽加剧，偶伴血痰。气管受累时可在深呼吸和咳嗽时感胸骨后疼痛；伴支气管痉挛时，可有气促、胸部紧缩感。咳嗽、咳痰可延续 2~3 周，如迁延不愈，可演变成慢性支气管炎。

2. 体征　可无明显阳性表现，也可在两肺听到散在的干、湿啰音，部位不固定，咳嗽后可减少或消失。支气管痉挛时可闻及哮鸣音。

（三）辅助检查

周围血白细胞计数可正常。由细菌感染引起者，可伴白细胞总数和中性粒细胞百分比升高，血沉加快。痰涂片或培养可发现致病菌。X 线胸片检查多无异常或仅有肺纹理增粗。

（四）治疗原则

1. 对症治疗　咳嗽无痰或少痰，可用右美沙芬、喷托维林（咳必清）镇咳。咳嗽有痰而不易咳出，可选用盐酸氨溴索、溴己新（必嗽平）、桃金娘油提取物化痰，也可雾化帮助祛痰。较为常用的为兼顾止咳和化痰的棕色合剂，也可选用中成药止咳祛痰。发生支气管痉挛时，可用平喘药如茶碱类、β_2 受体激动药等。发热可用解热镇痛药对症处理。

2. 抗菌药物治疗　有细菌感染证据时应及时使用。可以首选新大环内酯类、青霉素类，亦可选用头孢菌素类或喹诺酮类等药物。多数患者口服抗菌药物即可，症状较重者可经肌内注射或静脉滴注给药，少数患者需要根据病原体培养结果指导用药。

【患者护理】

一、护理评估

1. 健康史主要询问　有无引起机体抵抗力下降的因素，有无上呼吸道急性感染。

2. 身体评估　注意咳嗽的程度，有无痰液及痰液的性状和量，有无气促、胸闷、发热、流涕。肺部有无异常体征等。

3. 心理、社会状况　是否因咳嗽影响睡眠而出现烦躁、焦虑等，对本疾病有忽视或过度紧张。

4. 辅助检查　血液检查、痰液检查、X线等有无异常。

病例：患者，男性，19岁，1天前运动后淋雨，现出现打喷嚏，流清水样涕，有咽痛、干咳、低热。其他无明显异常。

请思考：该病例的护理诊断是什么？

二、护理诊断

1. 清理呼吸道无效　与呼吸道感染、痰液黏稠有关。
2. 气体交换受损　与支气管痉挛有关。
3. 疼痛：胸痛　与支气管炎症有关。
4. 体温过高　与支气管炎症有关。

三、护理目标

(1) 患者痰液容易咳出，呼吸道通畅。
(2) 患者气体交换通畅。
(3) 患者无胸痛。
(4) 患者体温正常。

四、护理措施

1. 一般护理　注意休息，多喝水，避免劳累。

2. 咳嗽和咳痰的护理　指导患者有效咳嗽。其正确方法是：① 患者取坐位，双脚着地，身体稍前倾，双手环抱一个枕头，有助于膈肌上升；② 进行数次深而缓慢的腹式呼吸，深吸气末屏气。然后缩唇（撅嘴），缓慢的通过口腔尽可能呼气（降低肋弓，腹部往下沉）；③ 再深吸一口后屏气3~5 s，身体前倾，从胸腔进行2~3次短促有力的咳嗽，张口咳出痰液，咳嗽时收缩腹肌，或用自己的手按压上腹部，帮助咳嗽。或患者取俯卧屈膝位，可借助膈肌、腹肌收缩增加腹压，有效咳出痰液。

五、护理评价

(1) 患者痰液容易咳出，呼吸道通畅。
(2) 患者气体交换通畅。
(3) 患者无胸痛。
(4) 患者体温正常。

【健康教育】

1. 增强体质　积极参加体育锻炼，根据患者情况选择合适的体育活动，如健身操、太极拳、跑步等；平常可增加耐寒训练，如冷水洗脸、冬泳等。

2. 避免复发　患者咳嗽、咳痰明显时应注意休息。避免劳累,多饮水,进食清淡、富有营养的饮食。保持室内环境适宜的温、湿度,防止有害气体污染,避免烟雾、化学物质等有害理化因素的刺激。避免吸入环境中的刺激气体和变应原。

第三节　慢性阻塞性肺疾病患者的护理

【疾病概述】

慢性阻塞性肺疾病(chronic obstructive pulmonary disease,COPD)是一组以气流受限为特征的肺部疾病。COPD 气流受限不完全可逆,呈进行性发展,但是可以预防和治疗。COPD 主要累及肺部,亦可以引起其他肺外器官的损害。

COPD 是呼吸系统的常见病和多发病,患病率和病死率均高。1992 年对我国北部和中部地区 102 230 名农村成年人进行了调查,COPD 的患病率为 3%。近年来对我国 7 个地区 20 245名成年人进行调查,COPD 的患病率占 40 岁以上人群的 8.2%。本病使肺功能进行性减退,严重影响患者的劳动力和生活质量。

一、病因、诱因及发病机制

COPD 确切的病因尚不清楚。认为与肺部对香烟烟雾等有害气体或有害颗粒的异常炎症反应有关。异常炎症反应是在内因(个体易感因素)和外因(环境因素)的相互作用下发生的。

1. 吸烟　是重要的发病因素。烟草中含焦油、尼古丁和氢氰酸等化学物质,导致异常炎症反应发生。吸烟者慢性支气管炎的患病率比不吸烟者高 2~8 倍,烟龄越长,吸烟量越大,COPD 患病率越高。

2. 职业粉尘和化学物质　如烟雾、变应原、工业废气及室内空气污染等,接触浓度过高或时间过长时,均可能产生与吸烟类似的 COPD。

3. 空气污染　大气中的有害气体如二氧化硫、二氧化氮、氯气等可损伤气道黏膜上皮,使纤毛清除功能下降,黏液分泌增加,为细菌侵入创造条件。

4. 感染因素　与慢性支气管炎类似,感染亦是 COPD 发生发展的重要因素之一。

5. 蛋白酶-抗蛋白酶失衡　蛋白水解酶对组织有损伤、破坏作用;抗蛋白酶对弹性蛋白酶等多种蛋白酶具有抑制功能。蛋白酶增多或抗蛋白酶不足均可导致组织结构破坏,产生肺气肿。

6. 氧化应激　有许多研究表明 COPD 患者的氧化应激增加。

7. 炎症机制　气道、肺实质及肺血管的慢性炎症是 COPD 的特征性改变。

8. 其他　如遗传因素、自主神经功能失调、营养不良、气温变化等都有可能参与 COPD 的发生、发展。

COPD 的病理改变主要表现为慢性支气管炎及肺气肿的病理变化。肺气肿按累及肺小叶的部位,可将阻塞性肺气肿分为小叶中央型、全小叶型及介于两者之间的混合型三类(图 2-2)。其中以小叶中央型为多见。

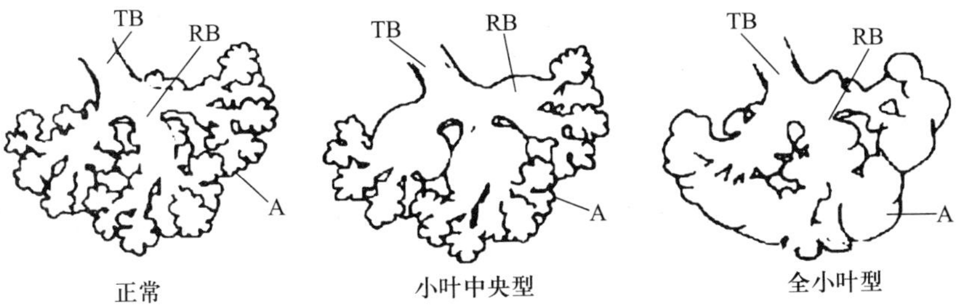

图 2-2 小叶中央型和全小叶型肺气肿
TB:终末细支气管;RB:呼吸性细支气管;A:肺泡

二、临床表现

1. 症状 起病缓慢、病程较长。主要症状有:

(1) 慢性咳嗽与咳痰:随病程发展可终身不愈。常晨间咳嗽明显,夜间有阵咳或排痰。一般为白色黏液或浆液性泡沫痰,偶可带血丝,清晨排痰较多。急性发作期痰量增多,可有脓性痰。

(2) 气促或呼吸困难:早期在体力劳动后或上楼等活动时出现,后逐渐加重,以致在日常活动甚至休息时也感到气促。气促是 COPD 的标志性症状。

(3) 喘息和胸闷:部分患者特别是重度患者或急性加重时出现喘息。

(4) 其他:晚期患者有体重下降,食欲减退等。

2. 体征 早期无明显体征。随疾病进展可出现桶状胸,呼吸变浅,频率增快,严重者可有缩唇呼吸等;双侧语颤减弱;叩诊呈过清音,心浊音界缩小,肺下界和肝浊音界下降;两肺呼吸音减弱,呼气延长,部分患者可闻及湿啰音和(或)干啰音。

3. COPD 严重程度分级 根据 FEV_1/FVC、$FEV_1\%$预计值和症状可对 COPD 的严重程度做出分级(表 2-1)。

表 2-1 慢性阻塞性肺疾病的严重程度分级

分级	分级标准	分级	分级标准
Ⅰ级:轻度	$FEV_1/FVC<70\%$ $FEV_1 \geqslant 80\%$预计值 有或无慢性咳嗽、咳痰症状	Ⅲ级:重度	$FEV_1/FVC<70\%$ $30\% \leqslant FEV_1<50\%$预计值 有或无慢性咳嗽、咳痰症状
Ⅱ级:中度	$FEV_1/FVC<70\%$ $50\% \leqslant FEV_1<80\%$预计值 有或无慢性咳嗽、咳痰症状	Ⅳ级:极重度	$FEV_1/FVC<70\%$ $FEV_1<30\%$预计值 或 $FEV_1<50\%$预计值,伴慢性呼吸衰竭

4. 并发症

(1) 慢性呼吸衰竭:常在急性加重期发生,其症状明显加重,发生低氧血症和(或)高碳酸血症,可具有缺氧和二氧化碳潴留的临床表现。

(2) 自发性气胸:如有呼吸困难突然加重,并伴有明显的发绀,患侧肺部叩诊为鼓音,听诊呼吸音减弱或消失，应考虑并发自发性气胸，通过X线检查可以确诊。

（3）慢性肺源性心脏病：详见本章第九节。

三、辅助检查

1. 肺功能检查　是判断气流受限的主要客观指标，对COPD诊断、严重程度评价、疾病进展、预后及治疗反应等有重要意义。

（1）第1秒用力呼气容积占用力肺活量百分比（FEV_1/FVC）是评价气流受限的一项敏感指标。第1秒用力呼气容积占预计值百分比（FEV_1%预计值）是评估COPD严重程度的良好指标，其变异性小，易于操作。吸入支气管舒张药后$FEV_1/FVC<70\%$及$FEV_1\%$预计值$<80\%$者，可确定为不能完全可逆的气流受限。

（2）肺总量（TLC）、功能残气量（FRC）和残气量（RV）增高，肺活量（VC）减低，表明肺过度充气，有参考价值。

（3）一氧化碳弥散量（DLco）及其与肺泡通气量比值下降，对诊断有参考价值。

2. X线检查　早期胸片可无变化，以后可出现肺纹理增粗、紊乱等非特异性改变，也可出现肺气肿改变。

3. 动脉血气分析　对确定发生低氧血症、高碳酸血症、酸碱平衡失调以及判断呼吸衰竭的类型有重要价值。

4. 其他　COPD合并细菌感染时，外周血白细胞增高，核左移。痰培养可能查出病原菌。

四、治疗原则

1. 稳定期治疗　戒烟；避免粉尘、刺激性气体吸入。应用支气管舒张药，包括短期按需应用以暂时缓解症状，以及长期规则应用以减轻症状。常用药物有β_2肾上腺素受体激动药、抗胆碱药、茶碱类。对痰不易咳出者可选用祛痰药。重度和极重度患者（Ⅲ级和Ⅳ级）及反复加重者可使用糖皮质激素。

长期家庭氧疗（LTOT）可提高COPD慢性呼吸衰竭者的生活质量和生存率。LTOT指征：① $PaO_2 \leqslant 55$ mmHg或$SaO_2 \leqslant 88\%$，有或没有高碳酸血症。② PaO_2 55～60 mmHg，或$SaO_2 < 89\%$，并有肺动脉高压、心力衰竭性水肿或红细胞增多症（血细胞比容>0.55）。一般用鼻导管吸氧，氧流量为1.0～2.0 L/min，吸氧时间>15 h/d。目的是使患者在静息状态下，达到$PaO_2 \geqslant 60$ mmHg和（或）使SaO_2升至90%。

2. 急性加重期治疗　明确与去除病因，抗感染，合理选用抗生素。使用支气管舒张药，有严重喘息症状者可给予较大剂量雾化吸入治疗。有低氧血症者低流量吸氧。对需住院治疗的急性加重期患者可考虑使用糖皮质激素。

【患者护理】

一、护理评估

1. 健康史　主要询问：患者最初起病时间，主要症状及其特点，病前有无明显诱因，病情的变化及进展情况，有无其他伴随症状。

2. 身体评估　呼吸类型、频率、节律，是否呼吸费力；体温是否升高；脉搏是否增快。意识，营养状态，是否有发绀，皮肤弹性。胸部检查：桶状胸，呼吸运动减弱，语颤减弱，叩诊过清音，肺下界下移，呼吸音减弱，呼气延长，肺部啰音。

3. 心理、社会状况　由于本病病程长，反复发作，逐年加重，工作与生活能力下降，易产生焦虑、悲观等心理症状；又因出现呼吸困难，患者感到紧张、恐惧；由于缺氧、气促，活动受限、生活自理能力降低，在躯体功能、心理状态和社会交往方面受限。

4. 辅助检查　检查内容见前述相关内容。

病例：患者，男性，65 岁，反复咳嗽、咳痰 25 年，心悸、气促 10 年。体格检查：胸廓呈桶状，肋间隙增宽，呼吸运动减弱；两肺触诊语颤减弱；叩诊呈过清音，心浊音界缩小，肝上界位于右第 6 肋间；听诊两肺呼吸音减弱，呼气延长，心音遥远。

请思考：该患者的护理诊断是什么？

二、护理诊断及合作性问题

1. 气体交换受损　与气道阻塞、通气不足、呼吸肌疲劳、分泌物过多和肺泡面积减少有关。

2. 清理呼吸道无效　与痰多黏稠和无效咳嗽有关。

3. 活动无耐力　与疲劳、气促、氧供与氧耗失衡有关。

4. 营养失调：低于机体需要量　与能量消耗增加、腹胀、食欲减退有关。

5. 焦虑　与健康状况改变、病情重、经济状况差有关。

6. 睡眠型态紊乱　与咳嗽、呼吸困难有关。

7. 知识缺乏　缺乏呼吸功能锻炼方面的知识。

三、护理目标

(1) 患者能有效地进行呼吸肌功能锻炼，呼吸功能改善。

(2) 患者能进行有效咳嗽、排痰，呼吸道通畅。

(3) 患者能进行有效的休息和活动，活动耐力逐渐提高。

(4) 患者能了解基本的营养知识，遵循饮食计划，营养状况改善。

(5) 患者建立信心，生活乐观。

(6) 患者睡眠质量提高。

(7) 患者掌握疾病必要的自我保健知识。

四、护理措施

1. 一般护理

(1) 休息：患者应采取舒适的体位休息，呼吸困难明显者采取身体前倾位，安排适当的活动，以不加重症状、不感到疲劳为度。保持室内适宜的温湿度，避免直接吸入冷空气。

(2) 饮食护理：给予高热量、高蛋白、高维生素饮食，必要时遵医嘱静脉补充营养。避免食用产气食物，以免腹部胀气。腹胀者应少量多餐，进软食，细嚼慢咽。加强口腔护理，餐后漱口，以保持口腔清洁舒适，促进食欲。

2. 对症护理

（1）保持呼吸道通畅：指导、协助患者有效咳嗽与排痰。

（2）氧疗的护理：一般采用鼻导管吸氧，流量1~2 L/min，持续性吸氧，或每日15 h以上的长期氧疗，以提高氧分压。特别是睡眠时氧疗不可间歇，以防熟睡时呼吸中枢兴奋性减弱或上呼吸道阻塞而加重低氧血症。同时做好吸氧护理工作，所有装置均应定期消毒，专人使用，预防感染。

（3）呼吸功能的锻炼

1）腹式呼吸训练：取立位（体弱者可取半卧位或坐位），两手分别放在腹部和胸前。全身肌肉放松，静息呼吸。吸气时用鼻吸入，尽力挺腹，胸部不动；呼气时用口呼出，同时收缩腹部，胸廓保持最小活动幅度，缓呼深吸，增进肺泡通气量。开始时可每日3~4次，每次7~8遍，如此反复训练，以后可逐步增加次数和时间（图2-3）。

2）缩唇呼气训练：用鼻吸气，用口呼气，呼气时口唇缩拢似吹口哨状，持续慢慢呼气，同时收缩腹部。吸与呼时间之比为1∶2或1∶3。缩唇的程度与呼气流量由患者自行选择调整，以能使距离口唇15~20 cm处、与口唇等高点水平的蜡烛火焰随气流倾斜又不致熄灭为宜（图2-4）。

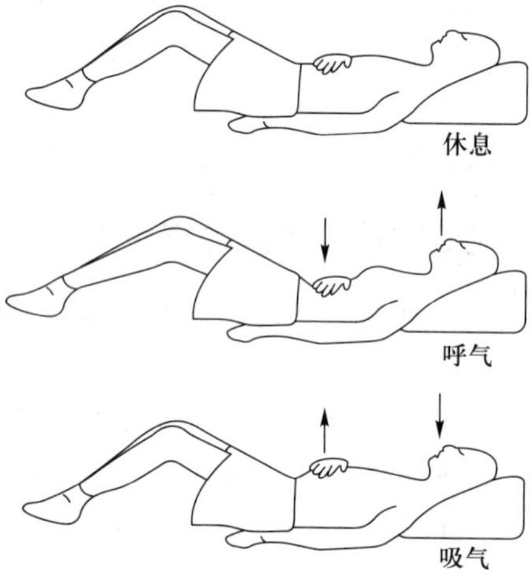

图2-3　腹式呼吸

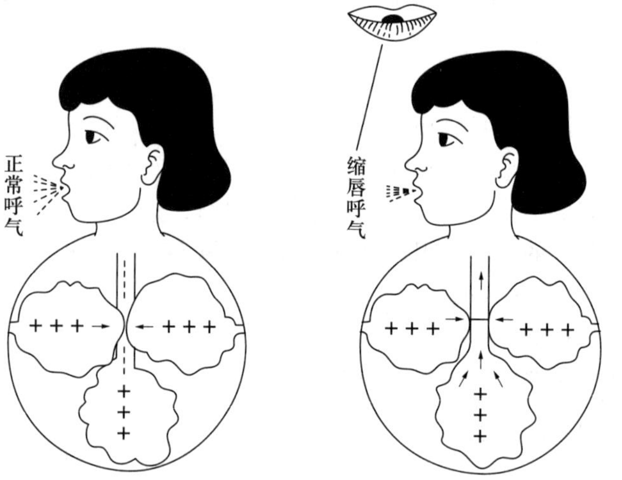

图2-4　缩唇呼气

3. 用药的护理　遵医嘱使用支气管舒张药、祛痰药、抗生素，观察药物疗效和不良反应。

4. 心理护理　应关心患者及家属，与他们共同制订和实施有效的康复计划，包括戒烟、氧疗、药物治疗、呼吸功能锻炼、有氧运动等。引导患者以积极的心态面对疾病，告知患者坚持实施康复计划可延缓疾病的进展，增强患者战胜疾病的信心。焦虑严重的患者，指导家属分散患者的注意力,如听音乐、和家人一起散步谈心等。

5. 病情观察　观察咳嗽、咳痰的情况及呼吸困难的程度,监测动脉血气分析和水、电解质及酸碱平衡情况。

五、护理评价

(1) 患者经呼吸肌功能锻炼,配合休息、药物治疗后,呼吸困难是否减轻。

(2) 患者感染是否已被控制,咳嗽、咳痰减少。

(3) 患者是否休息好,活动耐力是否逐渐提高。

(4) 患者能否描述合理的饮食结构,按计划进食,营养状况是否改善。

(5) 患者战胜疾病的信心增强,生活乐观。

(6) 患者睡眠质量提高。

(7) 患者掌握了疾病必要的自我保健知识。

【健康教育】

1. 疾病指导　指导患者和家属了解、适应慢性病,熟悉疾病及其治疗知识,正确对待疾病,坚持康复治疗。在患者能力范围内,鼓励患者自我护理。

2. 避免诱发因素　戒烟;减少有害气体或有害颗粒的吸入;防止感冒;传染病流行期间,避免去人多拥挤场所。

3. 提高机体免疫力　提供合理的饮食,补充足够的水分,改善患者的营养状况。流感疫苗、肺炎链球菌疫苗、细菌溶解物、卡介菌多糖核酸等对防止 COPD 患者反复感染可能有益。

4. 家庭氧疗　经济条件允许的情况下提倡家庭氧疗,应告知患者及家属氧疗的目的、必要性及用氧注意事项,氧疗装置应定期更换、清洁、消毒。常用的氧疗系统有压缩氧气瓶、液态氧系统和氧浓缩器。

5. 体育锻炼和呼吸肌锻炼　在护士和物理治疗师的指导下制订个体化的锻炼计划。持之以恒地进行有效的腹式呼吸、缩唇呼气等呼吸肌运动锻炼,改善呼吸功能。

第四节　支气管哮喘患者的护理

【疾病概述】

支气管哮喘(bronchial asthma,简称哮喘)是一种以嗜酸性粒细胞、肥大细胞反应为主的气道变应性炎症(AAI)和气道高反应性(AHR)为特征的疾病。主要临床表现为反复发作伴有哮鸣音的呼气性呼吸困难。本病初次发作半数以上为 12 岁以下的儿童,成年男女患病率相近,约 20%的患者有家族史。

一、病因和发病机制

1. 病因　目前尚未完全清楚,一般认为是多基因遗传病,同时受遗传因素和环境因素的双重影响,环境因素起着激发作用。

许多研究资料显示:哮喘患者亲属的患病率高于群体患病率,且亲缘关系越近、患者患病越严重,其亲属患病率越高;单卵双胞胎的发病率明显高于双卵双胞胎。目前哮喘的相关基因尚未完全明确,但研究表明这些基因在哮喘的发病中起着重要的作用。

常见的环境因素有:① 吸入物:尘螨、花粉、真菌、动物毛屑、氨气等;② 感染:细菌、病毒、原虫、寄生虫等;③ 食物:鱼、虾、蟹、蛋类、牛奶等;④ 药物:普萘洛尔、阿司匹林等;⑤ 气候变化、运动、妊娠等。这些因素都可能是哮喘的激发因素。

2. 发病机制 哮喘的发病机制尚未完全清楚,可概括为免疫-炎症反应、神经机制和气道高反应性及其相互作用(图 2-5)。

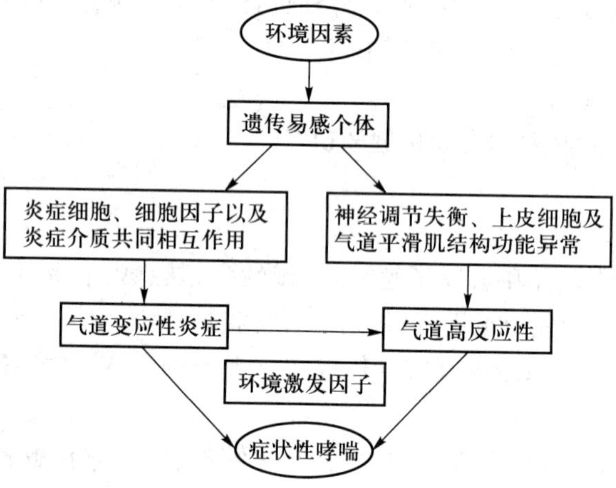

图 2-5 哮喘发病机制

(1) 免疫-炎症反应:体液(抗体)介导和细胞介导的免疫均参与哮喘的发病。炎症反应是由多种炎症细胞、炎症介质和细胞因子参与并相互作用的结果,相互之间关系有待于进一步研究。

根据变应原吸入后哮喘发作的时间可分为速发型哮喘反应(IAR)、迟发型哮喘反应(LAR)和双相型哮喘反应(DAR)。IAR 几乎在吸入变应原的同时就发生反应,15~30 min 达高峰,2 h 后逐渐恢复正常。LAR 在吸入变应原后 6 h 发病,持续时间长,可达数天,且症状重,常呈持续性哮喘表现,对肺功能的损害严重,是气道慢性炎症反应的结果。DAR 者哮喘发作有 IAR 和 LAR 两种。

(2) 神经机制:支气管受自主神经支配,除胆碱能神经、肾上腺素能神经外,还有非肾上腺素能非胆碱能(NANC)神经系统。哮喘与 β 肾上腺素受体功能低下和迷走神经张力亢进有关,并可能存在有 α 肾上腺素神经反应性增加。NANC 能释放舒张支气管平滑肌的介质和收缩支气管平滑肌的介质,两者平衡失调,可引起支气管平滑肌收缩。

(3) 气道高反应性(AHR):表现为气道对各种刺激因子出现过强过早的收缩反应。一般认为气道炎症是气道高反应性的病理基础。当变应原和其他因素刺激气道后,多种炎症细胞、炎症介质和细胞因子的参与,气道上皮的损害和上皮下神经末梢的裸露等导致气道高反应性。AHR 受遗传因素影响,常有家族倾向。

二、临床表现

1. 症状 发作性的伴有哮鸣音的呼气性呼吸困难或发作性胸闷和咳嗽。发作前常有先兆症状，如鼻痒、流涕、打喷嚏、胸闷、干咳等，典型的症状为呼气性呼吸困难和哮鸣，严重者被迫采取坐位或端坐呼吸，甚至出现发绀等；有时咳嗽为唯一症状（咳嗽变异型哮喘）。哮喘症状持续数分钟、数小时至数天，自行或用支气管舒张药缓解。某些患者在缓解数小时后可再次发作，或有夜间及凌晨发作。有些青少年表现为运动时发作（运动性哮喘）。

2. 体征 发作时胸部过度充气状态、有广泛哮鸣音，呼气时间延长，辅助呼吸肌和胸锁乳突肌收缩增强。并有心率增快、奇脉、胸腹反常运动甚至意识障碍等。

3. 支气管哮喘的分期及控制水平分级 支气管哮喘可分为急性发作期、非急性发作期。

（1）急性发作期：指气促、咳嗽、胸闷等症状突然发生或加剧，常有呼吸困难，以呼气流量降低为其特征，常因接触变应原等刺激物或治疗不当所致。哮喘急性发作时的程度轻重不一，其发作时严重程度可分为轻度、中度、重度和危重4级，见表2-2。

表2-2 哮喘急性发作的病情严重度的分级

	轻度	中度	重度	危重
气短	步行、上楼时	稍事活动时	休息时	
体位	可平卧	喜坐位	端坐呼吸	
谈话方式	成句	常有中断	单字	不能讲话
精神状态	焦虑/安静	时有焦虑或烦躁	常有焦虑或烦躁	嗜睡或意识模糊
出汗	无	有	大汗淋漓	
呼吸频率	轻度增加	增加	常>30次/min	
辅助肌活动	常无	可有	常有	胸腹部矛盾运动
哮鸣音	散在、呼气末期	响亮、弥漫	响亮、弥漫	减弱甚至无
脉率（次/min）	<100	100～120	>120	>120，或变慢或不规则
奇脉	无	可有	常有	无
PaO_2	正常	≥60 mmHg	<60 mmHg	
$PaCO_2$	<45 mmHg	≤45 mmHg	>45 mmHg	
SaO_2（吸空气，%）	>95	91～95	≤90	
pH	正常	正常	降低	降低

（2）非急性发作期（也称慢性持续期）：许多哮喘患者即使没有急性发作，但在相当长的时间内仍有不同频度（或）不同程度的症状（喘息、咳嗽、胸闷等）出现。哮喘控制水平分为控制、部分控制和未控制3个等级。具体指标见表2-3。

表 2-3 非急性发作期哮喘控制水平的分级

临床特点	控制(满足以下所有情况)	部分控制(任何一周出现以下 1 种表现)	未控制
日间症状	无(或≤2 次/周)	>2 次/周	
活动受限	无	每次	任何 1 周出现部分控制
夜间症状/憋醒	无	每次	表现≥3 项
对缓解药物治疗/急救治疗的需求	无(或≤2 次/周)	>2 次/周	
肺功能(PEF 或 FEV1)***	正常	<80%预计值或个人最佳值	
急性发作	无	≥1 次/年*	任何 1 周出现 1 次**

注:* 患者出现急性发作后都必须对维持治疗方案进行分析回顾,以确保治疗方案的合理性;** 依照定义,任何 1 周出现 1 次哮喘急性发作,表明这周的哮喘没有得到控制;*** 肺功能结果对 5 岁以下儿童的可靠性差。

4. 并发症　发作时可并发气胸、纵隔气肿、肺不张;长期反复发作和感染可并发慢性支气管炎、肺气肿、支气管扩张、间质性肺炎、肺纤维化和肺源性心脏病。若长期反复发作可使气道(包括胶原纤维、平滑肌)重建,导致气道增厚与不可逆性狭窄,成为阻塞性肺气肿。

三、辅助检查

1. 呼吸功能　在哮喘发作时有关呼气流速的全部指标均显著下降,并有肺活量减少及功能残气量和肺总量增加,残气占肺总量百分比增高。

2. 血气分析　可有 PaO_2 降低,由于过度通气可使 $PaCO_2$ 下降,pH 上升,表现为呼吸性碱中毒。

3. 胸部 X 线　发作时两肺透亮度增加,呈过度充气状态。

4. 痰液检查　痰涂片可见嗜酸性粒细胞。

5. 过敏原检测　哮喘患者的血清特异性 IgE 可较正常人明显升高。皮肤过敏原检测可呈阳性反应,提示患者对该抗原过敏。

四、治疗原则

迄今尚无特效的治疗方法,但长期有计划的防治,可保持疗效、预防复发。治疗的目的是控制症状、防止病情恶化,尽可能保持肺功能正常,维持正常活动能力(包括运动),避免治疗副作用,防止不可逆气道阻塞,避免死亡。

1. 消除病因——脱离变应原　应避免或消除引起哮喘发作的变应原和其他非特异性刺激,去除各种诱发因素。

2. 药物治疗　主要分为两类:缓解哮喘发作和控制急性发作。

(1) 缓解哮喘发作:主要作用为舒张支气管,也称为气管舒张药。

1) β_2 肾上腺素受体激动药(简称 β_2 受体激动药):该类药物主要通过兴奋 β_2 受体,舒张支气管平滑肌，是控制哮喘急性发作症状的首选药物。短效 β_2 受体激动药有沙丁胺醇、特布他林、非诺特罗等，作用时间为 4~6 h；长效 β_2 受体激动药有丙卡特罗、沙美特罗、班布特罗等，作用时间为 10~12 h。

2）茶碱类：茶碱类除能抑制磷酸二酯酶，提高平滑肌细胞内 cAMP 外，同时具有腺苷受体拮抗作用；刺激肾上腺分泌肾上腺素，增强呼吸肌的收缩，增强气道纤毛清除功能和抗炎作用，是目前治疗哮喘的有效药物。茶碱与糖皮质激素合用有协同作用。常用氨茶碱。

3）抗胆碱药：吸入抗胆碱药如异丙托溴铵，为胆碱能受体拮抗药，可阻断迷走神经，降低迷走神经兴奋性，舒张支气管。见效快，约 5 min 起效，可维持 4~6 h。与 β_2 受体激动药联合有协同作用，尤其适用于夜间哮喘和痰多者。

（2）控制急性发作：此类药主要治疗哮喘的气道炎症，也称抗炎药。

1）糖皮质激素：由于哮喘的病理基础是慢性非特异性炎症，糖皮质激素是目前防治哮喘最有效的药物。主要机制是抑制炎症细胞的迁移和活化，抑制细胞因子的生成，抑制炎症介质的释放，增强平滑肌细胞 β_2 受体的反应性。可采用吸入、口服或静脉用药。

2）其他药物：白三烯调节剂如扎鲁司特、孟鲁司特，同时具有抗炎和舒张支气管作用；色甘酸钠及尼多酸钠是非糖皮质激素抗炎药，可抑制炎症细胞释放炎症介质，能预防变应原引起的速发和迟发反应，以及运动和过度通气引起的气道收缩；酮替酚和新一代组胺 H_1 受体拮抗药（阿司咪唑、曲尼斯特、氯雷他定）在轻症哮喘和季节性哮喘有一定疗效，可与 β_2 受体激动药合用。

3. 急性发作期的治疗　治疗目的：尽快缓解气道阻塞，纠正低氧血症，恢复肺功能，预防进一步恶化或再一次发作，防止并发症。一般根据病情的分度综合治疗。

（1）轻度：每日定时吸入糖皮质激素（倍氯米松 200~500 μg）。出现症状时吸入短效 β_2 受体激动药。效果不佳时可加服 β_2 受体激动药控释片或小量茶碱控释片，或加用抗胆碱药如异丙托溴铵气雾剂吸入。

（2）中度：倍氯米松吸入量为 500~1 000 μg/d；规律吸入 β_2 受体激动药或联合抗胆碱药吸入或口服长效 β_2 受体激动药，或加口服白三烯调节剂。若不能缓解，可持续雾化吸入 β_2 受体激动药（或联合胆碱药吸入），或口服糖皮质激素。必要时氨茶碱静脉注射。

（3）重度至危重度：持续雾化吸入 β_2 受体激动药，或联合抗胆碱药；或静脉注射氨茶碱或沙丁胺醇，加用口服白三烯调节剂。静脉注射糖皮质激素。病情控制或缓解后改用口服给药。注意水、电解质代谢紊乱和酸碱平衡失调并及时纠正，氧疗，必要时给予机械通气。

4. 非急性发作期的治疗　一般哮喘经过急性期治疗症状得到控制，但哮喘的慢性炎症病理生理改变依然存在，因此必须根据不同的病情程度制订合适的长期治疗方案。长期治疗方案应注意个体差异，以最小剂量、最简单联合、最少的不良反应达到最佳控制状态为原则。

（1）间歇至轻度持续：根据个体差异吸入或口服 β_2 受体激动药，或口服小剂量茶碱。亦可每日定量吸入小剂量糖皮质激素（≤500 μg/d）。

（2）中度：每日定量吸入糖皮质激素 500~1 000 μg/d。除按需吸入 β_2 受体激动药，效果不佳时加用长效吸入型 β_2 受体激动药。口服 β_2 受体激动药控释片、小剂量茶碱控释片或白三烯调节剂等，亦可加用吸入抗胆碱药。

（3）重度至危重度：吸入糖皮质激素>1 000 μg/d。应规律吸入 β_2 受体激动药或口服 β_2 受体激动药、茶碱控释片，或 β_2 受体激动药联合抗胆碱药，或加用白三烯调节剂口服。若仍有症状，需规律服用泼尼松或泼尼松龙，长期服用者尽可能将剂量维持于≤10 mg/d。

5. 免疫治疗　特异性方法有脱敏治疗，非特异性方法有注射卡介苗、转移因子、疫苗等。

【患者护理】

一、护理评估

1. 健康史　本次哮喘发作的主要症状，如呼吸困难、喘息、胸闷、咳嗽；主要症状出现时间、持续时间，程度，有无其他伴随症状，有无先兆症状。是否接触了各种激发因素，如特异性和非特异性吸入物，食物，药物，气候变化，运动，妊娠，精神因素，上呼吸道感染等。以往有无哮喘发作经历，是否熟悉每次发作的先兆症状及正确处理方法；能否正确用药及对药物知识的掌握程度，对医嘱的依从性；有无哮喘病的家族史等。评估疾病对患者日常生活和工作的影响程度，是否有害怕、焦虑、痛苦情绪等。

2. 身体评估

（1）一般状态：患者的意识是否模糊，有无失眠，端坐呼吸，皮肤有无发绀，体温、脉搏、呼吸、血压有无异常。

（2）呼吸系统检查：有无哮鸣音，是否呼气音延长，是否有辅助呼吸肌收缩及三凹征的出现。

3. 心理、社会状况　本病发作时患者常出现紧张、烦躁不安、恐惧等心理反应。由于本病反复发作，对生活和工作影响较大，患者常产生焦虑、悲观等心理症状。由于为避免接触过敏源，患者不宜去公共场所使患者在社会交往方面受限。

4. 辅助检查　检查内容见前述相关内容。

病例：患者，女性，15 岁，突发喘气、呼吸困难 1 h 就诊。患者每年入春后均有类似反复发作。每次发作持续数分钟至数十分钟不等，休息或吸入“沙丁胺醇”能缓解。体格检查：神志清楚，胸廓饱满，肋间隙增宽，呼吸急促；两肺满布哮鸣音。

请思考：该患者的护理诊断是什么？

二、护理诊断

1. 气体交换受损　与支气管痉挛、黏液分泌增加、气道阻塞有关。
2. 清理呼吸道无效　与支气管痉挛、排痰不畅、无效咳嗽有关。
3. 有体液不足的危险　与张口呼吸、大量出汗、进食少有关。
4. 焦虑　与急性哮喘发作时症状未缓解或重症哮喘发作有关。
5. 知识缺乏　缺乏疾病自我管理知识。
6. 潜在并发症　自发性气胸、呼吸衰竭。

三、护理目标

（1）患者呼吸困难缓解，能平卧。

(2) 患者能进行有效的咳嗽,痰液易咳出。

(3) 患者进出液体平衡。

(4) 患者焦虑减轻。

(5) 患者能正确使用雾化吸入器及治疗药物。

(6) 患者无并发症发生。

四、护理措施

1. 一般护理

(1) 环境和体位:提供安静、舒适的环境。根据病情提供舒适体位,如为端坐呼吸者提供床旁桌以作支撑,减少体力消耗。避免诱因,有明确过敏原者,应尽快脱离变应原。保持空气流通,室内避免放置花草、地毯、皮毛,整理床铺时避免尘埃飞扬等,戒烟,防止情绪激动。

(2) 饮食指导:提供清淡、易消化、足够热量的饮食,避免进食硬、冷、油煎食物,不宜食用鱼、虾、蟹、蛋类、牛奶等易过敏食物。

(3) 补充水分:急性发作时患者呼吸增快、出汗,常伴脱水,痰液黏稠,形成小栓堵塞小支气管,加重呼吸困难。应鼓励患者每天饮水 2 500~3 000 mL,以补充丢失水分,稀释痰液,防止便秘,改善呼吸功能。重症者应予静脉补液,注意补液速度,并纠正水、电解质代谢及酸碱平衡紊乱。

2. 对症护理

(1) 氧疗:遵医嘱给予鼻导管或面罩吸氧,改善呼吸功能。严重发作、经一般药物治疗无效时,应做好低潮气量辅助通气或压力支持通气等机械通气准备工作。如有气胸、纵隔气肿等严重并发症时,在切开引流气体后仍可采用机械通气。

(2) 排痰措施:指导患者进行有效咳嗽,协助翻身、拍背,痰液黏稠者可采用雾化吸入,有利于分泌物的排出,无效者可采用负压吸痰。

3. 用药护理

(1) 雾化吸入的有关知识:手持定量雾化(MDI)方法见图 2-6。

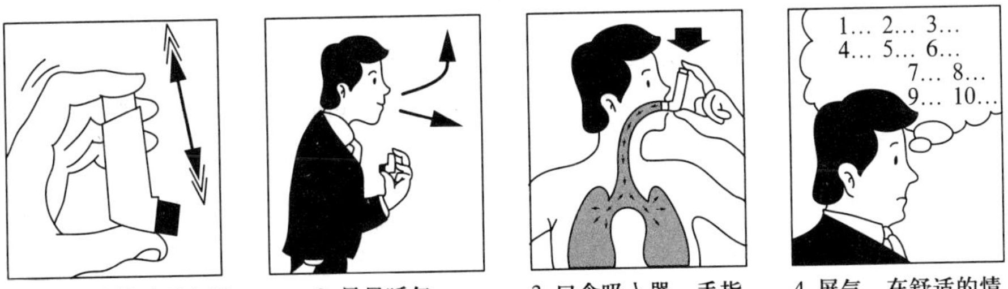

1.打开盖子摇动吸入器　2.尽量呼气　3.口含吸入器，手指按压药罐，同时用口慢慢吸入　4.屏气，在舒适的情况下可延长屏气时间，再慢慢呼气

图 2-6　手持定量雾化(MDI)方法

(2) 观察药物的疗效与副作用

1) β_2 受体激动药:β_2 受体激动药用药方法可采用 MDI、口服或静脉注射。① 指导患者按需用药,不宜长期规律使用,因为长期应用可引起 β_2 受体功能下降和气道反应性增高,出现耐受性;② 指导患者正确使用雾化吸入器,以保证有效地吸入药物治疗剂量;③ 沙丁胺醇静

脉注射应注意滴速（2~4 μg/min），并注意观察心悸、骨骼肌震颤等副作用。

2）茶碱类：静脉给药主要适用于重、危重哮喘，首次剂量为 4~6 mg/kg，维持量 0.8~1.0 mg/kg，日注射量一般不超过 1.0 mg；静脉注射浓度不宜过高，速度不宜过快，注射时间应在 10 min 以上，以防中毒症状发生；慎用于妊娠妇女、发热者、小儿或老年人，以及心、肝、肾功能障碍或甲状腺功能亢进者；与西咪替丁、大环内酯类、喹诺酮类药物等合用时可影响茶碱代谢而排泄减慢，应减少用量；观察用药后疗效和副作用，如恶心、呕吐等胃肠道症状，心动过速、心律失常、血压下降等心血管症状，偶有兴奋呼吸中枢作用，甚至引起抽搐直至死亡。用药中最好监测氨茶碱的血药浓度，安全浓度为 6~15 μg/mL。

3）糖皮质激素：常用泼尼松口服，危重者可先静脉注射琥珀酸氢化可的松或地塞米松，采用 MDI 或干粉剂吸入倍氯米松或布地奈德，药物作用于局部，全身副作用小。注意观察和预防副作用：① 部分患者吸入后可出现声音嘶哑、口咽部念珠菌感染或呼吸道不适；应指导患者喷药后用清水充分漱口，使口咽部无药物残留，以减轻局部反应和胃肠吸收，每日剂量分 2 次吸入较分 4 次所引起的口咽部反应少。② 如长期吸入剂量>1 mg/d 可引起骨质疏松等全身副作用，应注意观察；指导患者联合使用小剂量糖皮质激素和长效 β_2 受体激动药或氨茶碱控释片，以减少糖皮质激素的副作用。③ 全身用药应注意肥胖、糖尿病、高血压、骨质疏松、消化性溃疡等副作用；宜在饭后服用，以减少对消化道的刺激。④ 气雾吸入糖皮质激素可减少其口服量。当用吸入剂替代口服剂时，开始时应在口服剂量的基础上加用吸入剂，在 2 周内逐步减少口服量。

4）色苷酸钠：吸入后在体内无积蓄作用，一般在 4 周内应见效，如 8 周无效者应弃用。少数患者吸入后有咽喉不适、胸部紧迫感、偶见皮疹，甚至诱发哮喘。必要时可同时吸入 β_2 受体激动药，防止哮喘的发生。本药不采用溶液气雾吸入，因在肺内滞留时间短暂，疗效差。

5）其他：抗胆碱药吸入时，少数患者可有口苦或口干感。酮替芬有镇静、头晕、口干、嗜睡等副作用，持续服药数天可自行减轻，慎用于高空作业人员、驾驶员、操作精密仪器者。在发作缓解期禁用 β_2 肾上腺素受体阻断药（普萘洛尔等），以免引起支气管平滑肌收缩而诱发或加重哮喘。

4. 心理护理　急性发作时患者常出现紧张、烦躁不安、焦虑、恐惧等心理反应，医护人员应向患者解释避免不良情绪的重要性，陪伴在患者身边，通过语言和非语言沟通，安慰患者，使患者避免紧张，保持情绪稳定。

5. 病情观察　注意患者神志、面容、出汗、发绀、呼吸困难程度、咳嗽与咳痰黏稠度和量，监测呼吸音、哮鸣音变化。加强对急性发作患者的监护，及时发现危重症状或并发症。

五、护理评价

（1）患者呼吸困难缓解，基本能平卧。

（2）患者能正确运用有效咳嗽、深呼吸、胸部叩击等方法排出痰液，痰量减少或消失。

（3）患者无体液不足发生。

（4）患者自诉焦虑减轻。

（5）患者能正确使用雾化吸入器及治疗药物。

（6）患者无并发症发生。

【健康教育】

(1) 告知患者长期防治哮喘的重要性,讲明长期、适当的治疗可以有效地控制哮喘发作,使患者建立战胜疾病的信心。

(2) 鼓励患者积极参加体育锻炼,提高机体抗病能力;注意避免食入易过敏的食物,室内不种花草、不养宠物;经常打扫房间,清洗床上用品;在打扫和喷洒杀虫剂时,保证患者离开现场等,尽可能控制、消除症状和复发。

(3) 教会患者在急性发作时的简单处理,掌握药物吸入技术,讲解常用药物的用法、剂量、疗效、副作用。

(4) 帮助患者了解哮喘发病机制及其本质、发作先兆、症状等,指导患者自我监测症状,预防发作,坚持长期定期随访。

第五节 支气管扩张患者的护理

【疾病概述】

支气管扩张症(bronchiectasis)是由于支气管及其周围组织的慢性炎症和阻塞,破坏支气管管壁,导致支气管管腔扩张和变形;是一种常见的慢性支气管化脓性疾病。临床主要表现为慢性咳嗽、大量脓痰和反复咯血。

支气管扩张是支气管慢性异常扩张的疾病,多见于儿童或青年。大多继发于急、慢性呼吸道感染和支气管阻塞后,反复支气管炎症导致支气管管壁结构被破坏,引起支气管管腔的异常和持久扩张。临床特点为慢性咳嗽,咳大量脓痰和(或)反复咯血。近年来随着急、慢性呼吸道感染的恰当控制,以及麻疹、百日咳疫苗的预防接种,本病发病率呈减少趋势。

一、病因、诱因及发病机制

1. 支气管的感染与阻塞　以婴幼儿及儿童时期的麻疹、百日咳、支气管肺炎最为常见;其次是肺结核、重症肺炎、COPD、肺内肿瘤、支气管外肿大淋巴结压迫等。反复感染破坏支气管壁,削弱了管壁的支撑作用,在咳嗽时管腔内压增高,以及呼气时胸腔内压的增高,逐渐形成了支气管扩张。感染引起管腔阻塞,阻塞又加重感染,两者互相影响,促使支气管扩张的发生和发展。

2. 先天性发育缺损及遗传因素　较少见。近年来发现类风湿关节炎、克罗恩病、溃疡性结肠炎、系统性红斑狼疮、支气管哮喘等疾病可同时伴有支气管扩张,有些支气管扩张患者免疫功能有异常,提示可能和免疫功能失调有关。

支气管扩张常位于段或亚段的支气管,有3种不同类型的扩张:柱状、囊状和不规则扩张。有管壁破坏或炎性改变。管壁的结构包括软骨、平滑肌和弹性组织被破坏,被纤维组织替代,管腔扩大。扩大的管腔内可积聚有大量的稠厚的脓性分泌物。支气管-肺组织感染引起的支气管扩张多见于下叶。支气管扩张常伴有毛细血管、支气管动脉和肺动脉终末支的扩张与吻合，形成血管瘤，而易导致反复咯血。当病变范围较大，肺组织毛细血管广泛破坏，以及低氧血症引起的肺小动脉痉挛，可导致肺动脉高压，最后可发展成肺源性心脏病。

二、临床表现

（一）症状

1. 慢性咳嗽、大量脓痰　一般多为阵发性，痰量与体位改变有关，如晨起或入夜卧床时咳嗽痰量增多；其严重程度可用痰量估计：轻度<10 mL/d；中度 10～150 mL/d；重度>150 mL/d。感染急性发作时，黄绿色脓痰明显增多，可达数百毫升。感染时痰液静置于玻璃瓶内有分层特征：上层为泡沫，泡沫下为脓性成分；中层为黏液；底层为坏死组织沉淀物。如有厌氧菌感染，痰与呼吸有臭味。

2. 反复咯血　多为中等量或大量咯血，咯血量与病情严重程度有时不一致。少数患者咳嗽、脓痰不明显，只有反复咯血，临床上称为“干性支气管扩张”，此类支气管扩张多位于引流良好的部位，不易感染。

3. 继发肺部感染　反复肺部感染，同一肺段可反复发生肺炎并迁延不愈。患者可出现发热、食欲下降、乏力、消瘦、贫血等慢性感染中毒症状，儿童可影响发育。

（二）体征

轻症或干性支气管扩张体征者可不明显。病变典型者可于下胸部、背部的病变部位闻及固定、持久的局限性粗湿啰音，有时可闻及哮鸣音，部分慢性患者伴有杵状指（趾）。出现肺气肿、肺源性心脏病等可有相应体征。

三、辅助检查

1. 血液检查　继发感染时，血白细胞计数和中性粒细胞增高。红细胞沉降率增快，反复咯血的患者可出现贫血。

2. 影像学检查　X 线平片检查时，典型者可见多个不规则的蜂窝状透亮阴影或沿支气管的卷发状阴影，感染时阴影内可有液平面（图 2-7）。其他可见气道壁增厚。支气管造影可明确扩张的部位、形态、范围和病变严重程度，但因为其有创性，现已被 CT 取代。近年来高分辨率 CT（HRCT）的临床应用，能显示常规 CT 难以发现的支气管扩张病变影像，是支气管扩张的主要诊断方法。

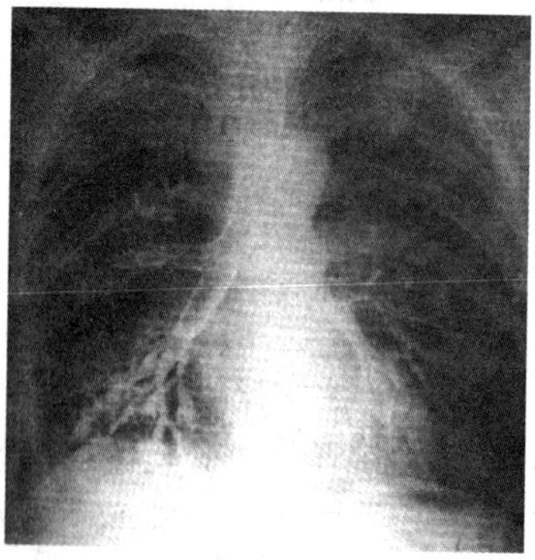

图 2-7　支气管扩张胸片表现

3. 其他检查　纤维支气管镜检查有助于支气管扩张的病因诊断，可鉴别管腔内异物、肿瘤或其他阻塞性因素，还可进行活检、局部灌洗等检查。痰液检查常显示含有丰富的中性粒细胞及定植或感染的多种微生物；痰涂片染色及细菌培养结果可指导抗生素治疗。

四、治疗原则

（一）治疗基础性疾病

对活动性肺结核伴支气管扩张应积极抗结核治疗；低免疫球蛋白血症可用免疫球蛋白替代治疗。

（二）控制感染

控制感染是支气管扩张急性感染期治疗的主要措施。可根据痰液细菌培养和药敏试验结果，选用有效抗生素。但在开始时常给予经验治疗（如给予氨苄西林、阿莫西林或头孢克洛）。存在铜绿假单胞菌感染时，可选择口服喹诺酮类，静脉给予氨基糖苷类或第二、三代头孢菌素。慢性咳脓痰者，除使用短程抗生素外，还可考虑使用疗程更长的抗生素，如口服阿莫西林或吸入氨基糖苷类，或间断并规律地使用单一抗生素以及轮换使用抗生素。

（三）保持呼吸道通畅

1. 清除气道分泌物　化痰药物，以及振动、拍背和体位引流等有助于清除气道分泌物。痰液黏稠而不易排出者，雾化吸入使痰液变稀，易于排出。再通过体位引流，促进脓痰引流。体位引流无效时，可经纤维支气管镜吸痰及用生理盐水冲洗稀释痰液，也可局部滴入抗生素。

2. 支气管舒张剂　可改善气流受限并帮助清除支气管分泌物，对伴有气道高反应性及可逆性气道受限的患者常有明显疗效。

（四）手术治疗

病灶范围较局限，全身情况较好，经内科治疗后仍有反复大咯血或感染，可根据病变范围做肺段或肺叶切除术，但术前须明确出血部位；如病变范围广泛或伴有严重心、肺功能障碍者不宜手术治疗。如咯血达中等量（100 mL）以上，经内科治疗无效者，可行支气管动脉栓塞术。

【患者护理】

一、护理评估

1. 健康史　注意了解患者是否有麻疹、百日咳或支气管肺炎迁延不愈的病史和呼吸道感染反复发作史，详细询问慢性咳嗽、咯血情况，并记录咳痰、咯血量及体温变化。也应了解患者是否既往有支气管阻塞的情况，如炎性分泌物、异物、肿瘤、肿大淋巴结等阻塞或压迫支气管，引起通气及引流不畅。

2. 身体评估　轻者无明显体征，病情较重或继发感染时可在病变部位（尤其病侧下胸部及背部）听见局限性、固定的湿啰音。慢性化脓性支气管扩张患者常见消瘦、贫血、杵状指（趾）。

3. 心理、社会状况　注意当患者出现迁延不愈的咳嗽、咳大量脓痰及咯血等症状，反复就医治疗收效不显著时，是否出现厌烦、焦虑情绪。当突然大咯血或反复咯血不止时，是否出现情绪波动、精神紧张、烦躁不安或恐惧、不敢咳嗽、屏气等表现。慢性患者出现消瘦、贫血时是否担心病情加重等。痰液脓臭时是否产生自卑心理。

4. 辅助检查　血常规、X线检查,高分辨率CT等多有明显异常。

病例:患者,男性,26岁,反复发作的咳嗽、咳脓性痰、咯血12年。每于晨起或入夜卧床时咳嗽、咳痰增加,近2周来发热,痰量大且有臭味。胸部X线检查:左下肺纹理增多或增粗,可见多个不规则的沿支气管的卷发状阴影,内有小液平面。

请思考:该患者的护理诊断是什么?

二、护理诊断

1. 清理呼吸道无效　与痰多、痰液黏稠不易咳出及无效咳嗽有关。
2. 潜在的并发症　大咯血、窒息。
3. 营养失调:低于机体需要量　与慢性感染导致机体消耗增多、咯血有关。
4. 体温过高　与反复发生的肺部感染有关。
5. 焦虑　与疾病迁延、个体健康受到威胁有关。

三、护理目标

(1) 患者能进行有效的咳嗽,痰液易咳出。
(2) 患者无大咯血、窒息发生。
(3) 患者营养改善,能满足机体需要量。
(4) 患者体温正常。
(5) 患者焦虑得到缓解。

四、护理措施

1. 一般护理

(1) 休息和环境:急性感染或病情严重者应卧床休息,保持室内空气流通,维持适宜的温、湿度,注意保暖,避免受凉。必要时可使用防臭、除臭剂,消除室内异味。避免相关诱因,如戒烟,避免到空气污染的公共场所和有烟雾的场所,避免接触呼吸道感染患者等。

(2) 饮食护理:提供高热量、高蛋白质、富含维生素饮食,避免冰冷食物诱发咳嗽,少食多餐。因咳大量脓痰,指导患者在咳痰后及进食前用清水或漱口剂漱口,保持口腔清洁,增加食欲。鼓励患者多饮水,每天1 500 mL以上,充足的水分可稀释痰液,有利于排痰。

2. 对症护理

(1) 体位引流:体位引流是将患者安置适当体位,利用地心引力引流特别需要引流的肺段,同时借咳嗽或抽吸技术来清除分泌物。一般适用于分泌物多的患者,如支气管扩张、肺脓肿患者或支气管碘油造影前后。

1) 引流前准备:向患者解释体位引流的目的、过程和注意事项,监测生命体征和肺部听诊,明确病变部位。

2) 引流体位:根据病变部位、患者经验(自觉有利于咳痰的体位),采取适当体位。引流的体位不宜刻板执行,必须采用患者能够接受而又易于排痰的体位。原则上是抬高患肺位置,引流支气管开口向下，有利于潴留的分泌物随重力作用流入大支气管和气管排出。病变位于上叶者，取坐位或健侧卧位；病变位于中叶者，取仰卧位稍向左侧；病变位于舌叶者，取仰卧位稍向右侧；病变位于下叶尖段者，取俯卧位（图 2-8）。病变位于下叶各底段者，床脚抬高 30~50 cm，如为前底段取仰卧位，外底段取侧卧位（患侧在上），后底段取俯卧位。

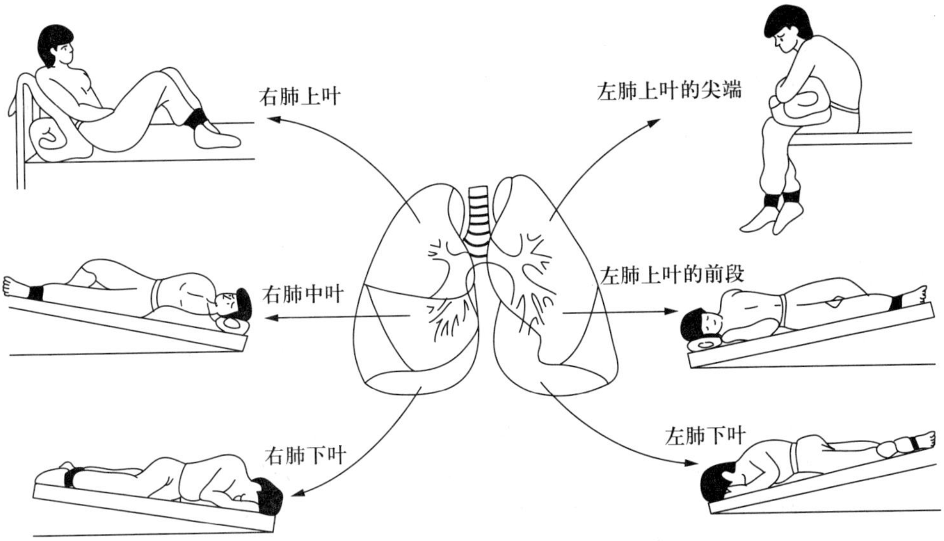

图 2-8 体位引流

3）引流时间和观察：根据病变部位、病情和患者体力，每天 1~3 次，每次 15~20 min，一般在餐前引流。引流过程中应有护士或家人协助，注意观察患者病情变化，如发现有脸色苍白、发绀、心悸、呼吸困难等异常，应立即停止体位引流。患有高血压、心力衰竭严重者、高龄患者禁止体位引流。

4）促进痰液引流措施：对痰液黏稠者，引流前 15 min 先遵医嘱给予雾化吸入，吸入重组脱氧核糖核酸酶可通过阻断中性粒细胞释放 DNA 降低痰液黏度，吸入 β_2 受体激动药避免支气管痉挛。引流时辅以胸部叩击等措施，指导患者进行有效咳嗽，以提高引流效果。

5）引流后护理：患者休息，给予清水或漱口剂漱口，去除痰液气味，保持口腔清洁，减少呼吸道感染机会。观察痰液情况，记录排出的痰量及性质，必要时送检。复查生命体征和肺部呼吸音及啰音变化，观察引流效果。

（2）大咯血及窒息的抢救：出现窒息征象时，应立即取头低脚高俯卧位，脸侧向一边，避免血液吸入引起窒息。轻拍背部有利于血块排出，并迅速挖出或吸出口、咽、喉、鼻部血块。无效时行气管插管或气管切开，解除呼吸道阻塞。参见本章“肺结核”相关内容。

3. 用药护理　按医嘱用抗生素、祛痰剂、支气管舒张药物，指导患者掌握药物的疗效、剂量、用法和副作用。

4. 心理护理　医护人员陪伴床边，安慰患者，防止患者屏气或声门痉挛，鼓励患者轻轻咳出积在气管内的痰液或血液，及时帮助患者去除污物。必要时遵医嘱给予镇静剂，解除紧张情绪。

5. 病情观察　观察痰液的量、颜色、性质和黏稠度，与体位的关系，痰液是否有臭味、静置后是否有分层现象。观察发热、消瘦、贫血等全身症状,定期监测体温、心率、呼吸、血压,记录24 h痰量。病情严重者注意有无缺氧情况,如气促、发绀等。观察咯血的颜色、量及其性质。咯血时密切观察患者有无胸闷、烦躁不安、气急、面色苍白、口唇发绀、大汗淋漓等窒息前症状。

五、护理评价

(1) 患者痰液易咳出,气道通畅。

(2) 患者无大咯血、窒息发生。

(3) 患者营养有改善,体重不继续下降或有所增加。

(4) 患者体温正常。

(5) 患者焦虑得到缓解。

【健康教育】

(1) 指导患者和家属了解疾病的发生、发展与治疗、护理过程,防止病情进一步恶化。与患者及家属共同制订长期防治的计划。

(2) 指导患者建立良好的生活习惯,劳逸结合,培养业余兴趣爱好,消除紧张心理,防止病情进一步加重。补充足够的营养,以增强机体抵抗力,多饮水稀释痰液,有利于排痰。戒烟。

(3) 告知患者避免烟雾、灰尘刺激,注意保暖,预防感冒,防止呼吸道感染。

(4) 指导患者和家属掌握有效咳嗽、雾化吸入、体位引流方法,以及抗菌药物的作用、用法、不良作用等。

(5) 指导患者和家属学会感染、咯血等症状的监测,定期门诊复查,症状加重及时就诊。

第六节　肺炎患者的护理

【疾病概述】

肺炎(pneumonia)是指终末气道、肺泡和肺间质的炎症,可由病原微生物、理化因素、免疫损伤、过敏和药物等引起。

一、分类

(一) 病因分类

1. 细菌性肺炎　如肺炎链球菌、金黄色葡萄球菌、甲型溶血性链球菌等需氧革兰阳性球菌;肺炎克雷白杆菌、流感嗜血杆菌、铜绿假单胞菌等需氧革兰阴性杆菌;厌氧杆菌,如棒状杆菌、梭形杆菌等。

2. 非典型病原体所致肺炎　如支原体、军团菌和衣原体等。

3. 病毒性肺炎　如冠状病毒、腺病毒、呼吸道合胞病毒、流感病毒、麻疹病毒、巨细胞病毒、单纯疱疹病毒等。

4. 真菌性肺炎　如白念珠菌、曲霉菌、隐球菌、肺孢子菌等。

5. 其他病原体所致肺炎　如立克次体(如Q热立克次体)、寄生虫(如卡氏肺囊虫、肺吸虫、肺血吸虫)等。

6. 理化因素所致的肺炎　如放射性肺炎、化学性肺炎、类脂性肺炎。

(二) 患病环境分类

由于细菌学检查阳性率低,培养结果滞后,病因分类在临床上应用较为困难,目前多按肺炎的获得环境分为两类,有利于指导治疗。

1. 社区获得性肺炎(community acquired pneumonia, CAP)　是指在医院外罹患的感染性肺炎,包括有明确潜伏期的病原体感染而在入院后平均潜伏期内发病的肺炎。CAP的致病菌中肺炎球菌比例虽然在下降,但仍为主要的病原体,非典型病原体所占比例在增加。

2. 医院获得性肺炎(hospital acquired pneumonia, HAP)　又称医院内肺炎,是指患者入院时既不存在、也不处于潜伏期,而是在入院48 h后在医院内发生的感染。常见病原体为肺炎球菌、流感嗜血杆菌、金黄色葡萄球菌、铜绿假单胞菌、大肠埃希菌、肺炎克雷白杆菌。

3. 解剖学分类

(1) 大叶性(肺泡性)肺炎:病原菌先在肺泡引起炎变,然后通过肺泡间孔(Cohn孔)向其他肺泡蔓延,致使肺段的一部分或整个肺段、肺叶发生炎症。典型表现为肺实变,而支气管一般未被累及。致病菌多为肺炎链球菌。

(2) 小叶性(支气管性)肺炎:病原体通过支气管侵入,引起细支气管、终末细支气管和肺泡的炎症。由于支气管腔内有分泌物,故常闻及湿啰音,无实变的体征。病原体有肺炎链球菌、葡萄球菌、病毒、肺炎支原体及军团菌等。

(3) 间质性肺炎:以肺间质炎症为主,包括支气管壁和支气管周围受累,有肺泡壁增生和间质水肿。可由细菌、支原体、衣原体、病毒或肺孢子菌引起。由于病变在肺的间质,故呼吸道症状轻,异常体征较少。

二、肺炎链球菌肺炎

肺炎链球菌肺炎(streptoccus pneumonia)又称肺炎球菌肺炎(pneumococcal pneumonia),是由肺炎链球菌(又称肺炎球菌)引起的肺炎,约占社区获得性肺炎的半数。临床以起病急骤、高热、寒战、咳嗽、血痰和胸痛为特征。近年由于抗生素的广泛使用,典型者已日趋减少。

本病一般预后较好,但老年人、病变广泛、多叶受累,有并发症或原有心、肺、肾等疾病,以及免疫缺陷等患者的预后较差。

(一) 病因和发病机制

肺炎链球菌是革兰阳性球菌,其致病力是荚膜对组织的侵袭,毒力大小与荚膜中的多糖结构及含量有关。肺炎球菌经阳光直射1 h,或加热至52℃ 10 min即可杀灭,对苯酚等消毒剂也较敏感,但于干燥痰中可存活数月。肺炎球菌是上呼吸道的正常菌群,当机体免疫力受损或下降时,有毒力的肺炎链球菌进入下呼吸道致病。

肺炎链球菌在肺泡内繁殖滋长,引起肺泡壁水肿,白细胞、红细胞渗出,渗出液含有细菌,沿肺泡蔓延,累及整个肺叶或肺段而致肺炎。不引起原发组织坏死或形成空洞。老年人和婴幼儿可由支气管播散形成支气管肺炎。由于早期应用抗生素,典型的充血期、红色肝变期、灰色肝变期和消散期的分期已很少见,病变消散后肺组织可完全恢复。极个别患者肺泡内纤维蛋白吸收不完全,甚至有成纤维细胞形成,形成机化性肺炎。

(二)临床表现

1. 症状　发病前常有受凉、淋雨、疲劳、醉酒、病毒感染史,多有上呼吸道感染前驱症状。起病多急骤,寒战、高热,全身肌肉酸痛,体温可在数小时内达 39~40℃,多呈稽留热。患侧胸痛明显,可放射至肩部或腹部,深呼吸或咳嗽时加剧。痰少,可带血丝或呈铁锈色。食欲下降,偶有恶心、呕吐、腹痛或腹泻,易误诊急腹症。

2. 体征　患者呈急性病容,面颊绯红,鼻翼扇动,口角和鼻周可有单纯疱疹,严重者可有发绀,心动过速,心律不齐。早期肺部无明显异常体征。肺实变时触觉语颤增强、叩诊呈浊音并可闻及支气管呼吸音。消散期可闻及湿啰音。

本病自然病程为 1~2 周。发病 5~10 天,体温可自行骤降或渐退;使用有效抗生素后,体温 1~3 天内可恢复正常,其他症状与体征亦随之逐渐消失。

3. 并发症　感染严重时,可伴感染性休克(中毒性肺炎),尤其是老年人,表现为神志模糊、烦躁、四肢厥冷、发绀、多汗、心动过速、血压降低等,而高热、胸痛、咳嗽等症状并不明显。偶可发生脓胸、肺脓肿、脑膜炎、关节炎、中耳炎等。

(三)辅助检查

1. 实验室检查　血白细胞计数升高,中性粒细胞多在 80%以上,常伴核左移,细胞内可见中毒颗粒。痰涂片革兰染色可发现革兰阳性、带荚膜的双球菌或链球菌。痰培养可确定病原体;聚合酶链反应(PCR)荧光标记抗体检测可提高病原学诊断水平。

2. X 线检查　早期仅见肺纹理增粗,或受累肺段或肺叶模糊。随着病情进展,表现为大片炎症浸润或实变阴影,在实变阴影中可见支气管充气征,肋膈角可有少量胸腔积液。在肺炎消散期,可有片状区域吸收较快,呈现“假空洞”征,多数患者在起病 3~4 周后才完全消散。

(四)治疗要点

1. 抗菌药物治疗　一旦诊断即用抗菌药物治疗。抗菌药物标准疗程一般为 14 天,热退后 3 天停药或热退后由静脉给药改为口服给药,维持数天。首选青霉素 G。如患者对青霉素过敏,可用喹诺酮类、头孢菌素类抗生素。

2. 支持疗法　注意卧床休息,补充足够蛋白质、热量及维生素,多饮水。密切观察病情,注意防止休克。剧烈胸痛者,可给予少量镇痛药物,如可待因。有明显麻痹性肠梗阻或胃扩张者,应暂时禁食、禁饮和胃肠减压。烦躁不安、谵妄、失眠者给予地西泮 5 mg 肌内注射或水合氯醛 1.0~1.5 g 灌肠,禁用抑制呼吸的镇静药。

3. 并发症的治疗　经抗菌药物治疗后,高热常在 24 h 内消退。如体温 3 天后不降或降而复升时,应考虑肺炎链球菌的肺外感染,如脓胸、心包炎、关节炎等,或可能存在混合细菌感染、药物热或并存其他疾病,应给予相应治疗。有感染性休克者按抗休克治疗。

【患者护理】

一、护理评估

1. 健康史

(1) 病因及诱因:询问有无着凉、淋雨、劳累等诱因,有无上呼吸道感染史;有无 COPD、糖尿病等慢性病史;是否使用过抗生素、激素、免疫抑制剂等;是否吸烟,吸烟量多少。

(2) 患病及治疗经过:起病缓急,有无发热,发热程度及热型,有无咳嗽咳痰,痰液的性质、颜色和量,有无胸痛、呼吸困难。

(3) 目前情况与一般状况:日常活动能力,休息、饮食、排便是否规律,是否有食欲减退、恶心、呕吐、腹泻等表现。

2. 身体评估　生命体征有无异常,如血压下降、体温升高或下降;意识是否清楚,有无意识障碍;有无急性病容、鼻翼扇动。有无面颊绯红、口唇发绀、皮肤黏膜出血、浅表淋巴结肿大。有无呼吸频率、节律异常;有无三凹征;有无胸部压痛、叩诊音异常;有无肺泡呼吸音减弱或消失、异常支气管呼吸音、干湿啰音、胸膜摩擦音等。

3. 心理、社会状况　询问患者及家属:有无焦虑等心理反应、对治疗护理的要求、对预后的信心、对疾病的认识及重视程度、社会支持系统状况如何。

4. 辅助检查　辅助检查包括:① 血常规;② X 检查;③ 痰培养;④ 血气分析等有无上述异常改变。

二、护理诊断

1. 体温过高　与致病菌引起肺部感染有关。

2. 清理呼吸道无效　与气管、支气管分泌物增多、黏稠及胸痛、疲乏有关。

3. 潜在并发症　感染性休克。

三、护理目标

(1) 患者体温降至正常。

(2) 患者能有效排痰,呼吸道保持通畅。

(3) 感染性休克未发生或能及时被发现。

四、护理措施

1. 一般护理

(1) 休息与环境:应卧床休息,以减少耗氧量,缓解头痛、肌肉酸痛等不适症状。保持病室安静,室温为 18~20℃,湿度为 55%~60%。做好口腔护理,鼓励患者多漱口,保持口腔清洁。口唇疱疹者局部涂搽抗病毒软膏,防止继发感染。

(2) 饮食护理:给予足够热量、蛋白质和维生素的流质或半流质饮食,以补充高热引起的营养物质消耗。鼓励患者多饮水(1~2 L/d),失水明显时可静脉补液,注意水、盐平衡,保持尿比重<1.020。

2. 对症护理

（1）降温护理：高热时采用乙醇擦浴，冰袋、冰帽等进行物理降温，降温宜逐渐降温。不宜用阿司匹林或其他解热药降温，以免大汗、脱水或虚脱，儿童要预防惊厥。患者出汗时要及时协助擦汗、更衣，防止受凉。

（2）感染性休克的护理

1）病情监测：① 生命体征：有无心率加快、脉搏细速、血压下降、脉压变小、体温不升或过高、呼吸困难等；② 精神和意识状态：有无精神萎靡、表情淡漠、烦躁不安、神志模糊等；③ 皮肤、黏膜：有无发绀、肢端湿冷；④ 出入水量：有无尿量减少、比重增高；⑤ 实验室检查：注意血液分析指标变化，有无低氧血症等。

2）抢救配合：一旦发现休克征象立即通知医生，并备好物品，配合抢救。① 体位：患者取仰卧中凹位，抬高头胸部 20°、抬高下肢 30°，有利于呼吸和静脉血回流。② 吸氧：高流量吸氧，维持 PaO_2>60 mmHg。③ 补充血容量：迅速建立两条静脉通路，遵医嘱给予右旋糖酐或平衡液以维持有效血容量，及时纠正酸中毒，如需使用 5%碳酸氢钠，宜单独静脉输入。监测中心静脉压，作为调整补液速度的指标，中心静脉压<5 cmH_2O 时可放心补液，达到 10 cmH_2O 时要慎重，输液不宜过快，以免诱发急性心力衰竭。④ 遵医嘱用多巴胺、间羟胺等血管活性药物，根据血压调整滴速，维持收缩压在 90～100 mmHg，输液时注意防止药液外漏，以免引起局部组织坏死和影响疗效。联合使用广谱抗生素控制感染时，应注意疗效和不良反应。

3. 用药护理　遵医嘱及时使用抗生素，观察疗效和不良反应。应用头孢唑啉钠可出现发热、皮疹、胃肠道不适等不良反应，偶见白细胞减少和丙氨酸氨基转移酶增高；喹诺酮类药物（氧氟沙星、环丙沙星）偶见皮疹、恶心等；氨基糖苷类抗生素有肾、耳毒性，肾功能减退者或老年人应注意观察有无耳鸣、头昏及唇舌发麻等不良反应的出现。

4. 心理护理　帮助患者增加对疾病的认识，安慰、鼓励患者，消除焦虑心理。

5. 病情观察　监测并记录生命体征及神志变化，重点观察儿童、老年人、久病体弱者的病情变化。在护理中要准确记录 24 h 液体出入量。

五、护理评价

（1）患者体温是否恢复正常。

（2）患者是否能正确运用有效咳嗽、胸部叩击、雾化吸入等方法排出痰液，咳嗽、咳痰程度是否减轻。

（3）患者生命体征是否稳定，有无休克表现。

【健康教育】

1. 肺炎发作时的指导　指导患者合理安排休息、饮食，告知患者遵医嘱按时服药，了解用药常识和不良反应。

2. 病情好转和出院指导　指导患者合理安排休息与活动，勿疲劳，定期随访。出现发热、咳嗽、咳痰、心率增快、胸痛等症状时及时就诊。

3. 预防肺炎的知识指导　向患者及家属讲解肺炎的预防知识。了解肺炎的病因和诱因。

注意休息与锻炼，劳逸结合，防止过度疲劳。避免受凉、淋雨，戒烟酒。有皮肤疖、痈、伤口感染、毛囊炎、蜂窝织炎时及时治疗。慢性病、长期卧床、免疫功能低下、COPD、支气管扩张、年老体弱者，应注意经常改变体位，指导翻身、拍背，咳出气道痰液。

附一：葡萄球菌肺炎

葡萄球菌肺炎（staphylococcal pneumonia）是由葡萄球菌引起的急性肺化脓性炎症。医院获得性肺炎中葡萄球菌感染占11%～25%，近年亦有耐甲氧西林金黄色葡萄球菌（MRSA）在医院内暴发的报道。此病常发生于糖尿病、血液病、艾滋病、酒精中毒、肝病、营养不良等免疫功能低下者；儿童在患流感或麻疹后易并发。

葡萄球菌肺炎起病多急骤，寒战、高热，体温多高达39～40℃。胸痛、咳嗽、咳脓性痰，呈脓性或脓血性。毒血症状明显，全身肌肉、关节酸痛，体质衰弱，精神萎靡，病情严重者早期可出现周围循环衰竭。易并发肺脓肿、气胸和脓气胸。病情较重，若治疗不当，病死率较高。院内感染者一般起病隐匿，体温逐渐上升，咳少量脓痰。老年人症状可不典型。

血白细胞计数明显增高，中性粒细胞比例增加及核左移，有中毒颗粒。胸部X线检查表现为肺段或肺叶实变，可形成空洞，或呈小叶状浸润，其中有单个或多个液气囊腔。X线阴影易变，表现为一处炎性浸润消失而在另一处出现新的病灶。

治疗强调早期清除引流原发病灶，选用敏感的抗感染药物治疗，加强支持疗法。因近年金黄色葡萄球菌对青霉素G的耐药率高达90%，因此，可选用耐青霉素酶的半合成青霉素或头孢菌素，如苯唑西林钠、头孢呋辛钠、氯唑西林等；联合氨基糖苷类如阿米卡星等也有较好疗效。MRSA感染宜选用万古霉素、替考拉宁等。临床选择抗菌药物时可参考药物敏感性试验。

附二：革兰阴性杆菌肺炎

医院内获得肺炎多为革兰阴性杆菌所引起，包括肺炎杆菌（又称克雷白杆菌）、铜绿假单胞菌、流感嗜血杆菌、大肠埃希菌等，均为需氧菌，在机体免疫力减损时易于发病。住院患者接受抗生素、激素、细胞毒性药物治疗，或使用机械通气、湿化器、雾化器和各种导管损害呼吸道防御功能亦可致细菌感染。此外，肺外感染灶形成菌血症后可将致病菌传播到肺部。本组肺炎可早期出现并发症，且患者多伴有严重的基础疾病及不同程度的脏器功能衰竭，多数患者使用过抗生素，使致病菌复杂，且多耐药，因此治疗困难，预后差，病死率高。

多数患者起病隐袭，有发热、精神萎靡。主要症状是咳嗽、咳痰。咳砖红色胶冻样痰见于肺炎杆菌感染；咳绿色脓痰见于铜绿假单胞菌感染。胸部体检病变范围大者可有肺实变体征，两肺下野及背部可闻及湿性啰音。革兰阴性杆菌肺炎中毒症状重，可早期出现休克（中毒性肺炎或休克型肺炎）、肺脓肿、心包炎等并发症。

肺部革兰阴性杆菌感染的共同点为肺实变或病变融合，组织坏死后容易形成多发性脓肿，一般双侧肺下叶多受累；若波及胸膜，则可引起胸膜渗液或脓胸。胸部X线表现为两肺下方散在片状浸润阴影，可有小脓肿形成。

在营养支持、补充水分、痰液引流基础上，早期合理使用抗生素是治愈的关键。病因不明前，试用氨基糖苷类抗生素加青霉素或头孢菌素。一经确诊应立即根据药物敏感性试验结果给予有效抗菌治疗，宜大剂量、长疗程、联合用药，静脉滴注为主，雾化吸入治疗为辅。

附三:肺炎支原体肺炎

肺炎支原体肺炎(mycoplasmal pneumonia)是由肺炎支原体(mycoplasma pneumoniae)引起的呼吸道和肺部的急性炎症,常同时有咽炎、支气管炎和肺炎。全年均可发病,秋冬季节较多见。约占非细菌性肺炎的1/3以上,或各种类型肺炎的10%。本病以儿童及青年人居多。

起病较缓慢。症状主要为乏力、发热、头痛、咽痛、咳嗽、食欲减退、腹泻、肌痛、耳痛等。咳嗽多为阵发性刺激性呛咳,咳少量黏液。发热可持续2~3周,体温恢复正常后可仍有咳嗽。偶伴有胸骨后疼痛。肺外表现更多见,如皮炎(斑丘疹和多形红斑)等。体格检查可见咽部充血,儿童偶可并发鼓膜炎或中耳炎,颈淋巴结肿大。胸部检查可无明显体征,与肺部病变程度常不相称。

血液检查为白细胞总数正常或略增高,以中性粒细胞为主。发病2周后冷凝集反应多呈阳性。血支原体IgM抗体的测定可进一步确诊;直接检测标本中肺炎支原体抗原,适于临床早期快速诊断。X线检查示肺部多种形态的浸润影,呈节段性分布,以肺下野为多见,有的从肺门附近向外伸展。病变3~4周后自行消散。部分患者出现少量胸腔积液。

早期使用适当抗菌药物可减轻症状及缩短病程。本病有自限性,多数病例不经治疗可自愈。首选大环内酯类抗菌药物。疗程一般2~3周。青霉素或头孢菌素类等抗菌药物无效。对剧烈呛咳者,应适当给予镇咳药。若继发细菌感染,可根据痰病原学检查,选用针对性的抗菌药物治疗。

附四:病毒性肺炎

病毒性肺炎(viral pneumonia)是由上呼吸道病毒感染向下蔓延,侵犯肺实质而引起的肺部炎症。引起成人肺炎的常见病毒有甲、乙型流感病毒,腺病毒,副流感病毒,呼吸道合胞病毒和冠状病毒等。免疫抑制宿主易感染疱疹病毒和麻疹病毒;骨髓移植和器官移植受者易感染巨细胞病毒和疱疹病毒。患者可同时受一种以上的病毒感染。为吸入性感染,病毒可通过飞沫和直接接触传播,传播广泛而迅速。

大多发生于冬春季,可暴发或散发流行。占社区获得性肺炎住院者的8%。临床症状较轻,与支原体肺炎相似,但起病较急。先有鼻塞、咽痛、发热、头痛、全身肌肉酸痛等上呼吸道感染症状,累及肺部时表现为干咳、少痰、胸痛等。小儿和老年人较重,表现为呼吸困难、发绀、嗜睡、精神萎靡,甚至出现休克、心力衰竭和呼吸衰竭等并发症,还可发生急性呼吸窘迫综合征。本病体征不明显,病情严重者可有呼吸浅速、心率增快、发绀、肺部干湿啰音。

白细胞计数不高、稍高或偏低,红细胞沉降率大多正常,痰涂片所见白细胞以单核细胞居多,痰培养无细菌生长。胸部X线有肺纹理增多,小片状或广泛浸润,病情严重者显示双肺弥漫性结节性浸润。

主要予对症治疗,卧床休息,注意保暖,居室保持空气流通,消毒隔离,避免交叉感染。给予足量富含蛋白质、维生素的饮食,少量多餐,多饮水,必要时输液和吸氧。可选用目前已证实较有效的病毒抑制剂,如利巴韦林、阿昔洛韦、更昔洛韦、奥司他韦、阿糖胞苷、金刚烷胺等。合并细菌感染时选用抗菌药物。

附五:肺真菌病

肺真菌病是最常见的深部真菌病。近年来由于广谱抗菌药物、糖皮质激素、细胞毒药物及免疫抑制剂的广泛使用,器官移植的开展,以及免疫缺陷病(如艾滋病)的增多,肺真菌病呈增多的趋势。肺真菌病的病理改变可有过敏、化脓性炎症或形成慢性肉芽肿。X 线表现无特征性,可为支气管肺炎、大叶性肺炎、单发或多发结节,乃至肿块状阴影和空洞。由于肺真菌病临床表现无特异性,诊断时必须综合考虑宿主因素、临床特征、微生物学检查和组织病理学资料,病理学诊断仍是肺真菌病诊断的金标准。

(张红菱)

第七节　肺结核病患者的护理

【疾病概述】

肺结核(pulmonary tuberculosis)是由结核分枝杆菌侵入人体引起的肺部慢性感染性疾病。结核分枝杆菌可累及全身多个脏器,以肺结核最为常见。

20 世纪 80 年代以来,在结核病疫情较低的发达国家和结核病疫情严重的落后国家,由于耐药结核分枝杆菌的产生,使得全球结核病疫情呈明显上升趋势。1993 年世界卫生组织(WHO)宣布全球结核病处于“紧急状态”,1997 年 WHO 推广全面督导短程化疗,各国政府加大了控制力度,结核病总的疫情虽有下降,但由于我国人口众多,各地区疫情控制不均衡,流行形势十分严峻。我国 2010 年第五次结核病流行病学抽查估计:结核病年发病例 100 万,发病率 78/10 万;现有活动性肺结核患者 499 万,患病率 459/10 万;年死亡人数 5.4 万,病死率 4.1/10 万。被 WHO 列为结核病高负担、高危险性国家之一。因此,结核病的防治仍然是我国十分严重的公共卫生和社会问题。

一、病因及发病机制

(一)病因

结核病的病原菌是结核分枝杆菌,包括人型、牛型、非洲型和鼠型,人类结核病主要是由人型结核分枝杆菌引起的。

结核分枝杆菌的主要特点有:

1. 生长缓慢　为需氧菌,适宜生长温度是 37℃左右,增殖一代要 14~20 h,培养需要 2~8 周。

2. 抵抗力强　在阴湿环境能生存 5 个月以上,用氢氧化钠或硫酸对痰液处理时仍能存活。但在烈日下曝晒 2 h 以上、70%乙醇接触 2 min、5%~12%来苏水接触 2~12 h、煮沸 5 min 均能被杀灭。所以煮沸消毒与高压蒸汽消毒是最有效的消毒法,将痰吐在纸上直接焚烧是最方便的灭菌方法。

3. 菌体结构复杂　菌体成分有不同的生物活性。类脂质能引起单核细胞、上皮样细胞和淋巴细胞浸润而形成结核结节，蛋白质可引起过敏反应，多糖类则引起某些免疫应答反应。

4. 抗酸性　结核分枝杆菌抗酸染色呈红色，故又称抗酸杆菌。

5. 耐药性　极少量产生先天耐药菌，多数为继发耐药。

（二）发病机制

1. 传染源及传播途径　继发性肺结核患者（尤其是痰涂片阳性、未经治疗者）是结核的主要传染源。呼吸道飞沫传播是肺结核的主要传播途径，结核分枝杆菌主要通过患者咳嗽、喷嚏、大声说话、大笑等形式把含有病菌的微滴排到大气中而传播。经消化道和皮肤等其他途径传播者现已罕见。

2. 初感染与再感染　给豚鼠接种一定量的结核分枝杆菌，最初几天可无明显反应，10～14天后，注射局部发生红肿，逐渐形成溃疡，经久不愈，结核分枝杆菌大量繁殖，到达局部淋巴结，并沿淋巴结及血液循环向全身播散，豚鼠易于死亡，表明豚鼠对结核分枝杆菌无免疫力。如将同量结核分枝杆菌注入4~6周前已受少量结核分枝杆菌感染的豚鼠体内，则所发生的反应显然与上述不同。注射后，动物高热，2~3天后，注射局部出现红肿、溃疡、坏死等剧烈反应，但不久即可愈合、结痂，局部淋巴结并不肿大，亦无全身播散和死亡，这种机体对结核分枝杆菌再感染与初感染所表现出不同反应的现象，称为科赫（koch）现象。

3. 免疫与变态反应　人体对结核分枝杆菌的自然免疫力是非特异性的，接种卡介苗或经过结核分枝杆菌感染后所获得的免疫力具有特异性，能将入侵的结核分枝杆菌杀死或严密包围，制止其扩散，使病灶愈合。人体感染结核分枝杆菌后，由于免疫功能的存在可不发展成结核病，但因各种原因使人体免疫功能削弱时，就容易受感染而发病，或引起原已稳定的病灶重新活动。结核分枝杆菌侵入人体后4~8周，组织对结核分枝杆菌及其代谢产物所发生的敏感反应称为变态反应，结核病主要是细胞免疫，免疫与变态反应常同时存在，这与人体复杂的内外环境、药物的影响、感染菌量和毒力等因素有关。

4. 病理变化　基本病理变化主要有渗出、增生和干酪样坏死，破坏和修复常同时进行，因此，三种病理变化多同时存在，但往往以某一种病变为主。

二、临床表现

（一）症状

1. 结核毒性症状　长期午后低热，即下午或傍晚开始发热，后逐渐降至正常。可伴有食欲减退、乏力、体重减轻、盗汗等。育龄妇女可有月经不调或闭经。当肺部病灶急剧进展播散时，可有不规则高热。

2. 呼吸系统症状

（1）咳嗽、咳痰：是肺结核最常见的症状。一般干咳或咳少量黏液痰；当有空洞形成时痰量增多；合并感染时，痰呈脓性。

（2）咯血：1/3~1/2的患者有不同程度的咯血。表现为痰中带血、中等量咯血到大咯血。

（3）胸痛：累及胸膜时可出现胸壁的刺痛，可随呼吸或咳嗽加重。

（4）呼吸困难：干酪性肺炎或并发大量胸腔积液时可出现不同程度的呼吸困难。

（二）体征

早期病灶小或位置较深时可无异常体征。当病变范围较大或有干酪样坏死时可有肺实变体征，如叩诊浊音，患侧呼吸运动减弱，呼吸音减弱。有结核性胸膜炎时有胸腔积液体征，如气管向健侧移位、患侧胸廓饱满、触觉语颤减弱、叩诊浊音、听诊呼吸音减弱。

（三）临床类型及特点

根据 2004 年我国实施的新的结核病分类标准如下。

1. 原发型肺结核　包括原发综合征（图 2-9）及胸内淋巴结结核。系初次感染结核分枝杆菌引起，常见于小儿。症状多轻微而短暂，类似感冒，有低热、咳嗽、食欲减退、体重减轻等。X 线可见哑铃状阴影。

2. 血行播散型肺结核　包括急性血行播散型肺结核（急性粟粒型肺结核）及亚急性、慢性血行播散型肺结核。急性多见于儿童和青少年，特别是免疫力低下者，多伴有原发型肺结核，发病急骤，全身毒血症状重，半数可并发脑膜炎，出现脑膜刺激征，胸部 X 线检查可见两肺粟粒状阴影，分布均匀，密度一致，大小相近（图 2-10）。亚急性和慢性者病情发展较缓慢，病程长，全身毒血症状轻，有些患者常无自觉症状，往往在 X 线检查时才发现，胸部 X 线检查可见两中上肺野粟粒状阴影，病灶可融合，密度不一，大小不等（图 2-11）。

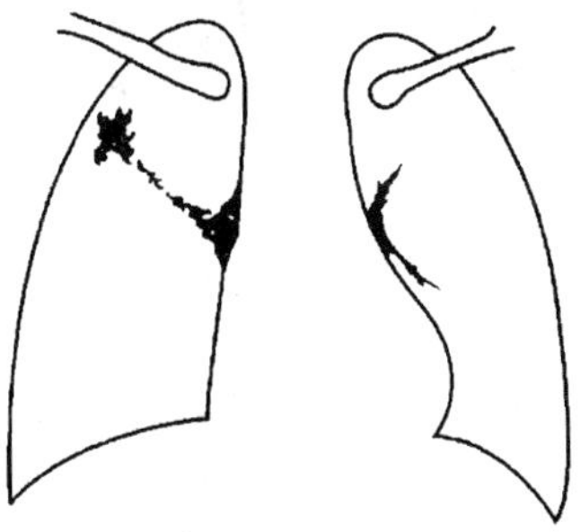

图 2-9　原发综合征

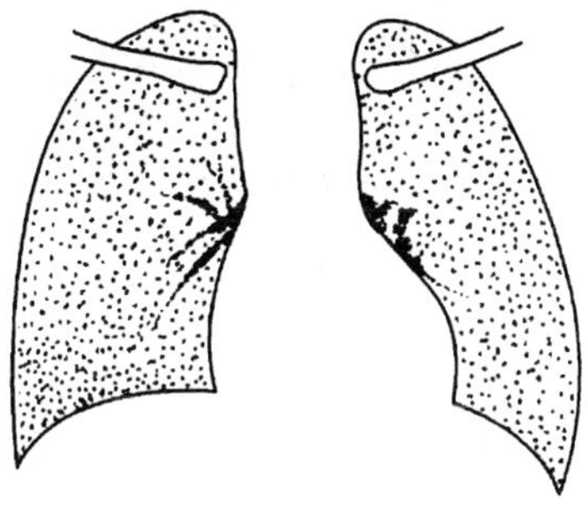

图 2-10　急性粟粒型肺结核

3. 继发型肺结核　多发生于成年人，病程长，易反复，由于病变轻重不同，X 线表现呈多样性。

（1）浸润型肺结核：是临床上最常见的继发性肺结核，由人体免疫力降低时潜伏在肺部病灶内的结核分枝杆菌重新繁殖而引起的，形成以渗出和细胞浸润为主，伴有程度不同的干酪样病灶，多位于肺尖和锁骨下。轻者可有低热、盗汗等，重者病情呈急性进展，可有明显毒血症状和呼吸道症状。胸部 X 线可见片状、絮状阴影，边缘模糊（图 2-12）。

（2）空洞型肺结核：由于干酪渗出病变溶解形成空洞，患肺有多个空洞，形态不一。临床表现为发热、咳嗽、咳痰和咯血。患者痰中经常排菌。

（3）结核球：旧称结核瘤，由于干酪样病变吸收和周边纤维膜包裹或干酪空洞阻塞性愈合而形成，多伴有卫星灶（图 2-13）。

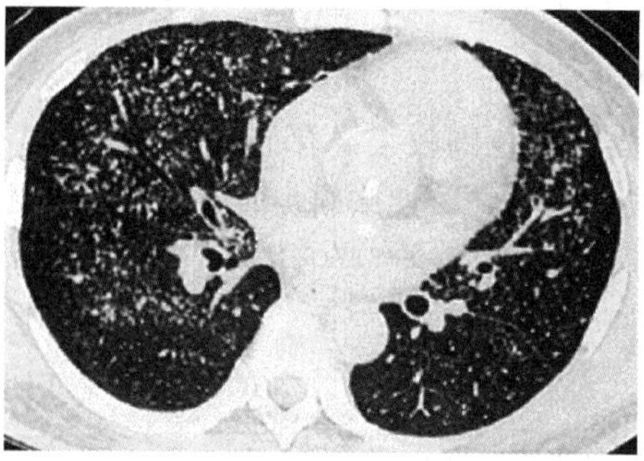

图 2-11　亚急性粟粒型肺结核

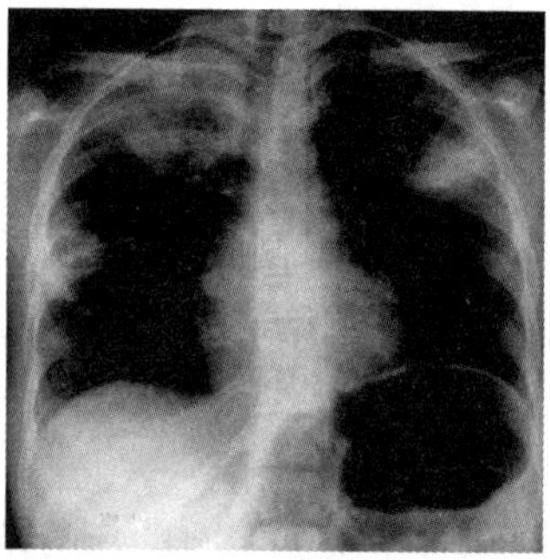

图 2-12　浸润型肺结核

（4）干酪样肺炎：机体免疫力下降时受到大量结核分枝杆菌感染，或有淋巴结破溃使大量干酪样物质经支气管进入肺内而发生。病情发展快，症状严重（图 2-14）。

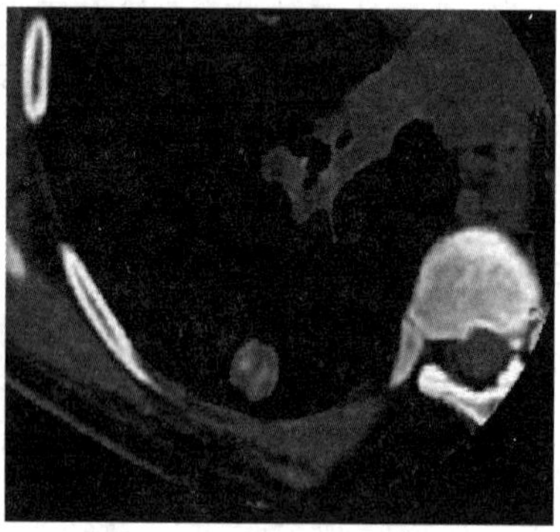

图 2-13　结核球

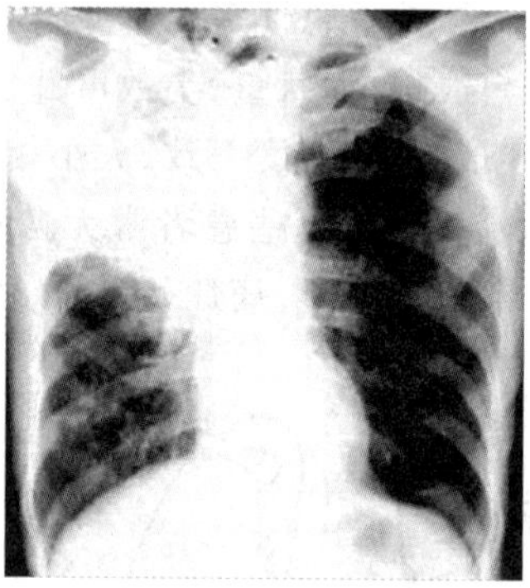

图 2-14　干酪样肺炎

（5）纤维空洞型肺结核：病程长，病情反复进展恶化，肺组织破坏严重。胸部 X 线可见一侧或两侧有单个或多个纤维厚壁空洞和广泛纤维增生，造成肺门抬高和肺纹理垂柳样，患侧肺组织收缩，纵隔向患侧移位（图 2-15）。

4. 结核性胸膜炎　临床上排除其他原因引起的胸膜炎，包括结核性干性胸膜炎、结核性渗出性胸膜炎、结核性脓胸。除出现全身中毒症状外，有胸痛和呼吸困难。早期出现局限性胸膜摩擦音，随着积液增多出现胸腔积液体征。X 线可见中、下肺野均匀致密阴影，上缘弧形向上，外侧升高（图 2-16）。

5. 其他肺外结核　如骨结核、肾结核、肠结核等。

6. 菌阴肺结核　即 3 次痰涂片及 1 次培养阴性的肺结核。诊断标准包括：① 典型肺结核临床症状和胸部 X 线表现；② 抗结核治疗有效；③ 临床可排除其他非结核性肺部疾患；④ 结核菌素的纯蛋白衍化物（PPD，5 IU）强阳性，血清抗结核抗体阳性；⑤ 痰结核菌聚合酶链反应（PCR）和探针检查呈阳性；⑥ 肺外组织病理证实结核病变；⑦ 支气管肺泡灌洗液中检出抗酸分枝杆菌；⑧ 支气管或肺部组织病理证实结核病变。具备①～⑥中的 3 项或⑦～⑧中任何 1 项可确诊。

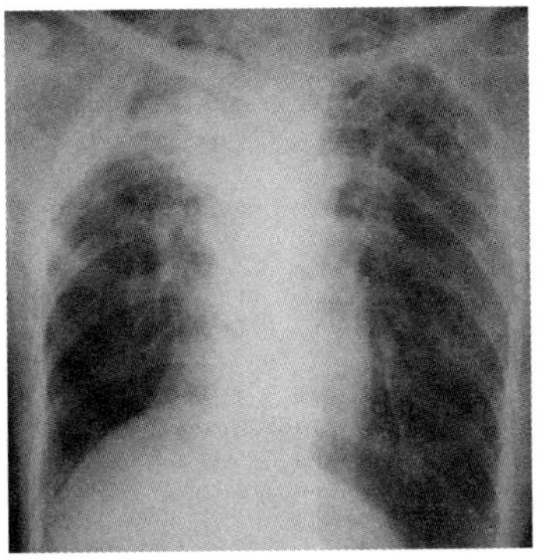

图 2-15 慢性纤维空洞型肺结核

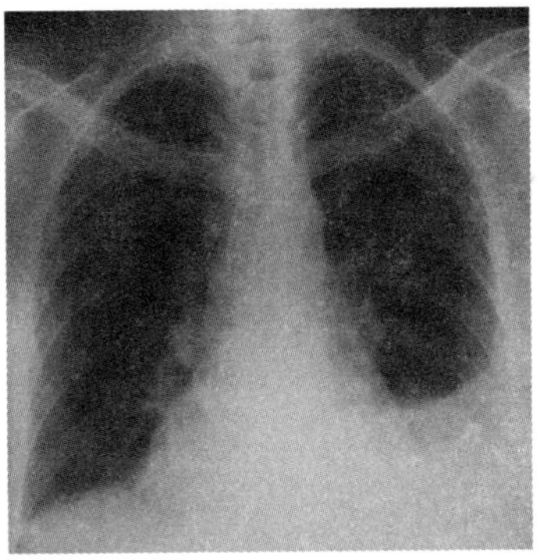

图 2-16 结核性胸膜炎

（四）并发症

中等、大量咯血可引起窒息和出血性休克的发生；慢性纤维空洞型肺结核并发肺气肿、肺大疱，可引起自发性气胸；肺内空洞及干酪样病变靠近胸膜部位破溃时，可引起结核性脓气胸；长期病程还可能导致肺部继发性感染、慢性肺源性心脏病，甚至心、肺功能衰竭。

三、辅助检查

1. 痰结核菌检查　痰中找到结核分枝杆菌是确诊的主要方法。痰标本质量的好坏、是否停抗结核药等因素直接影响结核分枝杆菌检出阳性结果和培养分离率。直接涂片简单快速，但敏感性不高；分离培养法则更精确，且可鉴定菌型。PCR 法+探针检查的优势在于，标本中的少量结核分枝杆菌即可引起阳性结果，提高了检出的灵敏度和特异度，且省时快速。有条件时可行药物敏感性试验。

2. 影像学检查

（1）胸部 X 线检查：既可早期发现肺结核，又能对病灶部位、范围、性质、病情发展和治疗效果作出判断，同时是肺结核临床分型的主要依据。

（2）胸部 CT 检查：能发现微小或隐蔽性病变，鉴别肿块、结节、浸润阴影，有助于了解病变范围及组成，为诊断提供依据。

3. 结核菌素试验　目前多采用 PPD，取 1∶2 000 PPD 0.1 mL(5 IU) 在左前臂屈侧中上 1/3 处做皮内注射，注射后 48~72 h 测皮肤硬结直径，小于 5 mm 为阴性(-)，5~9 mm 为弱阳性(+)，10~19 mm 为阳性(++)，20 mm 以上或局部有水疱、坏死者为强阳性(+++)。我国是结核病高流行国家，儿童普遍接种卡介苗，阳性对诊断结核病意义不大。成年居民的结核分枝杆菌感染率高，用 5 IU 结核菌素进行试验，阳性仅表示曾有结核感染；用1∶10 000 PPD 稀释液 0.1 mL (1 IU) 试验呈强阳性，常提示体内有活动性结核病灶。对未接种卡介苗儿童则提示有感染或体内有活动性结核病，年龄越小，自然感染率越低。结核菌素试验阴性除表明机体未感染结核分枝杆菌外，还可见于：① 结核分枝杆菌感染不到 4~8 周，机体内变态反应尚未完全建立；② 应用糖皮质激素、免疫抑制剂者及营养不良和老年体弱者；③ 严重结核病和危重患者，由于免疫力下降和变态反应暂时受抑制，结核菌素试验可暂时呈阴性，待病情好转则可转为阳性。

4. 其他检查　血象一般无异常。严重者可有贫血、红细胞沉降率增快、白细胞减少或类白血病反应。血清中抗体检查、纤维支气管镜检查、浅表淋巴结活检对结核病诊断有帮助。

四、治疗原则

肺结核病的治疗原则主要是抗结核化学药物治疗和对症、支持治疗。

【患者护理】

一、护理评估

1. 健康史

（1）询问有无吸烟嗜好、年龄、生活状况及生活、工作环境，有无结核接触史，是否常规接种过卡介苗，家族中与患者有密切接触的人是否接种过卡介苗或患过肺结核，目前有无症状。

（2）有无营养不良、糖尿病、硅沉着病、麻疹、百日咳及有无免疫缺陷疾病和接受免疫抑制剂治疗的情况，有无淋巴结炎、胸膜炎、咯血或肺结核病史。

（3）抗结核治疗经过和疗效，目前的用药情况，能否按医嘱服药。

2. 身体评估

（1）患者有无午后低热、乏力、盗汗、消瘦等全身中毒症状；有无咳嗽、咳痰、咯血、胸痛等呼吸系统症状；体格检查有无前述阳性体征。

（2）患者有无自发性气胸、胸腔积液、结核性腹膜炎、肺部反复感染等并发症。

3. 心理、社会状况　患者及家属对结核病往往缺乏正确认识，故应评估：患者的性格特征，对患病的情绪反应，有无因疾病产生自卑、悲观、抑郁；由于肺结核病具有传染性，应了解患者是否因害怕歧视而主动疏远人群，造成心理上的压抑和孤独；患者及家属对结核病知识的了解程度，是否有进一步获得有关知识的愿望，对用药的长期性及可能产生的不良反应是否有充分的思想准备。

4. 辅助检查　辅助检查内容见前述相关内容并观察有无异常。

病例：患者，女性，32 岁。近 3 个月来有低热、午后体温增高、咳嗽，曾予以抗感冒药、头孢菌素等药治疗疗效欠佳。一周来体温增高、咳嗽加剧、痰中带血。半年来有明显厌食、消瘦、夜间盗汗。入院检查：T 38℃；P 88 次/min；R 28 次/min，听诊右上肺呼吸音减弱。胸部 X 线平片检查可见右肺尖有片状阴影。PPD 试验强阳性。

请思考：该患者的护理诊断是什么？

二、护理诊断及合作性问题

1. 疲乏　与结核分枝杆菌感染引起毒血症状有关。

2. 营养失调，低于机体需要量　与机体消耗增加、食欲减退有关。

3. 知识缺乏　与缺乏结核病防治知识有关。

4. 体温过高　与结核分枝杆菌感染有关。

5. 有窒息的危险　与大咯血血块阻塞大气道有关。

6. 潜在并发症　慢性肺源性心脏病、呼吸衰竭、胸腔积液、气胸。

三、护理目标

(1) 患者身心得到休息，乏力等不适症状减轻。

(2) 患者能保证营养物质的摄入，维持足够的营养和液体。

(3) 患者及家属获得有关结核病的防治知识，治疗期间按时服药。

(4) 患者能维持正常体温。

(5) 患者呼吸道通畅，无窒息发生。

(6) 患者未发生并发症，或能及时发现并防治并发症。

四、护理措施

1. 一般护理

(1) 休息与活动：了解患者的活动能力、方式和活动量，制订合理的休息与活动计划。急性期应取半卧位休息。大咯血应绝对卧床休息，保证患侧卧位，以免病灶扩散。稳定期可适当增加户外活动，如散步、打太极拳、做保健操等，加强体育锻炼，提高机体耐力和抗病能力。指导患者使用全身放松术，解除精神负担和心理压力；协助患者日常活动，减少机体消耗和减轻疲乏感。

(2) 饮食：① 制订较全面的饮食营养摄入计划。以高蛋白质、高维生素、高热量的食物为主。多摄入鱼、肉、蛋、牛奶、豆制品等动、植物蛋白质，成人摄入蛋白质总量为 90～120 g/d，以增加机体的抗病能力及修复能力；每天摄入新鲜蔬菜和水果，满足机体对维生素 C、维生素 B_1 等的需要；注意食物合理搭配，色、香、味俱全，以增加食欲及促进消化液的分泌，保证摄入足够的营养。② 患者如无心、肾功能障碍，应补充足够的水分，鼓励患者多饮水，每日不少于 1 500～2 000 mL。③ 每周测体重 1 次并记录，观察患者营养状况的改善情况。

2. 对症护理

(1) 发热的处理：注意室内通风，保持病房内适宜的温度和湿度。及时用温毛巾擦干汗液并更换衣物、被单，做好皮肤护理，注意保暖。多饮水，必要时给予物理降温或解热镇痛药。高热伴有大量胸腔积液者可在使用抗结核药物的同时加用糖皮质激素，以减轻炎症及变态反应引起的症状。

(2) 咯血及窒息护理

1) 小量咯血，如痰中带血无须特殊处理，卧床休息即可。大量咯血，应立即取平卧位，头偏向一侧，或取患侧卧位，减少患侧活动度，防止病灶向健侧扩散，同时有利于健侧肺的通气。保持病室安静，避免搬动患者，全程守护并安慰患者，减轻其紧张情绪。大量咯血者应禁食，小量咯血者宜进少量凉或温的流质饮食。

2) 嘱患者不要屏气，防止发生窒息，嘱咐并协助患者尽量将气管内的积血排出以保持呼吸道通畅。对大量咯血者，护士应提前做好相应准备，密切观察其有无窒息表现，一旦发生，立即采取头低足高俯卧位，头偏向一侧，轻拍背部，清除气道内和口咽部的血块，必要时予以负压吸引或行气管插管或气管切开术，高浓度吸氧。对咯血不止者还可采取纤维支气管镜局部注射凝血酶或球囊导管压迫等方法止血。

3) 遵医嘱使用止血药并注意药物不良反应。垂体后叶素 10 IU 加入 30～40 mL 生理盐水或 50%葡萄糖注射液中,在 15~20 min 内缓慢静脉推注;再以垂体后叶素 10 IU 加入 5%葡萄糖注射液 500 mL 静脉滴注维持治疗。冠心病患者、高血压患者及孕妇忌用。

4）给予心理安慰,保持情绪稳定。对极度紧张、咳嗽剧烈者,遵医嘱使用小剂量镇静药、止咳药。年老体弱、肺功能不全者慎用。

3. 用药护理　掌握早期、联用、适量、规律和全程的抗结核化疗原则,化疗方案分强化和巩固两个阶段,督促患者按化疗方案用药,不遗漏或中断。

（1）标准化疗:联合采取异烟肼、利福平、乙胺丁醇(或吡嗪酰胺)等药,疗程为 12~18 个月的治疗方案。

（2）短程化疗:指联用 2 种以上抗菌药物,总疗程 6~9 个月,常用方案为 2HRZE/4HR。目前初治者常采用此法。

（3）保证用药剂量并向患者说明用药过程中可能出现的不良反应:发现异常随时报告医生并协助处理。常用抗结核药物成年人剂量、不良反应和注意事项见表 2-4。

表 2-4　常用抗结核药物成年人剂量、不良反应和注意事项

药名	每日用量(g)	间歇疗法(g/d)	主要不良反应	用药注意事项
异烟肼(INH,H)	0.3	0.5~0.6	周围神经炎、肝毒性	避免与抗酸药同服,注意消化道反应、肢体远端感觉及精神状态;可抑制抗凝血药代谢,使抗凝作用增强
链霉素(SM,S)	0.75	0.75	听力障碍、眩晕、肝肾功能障碍、过敏反应	注意用药前、后进行听力检查
利福平(RFP,R)	0.45~0.6	0.6	肝毒性、过敏反应	体液及分泌物呈橘黄色,加速口服避孕药、降糖药、茶碱、抗凝血药等药物的排泄,使药效降低或失效
吡嗪酰胺(PZA,Z)	1.5	2	肝毒性、胃肠反应、过敏反应、高尿酸血症	定期监测血清尿酸及肝功能
乙胺丁醇(EMB,E)	0.75~1.0	1.0~1.2	视神经炎	视觉障碍、视野缩小
对氨基水杨酸钠(PAS,P)	8		肝毒性、胃肠反应、过敏反应	监测不良反应,定期复查肝功能
左氧氟沙星(Lfx)	0.6~0.75	10~12	肝肾毒性、过敏反应	监测肝肾功能和不良反应

4. 病情观察　观察患者发热、乏力、盗汗等全身症状及咳嗽、咳痰、咯血等呼吸道症状,注意咯血的量、颜色、性状及有无胸闷、憋气、面色苍白、冷汗、烦躁不安等窒息表现,注意有无呼吸困难的发生,监测生命体征、体重及 X 线等检查结果的变化。

5. 心理护理　针对患者敏感的心理,医务人员应予以充分的理解,主动与患者沟通,介绍结核病有关知识,指导患者重视疾病,树立战胜疾病的信心。同时应注意指导其家属,既要注意消毒隔离,自我保护,又要关心爱护患者,提供支持。

五、护理评价

(1) 患者是否得到充分的休息,乏力等不适症状是否减轻。

(2) 营养物质的摄入是否充足、合理,食欲有无好转。

(3) 患者及家属能否获得有关结核病的防治知识,治疗期间是否坚持服药。

(4) 患者住院期间是否能维持正常体温,有无因发热带来的不适。

(5) 有无窒息的发生。

(6) 住院期间是否发生并发症,如发生,是否能及时发现并防治并发症。

【健康教育】

1. 结核病的预防控制

(1) 控制传染源:是预防结核病传染的最主要措施。早期发现患者并登记管理,及时给予化学治疗及良好护理,注意长期随访。

(2) 切断传播途径:传播途径及消毒隔离的措施:① 有条件者单居一室,室内通风,每日用紫外线照射消毒,或用 0.1%过氧乙酸 1~2 mL 加入空气清洁剂内作空气喷雾消毒;② 注意个人卫生,严禁随地吐痰,打喷嚏或咳嗽时注意遮住口鼻,纸巾、痰液需灭菌处理,接触痰液后流水洗手;③ 实行分餐制,餐具、痰杯煮沸消毒或用消毒液浸泡消毒;④ 被褥、书籍曝晒不少于 6 h;⑤ 不饮未消毒的牛奶,以免肠道结核分枝杆菌感染。

(3) 保护易感人群:我国将卡介苗列为计划免疫必须接种的疫苗之一,通过接种疫苗使新生儿、婴幼儿对结核分枝杆菌产生获得性免疫力,防止出现严重类型的结核病。密切接触者应定期到医院进行有关检查,必要时给予预防性治疗。

2. 患者指导

(1) 指导患者及家属坚持全程、规律、合理化疗,告知不规律服药或过早停药是治疗失败的主要原因。

(2) 帮助住院患者尽快适应环境,使患者处于接受治疗的最佳心理状态,戒烟酒,避免劳累,改善营养,积极配合治疗。

(3) 指导患者进行有利于身心健康和疾病恢复的有益活动,如做保健体操、行走、打太极拳等,以促进疾病早日康复。

(4) 指导出院患者定期随诊,接受肝功能和 X 线胸片检查,以了解病情变化,有利于治疗方案的调整,继续巩固治疗至疾病痊愈。

第八节 原发性支气管肺癌患者的护理

【疾病概述】

原发性支气管肺癌(primaiy bronchogenic carcinoma)简称肺癌(lung cancer),是最常见的

肺部原发性恶性肿瘤，肿瘤细胞起源于支气管黏膜上皮或腺体，可向支气管腔内和(或)邻近的肺组织生长，并可通过淋巴、血行或经支气管转移扩散。2008 年世界卫生组织(WHO)公布的资料为：肺癌年发病人数 160 万，致死亡人数 140 万，居全球癌症首位。在我国，过去 30 年登记的肺癌病死率增加了 464.8%，肺癌病死率已跃居各种恶性肿瘤死亡的首位。本病多在 40 岁以上发病，男性患病率高于女性，但目前女性和青年人肺癌发病率有上升趋势。

一、病因及分类

(一) 病因

本病病因至今未完全明确，通常与以下因素有关。

1. 吸烟　是公认的致肺癌的危险因素。香烟中含有的尼古丁、苯并芘和亚硝胺等均有致癌作用。国内外调查显示，吸烟者肺癌发生的危险性比不吸烟者平均高 9~10 倍；戒烟后 2~15 年肺癌发生的危险性将进行性减少。吸烟量越多，年限越长，开始吸烟的年龄越早，肺癌病死率越高。“二手烟”的危害同样不可忽视。

2. 职业致癌因素　已被确认的有石棉、无机砷化合物、二氯甲醚、芥子气、煤烟、焦油和石油中的多环芳烃、烟草的加热产物等。

3. 空气污染　空气污染包括室内小环境和室外大环境污染。

4. 其他　电离辐射、食物中 β 胡萝卜素的缺乏、结核病、肺部慢性炎症以及家族遗传和基因改变等因素也可能对肺癌的发生有一定的作用。

(二) 分类

1. 按解剖学分类

(1) 中央型肺癌：发生在段支气管以上至主支气管的癌肿，位置靠近肺门，以鳞状上皮细胞癌和小细胞未分化癌多见，约占 3/4。

(2) 周围型肺癌：发生在段支气管以下的癌肿，以腺癌较多，约占 1/4。

2. 按组织学分类

(1) 小细胞肺癌(small cell cancer，SCLC)：包括燕麦细胞型、中间细胞型、复合燕麦细胞型。SCLC 在肺癌中恶性程度最高，占原发性肺癌的 10%~15%，多为中央型肺癌，较早出现淋巴和血行转移，预后最差。其细胞质内含有神经内分泌颗粒，具有内分泌功能，可引起类癌综合征。

(2) 非小细胞肺癌(non-small cell cancer，NSCLC)：包括鳞状上皮细胞癌(简称鳞癌)、腺癌、大细胞癌等。鳞癌是肺癌最常见的类型，约占原发性肺癌的 50%，以中央型肺癌多见。腺癌约占原发性肺癌的 25%，多为周围型肺癌，易早期转移至肝、脑、骨，更易引起胸腔积液。大细胞肺癌较少见。

二、临床表现

(一) 症状与体征

1. 咳嗽　为肺癌早期常见的症状，表现为阵发性刺激性干咳或少量黏液痰，当有继发感染时痰量增多呈黏液脓性；肿瘤增大引起支气管狭窄时，咳嗽加重呈持续性高音调金属音。

2. 咯血　部分患者以咯血为首发症状，常为间断或持续性痰中带血，若癌肿侵蚀大血管则有大咯血。

3. 胸痛　出现持续、固定、程度不同的胸痛，多因肿瘤直接侵犯胸膜、肋骨和胸壁，与呼吸、咳嗽无关。

4. 压迫表现　由于肿瘤逐渐增大，侵犯或压迫周围组织可导致胸闷气急、呼吸困难、吞咽困难、声嘶、上腔静脉综合征（头面部、颈部和上肢水肿，以及胸前部淤血和静脉曲张，可有头痛、头昏或眩晕等）和霍纳（Horner）综合征（肺尖部的癌肿压迫颈交感神经，引起患侧眼睑下垂、瞳孔缩小、眼球内陷，同侧额部与胸壁无汗或少汗）。

5. 肺外表现　肺癌可转移至脑、骨骼、肝、淋巴结、皮肤等部位，引起相应症状。少数肿瘤还可产生内分泌物质，出现非转移性的全身症状，称副癌综合征（paraneoplastic syndrome），如骨关节病综合征（杵状指、骨关节痛、骨膜增生等）、皮质醇增多症[又称库欣（Cushing）综合征]、重症肌无力、男性乳房发育、多发性肌肉神经痛、高钙血症等，切除肿瘤后这些症状可能消失。

6. 发热和消瘦　可因继发感染或肿瘤坏死引起发热，晚期可出现恶病质。

（二）临床分期

国际抗癌联盟（IUICC）2009 年颁布的第七版肺癌 TNM 分期见表 2-5，TNM 分期与临床分期见表 2-6。

表 2-5　肺癌 TNM 分期

原发肿瘤（T）分期
T_x：原发肿瘤大小无法测量；或痰脱落细胞，或支气管冲洗液中找到癌细胞，但影像学检查和支气管镜检查未发现原发肿瘤
T_0：没有原发肿瘤的证据
T_{is}：原位癌
T_{1a}：肿瘤最大径≤2 cm，局限于肺和脏胸膜内，未累及主支气管；或局限于气管壁的肿瘤，不论大小，不论是否累及主支气管，一律分为 T_{1a}
T_{1b}：肿瘤最大径>2 cm，≤3 cm
T_{2a}：肿瘤最大径>3 cm，≤5 cm；累及主支气管，但肿瘤距离隆凸≥2 cm；累及脏胸膜；产生肺段或肺叶不张或阻塞性肺炎
T_{2b}：肿瘤最大径>5 cm，≤7 cm
T_3：任何大小肿瘤有以下情况之一者：原发肿瘤最大径>7 cm，累及胸壁或膈，或纵隔胸膜，或支气管（距隆凸<2 cm，但未及隆凸），或心包；产生全肺不张或阻塞性肺炎；原发肿瘤同一肺叶出现卫星结节
T_4：任何大小的肿瘤，侵及以下之一者：心、大气管、食管、气管、纵隔、隆凸或椎体，原发肿瘤同侧不同肺叶出现卫星结节

续表

原发肿瘤(T)分期
淋巴结转移(N)分期
N_x:淋巴结转移情况无法判断
N_0:无区域淋巴结转移
N_1:同侧支气管或肺门淋巴结转移
N_2:同侧纵隔和(或)隆凸下淋巴结转移
N_3:对侧纵隔和(或)对侧肺门,和(或)同侧或对侧前斜角肌或锁骨上区淋巴结转移
远处转移(M)分期
M_x:无法评价有无远处转移
M_0:无远处转移
M_{1a}:胸膜播散(恶性胸腔积液、心包积液或胸膜结节)
M_{1b}:原发肿瘤对侧肺叶出现卫星结节;有远处转移(肺/胸膜外)

表 2-6 临床分期与 TNM

临床分期	TNM 分期
隐匿期	$T_xN_0M_0$
0 期	$T_{is}N_0M_0$
Ⅰa 期	$T_1N_0M_0$
Ⅰb 期	$T_{2a}N_0M_0$
Ⅱa 期	$T_1N_1M_0$,$T_{2b}N_0M_0$,$T_{2a}N_1M_0$
Ⅱb 期	$T_{2b}N_1M_0$,$T_3N_0M_0$
Ⅲa 期	$T_{1-2}N_2M_0$,$T_3N_{1-2}M_0$,$T_4N_{0-1}M_0$
Ⅲb 期	$T_{1-4}N_3M_0$,$T_4N_{2-3}M_0$
Ⅳ期	Tany Nany M_1

三、辅助检查

1. 胸部影像学检查　胸部 X 线是发现肺癌的重要方法之一,可了解肿瘤的部位、大小、肺门和纵隔淋巴结肿大及支气管阻塞的情况。进一步可选用 CT、MRI、正电子发射计算机断层显像(PET)等检查。中央型肺癌 X 线胸片表现:多为一侧肺门,出现类圆形阴影,边缘毛糙,有时呈分叶状或为单侧不规则肺门肿块,也可与阻塞性肺炎或肺不张并存,形成反/倒"S"形的典型肺癌 X 线征(图 2-17)。周围型肺癌一般早期为局限性小斑片状影,边缘不清,后可见肿块增大,边缘呈分叶状或有毛刺,若发生癌性空洞,则壁较厚,内壁不规则、多偏心,也可有液平面(图 2-18)。

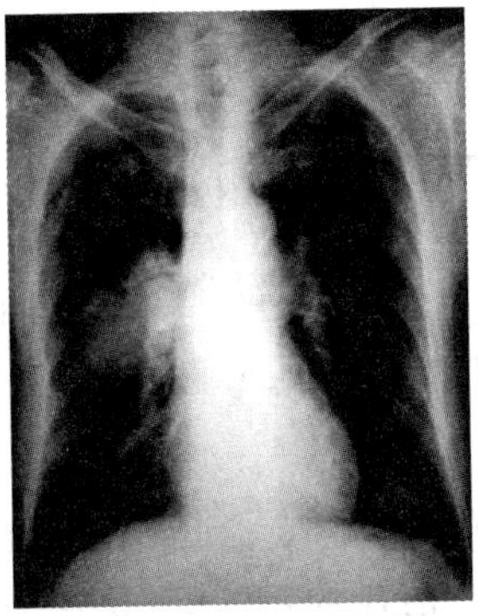

图 2-17 中央型肺癌

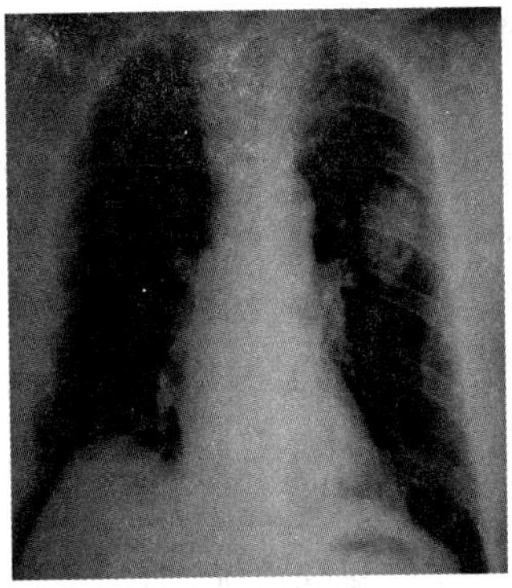

图 2-18 周围型肺癌

2. 痰脱落细胞检查 痰脱落细胞检查是最简单、有效并能提供组织学类型的早期诊断方法，找到癌细胞即可明确诊断，多数病例还可依此判断肺癌的病理类型，其阳性率取决于送检标本的质量、次数和肿瘤类型，一般新鲜标本送检3~4次为宜。痰脱落细胞检查的准确率为80%左右。

3. 纤维支气管镜检查 纤维支气管镜检查对肺癌的诊断及分型有重要意义，可通过刷检、活检、冲洗检查等进行细胞学、病理组织学诊断。对中央型肺癌诊断的阳性率较高。

4. 其他 胸壁穿刺活组织检查、胸水癌细胞检查、淋巴结活检、开胸肺活检和癌胚抗原检测等。

四、治疗原则

肺癌综合治疗的原则是：小细胞肺癌以化学治疗为主，辅以手术和（或）放射治疗。非小细胞肺癌早期以手术治疗为主，局部病灶可切除的晚期患者采取新辅助化学治疗+手术治疗±放射治疗；局部病灶不可切除的晚期患者采取化学治疗、放射治疗、中医药和免疫治疗等联合治疗。远处转移的晚期患者以姑息治疗为主。

【患者护理】

一、护理评估

1. 健康史

（1）了解患者年龄及有无吸烟史：应了解其吸烟量、吸烟持续年限、开始吸烟年龄及有无被动吸烟史；了解居住和工作环境，有无长期大量接触石棉、砷、铬、镍、二氯甲醚、氡、煤烟、焦油和石油中的多环芳烃、烟草中苯并芘等及放射性物质如铀、镭和α射线、X线等。

（2）患者相关疾病及肿瘤家族史：患者有无肺部慢性炎症、病毒感染、结核病史、机体免疫功能低下、内分泌失调等相关因素。了解有无肿瘤家族遗传史，患肿瘤家庭成员的年龄、肿瘤的种类和治疗情况。

2. 身体评估　肺癌的临床表现与其发生部位、大小、类型、发展的阶段、有无并发症或转移有密切关系。

(1) 呼吸系统症状：有无咳嗽、咯血、胸闷、胸痛、呼吸困难等及肿瘤压迫表现，有无吞咽困难、声音嘶哑、上腔静脉阻塞综合征等肿瘤压迫表现。

(2) 肺癌转移的肺外症状：有无肿瘤转移导致的脑、肝、骨骼、皮肤、淋巴结肿大等表现，有无高钙血症、骨关节病综合征、库欣综合征、重症肌无力、男性乳房发育、多发性肌肉神经痛等肺癌所致的其他肺外表现。

3. 心理、社会状况　了解患者能否接受现实，适应角色的转变；判断其心理准备程度和知识缺乏程度，对治疗的知晓情况，如手术、放射治疗及化学治疗的目的等；患者亲属对疾病知识的了解程度，对患者的关怀、支持程度；患者家庭、工作单位、社区所能提供的支持。

4. 辅助检查　辅助检查见前述相关内容。

病例：患者，男性，65 岁，吸烟 30 多年。近半年无诱因消瘦明显，且有刺激性呛咳，常咳白色泡沫痰，有时带少量血丝。在当地诊所听诊右肺中部有局限性哮鸣音，经抗感染等治疗无明显效果。到医院作 X 线检查见右肺肺门附近有单个不规则肿块阴影。初步诊断为：中央型支气管肺癌(右侧)。

请思考：该患者的护理诊断是什么？

二、护理诊断及合作性问题

1. 疼痛　与癌细胞浸润、肿瘤压迫或转移、手术有关。

2. 恐惧　与肺癌的确诊、治疗对机体的影响和死亡威胁有关。

3. 营养失调，低于机体需要量　与癌肿致机体过度消耗，化学治疗反应致食欲减退，摄入量不足有关。

4. 潜在并发症　抗肿瘤治疗的不良反应。

三、护理目标

(1) 患者掌握减轻疼痛的相关知识，疼痛程度维持在最低限度。

(2) 患者能诉说内心感受，配合治疗、护理，并对治疗有一定信心。

(3) 患者愿意遵从饮食计划，能维持基本营养需要，全身营养状况改善。

(4) 患者不发生或能积极应对治疗的不良反应。

四、护理措施

(一) 一般护理

1. 休息　为患者提供舒适、整洁、安静的休息和睡眠环境，必要时可遵医嘱给予镇静药。

2. 饮食　给予患者高热量、高蛋白质、高维生素、易消化的饮食。调整食物的色、香、味，以刺激食欲，嘱患者尽量少量多餐。若无法进食，应及时鼻饲或胃肠外营养，以保证所需的能量和营养素。

（二）对症护理

1. 疼痛护理

（1）评估疼痛：疼痛的部位、性质、程度、持续时间、加重或缓解因素，影响疼痛表达的因素，疼痛对个体睡眠、进食、活动的影响等。

（2）缓解疼痛：① 倾听患者的诉说，调整患者的情绪，树立信心，增强自我控制疼痛的能力，如学习深呼吸松弛锻炼、听音乐转移注意力等。② 避免可加重疼痛的因素，如预防上呼吸道感染，避免咳嗽；指导和协助患者用手或枕头减少胸部活动度，以减轻深呼吸、咳嗽、变换体位引起的疼痛；避免不当用力搬动患者时引起病变部位疼痛。③ 疼痛明显者，遵医嘱按 WHO 推荐的三阶梯止痛原则给予止痛药物：按疼痛程度阶梯给药（表 2-7），尽量口服给药，按时给药，个体化用药。注意用药效果，了解缓解程度和镇痛时间，预防并监测药物的不良反应，如阿片类药物有便秘、恶心、呕吐、呼吸抑制、精神错乱等不良反应。④ 患者自控镇痛（patient controlled analgesia，PCA）是一种受欢迎的、特别适用于术后的镇痛方法，即应用微电脑控制 PCA 泵，通过静脉、硬膜外、皮下或区域神经等途径，在需要时由患者自控给药。用药灵活，患者可间歇性自我调节，减少了患者对止痛药物的总需求量，以最小的剂量达到最佳效果且副作用小，对患者术后恢复十分有利。PCA 也可用于有条件的晚期肺癌患者。

表 2-7 按疼痛程度阶梯给药

阶梯	治疗药物
轻度疼痛	非阿片类止痛药±辅助药物
中度疼痛	弱阿片类±非阿片类止痛药±辅助药物
重度疼痛	强阿片类±非阿片类止痛药±辅助药物

辅助药物的使用原则包括：① 治疗特殊类型的疼痛；② 改善癌症患者通常发生的其他症状；③ 增加主要药物的镇痛效果或减轻副作用；④ 辅助药物不能常规给予，应根据患者的需要而定

2. 放射治疗的护理　放射治疗对癌细胞有杀伤作用，对小细胞肺癌效果较好，其次为鳞癌和腺癌。放疗过程中应当注意：

（1）放疗前不应进食，放疗后宜卧床休息 30 min。

（2）放射治疗期间进清淡、易消化饮食，多食水果蔬菜，多饮水。

（3）发生放射性食管炎时可能出现吞咽困难、疼痛等，宜进食流质或半流质饮食，避免刺激性食物，进食后喝温水。

（4）向患者说明放射治疗可能带来的皮肤损害，嘱患者注意保护皮肤，勿将皮肤上的部位标记去除，出现渗出性皮炎时应及时处理。

（5）放射治疗照射部位避免刺激，勿用力揉擦或搔抓。宜穿柔软、宽大衣物等。

（6）监测血象，白细胞过低时应暂停放射治疗。

（三）用药的护理

化学治疗对小细胞肺癌效果显著。常用药物有依托泊苷、顺铂、卡铂、环磷酰胺、多柔比

星、长春新碱、丝裂霉素等。化学治疗药物一般给患者带来极大不适，主要不良反应有胃肠道反应，引起恶心、呕吐、食欲减退；还可有肝肾功能损害、骨髓抑制、脱发等，故使用时应当加强用药护理。

（1）化学治疗前对患者解释化学治疗的目的、方法及可能产生的毒副作用。

（2）化学治疗期间避免不良刺激，因为唾液分泌减少，口腔 pH 下降，应做好口腔护理，预防牙周病及真菌感染，保持舒适。

（3）提供色香味俱全、营养丰富的饮食，提供良好的进餐环境，少食多餐，避免过热、粗糙、刺激性食物，化疗前后 2 h 内避免进餐，防止出现恶心、呕吐，如化疗明显影响进食，需静脉补液以补充机体所需营养。

（4）化学治疗过程中注意观察患者反应，如有恶心、呕吐，可减慢药物的输注速度，遵医嘱使用甲氧氯普胺等药物。

（5）注意保护和合理使用静脉血管，防止药液外渗，注射完毕后用生理盐水冲洗以减少药物对局部血管的刺激。一旦发生药液外渗，应立即停止输注，用 0.5% 普鲁卡因溶液局部封闭，并用硫酸镁湿敷。

（6）严密观察血象变化，一旦白细胞总数降至 $3.0\times10^9/L$ 应及时联系医生，当白细胞总数降至 $1.0\times10^9/L$ 时，应遵医嘱输注白细胞或促白细胞生成药物，并予以保护性隔离，防止感染。

（7）注意其他毒副作用，如脱发、出血性膀胱炎，应做好心理安慰，减少患者顾虑，鼓励其多饮水以促进代谢产物排出，减少肾损害。

（四）病情观察

严密观察患者的生命体征，尤其是体温、呼吸，注意体重、营养变化。观察患者的典型症状，如咳嗽、咯血、胸痛、呼吸困难等，注意有无肺癌转移的表现。观察放射治疗、化学治疗患者的反应，特别是血象的变化。

（五）心理护理

被确诊为癌症后，患者往往有否认、恐惧等心理问题，要注意了解患者及家属的心理状态，加强沟通，倾听患者的诉说；建立良好的护患关系，建立有效的社会支持系统，鼓励患者及家属参与疾病治疗计划的制订，引导患者克服不良心理、增强治疗信心。必要时，可对患者采用保护性措施，合理隐瞒。当患者出现抑郁症或有自杀倾向时，应请专业的心理医生协助治疗并加强巡视，防止意外发生。

五、护理评价

（1）患者疼痛程度是否维持在最低限度。

（2）患者是否能积极面对疾病，配合治疗。

（3）患者摄入的营养物质是否能维持基本能量需要，全身营养状况是否得到改善。

（4）患者是否能应对化学治疗的不良反应。

【健康教育】

（1）进行预防肺癌的健康教育，解释相关的危险因素。宣传吸烟、被动吸烟对机体的危害，提倡不吸烟或戒烟，禁止公共场所吸烟。治理环境污染，改善工作条件，减少职业暴露；宣传室内空气污染的危害，改善通风条件；治疗肺部慢性炎症，减少肺癌发病的机会。

（2）在肺癌高发地区开展普查，对肺癌的高危人群进行定期体检，做到早发现、早诊断、早治疗，有可疑症状者及时确诊治疗。

（3）督促患者坚持化学治疗或放射治疗，要向晚期癌肿转移的患者及家属交代对症处理的措施。

（4）向患者及家属宣传增加营养与促进健康的关系，协助制订饮食计划。指导患者合理安排休息，避免劳累和较重体力活动。保持良好的精神状态，避免呼吸道感染，提高机体免疫力，减轻疾病带来的痛苦，提高生活质量。

（5）指导出院患者定期复诊，以了解病情变化，有利于治疗方案的调整，继续巩固治疗。

第九节　自发性气胸患者的护理

【疾病概述】

胸膜腔为不含气体的密闭的潜在腔隙，当气体进入胸膜腔引起胸腔积气和肺被压缩称为气胸（pneumothorax）。在无外伤和人为因素影响的条件下，肺组织及脏胸膜的自发破裂，使肺及支气管内气体进入胸膜腔所致的气胸称为自发性气胸（spontaneous pneumothorax）。

气胸为内科急症，男性多于女性。当从航空、潜水、高压环境作业转入自然环境时均可发生气胸。托举、牵扯等用力动作、咳嗽、打喷嚏、屏气或大笑、高喊等常为气胸发作的诱因。本节只介绍自发性气胸。

一、病因、发病机制

1. 病因

（1）原发性自发性气胸：多见于瘦高体形的男性青壮年，常规 X 线检查除可发现胸膜下大疱外，肺部无明显病变。胸膜下大疱产生的原因可能与吸烟、瘦高体形、非特异性炎症瘢痕或先天性弹力纤维发育不良有关。

（2）继发性自发性气胸：由于 COPD、肺结核、肺癌、肺脓肿等肺部基础疾病引起细支气管的不完全阻塞，形成肺大疱破裂。脏胸膜破裂或胸膜粘连带撕裂时如导致其中的血管破裂可形成自发性血气胸。继发性自发性气胸比原发性自发性气胸多见。

（3）诱因：气压骤变、剧咳、打喷嚏、屏气或高喊大笑、举手欢呼、抬举重物等用力过度常为气胸发生的诱因。

2. 发病机制　气胸发生后，胸膜腔内负压可变成正压，使肺失去膨胀能力出现肺活量降低、最大通气量降低、通气/血流比例下降、低氧血症。大量气胸时，回心血量减少，导致心输出量减少，出现心率加快、血压降低甚至休克。张力性气胸可引起纵隔移位，导致循环障碍，甚至窒息死亡。

二、临床类型

根据脏胸膜破口的情况和气胸发生后胸腔内压力的高低，通常将自发性气胸分为以下3种类型：

1. 闭合性(单纯性)气胸　胸膜破口较小，随着呼气时肺回缩及渗出物的作用，脏胸膜破口自行封闭，不再有空气进入胸膜腔。抽气后胸膜腔内压力下降且不再复升。

2. 交通性(开放性)气胸　胸膜破口较大或两层胸膜间有粘连或牵拉，使破口持续开放，气体在吸气与呼气时自由进出胸膜腔。患侧胸腔内压在0水平波动，抽气后观察数分钟，压力并不降低。

3. 张力性(高压性)气胸　胸膜破口呈单向活瓣或活塞作用，吸气时开启，空气进入胸膜腔；呼气时破口关闭，气体不能排出，致使胸腔内压力持续升高，可高达10~20 cmH_2O($1\ cmH_2O = 0.098\ kPa$)。可造成呼吸循环衰竭，应紧急抢救处理。

为了便于临床观察和处理，根据临床表现又可把自发性气胸分为稳定型和不稳定型。符合下列所有表现的为稳定型气胸，否则为不稳定型：呼吸频率<24次/min，心率60~120次/min，血压正常，呼吸室内空气时 SaO_2>90%，两次呼吸间说话成句。

三、临床表现

1. 症状

(1) 胸痛：起病前常有托举重物、屏气、用力过猛等诱因，大多数患者发生在正常活动或安静休息时，偶有在睡眠中发生的。患者突感一侧尖锐、持续性刺痛或刀割样痛，吸气时加剧，多发生在前胸、腋下等部位，随后出现胸闷、呼吸困难。

(2) 呼吸困难：呼吸困难的严重程度与积气量的多少、临床类型、基础肺功能有关。若基础肺功能良好，尤其是年轻人，即使肺压缩80%也无明显呼吸困难。原有慢性肺疾病者可出现明显的呼吸困难，患者不能平卧或被迫健侧卧位，减轻呼吸困难。大量气胸，尤其是张力性气胸，由于胸腔内压骤升、患侧肺完全被压缩、纵隔移位，可迅速出现急性呼吸循环障碍，表现为表情紧张、烦躁不安，挣扎坐起、胸闷、发绀、冷汗，脉速、虚脱、心律失常，甚至出现意识丧失和呼吸衰竭。

(3) 咳嗽：可有轻到中度刺激性咳嗽，由气体刺激胸膜所致。

2. 体征　取决于积气量的多少，少量气胸时体征不明显。大量气胸时，出现呼吸增快，呼吸运动减弱，发绀，气管向健侧移位，患侧胸廓饱满；肋间隙增宽，语颤减弱，叩诊鼓音。右侧气胸时肝浊音界下移。左侧气胸或纵隔气肿时可在左心缘处听到与心脏搏动一致的气泡破裂音，称为Harnman征。并发液气胸时，可闻及胸内振水声。

3. 并发症　可并发纵隔气肿、皮下气肿、血气胸和脓气胸、呼吸衰竭。

四、辅助检查

1. X线检查　胸片是诊断气胸的重要方法。能显示肺萎缩的程度和肺内病变的情况；典型表现为：胸片可见患侧透亮度增强的阴影，无肺纹理，肺被压向肺门，呈现高密度影，外缘呈外凸弧形。大量积气时，肺被压向肺门，呈球形高密度影，纵隔和心脏向健侧移位。并发胸腔积液时，形成液气胸，可见液平面。

2. 胸部 CT　显示胸膜腔内极低密度气体影，伴有肺组织不同程度的萎缩改变。

五、治疗原则

自发性气胸的治疗目的为排除气体，缓解症状，促使肺复张、消除病因、减少复发。

1. 保守治疗　用于稳定型小量闭合性气胸，闭合性气胸积气量少于该侧胸腔容积的 20% 时，气体可在 2~3 周内自行吸收，不需抽气，在保守治疗过程中需密切观察病情，尤其在气胸发生后 24~48 h 内，患者应严格卧床休息，酌情予以镇静、镇痛等药物。吸氧可加快胸腔内气体的吸收。积极治疗原发病、镇咳祛痰、支持治疗。

2. 排气疗法

（1）紧急排气：高压性气胸病情急重，短时间内可危及生命，必须尽快排气。紧急情况下可立即将无菌粗针头经患侧肋间插入胸膜腔，胸膜腔内高压气体可迅速排出，以达到暂时减压和挽救患者生命的目的。亦可用一粗注射针，在其尾部扎上橡皮指套，指套末端剪一小裂缝，插入气胸腔作临时简易排气，待胸腔内压减至负压时，套囊塌陷，裂缝关闭，外界空气即不能进入胸腔。

（2）胸腔穿刺排气：用于少量气胸、呼吸困难较轻、心肺功能尚好的患者。通常选择患侧锁骨中线第 2 肋间为穿刺点（局限性气胸除外），皮肤消毒，用气胸针穿刺入胸腔，并用胶管（便于抽气时钳夹，防止空气进入）将针头与 50 mL 注射器相连进行抽气。积气量较多时，可每日或隔日抽气 1 次，每次抽气不超过 1 L，直至肺部大部分复张，余下的少量积气可任其自行吸收。

（3）胸腔闭式引流：适用于各类气胸、液气胸及血气胸。对于肺压缩面积较大、呼吸困难严重的不稳定型气胸患者，包括交通性气胸、张力性气胸和反复发作的气胸患者，无论胸腔量多少，均应尽早行胸腔闭式引流。然后使胸腔内压保持在 1~2 cmH_2O 以下。肺复张不满意者可加用负压吸引闭式引流装置。对肺压缩严重、持续时间较长的患者，插管后应夹闭引流管分次引流，避免胸腔内压力骤降产生肺复张后肺水肿。

（4）化学性胸膜固定术：对于反复发生的气胸，肺功能不全，不宜手术的患者，可在胸腔内注入硬化剂，如多西环素、无菌滑石粉、50%葡萄糖等，产生无菌性胸膜炎症，使两层胸膜粘连、增厚，胸膜腔闭锁，达到防治气胸复发的目的。也可在胸腔镜直视下行粘连烙断术，使胸膜破口愈合。

（5）手术治疗：内科治疗无效的患者可进行外科手术治疗。复发率低。

【患者护理】

一、护理评估

1. 健康史

（1）有无慢性呼吸系统疾病和气胸病史。

（2）起病前有无用力过猛、剧咳、屏气或大笑等有可能促使气胸发生的诱因存在。

（3）是否从事航空、潜水作业，有无从高压环境突然进入低压环境等情况。

2. 身体评估

(1)全身状况:神志是否清醒,表情是否痛苦,生命体征是否稳定。

(2)呼吸系统表现:胸痛的部位、性质及持续时间,有无胸闷、气促、发绀和休克,其程度如何,气管有无偏移,胸部叩诊有无鼓音,呼吸音是否清晰等。

3. 心理、社会状况

(1) 评估患者的心理反应,情绪是否稳定,有无焦急、烦躁、恐惧的情绪。

(2) 患者对治疗和护理的要求,对治疗和预后的信心。

(3) 生活能否自理,患者及其家属的心理问题。患者的家庭社区状况、精神和经济压力如何,家庭成员对患者的照顾和支持情况。

4. 辅助检查　X 线检查胸部有无肺组织被压缩的表现,肺部透亮度及肺纹理的改变。

病例:患者,男性,60 岁,慢性咳嗽、咳痰 15 年,伴活动后气促 4 年,因在家提液化气罐时突然出现右侧胸痛难忍,随之出现呼吸困难而立即入院。查体:呈急性病容,T 37℃,P 118 次/min,R 37 次/min,BP 160/95 mmHg,气管向左侧移位,右侧呼吸音减弱。诊断为右侧自发性气胸。

请思考:该患者的护理诊断是什么?

二、护理诊断及合作性问题

1. 低效性呼吸型态　与胸膜腔内积气压迫肺导致的限制性通气功能障碍有关。
2. 疼痛:胸痛　与脏层胸膜破裂、引流管置入有关。
3. 潜在并发症　血气胸、纵隔气肿和皮下气肿。

三、护理目标

(1) 患者自觉气急改善或消失,发绀减轻或消失;生活自理,情绪稳定,能安静入睡。

(2) 患者胸痛减轻或消失。

四、护理措施

1. 一般护理

(1) 休息:自发性气胸患者应绝对卧床休息,避免用力、屏气、咳嗽等增加胸腔内压的活动。血压平稳者取半坐位,有利于呼吸、咳嗽排痰及胸腔引流。卧床期间,协助患者每 2 h 翻身 1 次。如有胸腔引流管,翻身时应注意防止引流管脱落。

(2) 饮食护理:养成良好的饮食习惯,多吃蔬菜水果,保持大便通畅,防止排便用力屏气引起胸痛或已经闭合的胸膜破裂口裂开,症状加重。

2. 对症护理

(1) 疼痛护理:为患者创造舒适安静的病房环境,卧床休息,如为胸腔引流管刺激引起的疼痛,指导患者活动时用手固定住引流管,深呼吸、咳嗽时护住自己的伤口部位以减轻疼痛。

(2) 呼吸困难护理:气急发绀的患者根据缺氧的严重程度选择适当的给氧方式和吸入氧流量,缓解胸闷和呼吸困难,可用鼻导管或鼻塞吸氧,必要时选用面罩吸氧。对于选择保守治疗的患者,需给予高浓度吸氧,以促进胸膜腔内气体的吸收。

3. 排气治疗患者的护理

（1）术前向患者简要说明排气疗法的目的、意义、过程及注意事项，以取得患者的理解与配合。

（2）胸腔闭式引流术术前需严格检查引流管是否通畅和整套胸腔闭式引流装置（图 2-19）是否密闭。引流瓶内注入适量无菌蒸馏水或生理盐水，标记液面水平，将连接胸腔引流管的玻璃管一端置于水面下 1~2 cm，以确保患者的胸腔和引流装置之间为一密封系统；引流瓶塞上的另一短玻璃管为排气管，其下端应距离液面 5 cm 以上；必要时按医嘱连接好引流装置，注意保持压力在-12~-8 cmH_2O 之间，避免过大的负压吸引对肺的损伤。

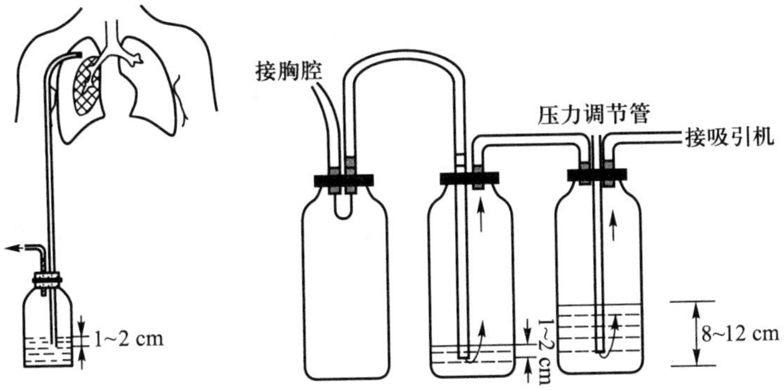

图 2-19　胸腔闭式引流装置

（3）保证有效的引流

1）引流瓶应放在低于患者胸部的地方，其液平面应低于引流管胸腔出口平面 60 cm，以防瓶内的液体倒流进入胸腔。妥善放置引流瓶，防止被踢倒或打破。确保引流装置安全。

2）保持引流管通畅，密切观察引流管的水柱是否随呼吸上下波动及有无气体自液面溢出；必要时，让患者做深呼吸或咳嗽，如有波动，表明引流通畅，若波动不明显，液面无气体溢出，患者无胸闷、呼吸困难，可能患者的肺组织已复张；若患者呼吸困难加重，且出现发绀、大汗淋漓、气管偏向健侧等，应立即通知医生紧急处理。

3）为防止胸腔积液或渗出物堵塞引流管，应根据病情定期捏挤引流管（由胸腔端向引流瓶端的方向挤压）。妥善固定引流管于床旁，留出适宜长度的引流管，既要便于患者翻身活动，又要避免过长扭曲受压。注意观察引流液的量、色、性状和水柱波动范围，并准确记录。

（4）在插管、引流排气和伤口护理时，要严格执行无菌操作，引流瓶上的排气管外端用1~2 层纱布包扎好，避免空气中尘埃或脏物进入引流瓶内。每日更换引流瓶，更换时应注意管和接头连接处的消毒。伤口专用敷料每 1~2 日更换 1 次，如敷料有分泌物渗湿或污染，应及时更换。

（5）搬动患者时需要用两把止血钳将引流管双重夹紧，防止在搬动过程中发生引流滑脱、漏气或引流液反流等意外情况。更换引流瓶时应先将近心端引流管用双钳夹住，更换完毕检查无误后再放开，以防止气体进入胸腔。若胸腔引流管不慎滑出胸腔时，应嘱患者呼气，同时迅速用凡士林纱布封闭引流口，并立即通知医生进行处理。

（6）肺功能锻炼：鼓励患者每 2 h 进行 1 次深呼吸和咳嗽练习或吹气球，以促进受压萎陷的肺组织扩张，加速胸腔内气体排出，促进肺尽早复张。应尽量避免用力咳嗽。

(7) 拔管护理:观察引流管拔除指征,如引流管无气体逸出 1~2 天后,再夹闭 1 天,患者无气急、呼吸困难,透视或 X 线胸片示肺已全部复张,可拔除引流管。拔管前做好患者和物品的准备,拔管后注意观察有无胸闷、呼吸困难、切口处漏气、渗出、出血、皮下气肿等情况,如发现异常应及时处理。

4. 用药护理　患者疼痛剧烈时可遵医嘱给予止痛药,及时评价止疼效果并观察药物可能出现的副作用。刺激性咳嗽剧烈时,按医嘱给予镇静、镇咳药,但可待因慎用,因可抑制呼吸和咳嗽反射,造成排痰不畅发生窒息。

5. 心理护理　患者由于疼痛和呼吸困难会出现紧张、焦虑和恐惧等情绪反应,导致耗氧量增加、呼吸浅快,从而加重呼吸困难和缺氧。因此当患者呼吸困难严重时应尽量在床旁陪伴,解释病情和及时回应患者的需求。在做各项检查、操作前向患者解释其目的和效果,即使是在非常紧急的情况下,也要在实施操作的同时用简单明了的语言进行必要的解释,不应只顾执行治疗性护理而忽视患者的心理状态。

6. 病情观察　监测生命体征,加强巡视,密切观察患者有无胸闷和呼吸困难以及治疗后的反应,如患者突发胸痛、烦躁不安、呼吸频率加快、心率加快、呼吸困难明显、发绀、血压下降等提示气胸复发可能,应及时通知主治医生并配合抢救。观察胸腔闭式引流患者的伤口有无渗血、漏气、皮下气肿及胸痛、肺水肿等情况发生。

五、护理评价

(1) 患者呼吸是否平稳,呼吸频率、节律、深度是否正常,患者胸痛是否减轻或消失,有无严重并发症。

(2) 患者焦虑是否减轻或消失,对疾病有无正确的认识。

【健康教育】

(1) 告知患者本病可反复发生,应积极治疗原发病,预防气胸发生。

(2) 预防上呼吸道感染,避免剧烈咳嗽。

(3) 指导患者保持心情愉快,情绪稳定;注意劳逸结合,在气胸缓解后 1 个月内不要进行剧烈运动,避免抬提重物、剧烈咳嗽、屏气等。

(4) 平时多吃粗纤维食物,保持大便通畅。

(5) 一旦出现胸痛、呼吸困难立即到医院救治。

第十节　慢性肺源性心脏病患者的护理

【疾病概述】

慢性肺源性心脏病(chronic pulmonary heart diease)简称肺心病,是由肺组织、肺动脉血管或胸廓的慢性病变引起的肺组织结构和功能异常,发生肺血管阻力增加、肺动脉高压,使右心室扩大、肥厚,伴或不伴右心衰竭的心脏病。

本病为中老年人的常见病,患病年龄多在 40 岁以上,随年龄增长患病率增高,我国肺心病的平均患病率为0.4%。于冬春季急性发作。急性呼吸道感染是肺心病急性发作的主要诱因,常导致心、肺功能不全。

一、病因及发病机制

(一)病因

1. 支气管、肺疾病　以COPD最多见(占80%~90%),其次为支气管哮喘、支气管扩张、重症肺结核病、肺尘埃沉着病及慢性弥漫性肺间质纤维化等。

2. 胸廓运动障碍性疾病　较少见。严重的脊柱后凸或侧凸、脊柱结核及神经肌肉疾病,如脊髓灰质炎、多发性神经炎等。

3. 肺血管疾病　更少见。

4. 其他　原发性肺通气不足、睡眠呼吸暂停综合征等也可引起肺心病。

(二)发病机制

肺心病最重要的病理学基础是肺动脉高压和右心室负荷增加,最终导致右心衰竭(图2-20)。

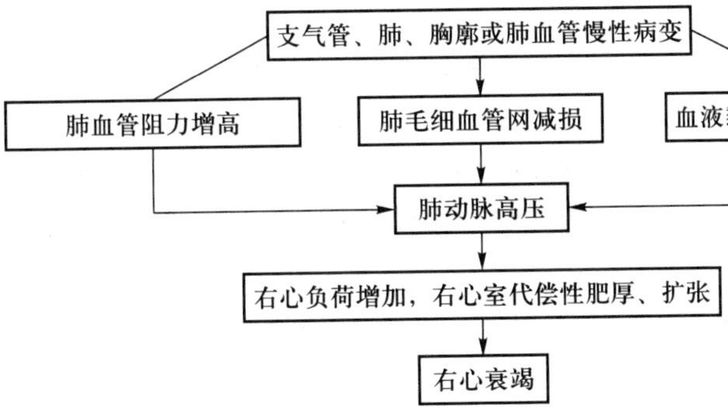

图2-20　肺心病发生机制

二、临床表现

慢性肺心病发展缓慢,临床上患者除原发病的各种症状和体征外,可逐步出现肺、心功能不全以及其他器官损害的征象。可分为代偿期与失代偿期。

(一)肺、心功能代偿期(包括缓解期)

肺、心功能代偿期主要是原发病和慢性阻塞性肺气肿的表现。

1. 症状　慢性咳嗽、咳痰、气急或伴喘息,活动后可感心悸、呼吸困难、乏力和活动耐力下降。

2. 体征　可见不同程度发绀和明显肺气肿体征。肺动脉瓣区第二心音亢进,提示肺动脉高压;三尖瓣区出现收缩期杂音,或剑突下可见心脏搏动,提示右心室肥厚、扩大。

(二)肺、心功能失代偿期(包括急性加重期)

1. 症状　呼吸衰竭是最突出的表现,可伴有心力衰竭。

（1）呼吸衰竭：常因急性呼吸道感染而诱发，患者呼吸困难严重，发绀明显，甚至发生肺性脑病。

（2）心力衰竭：以右心衰竭为主，表现为明显倦怠、乏力，心悸、气促，尿少，逐渐出现下肢乃至全身水肿。

2. 体征　可见明显发绀，球结膜充血、水肿，皮肤潮红、多汗。腱反射减弱，病理反射出现。剑突下心脏搏动明显，三尖瓣区可闻及收缩期吹风样杂音，奔马律。肝大，肝颈静脉回流征阳性。下肢及腰骶部可呈凹陷性水肿，严重者可有腹腔积液。

3. 并发症

（1）肺性脑病：由于呼吸衰竭导致缺氧和二氧化碳潴留，出现头痛、头晕、烦躁不安、嗜睡甚至昏迷，是慢性肺心病死亡的首要原因。

（2）水、电解质代谢紊乱和酸碱平衡失调：可出现代谢性酸中毒等。

（3）心律失常：多表现为房性期前收缩及阵发性室上性心动过速，也可有心房扑动及心房颤动。

（4）其他：可出现休克、上消化道出血、弥散性血管内凝血（DIC）等。

三、辅助检查

1. 血液检查　并发感染时，白细胞及中性粒细胞增多或核左移；血液黏滞度增高。部分患者血清学检查可有肾功能、肝功能的异常及电解质代谢紊乱。

2. X 线检查　是肺心病诊断的主要依据。除原有基础疾病及肺部感染的表现外，可见右下肺动脉干扩张（横径≥15 mm，横径与气管横径比径比值≥1.07），肺动脉段明显突出（或其高度≥3 mm），右心室肥大征。

3. 心电图　可作为诊断肺心病的参考条件。表现为右心室肥大：电轴右偏，重度顺时针方向转位，肺型 P 波等。

4. 超声心动图　可见右心室增大及肺动脉内径增粗的表现。

5. 动脉血气分析　可出现低氧血症合并高碳酸血症的临床表现。呼吸衰竭时 $PaO_2 < 60\ mmHg$，$PaCO_2 > 50\ mmHg$。pH 可正常或降低。

四、治疗原则

急性加重期积极控制感染，保持呼吸道通畅，纠正缺氧和二氧化碳潴留，改善肺、心功能，防治并发症。缓解期应防治原发病，增强体质，促进肺、心功能恢复，去除诱发因素防止急性发作，延缓病情发展。

【患者护理】

一、护理评估

1. 健康史

（1）病因、诱因：有无慢性阻塞性肺疾病、支气管哮喘、支气管扩张等慢性呼吸系统病史；有无相关急性呼吸道感染、吸烟、寒冷空气等诱发病情加重的因素。

(2) 既往史:询问患者的职业、工作环境,运动锻炼情况、耐受程度,有无烟酒嗜好。仔细询问患者既往体质如何,疾病的发生及病情的进展情况,有无并发症出现,过去的治疗、用药情况。

2. 身体评估

(1) 有无肺源性呼吸困难、咳嗽、咳痰、气促等阻塞性肺疾病的表现,有无乏力、心悸、少尿、水肿等心力衰竭的表现。

(2) 有无肺性脑病,有无水、电解质代谢紊乱和酸碱平衡失调、心律失常、休克、上消化道出血、DIC 等并发症。

3. 心理、社会状况　了解患者及家属是否因病程长,反复发作迁延不愈,经济压力大甚至发生并发症而有焦虑不安、对治疗缺乏信心、压抑等心理反应;询问患者对治疗护理的要求、对疾病的认识及重视程度;评估家庭居住条件,家庭及社区卫生服务机构能否为患者提供照顾与服务。

4. 辅助检查　检查内容见前述相关内容并观察有无异常。

病例:患者,男性,67 岁,吸烟 40 余年,慢性支气管炎病史 20 余年,气短 5 年。查体:T 36℃,P 96 次/min,R 20 次/min,BP 130/85 mmHg,桶状胸,触觉语颤减弱,双肺叩诊过清音,肺泡呼吸音减弱。心尖冲动位于左侧第 5 肋间锁骨中线外 1.0 cm。辅助检查:白细胞 11.0×10^9/L。X 线:双肺透亮度增加,肺动脉扩张。初步诊断为:慢性肺心病。

请思考:该患者的护理诊断是什么?

二、护理诊断及合作性问题

1. 气体交换受损　与通气和换气功能障碍、肺血管阻力增高有关。
2. 清理呼吸道无效　与痰多黏稠、无力咳嗽有关。
3. 体液过多　与右心功能不全使静脉回流受阻及水、钠潴留有关。
4. 活动无耐力　与肺部原发病及肺、心功能下降引起慢性缺氧有关。
5. 潜在并发症　肺性脑病、酸碱平衡失调。

三、护理目标

(1) 患者呼吸困难缓解,发绀减轻。
(2) 痰能咳出,肺部啰音消失。
(3) 尿量增加,水肿减轻或消失。
(4) 能参与日常生活活动,活动耐力增强。
(5) 能及时发现并防治并发症。

四、护理措施

1. 一般护理

(1) 休息:保持环境的安静、舒适,空气新鲜,维持适当的室温和湿度。协助采取舒适体位,如半卧位或坐位以减少机体耗氧量,有利于肺、心功能的改善。在肺、心功能失代偿期应绝对卧床休息,保持安静舒适的环境,促进睡眠;为卧床患者定时翻身、拍背,更换体位,并根据病情及患者耐受能力,指导患者在床上进行缓慢的肌肉松弛锻炼。对有意识障碍的患者注意做好安全防护。

(2) 饮食:给予高纤维素、易消化的清淡饮食,保证足够的热量、营养和水分。限制糖的摄入,糖类≤60%。当患者出现心力衰竭表现时限制水、钠的摄入,钠盐<3 g/d,水<1 500 mL/d。应用排钾利尿药的患者应注意增加钾的摄入,鼓励患者多吃含钾高的食物和水果,如香蕉、枣等。

2. 对症护理

(1) 氧疗:根据缺氧和二氧化碳潴留程度,一般给予持续低流量(1~2 L/min)、低浓度(25%~29%)吸氧。对严重呼吸困难者给予面罩吸氧或呼吸机辅助通气,必要时做好气管插管、建立人工气道的配合工作。

(2) 促进排痰、改善通气功能。

3. 用药护理　遵医嘱使用药物,根据病情限制输液量、控制输液速度,输液量每天不超过1 L,速度不超过30滴/min。

(1) 镇静催眠药:二氧化碳潴留、呼吸道分泌物多的患者慎用镇静催眠药,以免诱发或加重肺性脑病,必须使用时注意观察是否抑制呼吸和咳嗽反射。

(2) 利尿药:利尿药的使用应以缓慢、小量和间歇用药为原则。尽量白天给药,以免影响患者夜间睡眠。用药后应观察患者精神状况、痰液黏稠度及有无腹胀、四肢无力等,准确记录给药时间和24 h尿量,如出现尿量过多、脉搏细速、血压下降、全身乏力、口渴等血容量不足表现,应立即报告医生停药。

(3) 强心药:肺心病多因呼吸道感染而加重心力衰竭,因此,一般只要有效地控制呼吸道感染,改善缺氧和高碳酸血症,配合应用利尿药,即可控制心力衰竭,不需要使用强心药。但当呼吸道感染已控制而利尿药不能取得良好的疗效时,应考虑应用强心药。因肺心病患者对洋地黄类药物耐受性很低,故疗效差、易中毒,用药前应纠正缺氧、防治低钾血症、测量心率,宜选用速效、排泄快的制剂,剂量宜小(常规剂量的1/2-1/3),注意观察药效和药物毒性反应。

(4) 呼吸兴奋药:必须在保持呼吸道通畅的基础上应用呼吸兴奋药,同时配合氧疗,在用药过程中注意药物的不良反应。

(5) 血管扩张药:注意观察有无心率增快、氧分压下降、二氧化碳分压上升等不良反应。

4. 病情观察　监测生命体征及意识情况,记录24 h出入液量。观察有无尿少、下肢水肿、食欲减退、腹胀、腹痛等右心衰竭的表现,有无点头呼吸、耸肩呼吸、节律不规则等提示有呼吸困难的表现,尤其注意有无头痛、意识障碍等肺性脑病表现。定时监测血气分析,注意 PaO_2、$PaCO_2$ 等的变化。

5. 心理护理　了解患者患病后的心理反应和情绪变化,因情绪波动、紧张等不良的心理反应可使心肌耗氧量增加,导致呼吸困难、心力衰竭加重,应做好患者心理护理,帮助患者保持心境平和。

五、护理评价

(1) 呼吸困难是否缓解,发绀情况是否好转。

(2) 痰液是否能够及时排出,呼吸道是否通畅。

(3) 尿量有无增加,水肿是否减轻。

(4) 疲乏无力是否改善,是否能够耐受日常生活活动。

（5）有无并发症发生。

【健康教育】

（1）帮助患者及家属认识肺心病的病因，向患者宣传及时控制呼吸道感染、增强体质、改善心肺功能、防止肺心病进一步发展的重要性。

（2）积极防治呼吸道慢性疾病，避免各种诱发因素。

（3）告知患者增加营养，保证足够的热量和蛋白质的供应。

（4）教会患者呼吸训练方法，嘱家属督促其长期坚持训练。

（5）定期门诊随访。

第十一节　慢性呼吸衰竭患者的护理

【疾病概述】

呼吸衰竭（respiratory failure）是各种原因引起的肺通气和（或）换气功能严重障碍，不能维持有效的气体交换，导致缺氧伴（或不伴）二氧化碳潴留，引起一系列病理生理改变和相应临床表现的综合征。静息状态下，在海平面大气压条件下呼吸空气，排除心内解剖分流和原发心排血量降低等情况后，动脉血氧分压（PaO_2）低于 60 mmHg，伴或不伴二氧化碳分压（$PaCO_2$）高于 50 mmHg，即为呼吸衰竭，简称呼衰。

临床上对呼吸衰竭主要有两种分类方法：① 根据动脉血气分析结果，分为Ⅰ型呼吸衰竭和Ⅱ型呼吸衰竭：Ⅰ型呼吸衰竭缺氧但无二氧化碳潴留，即 PaO_2<60 mmHg、$PaCO_2$ 降低或正常，见于存在换气功能障碍（通气/血流比例失调、弥散功能损害和肺动-静脉分流）的患者，如急性呼吸窘迫综合征（ARDS）等；Ⅱ型呼吸衰竭缺氧伴二氧化碳潴留，即 PaO_2<60 mmHg、$PaCO_2$>50 mmHg，由肺泡通气不足所致，上述两型呼吸衰竭的区别见表 2-8。② 按病程可分为急性呼吸衰竭和慢性呼吸衰竭：急性呼吸衰竭是指呼吸功能原本正常，由于突发因素的存在，引起通气或换气功能严重损害，在短时间内引起呼吸衰竭。慢性呼吸衰竭多发生于一些慢性疾病，如慢性阻塞性肺疾病（COPD）、肺结核、间质性肺疾病等呼吸系统疾病和神经肌肉病变的基础上，造成呼吸功能损害逐渐加重，经过较长时间才发展为呼吸衰竭。本节重点介绍慢性呼吸衰竭。

表 2-8　Ⅰ型呼吸衰竭和Ⅱ型呼吸衰竭的区别

区别点	Ⅰ型呼吸衰竭	Ⅱ型呼吸衰竭
别称	缺氧性呼吸衰竭	高碳酸性呼吸衰竭
定义	缺氧而无 CO_2 潴留	缺氧伴有 CO_2 潴留
血气分析	PaO_2<60 mmHg，$PaCO_2$ 正常或下降	PaO_2<60 mmHg，$PaCO_2$>50 mmHg
原因	换气功能障碍	通气功能障碍
常见疾病	ARDS、急性肺栓塞等	COPD

一、病因及发病机制

（一）病因

呼吸运动中的任何环节包括呼吸中枢、运动神经、肌肉、胸廓、胸膜、肺和气道的病变都会导致呼吸衰竭的发生。临床常见的病因如下。

1. 气道阻塞性病变　COPD、重症哮喘等。

2. 肺组织疾病　肺炎、肺水肿、严重肺结核等。

3. 肺血管疾病　肺栓塞、肺血管炎等。

4. 胸廓与胸膜病变　外伤性气胸、连枷胸、严重的脊柱畸形、大量胸腔积液等。

5. 神经肌肉疾病　肺血管疾病、颅脑外伤、重症肌无力等。

（二）诱因

严重的肺部感染、手术、创伤、药物中毒等。

（三）发病机制

1. 缺氧和二氧化碳潴留　肺泡通气量不足，通气/血流比例失调以及气体弥散障碍均可导致缺氧及二氧化碳潴留。

2. 缺氧和二氧化碳潴留对机体的影响

（1）对中枢神经系统的影响：轻度缺氧可引起注意力不集中、定向障碍等，继而烦躁不安、神志恍惚、谵妄，甚至昏迷。二氧化碳潴留可影响脑细胞代谢，轻度二氧化碳潴留可以兴奋大脑皮质，若 $PaCO_2$ 继续升高，则出现麻醉作用。

（2）对循环系统的影响：缺氧和二氧化碳潴留均可刺激心脏，使心率加快、心排血量增加、血压上升，引起肺循环阻力增加，发生心力衰竭。$PaCO_2$ 轻、中度升高，可使浅表毛细血管和静脉扩张，因此，患者四肢红润、温暖、多汗。

（3）对呼吸的影响：缺氧主要通过颈动脉窦和主动脉体化学感受器的反射作用刺激通气，而 CO_2 是强有力的呼吸中枢兴奋剂，吸入 CO_2 浓度增加时，通气量明显增加，CO_2 过分升高时，呼吸中枢受抑制，通气量反而下降。

（4）对体液平衡的影响：严重缺氧抑制细胞的能量代谢，产生大量乳酸和无机磷，导致代谢性酸中毒。急性二氧化碳潴留加重酸中毒，血 pH 下降。

二、临床表现

除引起呼吸衰竭的原发疾病表现外，主要表现为缺氧和二氧化碳潴留所致的呼吸困难和多脏器功能障碍。

1. 呼吸困难　是呼吸衰竭的重要症状，患者可出现呼吸频率、节律和深度的改变。

2. 发绀　是缺氧的典型表现。出现口唇、舌、耳垂和甲床发绀，与缺氧的严重程度不一定一致。

3. 精神神经症状　慢性呼吸衰竭随二氧化碳潴留的加重，出现先兴奋后抑制，甚至表情淡漠、扑翼样震颤、间歇抽搐、嗜睡、昏迷等肺性脑病的表现。

4. 循环系统 二氧化碳潴留使外周体表静脉充盈、皮肤充血、温暖多汗、血压升高、心排血量增多,多数患者心率加快,因脑血管扩张产生搏动性头痛。

5. 其他 严重呼吸衰竭可损害肝、肾功能,还可引起上消化道出血,少数可出现休克及DIC等。

三、辅助检查

1. 血气分析 临床上以动脉血气分析结果作为诊断呼吸衰竭的重要依据。呼吸衰竭时,PaO_2<60 mmHg、$PaCO_2$>50 mmHg、动脉血氧饱和度(SaO_2)<75%。

2. 血电解质测定 可有低钾血症、高钾血症、低钠血症、低氯血症等。

3. 胸部影像学检查 X线、胸部CT等可有助于分析引起呼吸衰竭的原因。

四、治疗原则

在保持呼吸道通畅的条件下,改善缺氧,纠正二氧化碳潴留以及代谢功能紊乱,防止多器官衰竭,从而为基础疾病和诱发因素的治疗争取时间和创造条件。

【患者护理】

一、护理评估

1. 健康史

(1) 病因、诱因:了解患者是否有COPD、重症肺结核病、肺间质纤维化等慢性呼吸道疾病,有无胸廓畸形、脊柱畸形、外伤、重症肌无力等胸廓及神经肌肉疾病,有无溺水、电击等经历。询问有无感染、高浓度吸氧、手术、创伤、使用麻醉药等可诱发呼吸衰竭的因素。

(2) 既往史:了解患者既往的体质如何,职业情况、工作环境如何,运动锻炼情况、耐受程度,有无吸烟史。

2. 身体评估

(1) 有无呼吸困难,是否有呼吸浅促、点头呼吸、提肩呼吸、潮式呼吸或间停呼吸,是否出现"三凹征"。有无发绀及发绀的部位。有无发热、寒战、肌肉抽搐等可能增加耗氧量,使缺氧加重的伴随症状。

(2) 有无烦躁不安、神志恍惚、嗜睡、昏迷、心率增快、血压下降、上消化道出血、黄疸、蛋白尿等其他脏器受损的表现,有无肺性脑病等并发症的发生。

3. 心理、社会状况 当脑细胞缺氧时,患者出现记忆、思维、定向力、性格、行为等一系列精神神经症状,生活自理能力减低或完全丧失,必须依赖于他人的照顾。病情恶化,用力呼吸仍不能满足氧的需要时会因感到受死亡威胁而产生恐惧心理。在建立人工气道、使用呼吸机时,因影响与他人的交流可出现情绪低落、不安;在撤除呼吸机时又可有紧张、依赖心理。

4. 辅助检查 辅助检查见前述相关内容。

病例:患者,男性,64岁,农民,反复咳嗽咳痰近29年,活动后心悸气短15年,发热,咳黄痰1周,近1天出现头痛、嗜睡。吸烟史40年,20~30支/天。查体:T 38.8℃,P 102次/min,R

28 次/min，BP 136/82 mmHg，颈静脉怒张，桶状胸，剑下心搏明显，心率 102 次/min，肝肋下 4 cm，双下肢凹陷性水肿。血常规：WBC 15×10^9/L，N 0.88；血气分析：PaO_2 52 mmHg。

请思考：该患者的护理诊断是什么？

二、护理诊断和合作性问题

1. 低效性呼吸型态　与肺气肿引起的肺顺应性降低、呼吸肌无力，不能维持自主呼吸有关。
2. 气体交换受损　与呼吸道阻塞、呼吸面积减少、通气功能与换气功能障碍有关。
3. 清理呼吸道无效　与呼吸道感染或阻塞及无效咳嗽有关。
4. 语言沟通障碍　与气管插管、气管切开或脑组织缺氧和二氧化碳潴留抑制大脑皮质有关。
5. 潜在并发症　肺性脑病、消化道出血、休克。

三、护理目标

（1）患者呼吸困难有无缓解，发绀是否减轻或消失。
（2）气道是否通畅，痰能否排出，痰鸣音是否明显减少或消失。
（3）是否能够维持有效沟通。
（4）各种紊乱是否得以纠正，有无并发症发生。如有能否及时发现并发症并采取相应措施。

四、护理措施

（一）一般护理

1. 休息　根据病情安排在呼吸科监护病房或单人病室，协助患者取半卧位或端坐位，以利于增加通气量。保持室内空气清新、温暖，定时消毒，防止交叉感染。指导患者在活动时尽量节省体力。做好皮肤和口腔护理。

2. 饮食　鼓励患者进食，给予高蛋白质、高脂肪、低糖类和多种维生素的易消化流质饮食；意识障碍的患者给予鼻饲提供营养，必要时静脉营养。

（二）对症护理

1. 合理给氧　通过增加吸氧浓度，提高肺泡内氧分压，进而提高 PaO_2 和 SaO_2，可纠正缺氧和改善呼吸功能。目前多采用鼻导管、鼻塞或面罩给氧，配合机械通气可气管内给氧。注意观察疗效，防止发生氧中毒。

（1）Ⅰ型呼吸衰竭：应给予高浓度（>35%）吸氧，使 PaO_2 维持在 60 mmHg 或 SaO_2 在 90% 以上。此类患者的主要问题是氧合障碍，较高浓度吸氧后可迅速缓解低氧血症而不会引起二氧化碳潴留。

（2）Ⅱ型呼吸衰竭：应低流量（1~2 L/min）、低浓度（25%~29%）持续给氧，对于缺氧伴高碳酸血症的慢性呼吸衰竭患者，其呼吸中枢化学感受器对 CO_2 的反应性差，此时呼吸的维持主要依靠缺氧对颈动脉窦和主动脉体化学感受器的兴奋作用，如果吸入高浓度氧，PaO_2 迅速上升，解除了低氧对外周化学感受器的刺激，反而会造成呼吸抑制，使 $PaCO_2$ 升高，严重时可

出现 CO_2 麻醉。

2. 保持呼吸道通畅　注意清除口咽部分泌物或胃内反流物，预防呕吐物返流入气管。要鼓励患者多饮水，指导并协助患者进行有效地咳嗽、咳痰，遵医嘱给予祛痰药，无效时采用雾化吸入的方法以湿化气道。对咳嗽无力者应定时帮助其翻身、拍背，边拍边鼓励排痰，按需机械吸痰。当有支气管痉挛时，遵医嘱应用支气管扩张药，如 $β_2$ 肾上腺素受体激动药等，以松弛支气管平滑肌，减少气道阻力，改善通气功能。必要时可建立人工气道。

3. 人工气道的护理

（1）密切观察病情，监测患者的生命体征、检查结果及对机械通气的反应，及时发现并处理并发症。

（2）妥善固定套管，防止人工气道的移位、脱开和阻塞。

（3）气道要保持湿化，及时吸痰以保持呼吸道通畅，及时清除呼吸机管道内积水，防止误吸。

（4）做好口腔护理和皮肤护理，定期为患者翻身、拍背，预防继发性感染。

（5）为气管切开的患者每天更换气管切开处敷料，清洁气管内套管 1~2 次。

（6）撤呼吸机时需做好心理护理，按步骤有序撤机。

4. 控制感染　呼吸道感染是呼吸衰竭最常见的诱因。呼吸衰竭时，呼吸道分泌物积滞常导致继发感染而加重呼吸困难。因此，在保持呼吸道引流通畅的前提下，根据痰菌培养和药敏试验结果，选择有效的抗生素控制呼吸道感染十分重要。在实施氧疗、气管插管、气管切开、建立人工气道进行机械通气的过程中，还须注意无菌操作，并注意保暖和口腔清洁，以防呼吸道感染。

（三）用药护理

遵医嘱使用抗生素、$β_2$ 肾上腺素受体激动药和呼吸兴奋药。见本章第一节和第四节相关内容。

（四）病情观察

监测生命体征，尤其是呼吸、血压和意识改变，记录 24 h 出入量，监测动脉血气分析，一旦病情变化及时报告医生。注意肝、肾功能受损及上消化道出血、心力衰竭、休克、肺性脑病等并发症表现，如蛋白尿、血尿、烦躁不安、昏迷及呕吐物和粪便情况等。因患者常有烦躁、抽搐、神志恍惚等症状，故应加强安全防范措施，以防受伤。

（五）心理护理

心理护理参见前所述的护理措施。

五、护理评价

（1）患者呼吸系统症状是否得到改善，呼吸困难、发绀是否减轻或消失。

（2）患者气道是否通畅，痰液能否及时排出。

（3）患者能否与医护人员有效沟通，并积极配合治疗护理。

(4) 各种紊乱是否得到及时纠正,有无并发症发生。

【健康教育】

(1) 用通俗易懂的语言向患者及家属讲解疾病的发病机制、发展和转归。

(2) 指导患者有效地咳嗽、咳痰,以保持气道通畅,教会患者缩唇、腹式呼吸等呼吸功能锻炼的方法,以促进康复、延缓肺功能的恶化。

(3) 嘱患者坚持正确用药,掌握药物剂量、用法和注意事项。对出院后仍需吸氧的患者,应指导患者和家属学会合理的家庭氧疗方法,并了解氧疗时应注意的问题,保证用氧安全。

(4) 增强体质,积极避免各种引起呼吸衰竭的诱因。具体包括:教会患者预防上呼吸道感染的方法,如采用冷水洗脸等方法进行耐寒锻炼;鼓励患者加强营养;劝告吸烟者戒烟,避免吸入刺激性气体;避免日常生活中不良因素(如情绪激动等)的刺激,以免加重气急而诱发呼吸衰竭。

(5) 若有咳嗽、咳痰加重,痰量增多,出现脓性痰,气急加重或伴发热,应及时就医,以控制呼吸道感染。

附:急性呼吸窘迫综合征患者的护理

急性呼吸窘迫综合征(acute respiratory distress syndrome, ARDS)指患者原有心肺功能正常,由于肺内、外致病因素作用而引起的急性、进行性呼吸窘迫和难以纠正的低氧血症。其发病时急性刺激因素触发急性肺损伤(ALI),通常在 24 h 内发生,病死率高。

1. 发病机制　ARDS 的主要病理生理改变是肺广泛性充血、水肿和肺泡内透明膜形成,使肺泡上皮和肺毛细血管通透性增加,导致非心源性肺水肿,从而产生严重的低氧血症,呼吸窘迫(图 2-21)。

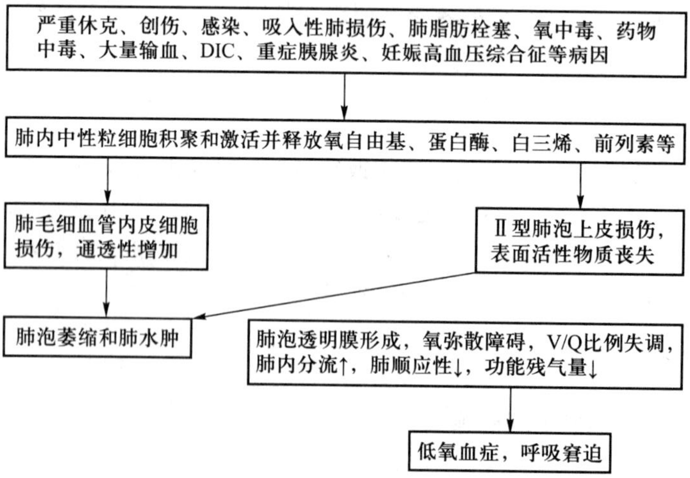

图 2-21　ARDS 发生机制和病理变化

2. 诊断标准　中华医学会呼吸病学分会 1999 年颁布的 ALI/ARDS 诊断标准如下:① 有发病的高危因素。② 急性起病,呼吸频数和(或)呼吸窘迫。③ 低氧血症:ALI 时动脉血氧分压(PaO_2)/吸氧浓度(FiO_2)≤300 mmHg;ARDS 时 PaO_2/FiO_2≤200 mmHg。④ 胸部 X 线检查双肺均可见斑片状阴影。⑤ 肺毛细血管楔压≤18 mmHg 或能除外心源性肺水肿。凡符合以上 5 项即可诊断 ALI 或 ARDS。

3. 治疗原则 ARDS 的治疗原则是迅速纠正缺氧,改善肺循环,保护器官功能,治疗原发病并防治并发症。

(1) 氧疗:迅速纠正缺氧是抢救 ARDS 的中心环节,一般需高浓度给氧。

(2) 机械通气:氧疗无效时及早施以机械通气,改善呼吸窘迫。应采用呼气末正压通气(PEEP),使患者呼气末气道压保持在大气压以上,有利于萎缩的小气道和肺泡重新开放,减轻肺水肿,达到改善氧合功能和肺的顺应性。

(3) 维持体液平衡:一般在保证血压稳定的前提下维持轻度负平衡。

(4) 糖皮质激素:对于非感染性因素引起的 ARDS,早期、大剂量、短程使用糖皮质激素可以控制病情。

(5) 积极治疗原发基础疾病。

4. 护理措施

(1) 安置患者于呼吸监护病房,保持房内适宜的温度和湿度。提供充足的营养,必要时可通过鼻饲或肠道外营养。加强皮肤及口腔护理,防止继发感染。

(2) 遵医嘱给药,注意控制输液速度,维持适当体液平衡。

(3) 观察患者的生命体征和意识状态,尤其是呼吸的情况。记录 24 h 出入液量,监测血气、pH 和电解质。

(4) 遵医嘱给予高浓度(>50%)、高流量(4~6 L/min)氧,维持 PaO_2 在 60~80 mmHg。记录吸氧方式、吸氧浓度和时间,注意观察氧疗效果和不良反应。

(5) 对行机械通气的患者,注意做好心理护理,加强非语言沟通方式。按人工气道和机械通气常规护理。

第十二节 呼吸系统常用诊疗技术及护理

一、胸腔穿刺术

(一) 目的

(1) 明确胸水的性质,有助于诊断。
(2) 排除胸腔积液和积气,减轻压迫症状,缓解呼吸困难。
(3) 胸腔内注射药物以辅助治疗。

(二) 适应证

(1) 胸腔积液性质不明者,抽取积液检查并协助诊断。
(2) 大量胸腔积液或气胸且症状明显者。
(3) 脓胸或恶性胸腔积液,需抽液并向胸腔内注入药物进行治疗者。

（三）护理措施

1. 术前准备

（1）向患者说明胸腔穿刺的目的和术中注意事项，如术中不要移动体位、穿刺时勿做深呼吸和咳嗽等。

（2）一般胸腔积液的穿刺点在肩胛下角线或腋后线第 7~8 肋间隙或腋中线第 6~7 肋间隙。气胸者则取锁骨中线第 2 肋间隙或腋前线第 4~5 肋间隙为穿刺点。部位的确定可直接叩诊（胸腔积液取叩诊浊音最明显处，气胸取叩诊鼓音最明显处）或由超声、胸部 X 线检查确定（图 2-22）。

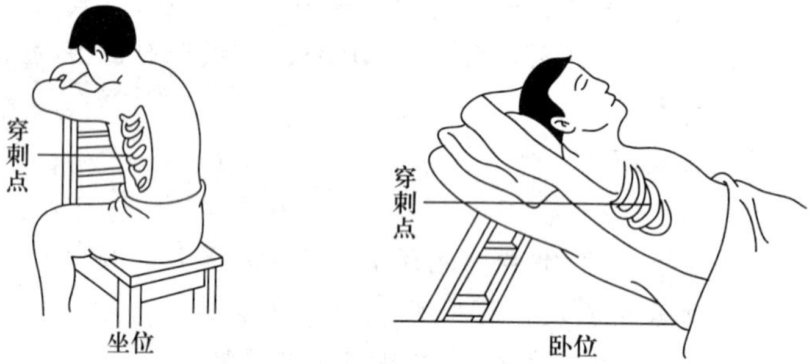

图 2-22 胸腔穿刺患者体位

（3）用物准备：① 常规消毒治疗盘一套；② 无菌胸腔穿刺包，其内备有接硅胶管的胸腔穿刺针、5 mL 和 50 mL 注射器、7 号针头、血管钳 2 把、孔巾、纱布等；③ 2% 普鲁卡因或 2% 利多卡因 1 支、0.1% 肾上腺素 1 支、无菌手套、无菌试管、量杯等；④ 治疗气胸者需准备胸腔闭式引流贮液装置。

2. 操作配合

（1）协助患者反坐在靠背椅上，双臂平放于椅背上缘，头伏在前臂上。不能取半坐位者，可取仰卧位，患侧前臂上举抱头以增宽肋间隙。常规消毒穿刺点皮肤后，术者戴手套、铺孔巾。护士协助用胶布固定孔巾两上角，打开普鲁卡因或利多卡因针剂，供术者抽吸做局部麻醉。术者用利多卡因（或普鲁卡因）逐层浸润麻醉直达胸膜。

（2）术者用血管钳夹闭穿刺针栓上的硅胶管，左手固定穿刺部位，右手持穿刺针沿局麻处肋骨上缘缓慢刺入胸腔，护士拿另一把血管钳夹住针头提供支持，术者在护士的协助下，将注射器接上针栓胶管，准备抽取胸水或气体。

（3）术者用 50 mL 注射器抽取胸水时，应先将血管钳放开，当针管吸满后，应先夹紧针栓胶管，再取下注射器排液，以防气体进入胸腔。每次抽液或抽气不宜过快、过多，一般第 1 次抽液不宜超过 600 mL，抽气量不宜超过 1 000 mL，以后每次抽液量不超过 1 000 mL。如因诊断需要，则抽液 50~100 mL，置于无菌试管送检。抽液后还可注入药物治疗。

（4）抽液完毕后，拔出穿刺针，覆盖无菌纱布，以胶布固定，撤除孔巾。

（5）治疗气胸者可用胸腔闭式引流贮液装置。

（6）术中应密切观察患者有无头晕、面色苍白、出冷汗、心悸、胸部剧痛、刺激性咳嗽等情况，一旦发生，立即停止抽液，协助患者平卧，密切观察血压，必要时遵医嘱皮下注射0.1%肾上腺素0.5~1.0 mL。

3. 术后护理

（1）嘱患者平卧或半卧位休息，观察其呼吸、脉搏、血压等情况，注意观察穿刺点有无渗血、渗液，及时更换敷料。

（2）记录胸水的量、颜色、性质，标本及时送检。

（3）嘱注入药物者稍活动，以使药物在胸腔内混匀，观察患者有无发热、胸痛等注入药物后的反应。

二、纤维支气管镜检查术

纤维支气管镜检查是利用光学纤维内镜经鼻或口腔插入气管、支气管和各叶段支气管进行检查。

（一）适应证

（1）原因不明的咯血，需明确病因及出血部位者。

（2）胸部X线占位病变或阴影导致肺不张、阻塞性肺炎、支气管狭窄或阻塞、刺激性咳嗽，经抗生素治疗不缓解者。

（3）清除黏稠的分泌物、异物，或需局部止血者。

（4）行支气管肺泡灌洗、切除息肉、激光治疗及局部药物治疗等。

（5）引导气管导管，进行经鼻气管插管。

（二）禁忌证

（1）呼吸功能严重损害，不能耐受此项检查者。

（2）严重心功能不全、高血压或心律失常者。

（3）全身各项功能极度衰竭者。

（4）主动脉瘤有破裂的危险者。

（5）出、凝血机制严重障碍者。

（6）近期哮喘发作或大咯血、高热者。

（7）对麻醉药物过敏而又无其他药物代替者。

（三）护理措施

1. 术前准备

（1）向患者说明检查的目的、操作过程及有关注意事项，以消除患者的紧张情绪，取得患者的合作。

（2）检查血小板、出凝血时间，拍摄X线胸片，对心、肺功能较差者，可做心电图检查和血气分析。

（3）禁食、禁水4 h，术前30 min遵医嘱肌内注射阿托品1 mg，精神紧张者可肌内注射地西泮 5~10 mg。

（4）用物准备：① 纤维支气管镜；② 吸引器、活检钳、细胞刷、冷光源、注射器；③ 药物，2%利多卡因、阿托品、0.1%肾上腺素、50%葡萄糖、生理盐水等；④ 必要时准备吸氧装置和心电监护仪等抢救设备。

2. 术中配合

（1）先用1%麻黄碱喷鼻，再用2%利多卡因作咽喉表面麻醉。

（2）患者取仰卧位，根据病情选择经口或鼻插管，并经纤维支气管镜滴入麻醉药做表面麻醉。

（3）配合医生做好吸引、活检、治疗等操作。

3. 术后护理

（1）嘱患者禁食 2 h 以防误吸，2 h 后可进温凉流质或半流质饮食。

（2）密切观察有无呼吸道出血情况，呼吸道出血常为痰中带血或咳血痰等，应鼓励患者轻轻咳出痰液和血液。出血量多时应及时通知医生，发生大咯血时要积极抢救。

（3）观察患者有无发热、声嘶、咽痛或胸痛，可通过雾化吸入以缓解症状。

（4）必要时遵医嘱常规应用抗生素，预防呼吸道感染。

（5）及时留取活体组织或痰标本送检。

（包友枝）

练 习 题

1. 下列关于呼吸道的结构和功能叙述错误的是

A. 呼吸道以环状软骨为界分为上、下呼吸道

B. 上呼吸道的主要功能是对吸入气体进行加温、湿化和机械阻拦

C. 下呼吸道终止于终末细支气管

D. 气管于隆凸处分为左右主支气管

E. 黏液纤毛运载系统和咳嗽反射是上呼吸道的重要防御机制

2. 下列关于左、右主支气管的描述中错误的是

A. 气管在隆凸处分为左、右主支气管

B. 右主支气管较左主支气管粗、短、直

C. 进行气管插管时，若插入过深时易误插入右主支气管

D. 异物易吸入左主支气管

E. 肺脓肿好发于右肺与右主支气管的结构特点有关

3. 关于肺的功能的描述中错误的是

A. 肺的主要功能是进行肺通气和肺换气

B. 肺内气体交换主要在肺泡内通过气血屏障进行

C. 浅而快的呼吸效率优于深而慢的呼吸效率

D. 呼吸膜面积是影响肺换气的重要因素之一

E. 肺通气/血流比例是影响肺换气的重要因素之一

4. 下列关于肺血管的描述错误的是

A. 肺有双重血流供应,即肺循环和支气管循环
B. 肺循环是一个高压、高阻力循环系统
C. 各级支气管和肺营养主要由支气管循环供应
D. 肺气体交换功能主要由肺循环执行
E. 肺动脉携带静脉血,肺静脉输送动脉血
5. 下列关于胸膜腔的描述错误的是
A. 胸膜腔是一个潜在的开放腔隙
B. 胸膜腔内持续为负压
C. 吸气时胸膜腔内负压增大
D. 正常人胸膜腔内也有少量液体起润滑作用
E. 胸膜腔内压力是促进胸腔内静脉血和淋巴液回流的重要因素
6. 下列关于呼吸运动的调节的描述错误的是
A. 外周化学感受器即颈动脉体和主动脉窦化学感受器
B. PaO_2>60 mmHg 时,外周化学感受器兴奋,使呼吸加深、加快
C. 酮症酸中毒时呼吸中枢反应是呼吸加深加快
D. COPD 患者血气显示 $PaO_2$55 mmHg,$PaCO_2$ 60 mmHg 时,吸氧浓度应<35%
E. 动脉血或脑脊液中 CO_2 浓度升高的早期作用是兴奋呼吸中枢
7. 造成急性上呼吸道感染的病原体临床最常见
A. 细菌　　B. 病毒　　C. 衣原体
D. 支原体　　E. 立克次体
8. 下列关于急性上呼吸道感染的描述错误的是
A. 成人普通感冒多由细菌感染引起
B. 普通感冒主要表现为咽干、喉痒、打喷嚏、流鼻涕、鼻塞,一般肺部无干、湿性啰音
C. 急性细菌性扁桃体炎患者可有高热,咽部明显充血,扁桃体肿大、充血、表面常有黄色点状渗出物
D. 感冒患者如出现耳痛、耳鸣、听力减退、外耳道流脓等常提示并发中耳炎
E. 受凉、淋雨、过度疲劳常为急性上呼吸道感染的诱因
9. 下列哪项是慢性支气管炎急性发作的最常见原因
A. 吸烟　　B. 感染　　C. 大气污染
D. 气温下降　　E. 过敏
10. 呼吸系统疾病最常见的症状是
A. 咳嗽、咳痰　　B. 呼吸困难　　C. 咯血
D. 胸痛　　E. 水肿
11. 引起细菌性咽-扁桃体炎最主要的致病菌为
A. 葡萄球菌　　B. 溶血性链球菌　　C. 肺炎球菌
D. 肺炎杆菌　　E. 大肠埃希菌
12. 治疗上呼吸道感染的措施,下列不妥的是
A. 适当休息　　B. 体温超过 39℃ 时物理降温
C. 呼吸道隔离,防止交叉感染　　D. 多饮水
E. 常规应用抗生素治疗
13. 对于患有消化性溃疡的上呼吸道感染患者,应禁用
A. 感冒清热冲剂　　B. 阿司匹林　　C. 金刚烷胺

D. 曲吡那敏　　E. 吗啉胍

14. 慢性支气管炎最突出的症状是

A. 长期反复咳嗽、咳痰　　B. 反复发热　　C. 咳大量脓痰

D. 反复咳血　　E. 时有喘息

15. 慢性支气管炎急性发作期患者的主要治疗是

A. 吸氧　　B. 控制感染　　C. 解痉、平喘

D. 祛痰　　E. 镇咳

16. 关于慢性支气管炎患者的治疗,下列不妥的是

A. 缓解期应常规服用抗生素预防感染

B. 急性发作期以抗感染治疗为主

C. 喘息明显者应给予解痉、平喘药物

D. 多饮水,以稀释痰液

E. 缺氧明显者可给予低流量吸氧

17. 下列关于排痰的措施,不妥的是

A. 多饮水以利于痰液稀释

B. 痰多且无力咳痰者应以祛痰为主

C. 咳嗽反射减弱或消失的患者应给予机械吸痰

D. 为了增加患者的耐受能力,体位引流应在餐后半小时内进行

E. 勤翻身拍背可促进排痰

18. 慢支并发阻塞性肺气肿患者,主要表现为在原有症状基础上又出现

A. 反复感染发热　　B. 反复发绀　　C. 咳多量脓痰

D. 逐渐加重的呼吸困难　　E. 剧烈咳嗽

19. 阻塞性肺气肿患者胸廓呈

A. 漏斗胸　　B. 鸡胸　　C. 桶状胸

D. 扁平胸　　E. 一侧胸廓局限性膨隆

20. 肺气肿患者最具特征性的体征是

A. 肋间隙饱满　　B. 呼吸运动减弱　　C. 触觉语颤减弱

D. 双肺叩诊呈过清音　　E. 听诊呼吸音减弱,呼气相延长

21. 慢性支气管炎最常见的并发症是

A. 支气管扩张　　B. 阻塞性肺气肿　　C. 肺脓肿

D. 慢性呼吸衰竭　　E. 支气管肺炎

22. 慢性阻塞性肺气肿最重要的并发症是

A. 肺结核　　B. 自发性气胸　　C. 肺不张

D. 慢性肺源性心脏病　　E. 肺炎

23. 慢性阻塞性肺气肿最常见的病因是

A. 支气管扩张　　B. 慢性支气管炎　　C. 支气管哮喘

D. 尘肺　　E. 肺纤维化

24. 慢性阻塞性肺气肿患者最常见的酸碱失衡是

A. 代谢性酸中毒　　B. 呼吸性酸中毒　　C. 代谢性碱中毒

D. 呼吸性碱中毒　　E. 其他

25. 呼气性呼吸困难的病因最常见

A. 气管异物　　B. 大支气管肿瘤　　C. 大片肺组织实变
D. 大量胸腔积液　　E. 小支气管痉挛

26. 少量咯血,尤其是持续痰中带血,常提示
A. 支气管哮喘　　B. 慢性支气管炎　　C. 肺气肿
D. 肺癌　　E. 心脏病

27. 支气管扩张及肺脓肿患者痰液的典型表现是
A. 只有少量黏痰　　B. 草绿色　　C. 红棕色胶冻状
D. 灰黑色　　E. 痰液分层现象

28. 大咯血患者发生窒息时,首要的护理措施是
A. 维持气道通畅　　B. 输血　　C. 吸氧
D. 安慰患者　　E. 补液

29. 大量咯血是指
A. 一次咯血量小于 100 mL　　B. 一次咯血量大于 100 mL
C. 一次咯血量大于 200 mL　　D. 一次咯血量大于 300 mL
E. 24 h 咯血量大于 300 mL

30. 对于痰液过多且无力咳痰者,为防止窒息,护士在翻身前首先应
A. 给患者吸氧　　B. 给患者吸痰　　C. 指导患者有效咳嗽
D. 给患者雾化吸入　　E. 慢慢移动患者

31. 患者出现下列哪种情况时常提示有厌氧菌感染
A. 大量脓痰　　B. 咳出痰液有恶臭　　C. 痰中带血
D. 有持续存在的湿性啰音　　E. 咳嗽伴有高热

32. 支气管哮喘长期反复发作,最常见的并发症是
A. 肺结核　　B. 肺癌　　C. 阻塞性肺气肿
D. 上呼吸道感染　　E. 呼吸衰竭

33. 哮喘的典型症状是
A. 反复发作的吸气性呼吸困难　　B. 反复发作的呼气性呼吸困难
C. 一过性混合性呼吸困难　　D. 逐渐加重的咳嗽、咳痰
E. 逐渐加重的呼吸困难

34. 对老年人、体弱的慢性阻塞性肺气肿患者的治疗中不恰当的是
A. 急性发作期以抗感染为主
B. 痰液黏稠者可雾化吸入
C. 剧烈咳嗽者可用强镇咳剂缓解痛苦
D. 病情缓解期可作全身锻炼和呼吸肌锻炼
E. 应给予高蛋白质、高维生素饮食

35. 进行腹式呼吸锻炼时,下列动作中应予以纠正的是
A. 吸气时腹部用力挺出　　B. 呼气时腹部尽力收缩　　C. 深吸快呼
D. 鼻吸口呼　　E. 深吸慢呼

36. 慢性支气管炎的典型临床特征不包括
A. 咳嗽　　B. 咳痰　　C. 喘息
D. 炎症　　E. 呼吸困难

37. 关于支气管哮喘的临床表现特征,下列哪项不妥

A. 典型发作属呼气性呼吸困难
B. 为发作性疾病,可自行或用药后缓解
C. 发作时伴哮鸣音
D. 常在午间发作或加重
E. 每次发作,可历时数小时至数天

38. 受体激动剂首选的给药方式为
A. 口服 B. 吸入 C. 肌内注射
D. 静脉滴入 E. 直肠给药

39. 支气管舒张剂中最常用的是
A. β_2 受体激动药 B. 糖皮质激素 C. 抗胆碱能药物
D. 茶碱类 E. 肥大细胞膜稳定剂

40. 当前防治哮喘最有效的药物是
A. β_2 受体激动药 B. 糖皮质激素 C. 抗胆碱能药物
D. 茶碱类 E. 肥大细胞膜稳定剂

41. 下列关于氨茶碱的应用描述不正确的是
A. 是中效支气管舒张剂
B. 常用给药途径为肌内注射
C. 静脉注射应使用葡萄糖稀释后慢推
D. 速度过快可引起心律失常、头晕、血压下降
E. 浓度过高可引起心脏骤停

42. 下列最适用于慢性支气管炎缓解期的措施是
A. 口服抗生素预防感染 B. 应用平喘药物
C. 间断吸氧 D. 增强体质,进行缩唇腹式呼吸
E. 使用祛痰药物

43. 支气管扩张患者咳嗽、咳痰加重的时间是
A. 早晨起床和晚上卧床时 B. 白天
C. 傍晚 D. 深夜
E. 进餐时

44. 治疗肺炎球菌肺炎,停用抗生素的指标一般是
A. 体温降至正常后 3 天 B. 体温降至正常后 1 周
C. 体温降至正常后 2 周 D. 症状、体征完全消失
E. X 线示炎症阴影完全消失

45. 肺炎最常见的病原体是
A. 细菌 B. 病毒 C. 支原体
D. 衣原体 E. 军团菌

46. 治疗肺炎球菌肺炎首选的药物为
A. 头孢菌素 B. 林可霉素 C. 链霉素
D. 庆大霉素 E. 青霉素

47. 下列关于肺脓肿的描述,错误的是
A. 吸入性肺脓肿的好发部位与支气管解剖结构、重力作用有关
B. 典型临床表现为高热、咳嗽,脓肿破溃后可咳出大量脓痰或脓臭痰

C. 吸入性肺脓肿最常见致病菌为金黄色葡萄球菌，而血源性肺脓肿则为厌氧菌

D. 抗菌和痰液引流是关键治疗

E. 肺脓肿患者反复感染、大咯血者应考虑手术治疗

48. 肺炎球菌肺炎的患者热型常为

A. 稽留热　　B. 弛张热　　C. 间歇热

D. 波状热　　E. 不规则热

49. 肺炎球菌肺炎在红色肝变期内痰呈

A. 黑色　　B. 黄色　　C. 粉红色

D. 铁锈色　　E. 绿色

50. 结核病最主要的传播途径是

A. 飞沫　　B. 尘埃　　C. 食物和水

D. 皮肤接触　　E. 毛巾或餐具

51. 夜班护士发现一支气管扩张患者咯血约 200 mL 后呼吸突然中断，呼吸极度困难，喉部有痰鸣音，表情恐怖，两手乱抓，首先要做的是

A. 立即通知医生　　B. 立即气管插管　　C. 清除呼吸道积血

D. 给予氧气吸入　　E. 应用呼吸兴奋剂

52. 应用体位引流时，护士应该根据受侵的部位安置患者体位。引流左上叶尖段时，应指示患者

A. 向左侧卧位，在枕上稍向前方

B. 仰卧，枕垫放在髋部下

C. 向右侧卧位，枕垫放在髋部下，头部充分伸展

D. 坐在椅子上，靠向右侧

E. 坐在椅子上，背靠枕垫

53. 患者女性，25 岁，近 2 个月来经常咳嗽，咳白黏痰，内带血丝，午后低热，面颊潮红，疲乏无力，常有心悸、盗汗，较前消瘦。经 X 线摄片检查，发现右上肺第 2 肋部位有云雾状阴影，无透光区。痰结核菌 3 次检验阴性，你认为下列哪项护理措施不必要

A. 住院隔离治疗

B. 给予高热量、高维生素、高蛋白质饮食

C. 按医嘱给予抗结核药物治疗，观察药物不良反应

D. 对患者餐具、用品、痰等进行消毒

E. 做好保健指导

54. 李先生，21 岁，咳嗽、咳脓痰 10 年，间歇咯血，体格检查：左下肺和背部闻及湿性啰音，有杵状指，诊断首先考虑

A. 肺结核　　B. 支气管扩张　　C. 慢性肺脓肿

D. 慢性支气管炎　　E. 肺气肿

55. 某肺炎患者，71 岁，体质较弱，虽经抗感染及一般对症治疗，但未有明显好转，为防止病情恶化，应特别注意观察

A. 体温变化　　B. 血压变化　　C. 呼吸系统症状变化

D. 肺部体征变化　　E. 血液白细胞变化

56. 患者女性，40 岁，诊断哮喘 5 年，近来每当给爱犬洗澡后即出现咳嗽、咳痰伴喘息发作，护士为其进行健康教育时应指出其可能的过敏原是

A. 花粉　　B. 尘螨　　C. 狗毛

D. 病毒感染　　E. 细菌感染

57. 患者女性，68岁，有慢性咳喘史15年，今日感冒后病情加重，夜间咳嗽频繁，痰量多。查体：神清，口唇轻度发绀，桶状胸，双肺叩诊过清音，呼吸音低，动脉血气分析：PaO_2 85 mmHg，$PaCO_2$ 45 mmHg，经治疗后病情缓解，此患者在家休息时最重要的措施是

A. 做腹式呼吸加强膈肌运动　　B. 避免吸入有害气体

C. 保持室内清洁无尘　　D. 长期家庭氧疗

E. 做定量行走锻炼改善肺功能

58. 一老年患者以肺气肿、Ⅱ型呼衰收入院，入院第1天晚上，因咳嗽、痰多，呼吸困难，并对医院环境不适应而不能入睡，不正确的护理措施是

A. 给镇咳和镇静药，帮助入睡

B. 减少夜间操作，保证患者睡眠

C. 给低流量持续吸氧

D. 减少白天睡眠时间和次数

E. 和患者一同制订白天活动计划

59. 男性，50岁，发热、咳嗽、胸痛、呼吸急促，可疑急性脓胸，最有确诊意义的是

A. 胸痛　　B. 肋间饱满　　C. 呼吸音减弱

D. 胸片大片阴影　　E. 胸穿抽出脓液

60. 王女士为肺结核患者，在家疗养，但痰中有结核分枝杆菌，最简便有效的处理痰的方法是

A. 煮沸　　B. 深埋　　C. 焚烧

D. 酒精浸泡　　E. 消毒灵浸泡

61. 男性，40岁，因寒战高热，咳嗽，胸痛，来院急诊。胸透右上肺有云絮状阴影。查痰肺炎球菌(+)，该患者血象最可能的改变是

A. 嗜酸粒细胞增加　　B. 淋巴细胞增加　　C. 中性粒细胞增加

D. 大单核细胞增加　　E. 嗜碱粒细胞增加

62. 某患者长期咳嗽，咳痰每日量约300 mL，如咳痰不畅时则呈弛张型发热，此时血象的变化最可能是

A. 嗜酸粒细胞增加　　B. 中性粒细胞增加　　C. 大单核细胞增加

D. 淋巴细胞增加　　E. 红细胞减少

63. 某人原有慢性阻塞性肺疾病，呼吸困难、发绀，近日咳嗽加剧，突然发生右侧胸痛，约30 min后呼吸困难突然加剧，患侧胸壁叩呈鼓音，听诊呼吸音消失。该变化是

A. 自发性气胸　　B. 肋间神经痛　　C. 膈下脓肿

D. 腹水　　E. 肋骨骨折

64. 某肺心病患者近3日来呼吸困难加重，血气分析示PaO_2 52 mmHg，$PaCO_2$ 67 mmHg，此时给氧宜采用

A. 间歇给氧　　B. 酒精湿化给氧　　C. 低浓度持续给氧

D. 高压给氧　　E. 高浓度持续给氧

65. 王女士，29岁，患支气管扩张10年，咳嗽、咳脓性痰，痰量50 mL/d，下列处理不当的是

A. 体位引流　　B. 加强营养　　C. 长期应用抗生素

D. 给予祛痰剂　　E. 给予雾化吸入

66. 王女士，诊为慢性呼吸衰竭，近日因咳嗽、咳痰、气促明显，又出现神志不清、发绀、多汗，血气分析PaO_2 50 mmHg，$PaCO_2$ 62 mmHg，应给予患者

A. 高浓度、高流量持续吸氧　　B. 高浓度、高流量间歇给氧

C. 低浓度、低流量持续吸氧　　D. 低浓度、低流量间歇吸氧

E. 酒精湿化给氧

67. 患者男性，68岁，因近日咳嗽、咳痰、气促明显，后又出现神志不清、发绀而入院。既往有肺气肿病史。动脉血气分析 pH 7.31，PaO_2 52 mmHg，$PaCO_2$ 61 mmHg，该患者可能出现了

A. 肺心病 B. 肺炎 C. 左心衰竭

D. 呼吸衰竭 E. 肺癌

68. 林先生，70岁。慢性支气管炎、肺气肿病史多年，今日中午进餐时米粒呛入气管引起剧烈咳嗽后，突然呼吸困难，伴右胸刺痛，逐渐加重。最可能是

A. 心肌梗死 B. 肺栓塞 C. 自发性气胸

D. 胸腔积液 E. 支气管阻塞

69. 某肺结核患者，突然出现喷射性大咯血，继而突然中断，表情恐怖，大汗淋漓。此时首要的护理措施是

A. 立即取半卧位 B. 加压给氧

C. 立即气管插管 D. 保持呼吸道通畅，清除血块

E. 人工呼吸

70. 女性40岁，肺结核病史15年，突然咯血约300 mL，治疗的首选药物是

A. 止咳剂 B. 镇静剂 C. 凝血剂

D. 垂体后叶素 E. 呼吸兴奋剂

71. 患者男性，30岁。患浸润型肺结核2年，给链霉素0.5 g肌内注射，2次/d，口服异烟肼、利福平治疗半年，近来自诉耳鸣，听力下降。可能是

A. 肺结核临床症状 B. 链霉素对听神经损害 C. 异烟肼对听神经损害

D. 利福平对听神经损害 E. 异烟肼对周围神经损害

72. 某慢性肺源性心脏病患者，喘憋明显，略有烦躁。在治疗过程中，应慎用镇静剂，以避免

A. 洋地黄中毒 B. 双重感染 C. 脱水，低血钾

D. 诱发肺性脑病 E. 加重心力衰竭

73. 患者男，56岁，诊断为慢性肺源性心脏病，血气分析结果示：PaO_2 53 mmHg，$PaCO_2$61 mmHg，其氧疗要求是

A. 持续低流量给氧 B. 低流量间断给氧 C. 高浓度间断给氧

D. FiO_2>50% E. 高浓度持续给氧

74. 老年男性患者，有长期吸烟史。近数月来有消瘦，且有刺激性呛咳，咳白色黏液痰，有时带少量血丝，经抗感染治疗无明显效果。听诊右肺中部有局限性哮鸣音。X线摄片见右肺肺门附近有单侧不规则肿块状阴影，无邻近转移现象。应首先采取下列哪项治疗措施

A. 免疫治疗 B. 放射治疗 C 抗癌药物治疗

D. 手术治疗 E. 中医中药治疗

75. 陈先生，71岁，肺癌晚期，入院后进行化疗前给予支持治疗，为防止褥疮发生，下列护理措施哪项不妥

A. 经常给患者更换体位，至少2 h翻身1次

B. 在身体空隙处垫橡胶气圈

C. 保持皮肤清洁干燥，避免潮湿等刺激

D. 定期用50%乙醇溶液按摩骨隆凸处

E. 做到“五勤”

76. 某Ⅱ型呼吸衰竭患者，近来呼吸困难明显，又出现头痛、头胀，且日轻夜重，昼睡夜醒，伴局限性肌群抽搐、意识障碍等。应考虑并发

A. 脑疝 B. 脑瘤 C. 肺性脑病

D. 呼吸性酸中毒　　E. 脑炎

77. 呼吸衰竭急性加重患者,经综合治疗,病情好转,拟停氧疗。下列哪项是停止吸氧的最主要指标

A. 神志　　B. 发绀

C. 停止吸氧 30 min 后 PaO_2 和 $PaCO_2$　　D. 呼吸频率

E. 气急程度

(78—80 题共用题干)

吴先生,30 岁。因突然咳血痰而来门诊,胸部 X 线片示右上肺薄壁空洞及周围有少许渗出病灶。给予利福平+异烟肼+乙胺丁醇治疗。

78. 该患者属哪种肺结核

A. 原发型肺结核　　B. 血行播散型肺结核

C. 继发型肺结核　　D. 慢性纤维空洞型肺结核

E. 结核性胸膜炎

79. 为确定吴先生是否为开放性肺结核,应做哪项检查

A. 红细胞沉降率　　B. 痰结核杆菌培养　　C. OT 试验

D. 胸部 CT　　E. 胸部磁共振

80. 如为开放性肺结核,患者痰液最简单有效的灭菌方法是

A. 掩埋　　B. 煮沸　　C. 阳光下曝晒

D. 纸包后焚烧　　E. 1‰过氧乙酸浸泡

(81—82 题共用题干)

患者男性,70 岁,有慢性阻塞性肺气肿病史。咳嗽、咳脓痰伴气急加重 2 周,今晨神志恍惚,体格检查:嗜睡,口唇发绀,两肺湿性啰音,心率 116 次/min,血压 185/105 mmHg。

81. 最可能的诊断是

A. 急性左心衰竭　　B. 脑血管意外　　C. 右心衰竭

D. 呼吸衰竭　　E. 高血压危象

82. 为明确诊断还需做哪项检查

A. CT　　B. 心电图　　C. 动脉血气分析

D. 脑电图　　E. 肾动脉造影

(83—84 题共用题干)

患者男性,60 岁,有慢性支气管炎、阻塞性肺气肿病史十余年,近 3 年来反复双下肢水肿,此次病情加重,口唇发绀,神志恍惚,双下肺闻干湿啰音,心率 120 次/min,有期前收缩。

83. 确定该患者有无呼吸衰竭,下列哪项最有意义

A. 动脉血气分析　　B. 发绀　　C. 神志变化

D. 心律失常　　E. 呼吸困难

84. 判断该患者有无缺氧,下列哪些指标最敏感

A. 肺功能中的 FEV　　B. 动脉血氧含量　　C. 动脉血氧分压

D. 静脉血氧分压　　E. 动脉血氧饱和度

(85—86 题共用题干)

患者男性,20 岁,突然右侧胸痛,大汗淋漓,呼吸困难,听诊右侧呼吸音消失。

85. 根据病史最可能的诊断是

A. 急性左心衰竭　　B. 自发性气胸　　C. 支气管哮喘

D. 急性心肌梗死　　E. 大叶性肺炎

86. 下列哪项检查最有诊断价值

A. 胸部 X 线检查　　B. 心电图　　C. 心肌酶谱

D. 动脉血气分析　　E. 肺功能

(87—88 题共用题干)

患者男性，67 岁，咳嗽、痰中带血丝 2 个月，发热 10 天。X 线胸片显示右肺上叶片状阴影，呈肺炎样征象。

87. 患者 1 个月后出现右侧面部无汗、瞳孔缩小、上眼睑下垂及眼球内陷。复查胸片显示右胸顶部致密块影。诊断最可能是

A. 转移性肺癌　　B. 中央型肺癌　　C. 粟粒性肺结核

D. 纵隔淋巴肉瘤　　E. Pancoast 癌

88. 患者出现的以上症状，是由于病变损害了

A. 膈神经　　B. 喉返神经　　C. 臂丛神经

D. 迷走神经　　E. 颈交感神经

(张红菱　包友枝)

第三章 循环系统疾病患者的护理

【学习要点】

掌握：慢性心力衰竭、心律失常、心绞痛、心肌梗死、原发性高血压的病因、临床表现、护理措施、健康教育。

理解：循环系统常见疾病的发病机制、护理评估、辅助检查结果的意义、护理目标、治疗原则。

第一节 概 述

循环系统由心脏、血管和调节血液循环的神经体液装置组成。其主要功能是为全身组织器官运输血液，通过血液将氧、营养物质及激素等供给组织，并将组织代谢产物运走，保证人体新陈代谢正常进行。随着我国人民生活水平逐步提高、人口老龄化的到来，心血管病的发病率不断上升，且已成为首要死因。

一、循环系统结构和功能

（一）心脏

1. 心脏的位置　心脏是一个中空的肌性动力器官，形似倒置的、前后稍扁的圆锥体，约本人握拳大小。心尖朝向左前下方，心底朝向右后上方，位于胸腔中纵隔内，约2/3位于正中线左侧，1/3位于正中线右侧。

2. 心脏的组织结构　心脏被心间隔及房室瓣分成左、右心房和左、右心室，心室与大血管之间亦有瓣膜相隔。随着心脏有节奏地收缩和舒张，各瓣膜相应开放和关闭，使血液不停地循环流动。心壁由内到外分为心内膜、心肌层、心外膜。心外膜与心包壁层之间形成一间隙，称为心包腔，腔内含少量浆液，在心脏收缩和舒张时起润滑作用。心肌细胞根据其组织学和生理学特点可分为普通心肌细胞和特殊分化的心肌细胞。前者主要执行收缩功能，后者主要产生和传导兴奋，控制心脏的节律性活动。

3. 心脏的传导系统　心脏传导系统包括窦房结、结间束、房室结、希氏束、左右束支及其分支和浦肯野纤维网。窦房结的自律性最高，为正常人心脏的起搏点，控制心脏跳动的节律和频率。窦房结形成冲动后，由结间束和普通心房肌传递，抵达房室结及左心房，冲动在房室结内传导速度极为缓慢，抵达希氏束后传导速度加快，束支及浦肯野纤维的传导速度均极快，使全部心室肌几乎同时被激动，完成一次心动周期。当心脏传导系统任何部位的自律性和传导性异常改变或存在异常传导组织时，均可发生各种心律失常（图3-1）。

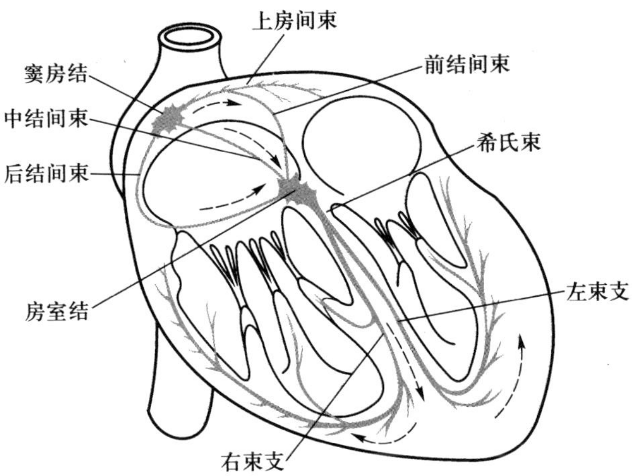

图 3-1　心脏的传导系统

4. 心脏的血液循环　心脏血液供应来自左、右冠状动脉，灌流主要在心室舒张期。左冠状动脉前降支及其分支主要分布于左、右心室前壁的一部分，室间隔的前上 2/3；旋支分布于左房壁和左室外侧壁。右冠状动脉一般分布于右房壁、右室壁、左室后壁和室间隔后下 1/3，包括房室结（93%）和窦房结（60%）。左冠状动脉血液主要汇集到冠状静脉窦回流入右心房，右冠状动脉血液主要经心前静脉直接回流入右心房。还有一小部分冠脉血液可通过心最小静脉直接流入左、右心房和心室腔内。

（二）血管

循环系统的血管分动脉、毛细血管和静脉 3 类。动脉又称“阻力血管”，主要功能为输送血液到组织器官。毛细血管又称“功能血管”，是血液与组织液进行物质交换的场所。静脉又称“容量血管”，主要功能是汇集从毛细血管来的血液，将血液送回心脏。心脏、动脉、毛细血管和静脉构成循环密闭的管道系统，阻力血管与容量血管对维持和调节心功能有重要作用。

（三）调节血液循环的神经体液

调节循环系统的神经主要包括交感神经和副交感神经。交感神经通过兴奋 α 和 β 受体，使心率加快，心肌收缩力增强，外周血管收缩，血管阻力增加，血压升高，心、脑、肾血管扩张；副交感神经通过兴奋乙酰胆碱能受体，使心率减慢，心肌收缩力减弱，外周血管扩张，血管阻力减小，血压下降。调节循环系统的体液因素包括肾素-血管紧张素-醛固酮系统（RAAS）、血管内皮因子、电解质、某些激素和代谢产物等，对调节钠钾平衡、血容量和血压，维持正常的循环功能起重要作用。

二、常见症状和体征的护理

常见症状和体征的护理见本套书《健康评估》第 3 版教材。

第二节 心力衰竭患者的护理

【疾病概述】

心力衰竭(heart failure)是各种心脏结构或功能性疾病导致心室充盈及(或)射血能力受损而引起的一组综合征,简称心衰。多由于心室收缩功能下降射血功能受损,心排血量不能满足机体代谢的需要,器官、组织血液灌注不足,同时出现肺循环和(或)体循环淤血,临床表现主要是呼吸困难、无力而致体力活动受限以及水肿。某些情况下心肌收缩力尚可使射血功能维持正常,但由于心肌舒张功能障碍左心室充盈压异常增高,使肺静脉回流受阻,而导致肺循环淤血。

心力衰竭的分型:心力衰竭按发病缓急分为急性心力衰竭和慢性心力衰竭;按发生部位分为左心衰竭、右心衰竭和全心衰竭;按左室射血分数是否正常分为射血分数降低和射血分数正常两类。

一、慢性心力衰竭

慢性心力衰竭(chronic heart failure,CHF)是大多数心血管疾病的最终归宿,也是最主要的死亡原因。根据我国 2003 年的抽样统计成人心衰患病率为 0.9%,引起 CHF 的基础心脏病的构成比以高血压、冠心病为主;据美国心脏病学会(AHA)2005 年的统计报告,全美约有 500 万心衰患者,心衰患者的年增长数为 55 万。

(一)病因

心力衰竭主要由于原发性心肌损害及心脏负荷过重导致。原发性心肌损害主要包括缺血性心肌损害(冠心病最常见)、心肌炎和心肌病、心肌代谢障碍性疾病等。心脏负荷过重包括压力负荷(后负荷)和容量负荷(前负荷)过重。压力负荷过重常见于高血压、主动脉瓣狭窄、肺动脉高压、肺动脉瓣狭窄等。容量负荷过重常见于心脏瓣膜关闭不全、先天性心血管病、全身血容量增多或循环血量增多的疾病等。

(二)诱因

常见于:① 感染(最常见),尤其是呼吸道感染;② 各种类型的心律失常,尤以房颤为甚;③ 静脉输液速度过快、输液量过多,钠盐摄入过多等导致血容量的增加;④ 妊娠、分娩、过度劳累或情绪激动等;⑤ 不恰当停用洋地黄、利尿药物、降血压药等;⑥ 原有心脏病变加重或并发其他疾病等。

(三)发病机制

心功能受损时,机体首先发生多种代偿机制使心功能在一定时间内维持在相对正常水平。但这些代偿机制也均有其负性效应,而逐渐失代偿。主要包括:① Frank-Starling 机制,即增加心脏的前负荷,使回心血量增多,心室舒张末期容积增加,从而增加心排血量及心脏做功量。

但当随之升高的心房压、静脉压达到一定高度时,即出现肺的阻性充血或腔静脉系统充血。图 3-2 所示为左心室功能曲线。② 心肌肥厚,是心脏后负荷增加的主要代偿机制。肥厚心肌收缩力增强,可使心排血量在一定时间内维持正常。但心肌从整体上显得能源不足,继续发展终至心肌细胞死亡。③ 神经体液的代偿机制:交感神经兴奋性增强,使心肌收缩力加强、心率加快,心排血量提高。但同时心肌耗氧量增加,且有促心律失常作用。肾素-血管紧张素-醛固酮系统(RAAS)激活,使心肌收缩力增强,周围血管收缩,同时促进醛固酮分泌,使水、钠潴留,增加总体液量及心脏前负荷,对心力衰竭起到代偿作用。近年的研究表明,RAAS 被激活后,可导致细胞和组织的重塑。长期作用后会加重心肌损伤和心功能恶化,后者又进一步激活神经体液机制,如此形成恶性循环,恶化病情。近年来不断发现一些新的肽类细胞因子参与心力衰竭的发生和发展,如心钠肽和脑钠肽、精氨酸加压素、内皮素等。

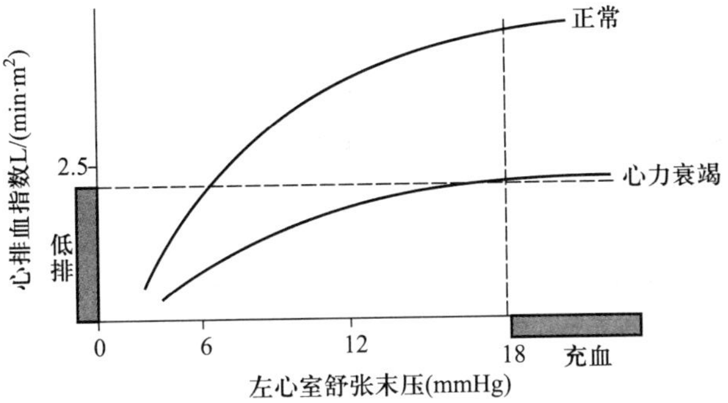

图 3-2 左心室功能曲线

在心腔扩大、心室肥厚等代偿性变化的过程中,心肌细胞、胞外基质、胶原纤维网等均有相应变化,也就是心室重塑过程。心肌细胞减少使心肌整体收缩力下降;纤维化的增加又使心室的顺应性下降,重塑更趋明显,心肌收缩力不能发挥其应有的射血效应,如此形成恶性循环,终至不可逆转的终末阶段。

(四) 临床表现

1. 左心衰竭　以肺淤血及心排血量降低表现为主。

(1) 症状

1) 呼吸困难:程度不同的呼吸困难是左心衰竭最主要的症状。① 劳力性呼吸困难:最早出现,与体力劳动后回心血量增加有关,休息后缓解。② 端坐呼吸:肺淤血达到一定程度时,患者平卧后横膈上抬、回心血量增多,呼吸困难加重,常需高枕卧位、半卧位甚至端坐时方可稍缓解。③ 夜间阵发性呼吸困难:患者已入睡后突然因憋气而惊醒,被迫采取坐位,呼吸深快;重者可有哮鸣音,称之为“心源性哮喘”,大多于端坐休息后可自行缓解;其发生机制为:睡眠平卧后,血液重新分配使肺血量增加,夜间迷走神经张力增加,小支气管收缩,横膈高位,肺活量减少等。④ 急性肺水肿:是“心源性哮喘”的进一步发展,是左心衰竭引起呼吸困难最严重的形式(见本节急性心力衰竭)。

2) 咳嗽、咳痰、咯血:肺泡和支气管黏膜淤血导致咳嗽、咳白色浆液性泡沫状痰。开始常于夜间发生，坐位或立位时可减轻。支气管黏膜下扩张的血管破裂可引起大咯血。

3）乏力、疲倦、头晕、心悸：因心排血量下降，器官、组织灌注不足及代偿性心率加快所致。

4）少尿及肾功能损害症状：严重的左心衰竭时，肾的血流量明显减少，可出现少尿。长期慢性的肾血流量减少导致血尿素氮、肌酐升高并出现肾功能不全症状。

（2）体征

1）肺部湿性啰音：随着病情的由轻到重，肺部啰音可从局限于肺底部直至全肺。

2）心脏体征：除基础心脏病的固有体征外，可有心脏扩大，肺动脉瓣区第二心音亢进及舒张期奔马律。

2. 右心衰竭　以体静脉淤血表现为主。

（1）症状

1）消化道症状：食欲减退、恶心、呕吐、腹胀等是右心衰竭最常见的症状，由于胃肠道及肝淤血导致。

2）劳力性呼吸困难：多见于继发于左心衰竭的右心衰竭。由分流性先天性心脏病或肺部疾患所致单纯性右心衰竭亦可出现明显呼吸困难。

（2）体征

1）水肿：首先出现于身体最低垂的部位，呈对称性、可压陷性。逐渐累及全身，并可出现胸腔积液、腹水。胸腔积液以双侧多见，如为单侧，则以右侧多见，可能与右膈下肝淤血有关。

2）颈静脉征：颈静脉搏动增强、充盈、怒张是右心衰竭的主要体征，肝颈静脉反流征阳性则更具特征性。

3）肝大：肝因淤血而增大，常伴压痛。持续慢性右心衰竭可致心源性肝硬化，晚期可出现黄疸、肝功能受损及大量腹水。

4）心脏体征：除基础心脏病的固有体征外，可有右心室扩大、三尖瓣关闭不全反流性杂音。

3. 全心衰竭　全心衰竭多是右心衰竭继发于左心衰竭而形成，左、右心衰竭的临床表现可同时存在。但当右心衰竭出现后，由于右心排血量减少，阵发性呼吸困难等肺淤血症状会有所减轻，左心衰竭的主要表现为心排血量减少的相关症状和体征。

4. 心力衰竭的分期与分级　将患者按心功能状况给以分级，可大体上反映病情严重程度，对治疗措施的选择、劳动能力的评定、预后的判断等有实用价值。

（1）心力衰竭的分期（AHA/ACC，2001年）

A期：有发生心力衰竭的高危因素但无心脏结构异常或心衰表现。

B期：有心肌重塑或心脏结构异常，但无心衰表现。

C期：目前或既往心力衰竭表现，包括射血分数降低和射血分数正常两类。

D期：即难治性终末期心力衰竭。尽管采用了优化的药物治疗，患者症状仍未得到改善或迅速复发，典型表现为休息或轻微活动即有症状（包括明显的疲劳感），不能完成日常活动，常有心性恶病质表现，并且需要再次和（或）延长住院接受强化治疗。

（2）心力衰竭的分级（NYHA，1928年）　NYHA分级按诱发心力衰竭症状的活动程度将心功能的受损状况分为四级。

Ⅰ级：患者患有心脏病，但平时一般活动不引起疲乏、心悸、呼吸困难、心绞痛等症状。

Ⅱ级:患者的体力活动轻度受限,休息时无自觉症状,但平时一般活动可出现上述症状,休息后很快缓解。

Ⅲ级:体力活动明显受限。休息时无症状,低于平时一般活动量时即可出现上述症状,休息较长时间后症状方可缓解。

Ⅳ级:不能从事任何体力活动。休息时亦有心衰的症状,体力活动后加重。

(五)辅助检查

1. X线检查 肺淤血的有无及其程度可直接反映心功能状态。早期肺静脉压增高时,可见肺门血管影增强、上肺血管影增多;肺动脉压力增高可见右下肺动脉增宽,进一步出现间质性肺水肿可见肺野模糊。Kerley B线是慢性肺淤血的特征性表现。急性肺泡性肺水肿时肺门呈蝴蝶状,肺野可见大片融合的阴影。心影大小、外形、扩大程度及动态改变亦对心脏病病因诊断及反映心脏功能状态有重要价值。

2. 超声心动图 能准确地提供各心腔大小变化及心瓣膜结构及功能情况。可以左室射血分数(LVEF)估计心脏功能收缩功能,正常 LVEF>50%,LVEF≤40%为收缩期心力衰竭的诊断标准。多普勒超声显示心动周期中舒张早期与舒张晚期心室充盈速度比值(E/A),是临床上最实用的判断舒张功能的方法。正常人 E/A 不应小于1.2,舒张功能不全时 E/A 降低。

3. 放射性核素检查 放射性核素心血池显影有助于判断心室腔大小,并通过计算 LVEF 值及左心室最大充盈速率以反映心脏收缩、舒张功能。

4. 磁共振显像检查 三维成像技术受心肌几何形状影响小,能精确计算收缩末、舒张末容积、心搏出量和射血分数。还可比较左、右心室的心搏出量,测定二尖瓣和主动脉瓣的反流量,判断疾病严重程度。

5. 心-肺吸氧运动试验 心-肺吸氧运动试验通过计算最大耗氧量和无氧阈值,测定患者对运动的耐受量,仅适用于慢性稳定性心衰患者。

6. 有创性血流动力学检查 必要时采用漂浮导管经静脉插管直至肺小动脉,测定各部位的压力及血液含氧量,计算心脏指数(CI)及肺毛细血管楔压(PCWP),直接反映左心功能。正常时 CI>2.5 L/(min·m^2),PCWP<12 mmHg。

(六)治疗原则

慢性心衰的治疗原则是采取综合治疗措施,防止和延缓心衰的发生;缓解临床心衰患者的症状,改善其长期预后和降低病死率。

1. 病因治疗 对高血压、冠心病、糖尿病、代谢综合征等进行早期干预,有效治疗。积极消除感染、心律失常、甲状腺功能亢进等诱因。

2. 一般治疗 适当控制体力活动,避免精神刺激,控制钠盐的摄入。

3. 药物治疗

(1) 利尿剂:通过排钠排水以降低心脏容量负荷。常用的有噻嗪类利尿剂(氢氯噻嗪)、袢利尿剂(呋塞米)、保钾利尿剂(螺内酯、氨苯蝶啶)。使用从小剂量开始,逐渐加量,病情控制后以最小有效量维持。

(2) 肾素-血管紧张素-醛固酮系统(RRAS)抑制剂

1）血管紧张素转换酶抑制剂（ACEI）：ACEI 可扩张血管，抑制交感神经兴奋性，并改善和延缓心室重塑，降低远期病死率。ACEI 目前种类很多，如卡托普利、贝那普利、培哚普利等。从极小量开始，逐渐加量，达最大耐受剂量后长期维持应用。

2）血管紧张素受体阻滞剂（ARB）：ARB 通过抑制 Ang Ⅱ与 AT_1 受体结合，从而抑制心衰时 RAS 系统的长期激活，对激肽系统无作用，适用于因干咳不能耐受 ACEI 者。常用药物有坎地沙坦、氯沙坦、缬沙坦等。

3）醛固酮受体拮抗剂的应用：近年来多项临床研究证明小剂量螺内酯可阻断醛固酮效应，抑制心血管的重构，改善慢性心力衰竭的远期预后。

（3）β 受体阻断药　β 受体阻断药可对抗交感神经激活，明显提高运动耐量，降低病死率，改善心衰预后。如美托洛尔、比索洛尔、卡维地洛等。待心衰稳定后，小剂量开始，逐渐增加剂量，适量长期维持。

（4）正性肌力药

1）洋地黄类药物：可增强心肌收缩力、抑制心脏传导系统及兴奋迷走神经。常用制剂：① 地高辛：维持量法给药，适用于中度心力衰竭维持治疗。老年、肾功能损害或低体重患者宜减量。② 毛花苷 C（西地兰）：适用于急性心力衰竭或慢性心力衰竭加重时，特别是心力衰竭伴快速心房颤动者。③ 毒毛花苷 K：用于急性心力衰竭患者。

2）非洋地黄类正性肌力药：指环磷酸腺苷（cAMP）依赖性正性肌力药，包括肾上腺素能受体兴奋剂（多巴胺、多巴酚丁胺）和磷酸二酯酶抑制剂（米力农、氨力农）。

4. 慢性收缩性心力衰竭按心功能 NYHA 分级的综合治疗措施

Ⅰ级：控制危险因素；ACEI。

Ⅱ级：ACEI；利尿剂；β 受体阻断药；用或不用地高辛。

Ⅲ级：ACEI；利尿剂；β 受体阻断药；地高辛。

Ⅳ级：ACEI；利尿剂；地高辛；醛固酮受体拮抗剂；病情稳定后，谨慎应用 β 受体阻断药。

5. 其他　药物治疗无效者可考虑心脏再同步化治疗、机械辅助循环治疗。心脏移植是不可逆 CHF 患者唯一出路。

二、急性心力衰竭

急性心力衰竭（acute heart failure，AHF）是指由于急性心脏病变引起心排血量显著、急骤降低导致的组织器官灌注不足和急性淤血综合征。临床上急性左心衰竭常见，主要表现是肺水肿或心源性休克。

（一）病因与发病机制

1. 病因　心脏解剖或功能的突发异常，心排血量急剧降低和肺静脉压突然升高可导致急性左心衰竭。

（1）急性弥漫性心肌损害，如冠心病急性广泛前壁心肌梗死、乳头肌梗死断裂、室间隔破裂穿孔等。

（2）感染性心内膜炎引起的瓣膜穿孔、腱索断裂所致瓣膜性急性反流。

（3）高血压危象。

(4) 原有心脏病的基础上出现快速心律失常或严重缓慢性心律失常。

(5) 输液过多、过快。

(6) 严重、突发的心脏排血受阻,如左心房黏液瘤、严重二尖瓣狭窄等。

2. 发病机制　心肌收缩力突然严重减弱,或左心室瓣膜急性反流,导致心排血量急剧减少,左心室舒张末压迅速升高,肺静脉回流不畅,肺静脉压快速升高,肺毛细血管压随之升高使血管内液体渗入到肺间质和肺泡内形成急性肺水肿。

(二) 临床表现

1. 症状　急性左心衰竭主要表现为急性肺水肿。患者突发严重呼吸困难,呼吸频率可达 30~40 次/min,端坐呼吸,频繁咳嗽,咳大量泡沫样黏液痰,典型为粉红色泡沫痰,严重时可由口、鼻涌出。面色灰白、口唇发绀、大汗淋漓、皮肤湿冷,烦躁不安有濒死感,极重者可因脑缺氧而神志模糊,甚至休克。

2. 体征　血压可一过性升高,随病情进展,血压可持续下降直至休克。两肺满布湿啰音和哮鸣音,心率增快,心尖部第一心音减弱,可闻及舒张期奔马律,肺动脉瓣第二心音亢进。

3. AHF 的临床严重程度常用 Killip 分级

Ⅰ级:无 AHF。

Ⅱ级:AHF,肺部中下肺野湿性啰音,心脏奔马律,X 线胸片见肺淤血。

Ⅲ级:严重 AHF,严重肺水肿,满肺湿啰音。

Ⅳ级:心源性休克。

(三) 辅助检查

患者胸部 X 线检查:早期间质水肿时,上肺静脉充盈、肺门血管影模糊、小叶间隔增厚;肺水肿时表现为蝶形肺门;严重肺水肿时,为弥漫满肺的大片阴影。

重症患者采用漂浮导管行床边血流动力学监测,随病情加重,PCWP 增高,CI 下降。

(四) 抢救配合

AHF 是严重的急危重症,抢救是否及时合理与预后密切相关。待急性症状缓解后,应着手对诱因及基本病因进行治疗。

1. 体位　患者取坐位,双腿下垂,以减少静脉回流。

2. 吸氧　立即高流量鼻导管给氧,病情严重者应采用面罩呼吸机持续加压或双水平气道正压给氧,将血氧饱和度维持在 95%以上。

3. 吗啡　静脉注射吗啡 3~5 mg 镇静、舒张小血管及降低心率,以减轻心脏负荷。必要时每间隔 15 min 重复 1 次,共 2~3 次。老年患者酌减剂量或改为肌内注射。

4. 呋塞米　静脉注射呋塞米 20~40 mg,快速利尿并扩张静脉以缓解肺水肿。4 h 后可重复 1 次。

5. 血管扩张剂

(1) 硝酸甘油:硝酸甘油静脉滴注,合适剂量时不仅扩张小静脉,而且扩张动脉(包括冠状动脉),降低左心室前、后负荷,且不影响组织灌注,特别适用于冠心病患者。小剂量

(10 μg/min)起始,根据血压及心率调整滴速,以收缩压达到 90~100 mmHg 为度。

(2) 硝普钠:为动、静脉血管扩张药。起始剂量 0.3 μg/(kg·min)滴入,根据血压逐步增加剂量,最大量可用至 5 μg/(kg·min),维持量为 50~100 μg/min。

6. 正性肌力药　外周低灌注(低血压、肾功能下降)伴或不伴淤血或肺水肿,使用最佳剂量的利尿剂和扩张血管剂无效时,应使用正性肌力药物。常用药物有多巴胺、多巴酚丁胺、磷酸二酯酶抑制剂、洋地黄类药物等。因其有增加心肌耗氧量和钙负荷的潜在危险性,故应谨慎使用。

7. 机械辅助治疗　极危重患者可采用主动脉内球囊反搏和临时心肺辅助系统。

【慢性心力衰竭病人护理】

一、护理评估

1. 健康史:主要询问有无原发性心肌损害及心脏负荷过重导致的因素。

2. 身体状况

(1) 一般状态:生命体征是否稳定;意识是否清醒;精神状态如何;体位是否采取半卧位或端坐位;呼吸、咳痰性状。

(2) 心肺:肺部有无湿啰音或哮鸣音。心脏有无扩大,心尖部有无舒张期奔马律、病理性杂音,有无心律失常。

(3) 其他:有无颈静脉充盈、怒张;肝颈静脉反流征是否阳性;肝有无增大及压痛;水肿的部位及程度,有无浆膜腔积液;有无皮肤、黏膜发绀;有无血压下降,有无休克征象。

3. 心理、社会状况　心力衰竭长期反复发作,日常生活及体力活动受限,睡眠欠佳等,容易导致患者焦虑。病情的加重及进展,呼吸的极度困难及濒死感可导致患者绝望及恐惧。家属因长期照顾患者,容易焦躁,而忽视患者的心理感受。

4. 辅助检查　检查内容见前述,并观察结果有无异常。

病例:患者,男性,60 岁,渐进性活动后呼吸困难 6 年,加重伴下肢水肿 1 个月。

6 年前,因登楼梯时突感心悸、气短、胸闷,休息 1 h 后缓解。以后自觉体力逐渐下降,稍微活动即感气短、胸闷,夜间时有憋醒,无心前区疼痛。曾在当地诊断为“心房颤动”,服药疗效不好。1 个月前感冒后咳嗽,咳白色黏痰,气短明显,不能平卧,伴两下肢水肿而入院。有高血压病史 20 余年,未经任何治疗。

查体:T 36.8℃, P 72 次/min,R 20 次/min,BP 160/100 mmHg,神清,半卧位,口唇轻度发绀。两肺叩清,左肺底可闻及细湿啰音,心界向左扩大,心率 98 次/min,心律不齐,心音强弱不等,心前区可闻Ⅱ/6 级收缩期吹风样杂音;腹软,肝肋下 2.5 cm,有压痛,肝颈静脉反流征(+),脾未及,移动浊音(-),肠鸣音减弱;双下肢明显凹陷性水肿。

辅助检查:心肺 X 线检查示心脏向左扩大,肺纹理增强。心电图示心房颤动。

请思考:该病例的心功能如何?护理诊断是什么?如何护理?

二、护理诊断及合作性问题

1. 气体交换受损　与肺淤血致气体弥散功能下降有关。

2. 体液过多　与体循环淤血、水钠潴留、低蛋白血症有关。

3. 活动无耐力　与心排血量下降有关。

4. 潜在并发症　洋地黄中毒。

5. 焦虑　与慢性病程、病情反复、担心预后有关。

6. 知识缺乏　缺乏对心力衰竭的诱因及用药知识的了解。

三、护理目标

(1) 患者呼吸困难减轻或缓解,肺部啰音消失,无缺氧表现,血气指标正常。

(2) 患者能够叙述限制钠盐摄入的重要性,并执行低盐饮食计划,水肿、腹水减轻或消失。

(3) 患者能够说出限制最大活动量的指征,遵循活动计划,主诉活动耐力增加,能进行正常自理活动。

(4) 患者能够叙述洋地黄中毒的表现,无洋地黄中毒发生,或一旦发生能得以及时发现和控制。

(5) 患者能够说出内心感受,焦虑减轻,情绪逐渐稳定、乐观,治疗疾病信心增强。

四、护理措施

1. 一般护理　病房保持安静、室温适宜、空气新鲜。患者应进食低热量、低钠、高蛋白质、产气少、易消化饮食,并根据病情适当限制水的摄入。根据心力衰竭程度控制钠盐的摄入:心功能Ⅰ级、Ⅱ级者<5 g/d,使用利尿剂者可适当增加;心功能Ⅲ级者 2.5~3 g/d;心功能Ⅳ级者<2 g/d。避免食用含钠量高的腌制品、碳酸饮料等;宜少食多餐,不易过饱。注意保持大便通畅。

2. 对症护理　根据心功能情况安排患者活动与休息:心功能Ⅰ级者不限制一般的体力活动,积极参加体育锻炼,但避免剧烈运动和重体力活动;心功能Ⅱ级者适当限制体力活动,增加午睡时间,强调下午休息,可从事较轻体力工作和家务劳动;心功能Ⅲ级者严格限制一般体力劳动,充分休息,日常生活可自理或在他人协助下自理;心功能Ⅳ级者绝对卧床休息,患者采取坐位或半卧位,生活由他人照顾。对绝对卧床休息的患者需加强床旁护理,在病情许可情况下应鼓励患者做下肢被动或主动运动,以防止静脉血栓形成。待病情好转可循序渐进增加活动量。活动过程中注意监测患者有无呼吸困难、胸痛、心悸、头晕、疲劳、大汗、面色苍白、低血压等情况,若出现上述情况则及时停止活动并通知医生。

3. 用药护理　指导患者遵医嘱正确使用药物,注意观察药物的疗效及不良反应。

(1) 利尿剂:监测体重、记录 24 h 液体出入量以观察疗效。用药时间应尽量在早晨及日间,以免夜间频繁排尿而影响患者休息。用药期间注意监测血钾变化。

(2) ACEI:ACEI 最常见的不良反应是干咳,其次有低血压、肾功能一过性恶化、高钾血症等。用药期间需监测血压,避免体位的突然改变,监测血钾水平和肾功能。

(3) β受体阻断药:β受体阻断药可导致心动过缓、低血压、心功能恶化等。在用药期间应监测心率和血压,当心率低于 50 次/min 时,暂停给药。由于其负性肌力作用,用药初期心衰症状可能会加重,注意监测心功能变化。

(4) 硝酸酯制剂:可导致头痛、面红、心动过速、血压下降等,注意监测心率和血压。

(5) 洋地黄类:用药后密切观察病情变化。食欲增加、心率减慢、呼吸困难减轻、肝体积缩小、尿量增多、水肿减轻等均表示洋地黄治疗有效。

（1）明确洋地黄中毒的影响因素：低血钾是洋地黄中毒的常见原因。老年人、心肌缺血缺氧、重度心力衰竭、低镁血症、肾功能减退等是洋地黄中毒的重要因素；与奎尼丁、胺碘酮、维拉帕米、阿司匹林、硝苯地平、钙剂、抗甲状腺药等药物合用可增加洋地黄中毒机会。给药前询问有无上述因素及用药史，用药期间监测血钾浓度。

（2）严密观察患者用药后有无洋地黄中毒表现：① 各类心律失常：频发室性期前收缩呈二、三联律最常见。亦可出现非阵发性交界区心动过速、房性期前收缩、心房颤动及房室传导阻滞等心律失常，快速房性心律失常伴有传导阻滞是洋地黄中毒的特征性表现。② 胃肠道反应：食欲下降、恶心、呕吐。③ 中枢神经系统的症状：头痛、倦怠、视物模糊、黄绿视等。每次用药前应做到询问患者有无胃肠道和神经系统症状，并监测心率、心律的变化。若心率<60 次/min 或突然明显增快，或节律出现变化，均应暂停给药，检查心电图并及时报告医生，配合治疗。

（3）洋地黄类口服药漏服后不能补服。毛花苷 C 或毒毛花苷 K 应稀释后缓慢（10～15 min）静脉注射，并记录给药时间，同时监测心率、心律及心电图变化。

（4）一旦出现洋地黄中毒，立即配合医生治疗：① 立即停用洋地黄及排钾利尿剂。② 快速性心律失常合并低血钾者可口服或静脉补钾，无低血钾者可用利多卡因或苯妥英钠治疗。③ 传导阻滞及缓慢性心律失常者可用阿托品 0.5～1.0 mg 皮下或静脉注射，一般不需安置临时心脏起搏器。④ 电复律因易致心室颤动而禁用。

4. 心理护理　告知患者及家属烦躁、焦虑和情绪激动可导致心脏负荷增大，病情加重。护士应给予患者足够的关心和信任感，帮助患者认识本病的特点，鼓励患者表达内心感受；针对患者的实际情况指导患者进行自我心理调整，保持情绪稳定、乐观；适当地与家属交流，动员家属安慰并陪伴患者，给患者心理安慰，以增强其治疗信心。

5. 病情观察　注意观察患者有无呼吸困难、心率加快、乏力、尿量减少等心力衰竭症状，若患者出现端坐呼吸、咳粉红色泡沫痰等急性心衰表现，应立即报告医生并配合抢救。密切观察体温、咳嗽、咳痰、呼吸音等的变化，预防和及时发现肺部感染，以免心衰加重。每日测体重，量腹围，正确记录 24 h 液体出入量。使用强心、利尿剂者定期监测水、电解质代谢及酸碱平衡情况。

五、护理评价

（1）患者呼吸困难减轻或缓解，肺部啰音消失，发绀消失，血气指标正常。

（2）患者能够叙述限制钠盐摄入的重要性，低盐饮食，水肿、腹水减轻或消失。

（3）能进行正常自理活动，活动时无不适感，活动耐力增加。

（4）无洋地黄中毒发生。

（5）焦虑减轻或消失，情绪稳定、乐观。

【健康教育】

（1）告知患者及家属控制血压、血糖和血脂异常，积极治疗原发病的必要性，指导患者积极治疗原发病。避免感染（尤其呼吸道感染）、过劳、情绪激动、输液过多过快等诱因。预防感冒，家里经常通风，尽量不去公共场所，避免交叉感染。育龄妇女应在医生指导下决定是否可以妊娠和自然分娩。

（2）予低盐、低脂、低热量、高维生素、清淡、易消化饮食。少食多餐，避免过饱。多食蔬菜、水果，防止便秘。根据心功能严格限制钠盐摄入，切忌盐腌食品。使用排钾利尿剂者，多进食含钾丰富食品，如西红柿、香蕉、马铃薯等。避免吸烟、饮酒等高危因素。

（3）保证充足的睡眠。根据心脏功能和体力状况，选择适当的运动方式及运动量，注意劳逸结合。心功能不全时注意休息，必要时应绝对卧床休息。平时合理安排活动和休息，避免重体力劳动和剧烈运动。在心功能恢复后可从事轻体力劳动或工作，并循序渐进地进行运动锻炼，活动量以不出现心悸、气急为度。

（4）告知患者坚持遵医嘱服药的重要性以及服用药物的药名、剂量、用法。严格按医嘱服药，不能擅自加减药品、剂量或停药。教会患者及家属观察疗效和副作用，尤其是洋地黄类药物的毒副作用识别。教会患者服地高辛前自测脉搏，当脉搏<60 次/min 时或脉率增快，节律改变，有厌食、恶心、腹泻、视物不清、黄绿视、心悸等症状时暂停药，立即到医院就诊。

（5）护士应教育家属给予患者积极的支持，让患者保持情绪稳定、乐观，提高对治疗的依从性。

（6）学会自我监护，及时发现病情变化。当发现体重或症状有变化时亦应及时就诊，定期到门诊复查。

第三节　心律失常患者的护理

正常心脏冲动起源于窦房结，并按一定的传导速度和顺序下传到心房、房室交界区、房室束支、浦肯野纤维，最后传遍心肌使之除极。心律失常（cardiac arrhythmia）是指心脏冲动的频率、节律、起源部位、传导速度与激动次序的异常。

【疾病概述】

一、心律失常分类

心律失常按其发生原理可分为冲动形成异常和冲动传导异常两大类。

（一）冲动形成异常

1. 窦性心律失常　① 窦性心动过速；② 窦性心动过缓；③ 窦性心律不齐；④ 窦性停搏。

2. 异位心律

（1）被动性异位心律：① 逸搏（房性、房室交界区性、室性）；② 逸搏心律（房性、房室交界区性、室性）。

（2）主动性异位心律：① 期前收缩（房性、房室交界区性、室性）；② 阵发性心动过速（房性、房室交界区性、室性）；③ 心房扑动、心房颤动；④ 心室扑动、心室颤动。

（二）冲动传导异常

1. 生理性　干扰和房室分离。

2. 病理性 ① 窦房传导阻滞；② 房内传导阻滞；③ 房室传导阻滞；④ 束支或分支阻滞（左、右束支及左束支分支传导阻滞）或室内阻滞。

3. 房室间传导途径异常 预激综合征。

按照心律失常发生时心率的快慢，可将其分为快速性心律失常和缓慢性心律失常两大类。前者包括期前收缩、心动过速、扑动和颤动等；后者包括窦性心动过缓、房室传导阻滞等。

二、心律失常的发病机制

（一）冲动形成异常

1. 自律性异常 心脏传导系统的自身病变或自主神经系统兴奋性改变，均可导致原有正常自律性的心肌细胞不适当冲动的发放。心肌缺血、药物、电解质代谢紊乱、儿茶酚胺增多等病理状态，亦可导致原来无自律性的心肌细胞出现自律性异常，而形成各种心律失常。

2. 触发活动 即后除极，若其振幅增高并达到阈值，便可引起反复激动，而形成快速性心律失常。常见于局部儿茶酚胺浓度增高、心肌缺血-再灌注、低血钾、高血钙及洋地黄中毒时。

（二）冲动传导异常

1. 折返 是快速性心律失常最常见的发病机制。产生折返的基本条件：① 心脏两个或多个部位具各不相同的传导性和不应期，相互联结形成一个闭合环；② 其中一条通道发生单向传导阻滞；③ 另一通道传导缓慢，使原先发生阻滞的通道有足够时间恢复兴奋性；④ 原先阻滞的通道恢复激动，从而完成一次折返激动。冲动在环内反复循环，产生持续而快速的心律失常（图 3-3）。

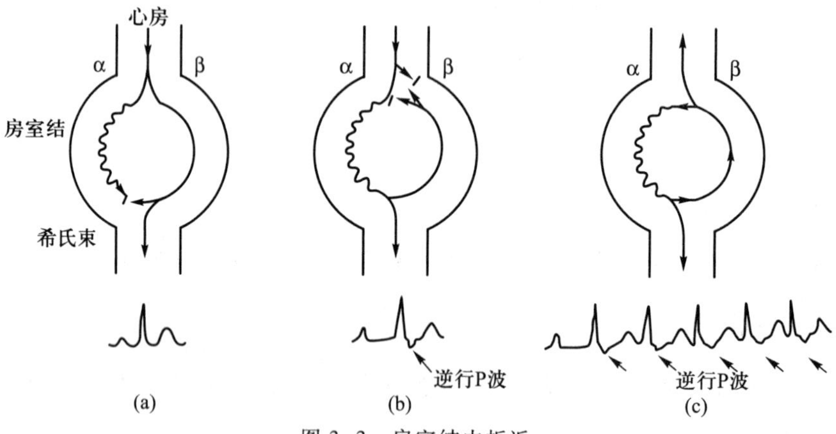

图 3-3 房室结内折返

图示房室结内 α 与 β 路径，α 路径传导缓慢但不应期短（慢通道），β 路径传导快而不应期长（快通道）。（a）窦性心律时冲动沿 β 路径前传至心室，P-R 间期正常；冲动同时沿 α 路径前传，但遭遇不应期未能抵达希氏束。（b）房性期前收缩受阻于 β 路径，由 α 路径缓慢传导至心室，P-R间期延长。由于传导缓慢，β 路径有足够的时间恢复兴奋性，冲动可沿 β 路径逆向传导返回心房，完成单次折返，产生一个心房回波。（c）心房回波再循 α 路径前传，折返持续，引起房室结内折返性心动过速。

2. 传导阻滞　冲动传导至某处心肌，如适逢生理性不应期，可形成生理性阻滞或干扰现象。传导障碍并非由于生理性不应期所致者，称为病理性传导阻滞。

三、常用抗心律失常药物的分类

抗心律失常药物分为治疗快速和缓慢心律失常两大类。后者如肾上腺素、阿托品类药物。前者又分为以下四类。

Ⅰ类：阻断快钠通道。

ⅠA 中度减慢动作电位 0 相上升速率（v_{max}），减慢传导，延长动作电位时程。如奎尼丁、普鲁卡因胺等。

ⅠB 轻度减慢 v_{max}，稍减慢传导，缩短动作电位时程。如美西律、利多卡因、莫雷西嗪等。

ⅠC 明显减慢 v_{max}，显著减慢传导，轻微延长动作电位时程。如普罗帕酮等。

Ⅱ类：阻断 β 肾上腺素受体，减慢动作电位上升速率，抑制 4 相除极。如美托洛尔、阿替洛尔等。

Ⅲ类：阻断钾通道与延长动作电位时程。如胺碘酮、索他洛尔。

Ⅳ类：阻断慢钙通道，如维拉帕米、地尔硫䓬等。

四、常见心律失常

（一）窦性心律失常

窦性心律冲动起源于窦房结，属于正常节律。其频率因性别、年龄、体力活动等不同有显著的差异。心电图特征：窦性 P 波（Ⅰ、Ⅱ、aVF 导联直立，aVR 导联倒置）规律出现，频率（成人）为 60～100 次/min（图 3-4）。

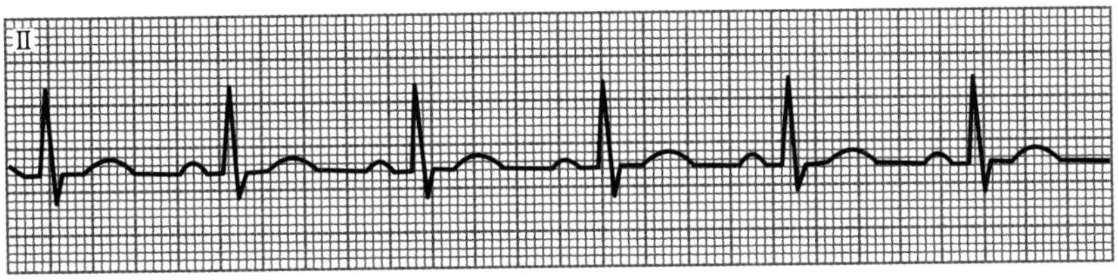

图 3-4　正常窦性心律

1. 窦性心动过速　成人窦性心律的频率超过 100 次/min，称为窦性心动过速（sinus tachycardia）。

（1）病因：主要由于交感神经兴奋性增高或迷走神经张力降低导致。多为吸烟、饮茶或咖啡、饮酒、体力活动或情绪激动等生理性原因所导致；也可见于发热、贫血、甲状腺功能亢进等病理原因和药物（肾上腺素类、阿托品等）。

（2）临床表现：通常逐渐开始和终止，常无症状或偶感心悸。

（3）心电图特征：窦性 P 波规律出现，每分钟 100 次以上，频率大多在 100～150 次/min（图 3-5）。

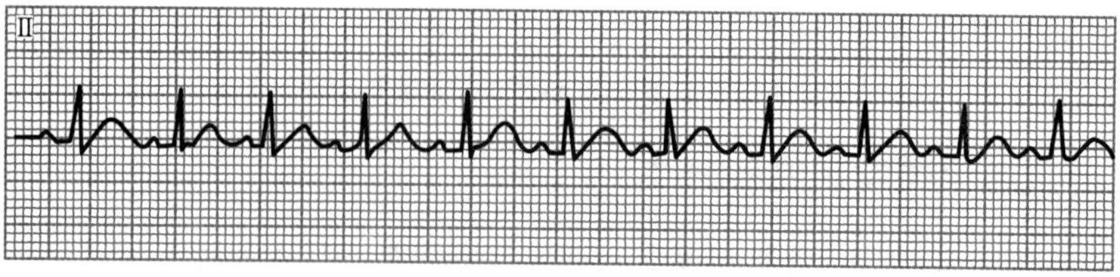

图 3-5 窦性心动过速

(4) 治疗:主要针对病因和去除诱发因素,必要时可用 β 受体阻断药等药物减慢心率。

2. 窦性心动过缓 成人窦性心律的频率低于 60 次/min,称为窦性心动过缓(sinus bradycardia)。窦性心动过缓常同时伴发窦性心律不齐(同一导联上不同 PP 间期的差异>0.12 s)。

(1) 病因:常见于健康的青年人、运动员、老年人与睡眠状态等。窦房结病变、急性下壁心肌梗死、严重缺氧、甲状腺功能减退等病理状况,以及应用拟胆碱药、胺碘酮、β 受体阻滞剂等药物时亦可发生。

(2) 临床表现:多无自觉症状。心率过于缓慢时,患者可有胸闷、头晕,甚至晕厥等症状。

(3) 心电图特征:缓慢出现窦性 P 波,频率为 60 次/min 以下(图 3-6)。

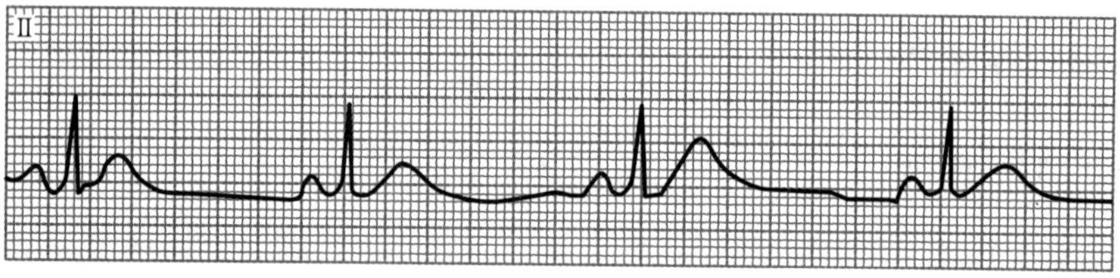

图 3-6 窦性心动过缓

(4) 治疗:无症状者通常不必治疗。症状明显者可短期应用阿托品、麻黄碱或异丙肾上腺素等药物治疗,需长期药物维持的患者应考虑心脏起搏治疗。

3. 窦性停搏 亦称窦性静止,指窦房结在一段长短不同的时间内不能产生冲动。

(1) 病因:多属病理性,如急性心肌梗死、窦房结变性与纤维、脑血管病变等。应用洋地黄、乙酰胆碱等药物亦可引起窦性停搏。

(2) 临床表现:若窦性停搏时间过长且无逸搏发生时,患者可出现头晕、黑蒙、晕厥,严重者可发生阿-斯综合征(由于心排血量突然下降所导致的晕厥,又称心源性脑缺血综合征),甚至死亡。

(3) 心电图特征:规律、正常的 PP 间期中突然出现 P 波脱落,形成长 PP 间距,且长 PP 间距与正常窦性 PP 间期无倍数关系;长间歇后可出现交界性或室性逸搏(图 3-7)。

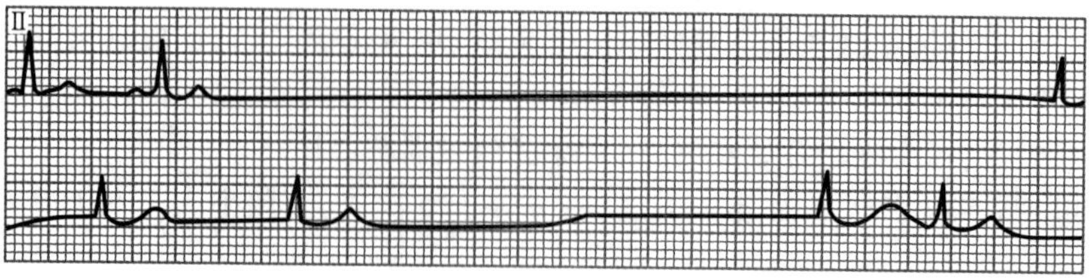

图 3-7 窦性停搏

（4）治疗：参照病态窦房结综合征。

4. 病态窦房结综合征　病态窦房结综合征（sick sinus syndrome，SSS），简称病窦综合征，是由于窦房结或其周围组织的器质性病变导致功能障碍，从而产生多种心律失常的综合表现。

（1）病因：冠心病、心肌炎、心肌病等疾患为 SSS 常见病因，亦可见于淀粉样变性、甲状腺功能减退与退行性变等。

（2）临床表现：患者可出现与心动过缓有关的心、脑等脏器供血不足的症状，如发作性头晕、黑蒙、乏力等，严重者可发生晕厥、阿-斯综合征；亦可出现心悸、心绞痛等与心动过速发作相关的症状。

（3）心电图特征：主要表现为：① 持续而显著的窦性心动过缓（50 次/min 以下），并非由药物引起，且不易用阿托品等药物纠正；② 窦性停搏与窦房传导阻滞；③ 窦房传导阻滞与房室传导阻滞并存；④ 心动过缓-心动过速综合征（慢-快综合征），即心动过缓与房性快速性心律失常（如房性心动过速、心房扑动、心房颤动）交替发作。

（4）治疗：应尽可能明确病因，并针对病因治疗。无症状者不必治疗，仅定期随诊观察；有症状者应接受起搏器治疗。

（二）房性心律失常

1. 房性期前收缩　房性期前收缩（atrial premature beats）是指激动起源于窦房结以外心房任何部位的一种主动性异位心律。

（1）病因：约 60%正常成年人有房性期前收缩发生，吸烟、饮酒、喝咖啡等均可诱发，亦可见于各种器质性心脏病。

（2）临床表现：一般无明显症状，频发者可感胸闷、心悸。期前收缩临床听诊为规律心律基础上突然提早出现一次心跳，随后有一较长间歇。期前收缩第一心音常增强，第二心音相对减弱。

（3）心电图特征：① 期前出现的异位 P′波，与窦性 P 波形态不同；② 其 P-R 间期大于 0.12 s；③ 期前收缩后多见不完全性代偿间歇。异位 P′波后下传的 QRS 波形态通常正常；少数阻滞的或 P′波未下传时可无 QRS 波；伴室内差异性传导时则出现宽大畸形的 QRS 波（图 3-8）。

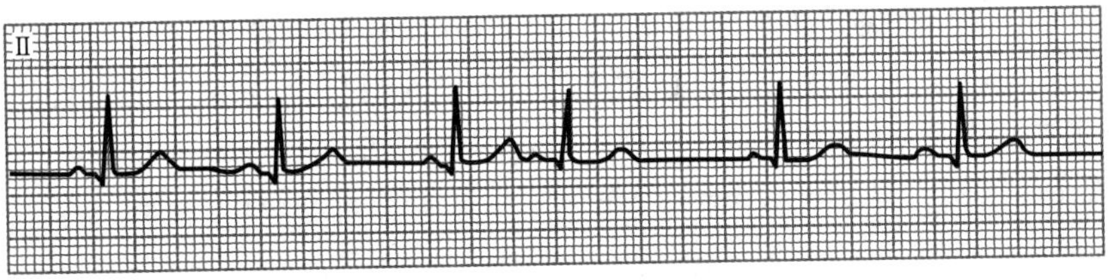

图 3-8　房性期前收缩

（4）治疗：通常无须治疗，劝导患者避免劳累、禁喝咖啡、戒烟或限制酒摄入。当有明显症状或因房性期前收缩触发室上性心动过速时，应给予药物（β 受体阻滞剂、普罗帕酮等）治疗。

2. 房性心动过速　房性心动过速（atrial tachycardia）简称房速。根据发病机制与心电图表现的不同分为自律性房性心动过速、折返性房性心动过速和紊乱性房性心动过速。本节重点介绍自律性房性心动过速。

（1）病因：常见于心肌梗死、慢性肺部疾病、大量饮酒、代谢障碍及洋地黄中毒伴低血钾时。

（2）临床表现：发作呈短暂、间歇或持续性，患者可有胸闷、心悸。当房室传导比率发生变动时，听诊心律不恒定，第一心音强度变化。颈静脉见到 α 波数目超过听诊心搏次数。

（3）心电图特征：① 心房率通常为 150～200 次/min；② P 波形态与窦性者不同，在Ⅱ、Ⅲ、aVF 导联直立；③ 常出现二度Ⅰ型或Ⅱ型房室传导阻滞，呈现 2∶1 房室传导者常见，但心动过速不受影响；④ P 波之间等电位线仍存在；⑤ 刺激迷走神经不能终止心动过速，仅加重房室传导阻滞；⑥ 发作开始时心率逐渐加速（图 3-9）。

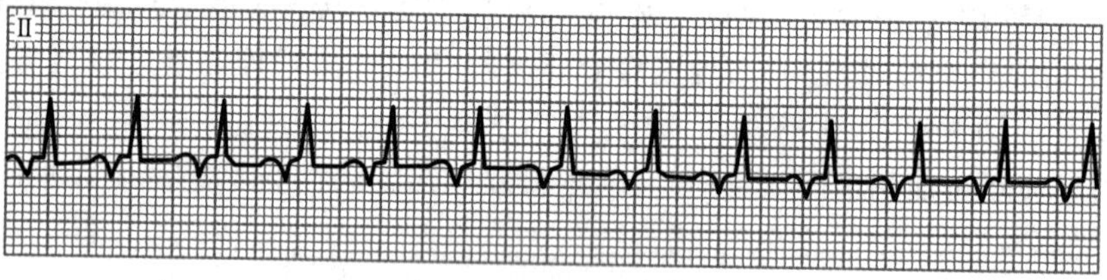

图 3-9　自律性房性心动过速

（4）治疗：房速合并房室传导阻滞者心室率不快时，无需紧急处理。若心室率>140 次/min、洋地黄中毒、严重心力衰竭及休克时，应紧急治疗。洋地黄引起者按洋地黄中毒处理，伴高血钾者可选用利多卡因、β 受体阻断药。非洋地黄引起者应积极治疗原发病因，以洋地黄、β 受体阻断药、钙通道阻断药等减慢心室率。少数持续发作而药物治疗无效时，可行射频消融治疗。

3. 心房扑动　心房扑动（atrial flutter）简称房扑。

（1）病因：房扑多见于风湿性心脏病、冠心病、高血压心脏病、心肌病等器质性心脏病，亦可见于各种原因所致心房增大者和无器质性心脏病者。

（2）临床表现：症状与心室率速率相关，心室率不快时，患者可无症状；心室率过快可诱发心绞痛与心力衰竭。体格检查可见快速的颈静脉扑动，心律规则，亦可不规则。房室传导比率变化时，第一心音强度亦随之变化。

（3）心电图特征：① P 波消失，代以形态、间距及振幅绝对规则，呈锯齿状的扑动波（F 波）。扑动波之间的等电位线消失。心房率通常为 250～300 次/min。② 最常见的房室传导比例为 2∶1，产生 150 次/min 左右快而规律的心室律。心室律规则与否，取决于房室传导比率是否恒定。③ QRS 波群形态正常，伴室内差异性传导时，QRS 波群增宽、形态异常（图 3-10）。

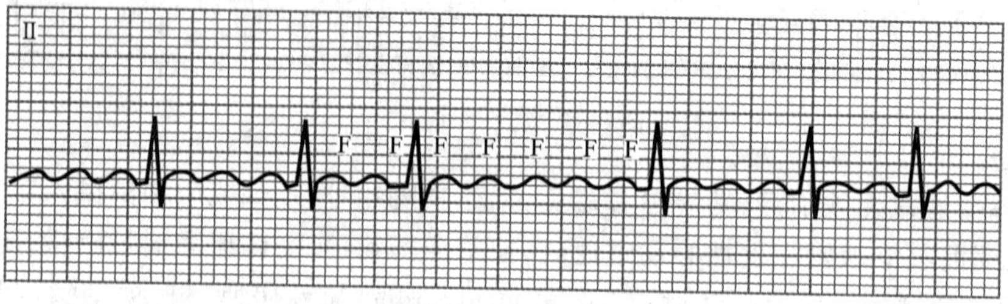

图 3-10　心房扑动

(4) 治疗：首先应针对原发病进行治疗。终止房扑的最有效方法是同步直流电复律。电复律无效或已应用大剂量洋地黄不适宜电复律者，可行食道调搏法。钙通道阻滞剂(维拉帕米、地尔硫䓬)、洋地黄制剂等能有效减慢房扑的心室率。奎尼丁、普罗帕酮在应用药物减慢心室率的基础上应用，能有效转复房扑并预防复发。射频消融可根治房扑。

4. 心房颤动　心房颤动(atrial fibrillation)简称房颤，是临床十分常见的心律失常，发病率随年龄增长而增加。

(1) 病因：房颤多见于器质性心脏病，如冠心病、高血压心脏病、心肌病、风湿性心脏病、充血性心衰和心包炎等。也可由肺部疾病、甲状腺疾病、感染、手术、中毒等非心脏原因引起。正常人在情绪激动、运动或急性乙醇中毒时亦可发生房颤。房颤发生在无心脏病变的中青年人，称孤立性房颤。

(2) 临床表现：房颤症状的轻重受心室率快慢的影响。心室率不快时可无症状或症状较轻。随心室率的增快，心悸、胸闷等症状明显，甚至诱发心绞痛或心力衰竭。房颤有较高的发生体循环栓塞的危险，临床上以脑栓塞常见。体格检查：心脏听诊心律绝对不规则，第一心音强弱不等，心室率快时可发生脉搏短绌(脉率<心率)。

(3) 心电图特征：① P 波消失，代之以形态、间距及振幅绝对不规则的心房颤动波(f 波)，频率 350~600 次/min。② QRS 波群间距绝对不规则，形态通常正常。心室率过快，伴有室内差异性传导时，QRS 波群增宽变形(图 3-11)。

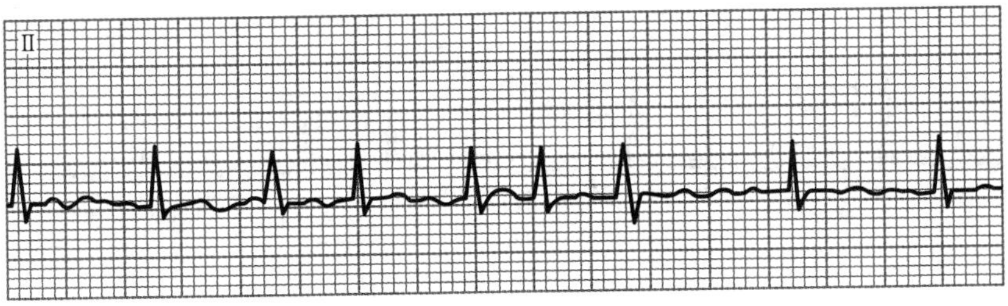

图 3-11　心房颤动

(4) 治疗：积极寻找并处理房颤的原发病和诱发因素，其治疗目的：① 控制心室率，以保持血流动力学稳定；② 恢复和维持窦性节律；③ 预防血栓栓塞并发症。

1) 急性心房颤动：初次发生且在 24~48 h 以内的房颤，称急性房颤。其发作通常可在短时间内自行终止。症状显著者应静脉注射 β 受体阻断药或钙通道阻滞剂迅速减慢快速心室率。可应用药物(胺碘酮、普罗帕酮等)或同步直流电复律。恢复窦性心律后，酌情用药物预防房颤的复发。

2) 慢性心房颤动：分为阵发性、持续性与永久性三类。① 阵发性房颤常能自行终止，急性发作的处理如急性心房颤动。② 持续性房颤不能自动转复为窦性心律，需药物或电复律才能恢复窦性心律。近来的研究表明，持续性房颤选择减慢心室率同时注意血栓栓塞的预防，其临床益处与经复律后维持窦律者并无显著差别。③ 永久性房颤指慢性房颤经复律与维持窦性心律治疗无效者。其治疗策略应为选择适当的药物(β 受体阻断药、钙通道阻断药或地高辛)控制心室率，同时用华法林或阿司匹林预防血栓栓塞并发症的发生。

3) 预防栓塞并发症：慢性房颤患者有较高的栓塞发生率，尤其是过去有栓塞病史、瓣膜病、高血压、糖尿病、老年患者、左心房扩大、冠心病等的患者，均应接受长期抗凝治疗。口服华法林，使凝血酶原时间国际标准化比值（INR）维持在2.0~3.0之间，能安全而有效预防脑卒中发生。华法林禁忌者可用阿司匹林（每日100~300 mg）抗凝。

4）其他治疗：包括射频消融、外科手术、植入式心房除颤器等。

（三）室性心律失常

1. 室性期前收缩　室性期前收缩（premature ventricular beats）是一种最常见的异位心律失常。

（1）病因：① 可见于正常人，精神不安及过量烟、酒、咖啡等亦能诱发；② 各种心脏病患者均可发生，常见于冠心病、心肌病、心肌炎、风湿性心脏病与二尖瓣脱垂者；③ 其他：缺血、缺氧、药物中毒（洋地黄、奎尼丁、三环类抗抑郁药等）、电解质代谢紊乱（低钾、低镁等）、麻醉和手术等。

（2）临床表现：患者常无症状，偶可感到心悸或代偿间歇后有力的心脏搏动。心脏听诊时，室性期前收缩仅能听到第一心音，其后出现较长的停歇，第二心音强度减弱。桡动脉搏动减弱或消失。颈静脉可见正常或巨大的α波。

（3）心电图特征：① 提前发生的QRS-T波群，前无P波或无相关P波；② 提前发生的QRS波宽大畸形，时限通常大于0.12 s，T波的方向多与QRS主波方向相反；③ 代偿间歇完全（图3-12）。

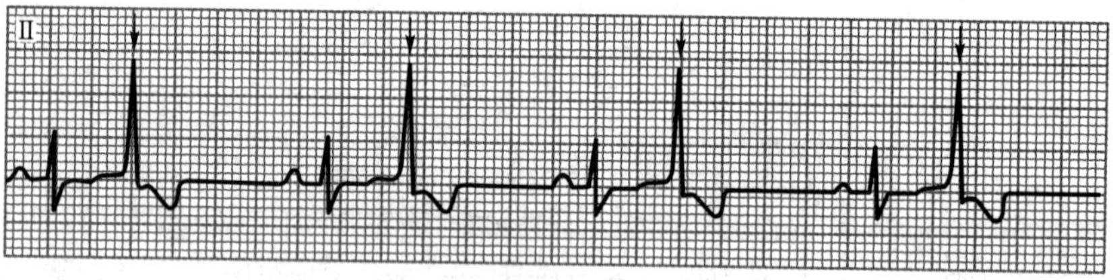

图3-12　室性期前收缩

（4）治疗要点：根据不同的临床状况（室性期前收缩的类型、症状及其原有心脏病变）决定是否给予治疗，采取何种方法治疗以及确定治疗的终点。

1）无器质性心脏病：避免吸烟、咖啡、应激等诱因。无明显症状，不必使用药物治疗；如症状明显，可选用β受体阻断药、普罗帕酮等消除症状。

2）急性心肌缺血：β受体阻断药可能减少合并窦性心动过速与室性期前收缩者心室颤动的危险。急性肺水肿或严重心力衰竭者，治疗应以改善血流动力学障碍为主，同时注意有无洋地黄中毒或电解质代谢紊乱。目前不主张对于急性心肌梗死并发室性期前收缩患者预防性应用利多卡因等抗心律失常药物。

3）慢性心脏病变：IA类抗心律失常药物因本身有致心律失常作用，虽能有效减少室性期前收缩，但总死亡率和猝死的风险反而增加。心肌梗死后或心肌病患者常伴室性期前收缩，应避免使用IA类抗心律失常药物。β受体阻断药对室性期前收缩的疗效不显著，但能降低心肌梗死后猝死发生率、再梗死率和总死亡率。

2. 室性心动过速　室性心动过速（ventricular tachycardia）简称室速。

（1）病因：室速多见于各种器质性心脏病患者，冠心病最常见，其次是心肌病、心力衰竭、二尖瓣脱垂、心瓣膜病等。亦可见于代谢障碍、电解质代谢紊乱、长 QT 综合征等。

(2) 临床表现:症状的轻重与室速发作时心室率、持续时间、基础心脏病变和心功能状态相关。非持续性室速(发作持续时间短于 30 s,能自行终止)者通常无症状。持续性室速(发作持续时间超过 30 s,需药物或电复律方能终止)者常伴明显血流动力学障碍与心肌缺血,出现气促、少尿、低血压、晕厥、心绞痛等症状。听诊心律轻度不规则,第一、二心音分裂,如发生完全性室房分离,则第一心音强度经常变化,颈静脉间歇出现巨大 α 波。

(3) 心电图特征:① 3 个或以上的室性期前收缩连续出现,通常起始突然;② QRS 波群宽大畸形,时限超过 0.12 s,ST-T 波方向与 QRS 波群主波方向相反;③ 心室率一般为 100~250 次/min,节律规则或略不规则;④ P 波与 QRS 波无固定关系,即室房分离;⑤ 心室夺获或室性融合波是确立室速诊断的重要依据(图 3-13)。

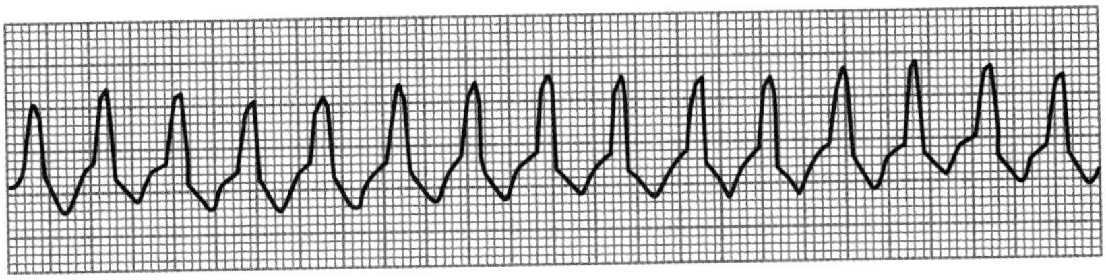

图 3-13 室性心动过速

(4) 治疗要点:治疗原则为:① 有器质性心脏病或有明确诱因者应首先给予针对性治疗;② 无器质性心脏病者发生非持续性室速,如无症状或血流动力学影响,处理的原则同室性期前收缩;③ 持续性室速发作,无论有无器质性心脏病,均应给予治疗。

1) 终止室速发作:室速无显著血流动力学障碍者,可选用利多卡因、普鲁卡因胺或胺碘酮复律。若患者伴低血压、休克、心绞痛、充血性心力衰竭或脑部血流灌注不足等症状,应迅速施行电复律。洋地黄中毒引起的室速不宜用电复律。

2) 预防复发:① 努力寻找及治疗诱发与维持室速的各种可逆性病变,如缺血、低血压、低血钾、心室率过于缓慢等;② 选择性应用药物、植入式心脏复律除颤器、导管射频消融或外科手术等治疗方式预防复发。

3. 心室扑动与心室颤动 心室扑动(ventricular flutter)与心室颤动(ventricular fibrillation)为致命性心律失常。

(1) 病因:常见于缺血性心脏病。抗心律失常药物、严重缺氧、缺血、预激综合征合并房颤与极快的心室率、电击伤等亦可引起。

(2) 临床表现:患者意识丧失、呼吸断续或停止、皮肤苍白或明显发绀、抽搐等。听诊心音消失,颈、股动脉搏动消失,血压无法测出。

(3) 心电图特征:心室扑动:无正常的 QRS-T 波,代之以快速而相对规则的正弦波图形。频率为 150~300 次/min(通常在 200 次/min 以上)(图 3-14)。心室颤动:QRS-T 波完全消失,出现波形、振幅及频率均极不规则的低小波(图 3-15)。

(4) 治疗要点:立即实施心肺复苏抢救措施。① 基础生命支持(basic life support,BLS):迅速建立有效的通气和人工循环,以保证脑组织及其他重要脏器的血供,支持基本生命活动;② 高级心血管生命支持(advanced cardiovascular life support,ACLS):在 BLS 的基础上使用药物或电技术(除颤或起搏)来恢复自主心律和呼吸,以维持生命活动;③ 延续生命支持(prolonged life support,PLS):主要为脑复苏、原发病的治疗和并发症的防治。

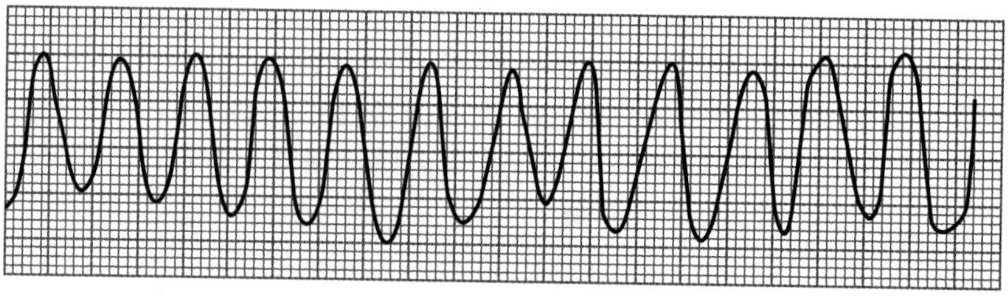

图 3-14 室性扑动

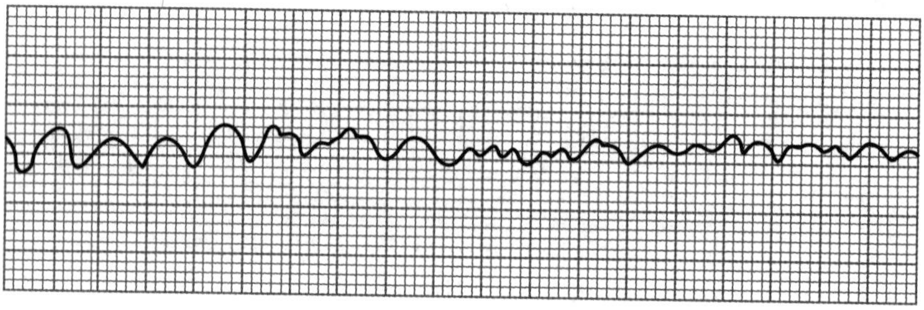

图 3-15 室性颤动

(四)心脏传导阻滞

冲动在心脏传导系统的任何部位传导时均可发生减慢或阻滞。根据阻滞发生部位分为窦房传导阻滞、房室传导阻滞、房内传导阻滞和室内传导阻滞。按阻滞严重程度分为三度:一度传导阻滞的传导时间延长,全部冲动仍能传导。二度传导阻滞分为两型,即莫氏(Mobitz)Ⅰ型和Ⅱ型。Ⅰ型阻滞表现为传导时间进行性延长,直至一次冲动不能传导;Ⅱ型阻滞表现为间歇出现的传导阻滞。三度又称完全性传导阻滞,此时全部冲动不能被传导。

本节重点叙述房室传导阻滞(atrioventricular block),又称房室阻滞,是指房室交界区脱离了生理不应期后,心房冲动传导延迟或不能传导至心室。

1. 病因 可见于正常人或运动员(莫氏Ⅰ型),与迷走神经张力增高有关,常发生在夜间。也可见于病理情况下,如急性心肌梗死、冠状动脉痉挛、病毒性心肌炎、心肌病、急性风湿热、电解质代谢紊乱、药物中毒等。

2. 临床表现

(1)一度房室传导阻滞:通常无症状。听诊第一心音强度减弱。

(2)二度房室阻滞:可无症状,或心悸。Ⅰ型患者第一心音强度逐渐减弱并有心搏脱漏;Ⅱ型患者亦有间歇性心搏脱漏,但第一心音强度恒定。

(3)三度房室阻滞:临床症状取决于心室率的快慢与伴随病变,可有疲乏、头晕、晕厥、心绞痛、心力衰竭等,甚至阿-斯综合征,严重者可猝死。听诊第一心音强度常变化,第二心音可呈正常或反常分裂。颈静脉可出现巨大的 α 波。

3. 心电图特征

(1) 一度房室传导阻滞：P-R 间期延长>0.20 s，每个 P 波都能下传至心室（图 3-16）。

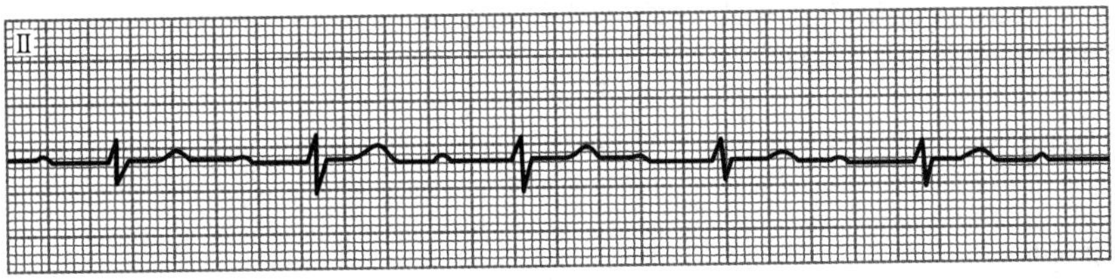

图 3-16 一度房室传导阻滞

(2) 二度房室传导阻滞：主要表现为部分 P 波后 QRS 波脱漏。

1) Ⅰ型：① P 波规律地出现，P-R 间期进行性延长，相邻 R-R 间期进行性缩短，直至一个 P 波后脱漏一个 QRS 波；② 包含受阻 P 波在内的 R-R 间期小于正常窦性 P-P 间期的两倍（图 3-17）。该型很少发展为三度房室传导阻滞。

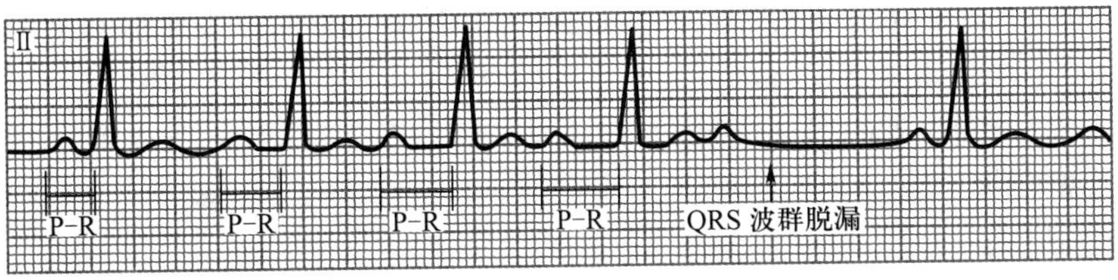

图 3-17 二度Ⅰ型房室传导阻滞

2) Ⅱ 型：P-R 间期恒定（正常或延长），部分 P 波后无 QRS 波群（图 3-18）。本型易转变为三度房室传导阻滞。

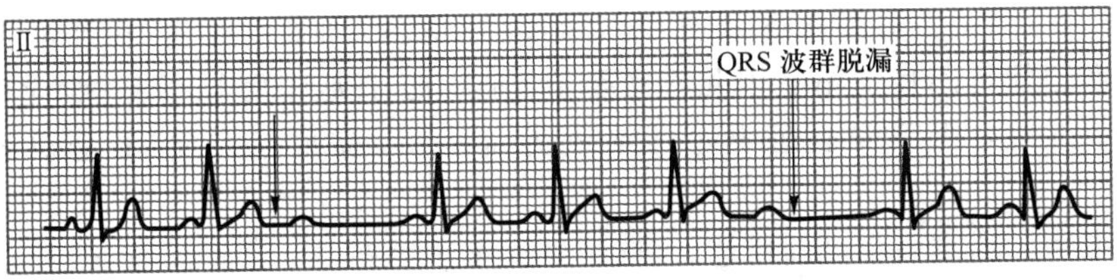

图 3-18 二度Ⅱ型房室传导阻滞

3) 三度房室传导阻滞：P 波与 QRS 波毫无关系（P-R 间期不固定），心房率快于心室率（图 3-19）。

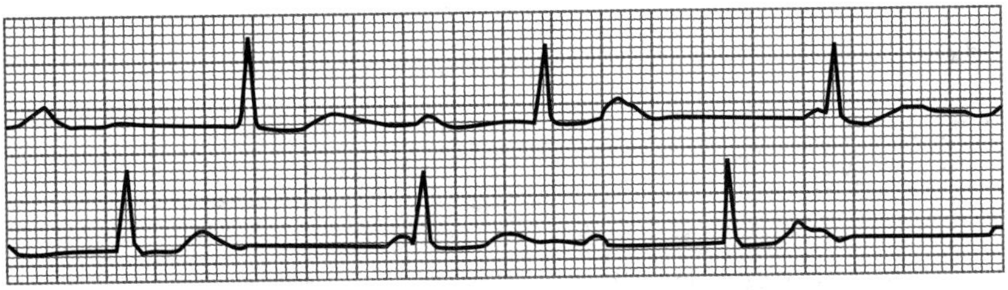

图 3-19 三度房室传导阻滞

4. 治疗要点　应针对不同病因进行治疗。一度或二度Ⅰ型房室阻滞心室率不太慢者无须特殊治疗。二度Ⅱ型或三度房室阻滞如心室率慢,伴有明显症状或血流动力学障碍,甚至阿-斯综合征发作者,应及早给予临时性或永久性心脏起搏治疗。阿托品、异丙肾上腺素仅适用于无心脏起搏条件的应急情况。

【患者护理】

一、护理评估

1. 健康史

(1) 病因、诱因:询问患者有无冠心病、心力衰竭、心肌病、心肌炎、药物中毒等,有无电解质代谢紊乱和低氧血症、酸碱平衡失调等。

(2) 既往史:了解心律失常既往有无类似发作情况、症状及缓解方式,对日常生活、工作有无影响。既往发作时是否伴有呼吸困难、胸痛、头晕、黑蒙或晕厥、抽搐等,是否与精神情绪、吸烟、饮茶或咖啡有关。有晕厥史的患者,要向患者及知情者询问晕厥发作前有无诱因及先兆症状,了解晕厥发作时的体位、晕厥持续时间、伴随症状等。

(3) 个人史:询问患者的职业情况、工作环境如何。有无吸烟、饮茶或喝咖啡嗜好。有无使用抗心律失常药物。

2. 身体评估

(1) 心律失常发作频率、持续时间。

(2) 发作时的主要症状及伴随症状。是否伴有胸痛、极度乏力、呼吸困难、意识丧失、晕厥、发热、抽搐等症状。

(3) 检查脉搏、呼吸、心率、心律、心音、血压,以及有无突眼、甲状腺肿大等。

3. 心理、社会状况　心律失常反复发作或发作持续时间长的患者,由于心前区不适感常引起焦虑和恐惧等不良情绪。因此应主要了解:① 心律失常发作时与正常生活和工作的关系;② 患者近期有无不安和恐惧等情绪改变;③ 患者需要及家属、社会对患者的关心程度。

4. 辅助检查　检查内容见前所述,观察结果有无异常改变。

病例:患者,男性,30 岁,无明显诱因突发心悸,检查心律规则,心率 180 次/min,未听到杂音,压迫颈动脉窦后心率突降到 76 次/min。

请思考:1. 该患者可能是何种类型的心律失常?

2. 请列举该患者主要护理诊断及相应的护理措施。

二、护理诊断

1. 活动无耐力　与严重心律失常导致心排血量减少有关。

2. 潜在并发症　猝死。

3. 有受伤的危险　与心律失常引起的头晕、晕厥有关。

4. 恐惧　与严重心律失常反复发作,对治疗缺乏信心有关。

三、护理目标

（1）患者活动耐力增加。

（2）心律失常的危险征兆能被及时发现并得到处理，未发生猝死。

（3）未发生跌倒、受伤。

（4）焦虑、恐惧情绪减轻或得到控制，积极配合治疗。

四、护理措施

1. 一般护理

（1）环境与饮食：保持环境安静，限制探视，减少不良刺激，保证患者有充足的睡眠和休息。给予高蛋白质、高维生素、低脂、低钠饮食，不宜过饱；戒烟戒酒，不饮浓茶、咖啡等兴奋饮料。保持大便通畅。

（2）休息与体位：非器质性心脏病、症状较轻的心律失常患者，鼓励其正常工作和生活，注意劳逸结合，避免过度劳累。阵发性室性心动过速、窦性停搏、二度Ⅱ型或三度房室传导阻滞等严重心律失常患者应绝对卧床休息，卧床期间协助加强生活护理。伴胸闷、心悸、头晕等不适时应采取高枕卧位、半卧位或其他舒适体位，尽量避免左侧卧位，因左侧卧位时患者常能感觉到心脏的搏动而加重不适感。有头晕、晕厥发作或曾有跌倒病史者应避免剧烈活动、情绪激动或紧张、快速改变体位等，一旦有头晕、黑蒙等先兆时立即平卧，以免跌伤。嘱患者避免单独外出，防止意外。

2. 对症护理　严重心律失常患者应积极采取以下措施配合抢救。

（1）给氧：伴呼吸困难、发绀等缺氧表现时，给予2~4 L/min氧气吸入。

（2）立即建立静脉通道，为用药、抢救做好准备。

（3）准备好抗心律失常药物、其他抢救药品、除颤器及临时起搏器等。发生心室颤动者应立即为患者施行胸外心脏按压或非同步直流电除颤。必要时配合临时心脏起搏或电复律治疗。

3. 用药护理

（1）及时遵医嘱给予抗心律失常药物。告诉患者心律失常常用药物名称、剂量、用法、不良反应，必要时提供书面资料。

（2）口服药要定时定量，餐时或餐后服用可减少胃肠道反应。静脉给药要注意药物的浓度和给药速度。严格按时按量用药，静脉注射时速度宜慢（腺苷除外），静脉滴注药物时尽量用输液泵调节速度。

（3）密切观察用药后疗效和不良反应，根据其特点做好相应的护理。常用抗心律失常药物的不良反应如下：

1）奎尼丁：畏食、恶心、呕吐、腹痛、腹泻；视听觉障碍、意识模糊；皮疹、发热、血小板减少、溶血性贫血。心脏方面：窦性停搏、房室传导阻滞、Q-T间期延长与尖端扭转型室速、晕厥、低血压。

2）普鲁卡因胺：胃肠道反应较奎尼丁少见，中枢神经系统反应较利多卡因少见；发热、粒细胞减少症；药物性狼疮。心脏方面：中毒浓度抑制心肌收缩力，低血压、传导阻滞、Q-T间期延长与多形性室速。

3）利多卡因：眩晕、感觉异常、意识模糊、谵妄、昏迷。心脏方面：少数引起窦房结抑制、室内传导阻滞。

4）普罗帕酮：眩晕、口内金属味、视物模糊；胃肠道不适；可能加重支气管痉挛。心脏方面：窦房结抑制、房室传导阻滞、加重心力衰竭。

5）β 受体阻断药：加重哮喘与慢性阻塞性肺疾病；间歇性跛行、雷诺现象、精神抑郁；糖尿病患者可能引起低血糖、乏力。心脏方面：低血压、心动过缓、心力衰竭。

6）胺碘酮：最严重的心外毒性为肺纤维化；转氨酶升高，偶致肝硬化；光过敏、角膜色素沉着；甲状腺功能亢进或减退；胃肠道反应。心脏方面：心动过缓，致心律失常很少发生，偶有尖端扭转型室速。

7）维拉帕米：偶有肝毒性。心脏方面：已应用 β 受体阻断药或有血流动力学障碍者易引起低血压、心动过缓、房室传导阻滞、心搏停顿。

8）腺苷：面部潮红、呼吸困难、胸部压迫感，通常持续短于 1 min，可有短暂的窦性停搏、室性期前收缩或短阵室性心动过速。

4. 心理护理　鼓励患者及家属表达对本病的感受。做好心理安慰，减轻患者心理压力，避免情绪紧张。执行任何治疗护理操作前予以耐心解释，加强护患间的交流，以提高其安全感，取得患者信任。向患者介绍病情、治疗及预防等知识，鼓励患者参与制订护理计划，鼓励患者、工作人员及家属之间进行多方面交流，以增强其战胜疾病的信心。

5. 严密观察病情

（1）观察患者意识和生命体征，必要时心电监护。对严重心律失常者，应持续心电监护，及时发现心律失常变化和危急征兆。发现频发（每分钟在 5 次以上）、多源性、成对的或呈 R on T现象的室性期前收缩，阵发性室性心动过速，窦性停搏，二度Ⅱ型或三度房室传导阻滞等，立即报告医生。安放监护电极前注意清洁皮肤，用乙醇棉球去除油脂，电极放置部位应避开胸骨右缘及心前区，以免影响做心电图和紧急电复律；1~2 天更换电极片 1 次或电极片松动时随时更换，观察有无皮肤发红、发痒等过敏反应。

（2）严密监测用药前、用药过程中及用药后的心率、心律、心电图、生命体征、血氧饱和度变化。房颤患者要同时测量心率和脉率。监测并及时纠正致心律失常的各种危险因素（低血钾、低血镁等），监测血流动力学变化。

五、护理评价

（1）患者自诉活动耐力增加，活动时无不适。

（2）未发生猝死。

（3）未发生跌倒、受伤。

（4）焦虑、恐惧情绪减轻或消失，对疾病治疗充满信心。

【健康教育】

（1）向患者及家属介绍心律失常的常见病因、诱因及防治知识。指导患者根据病情安排休息与活动。鼓励无器质性心脏病者，积极参加体育锻炼。有器质性心脏病者，根据心功能情况，适当活动。有晕厥史者避免从事驾驶、高空作业等有危险性工作，头晕、黑蒙时立即平卧，以免摔伤。

(2) 患者应生活规律，保证充足的休息与睡眠。保持情绪稳定，最大限度减少不良刺激。避免劳累、感染，防止诱发心力衰竭。心动过缓患者要保持大便通畅，避免排便时过度屏气，以免兴奋迷走神经而加重心动过缓。

(3) 向患者宣传饮食在治疗疾病、恢复健康过程中的重要性，鼓励患者按需进食。予低脂、易消化、多食纤维素丰富的食物，少量多餐，避免饱餐。戒烟、避免摄入刺激性食物或饮料(如咖啡、可乐以及饮浓茶、烈酒等)。

(4) 教会患者自测脉搏的方法以利于自我监测病情，每日至少测量脉搏一次，每次应在1 min以上。告诉患者家属心律失常复发时，如何采取适当措施。如尝试采取刺激迷走神经的物理方法终止阵发性室上性心动过速的发作。对反复发生严重心律失常、危及生命者，教会家属心肺复苏术以备应急。告诉患者及家属出现下列情况应及时就诊：脉搏<60 次/min，伴头晕、目眩感；脉搏>100 次/min，休息及放松后仍不减慢；脉搏节律不齐，有漏搏、早搏现象，>5次/min。

(5) 告诉患者药物疗效及不良反应，不可自行增减药量、停药或擅自改用其他药物，有异常时及时就诊。定期接受医院随访，定期复查心电图。

第四节 心瓣膜疾病患者的护理

【疾病概述】

心瓣膜病(valvular heart disease)指由于炎症、退行性改变、黏液样变性、缺血坏死、先天性畸形、创伤等引起的单个或多个瓣膜结构异常(粘连、增厚、变硬、挛缩)，并可累及腱索和乳头肌，导致瓣膜口的狭窄及关闭不全。二尖瓣最常受累，其次为主动脉瓣，三尖瓣和肺动脉瓣很少累及。如病变累及2个或2个以上瓣膜时，称为多瓣膜病(multivalvular heart disease)。临床上以二尖瓣狭窄合并主动脉瓣关闭不全常见。

风湿性心瓣膜病主要累及40岁以下人群，女性多于男性，我国风湿性心瓣膜病的人群患病率近年来已有所下降，但仍是我国最常见的心脏病之一。

一、病因、诱因及发病机制

1. 病因　风湿热是其主要原因。

2. 诱因　呼吸道感染、反复的风湿活动、心律失常、妊娠和分娩、感染性心内膜炎、过度劳累和情绪激动等。

3. 发病机制　风湿热与A族乙型溶血性链球菌感染有关。风湿性心瓣膜病与感染后机体产生的免疫反应有关。风湿性炎症进行性破坏瓣膜，导致瓣叶增厚、僵硬、钙化，瓣叶交界处相互融合、粘连，腱索乳头肌缩短融合，这些改变导致瓣膜口面积缩小而导致瓣膜口狭窄。风湿性炎症引起瓣膜肿胀、变性、瓣叶增厚、纤维化、钙化而变形，以致不能完全关闭，单向活瓣作用消失而导致瓣膜关闭不全。

二、临床表现

（一）二尖瓣狭窄

1. 症状　心功能代偿能力较强，一般在二尖瓣中度狭窄时始有明显的症状。① 呼吸困难：是二尖瓣狭窄最常见的早期症状，主要由于肺淤血、肺的顺应性降低所致。早期多表现为劳力性呼吸困难，随着狭窄的加重出现静息时呼吸困难、端坐呼吸和夜间阵发性呼吸困难，当劳累、情绪激动、呼吸道感染、心房颤动等诱因存在时，可诱发急性肺水肿。② 咯血：可为痰中带血或大咯血，急性肺水肿时咳大量粉红色泡沫样痰。③ 咳嗽：与支气管黏膜、肺淤血或扩大的左心房压迫支气管有关。咳嗽多在夜间睡眠时及劳动后发生，多为干咳。④ 声嘶：较少见。因扩大的左心房和肺动脉压迫喉返神经所致。⑤ 右心衰竭的表现：右心受累时可出现食欲不振、腹胀、恶心、下肢水肿等。

2. 体征　① 重度二尖瓣狭窄常有"二尖瓣面容"，双颧绀红。② 心尖部可触及舒张期震颤。③ 叩诊胸骨左缘第三肋间心浊音界增宽。④ 心尖部可闻及舒张中、晚期低调隆隆样杂音，是二尖瓣狭窄最重要的体征；第一心音亢进，若瓣膜弹性尚好，还可听到二尖瓣开瓣音；肺动脉瓣区第二心音亢进伴分裂。⑤ 右心衰竭时可见颈静脉怒张、肝大、下肢水肿等。

3. 并发症

（1）充血性心力衰竭：是心瓣膜病的主要死亡原因之一。

（2）心律失常：以心房颤动最常见，开始为阵发性，以后可发展为持续性，是诱发心力衰竭及栓塞的主要原因之一。

（3）血栓栓塞：常见于风湿性二尖瓣狭窄伴心房颤动，以脑栓塞最多见，其次是下肢动脉栓塞，脾、肾及肠系膜动脉栓塞。

（4）亚急性感染性心内膜炎：较少见。

（5）肺部感染：常见，且与肺淤血互为因果。

（6）急性肺水肿：是二尖瓣狭窄最危急的并发症之一，多发生于剧烈活动、情绪激动、感染、快速心房颤动时，妊娠和分娩更易诱发，如不及时救治，往往致死。

（二）二尖瓣关闭不全

1. 症状　二尖瓣关闭不全的代偿期很长，但一旦发生心力衰竭，则进展迅速。轻度关闭不全无症状，严重关闭不全时可出现乏力、心悸、劳力性呼吸困难。

2. 体征　① 心尖搏动向左下移位，心浊音界向左下扩大。② 心尖部可闻及全收缩期粗糙高调的吹风样杂音，向左腋下和左肩胛下区传导，是二尖瓣关闭不全最重要的体征；心尖部第一心音减弱甚至消失。

3. 并发症　与二尖瓣狭窄相似，但出现较晚。感染性心内膜炎较多见，血栓栓塞少见。

（三）主动脉瓣狭窄

1. 症状　早期劳动耐力下降，晚期常出现呼吸困难、心绞痛和晕厥，为典型主动脉瓣狭窄常见的三联征。少数出现急性左心衰竭，甚至猝死。

2. 体征 ① 心尖搏动呈抬举性。② 主动脉瓣听诊区可触及收缩期震颤；闻及粗糙而响亮的收缩期喷射性杂音，向颈部传导，是主动脉瓣狭窄最重要的体征。③ 第一心音正常，主动脉瓣区第二心音减弱。

3. 并发症 左心衰竭多见，50%～70%的患者死于充血性心力衰竭；感染性心内膜炎较少见。

（四）主动脉瓣关闭不全

1. 症状 早期可无症状，或有心悸、头部强烈搏动感、心前区不适等症状，晚期出现呼吸困难等心力衰竭表现。常有体位性头晕，心绞痛较主动脉瓣狭窄时少见。

2. 体征 ① 心尖搏动向左下移位，弥散而有力。② 心浊音界向左下扩大。③ 胸骨左缘第3～4肋间可闻及舒张早期高调哈气样杂音，向心尖部传导，是主动脉瓣关闭不全最重要的体征。严重者在心尖部可闻及舒张中晚期隆隆样杂音，称为奥-弗杂音（Austin-Flint 杂音），但不伴第一心音亢进。④ 周围血管征，颈动脉搏动增强的点头征、水冲脉、毛细血管搏动征、股动脉枪击音，听诊器压迫股动脉可闻及双期杂音（Duroziez 双重杂音）。

3. 并发症 左心衰竭为主要并发症，也是主要死亡原因。感染性心内膜炎亦较常见，血栓栓塞少见。

三、辅助检查

1. X线检查 中、重度二尖瓣狭窄时，左心房增大、肺动脉段突出，心外形呈梨形；二尖瓣关闭不全时，左心房和左心室增大；主动脉瓣狭窄时，左心室增大，主动脉根部可有狭窄后扩张；主动脉瓣关闭不全时，左心室增大，升主动脉扩张，主动脉弓突出，心脏外形呈靴形等。

2. 心电图检查 可示房室肥厚、心律失常。二尖瓣狭窄时左心房明显扩大可出现二尖瓣型P波（P波宽大而有切迹），并可合并心房颤动；二尖瓣关闭不全可有左心室肥厚劳损；主动脉瓣狭窄及关闭不全可有左心室肥厚及继发ST-T改变等。

3. 超声心动图检查 二维超声心动图可显示瓣膜的形态和活动度，测量瓣膜口面积，正确提供房室大小；彩色多普勒用于检测心脏及血管的血流方向等，可确诊风湿性心瓣病。

4. 心导管检查 可以提供心脏各腔、瓣膜与血管的构造及功能的有关资料。

四、治疗原则

防止病情进展，减轻症状。治疗原则为防止风湿活动、改善并发症。无症状者应定期随访。① 预防与治疗风湿活动；② 并发症治疗；③ 外科治疗是根本解决瓣膜病的手段。

【患者护理】

一、护理评估

1. 健康史

（1）病因、诱因：有无风湿热或慢性咽炎、扁桃体炎等链球菌感染史；近期有无风湿活动、呼吸道感染、心律失常、过度劳累及情绪激动等使病情加重的情况。

（2）既往史：仔细询问患者既往体质如何，是否易患上呼吸道感染和扁桃体炎，有无关节炎等病史，治疗情况如何。疾病的发生及病情的进展情况，有无并发症的出现，过去的治疗情况及疗效等。

（3）个人史：询问患者的职业情况、工作环境如何，运动锻炼情况、耐受程度，有无烟酒嗜好。

2. 身体评估

（1）有无心源性呼吸困难、咳泡沫痰等肺淤血及肺水肿的表现，有无乏力、心悸、心绞痛、晕厥等心、脑供血不足的表现，有无少尿、水肿、食欲不振、恶心、呕吐等体循环淤血的表现。

（2）有无充血性心力衰竭，心律失常，栓塞，亚急性感染性心内膜炎，肺部感染，急性肺水肿等并发症。

3. 心理、社会状况　询问患者及家属：① 是否因病程漫长，反复发作，社会支持差，甚至发生并发症，而有焦虑不安、神经过敏、压抑等心理反应；② 患病对工作、交际和家庭生活带来的影响，是否影响个人能力的发挥，自我评价是否改变；③ 对治疗护理的要求；④ 对预后的信心；⑤ 患者的认识及重视程度，家庭居住条件，家庭能否为患者提供照顾；⑥ 社区卫生服务机构能否为患者提供服务。

4. 辅助检查　X 线检查、心电图检查、超声心动图检查、心导管检查等有无上述异常改变。

病例：患者，女性，20 岁，发热，头痛、乏力、双膝关节疼痛 3 天，平素“健康”，一直在家务农，无特殊不适。体格检查：体温 38.5℃，脉率 96 次/min，律齐，心尖部有轻微舒张期隆隆样杂音，不传导；两肺未闻及干、湿啰音，下肢无水肿。实验室检查：红细胞沉降率 500 mm/h，抗链球菌溶血素 O 实验（ASO）>500 U。X 线检查示心脏呈梨形增大；食管吞钡剂检查，右前位见食管压迹加深。

请思考：该患者的护理诊断是什么？

二、护理诊断及合作性问题

1. 心排出量减少　与瓣膜狭窄或血液反流使心排血量减少，并发心力衰竭、心律失常有关。

2. 有感染的危险　与长期肺淤血、抵抗力下降及风湿活动有关。

3. 焦虑　与病情反复、经济困难及担心工作、生活与前途有关。

4. 潜在并发症　心力衰竭、心律失常，亚急性感染性心内膜炎、血栓栓塞、肺部感染。

5. 知识缺乏　与患者不了解疾病过程和治疗手段有关。

6. 家庭应对无效　与长期照顾患者导致其家庭人力、精力及经济负担过重有关。

三、护理目标

（1）患者心排出量正常。

（2）患者自我保护意识增强，未发生感染。

（3）焦虑情绪减轻或消失。

（4）无并发症发生，或一旦发生能及时发现和配合医生处理。

（5）患者了解疾病的特点、治疗方法，能积极配合治疗。

（6）家庭成员能从各方面给予患者支持，积极配合医院治疗。

四、护理措施

1. 一般护理

（1）休息：休息可减轻心脏负荷，防止心力衰竭及并发症。应根据心功能状态安排休息与活动。心功能代偿期一般不限制体力活动，可以适当锻炼，参加轻工作，因为适当活动可改善心肌代谢，增加抵抗力，预防感染。活动量以不感心悸、气急、疲劳为度，但应避免剧烈活动和过度劳累，保持充足的睡眠。心功能失代偿期，应根据病情，增加休息、限制活动，心功能Ⅳ级应绝对卧床休息，患者取坐位或半卧位。保持病室安静，限制探视。

（2）饮食护理：应给予低钠、低脂、高蛋白质、高纤维素、易消化的清淡饮食，以加强营养，增强机体抵抗力；心力衰竭者每餐不宜过饱，多食新鲜蔬菜水果，保持大便通畅，以减轻心脏负荷。

2. 对症护理

（1）风湿活动：风湿性心瓣膜病过程中常有风湿活动反复发作。风湿性心瓣膜病患者应绝对卧床休息至症状消失，实验室指标恢复正常后3~4个月才可逐渐增加活动量；风湿性关节炎患者应尽量减少关节活动，并下垫软垫，可局部热敷，以促进血液循环，减轻肿痛；发热患者应观察热型及伴随症状，体温超过38.5℃时应给予物理降温，并记录降温效果，4 h测体温1次，并做好口腔及皮肤护理。

（2）吸氧：合并心力衰竭时可给予适当吸氧。

3. 用药护理　预防风湿热复发，应用苄星青霉素120万U每4周肌内注射1次。应长期甚至终身使用。

4. 心理护理　告知患者预防感冒，防止风湿活动，使心功能处于代偿期，仍可参加一定的工作和活动；如果条件允许，介入和手术治疗是治疗本病的有效方法，可以提高患者的生活质量和远期存活率，以此安慰、鼓励患者，消除患者焦虑、悲观等心理。

5. 病情观察　① 密切观察患者体温、咳嗽、咳痰、呼吸音等状况的变化，以便及时发现肺部感染。② 观察有无心功能不全的表现，当出现劳力性或夜间阵发性呼吸困难、乏力、尿量减少等症状时，应及时报告医生处理；如出现极度呼吸困难、端坐呼吸、咳粉红色泡沫样痰等急性肺水肿表现时，在报告医生的同时，应准备抢救物品和配合抢救。③ 注意脉搏、心率和心律的变化，以便及时发现心律失常。④ 密切观察有无栓塞的征兆，及时发现脑栓塞、四肢动脉栓塞、肾栓塞、脾栓塞、肺栓塞，以利紧急处理和做好相应护理。⑤ 对不明原因发热的患者，应注意观察有无皮肤黏膜淤点、贫血、脾大、杵状指等表现，并遵医嘱采血送血培养，以及时诊断亚急性感染性心内膜炎和正确使用抗生素；注意红细胞沉降率和抗链球菌溶血素“O”滴度的检测结果，以及时诊断风湿活动和采取相应的治疗、护理措施。

五、护理评价

（1）患者晕厥发作减少或无再次发作，心排出量正常。

（2）患者体温正常。

（3）患者情绪稳定，能积极配合治疗。

(4) 患者无并发症发生或及时发现并配合医生处理。

(5) 患者了解疾病的有关知识,并能积极配合。

(6) 家庭成员给予了患者很大的支持和帮助。

【健康教育】

(1) 告知患者及家属本病病因及进程特点,说明治疗风湿性心瓣膜病的长期性和艰巨性,有手术指征者,应动员患者尽早手术,以提高生活质量。鼓励患者正确对待,积极配合治疗,树立战胜疾病的信心。

(2) 预防风湿活动反复发作,改善居住环境,保持室内空气流通、阳光充足、温暖,注意防寒保暖,避免劳累和精神紧张。患者在拔牙、导尿术、内镜检查、分娩、人工流产等手术操作前应告诉医生自己有风湿性心瓣膜病史,以便于预防性使用抗生素;育龄妇女应根据心功能情况在医生指导下控制好妊娠和分娩时机(心功能Ⅲ、Ⅳ级的患者最好不要生育)。扁桃体炎反复发作的患者最好在风湿活动控制后24个月手术摘除扁桃体。

(3) 指导患者限制食盐及脂肪的摄入,饮食以少量多餐为原则,给予动物性蛋白质,以增加患者的抵抗力。

(4) 帮助患者协调好活动和休息,做到既不因过度操劳而加重病情,又不因过分休息而致抵抗力下降。女性患者不要因繁重的家务劳动而使病情加重,要做好家属的工作,使其能够理解和支持。

(5) 告诉患者坚持按医嘱服药的重要性,详细介绍所用药物的名称、用法、疗效及副作用。

(6) 定期门诊复查,病情变化时及时就医。

第五节　原发性高血压患者的护理

【疾病概述】

原发性高血压(primary hypertension)是指病因未明的,以体循环动脉血压升高为主要临床表现,伴或不伴多种心血管危险因素的综合征,通常简称为高血压。高血压是多种心、脑血管疾病的重要病因和危险因素,影响重要脏器如心、脑、肾的结构与功能,最终导致这些器官的功能衰竭。

一、血压分类及诊断

我国目前采用的是1999年世界卫生组织和国际高血压协会(WHO/ISH)提出的血压分类和标准(表3-1)。高血压定义为收缩压≥140 mmHg和(或)舒张压≥90 mmHg,根据血压升高水平,又进一步将高血压分为1、2、3级。高血压的诊断必须以未服用降压药物情况下2次或2次以上非同日多次血压测定所得的平均值为依据,同时排除由其他疾病导致的继发性高血压。

表 3-1 血压的定义和分类（WHO /ISH，1999 年）

类别	收缩压（mmHg）		舒张压（mmHg）
理想血压	<120		<80
正常血压	<130	和	<85
正常高值	130～139	或	85～89
高血压			
1 级（轻度）	140～159	或	90～99
2 级（中度）	160～179	或	100～109
3 级（重度）	≥180	或	≥110
单纯收缩期高血压	≥140	和	<90
亚组：临界收缩期高血压	140～149	和	<90

当收缩压和舒张压分属于不同分级时，以较高的级别作为标准。单纯收缩期高血压也可按照收缩压水平分为 1、2、3 级。以上标准适用于男、女性任何年龄的成年人。

二、病因、发病机制及病理

（一）病因

目前认为，原发性高血压的病因是遗传易感性和环境因素相互作用的结果。

1. 遗传因素　高血压具有明显的家族聚集性，父母均有高血压，子女的发病概率高达 46%，约 60%高血压患者可询问到有高血压家族史。在遗传表型上，血压升高发生率、血压高度、并发症以及其他有关因素（如肥胖）均体现遗传性。

2. 环境因素

（1）饮食：对盐敏感的人群摄盐过多会导致血压升高。钾、钙低摄入，高蛋白质摄入和饮酒等均与血压升高相关。

（2）精神应激：长期精神紧张、焦虑、心理压力过大或长期处于噪声、视觉刺激环境者易患高血压。脑力劳动者高血压患病率超过体力劳动者。

3. 其他因素　超重或肥胖、服避孕药、睡眠呼吸暂停低通气综合征等均可导致血压升高。

（二）发病机制

高血压发病机制尚未阐明。高血压的血流动力学特征主要是总外周血管阻力相对或绝对增高。目前观点主要从总外周血管阻力增高出发，集中在以下几个环节：① 交感神经系统活性亢进；② 肾性水钠潴留；③ 肾素-血管紧张素-醛固酮系统（RAAS）的激活；④ 细胞膜离子转运异常；⑤ 胰岛素抵抗（insulin resistance，IR）。然而，上述机制尚不能解释单纯收缩期高血压和脉压明显增大。目前认为，覆盖在血管壁内表面的内皮细胞生成、激活和释放的各种血管活性物质在收缩压升高、舒张压降低、脉压增大的机制中起重要作用。

（三）病理

高血压早期无明显病理改变。其病理生理作用的主要靶器官是心脏和血管。长期高血压可引起左心室肥厚和扩大。现在认为高血压最早期和最重要的血管损害是血管内皮功能障碍。长期高血压可引起的全身小动脉壁腔比值增加、管腔内径缩小，导致心、脑、肾等重要靶器官组织缺血。长期高血压及伴随的危险因素可促进体循环大、中动脉粥样硬化的形成及发展。微循环毛细血管亦可出现稀疏、扭曲变形，静脉顺应性减退，如视网膜病变。

三、临床表现

1. 症状　高血压多起病缓慢，无典型的临床表现。部分患者仅在体检或发生心、脑、肾等并发症时才被发现。常见症状有头晕、头痛、耳鸣、心悸等，与血压水平有关，紧张或劳累后加重，血压正常后多数症状可缓解。

2. 体征　血压水平随昼夜、情绪、运动、季节等因素有较大波动。一般夜间血压较低，清晨起床活动后血压升高，白昼血压有两个高峰：上午 8AM ~ 10AM，下午 4PM ~ 6PM。情绪激动、运动时血压迅速升高。冬季血压较高，夏季较低。部分患者心脏听诊可闻及主动脉瓣区第二心音亢进、收缩期杂音或收缩早期喀喇音。大动脉处闻及血管杂音多提示存在血管狭窄、不完全性阻塞或者代偿性血流量增多、加快，如大动脉炎、粥样斑块阻塞、主动脉狭窄、肾血管性高血压等。

3. 恶性或急进型高血压　少数患者起病急骤，进展迅速；舒张压持续 ≥130 mmHg；肾损害突出，表现为持续蛋白尿、血尿、管型尿，并可伴肾功能不全；伴头痛、视物模糊、眼底出血、渗出或视盘水肿。如不给予及时有效治疗，患者常死于肾衰竭、脑卒中或心力衰竭，预后不良。

4. 并发症

（1）高血压危象：由于小动脉发生强烈痉挛，血压急剧上升，影响重要脏器血液供应而产生的危急症状，收缩压可达 260 mmHg 以上。表现为头痛、烦躁、眩晕、心悸、气急、恶心、呕吐、视物模糊等，并伴有动脉痉挛（椎基动脉、颈内动脉、视网膜动脉、冠状动脉等）累及相应的靶器官缺血症状。诱因为紧张、疲劳、寒冷、嗜铬细胞瘤阵发性高血压发作、突然停服降压药等。

（2）高血压脑病：由于过高的血压突破了脑血流自动调节范围，脑组织血流灌注过多，脑水肿形成，患者出现弥漫性严重头痛、呕吐、意识障碍、精神错乱，重者可发生抽搐、昏迷。

（3）脑血管病：长期血压增高会导致脑出血、脑血栓形成、腔隙性脑梗死、短暂性脑缺血发作等脑血管意外发生。

（4）心力衰竭：持续高血压所致左心室后负荷长期增高，心室肥厚、扩大，最终可因失代偿发生左心衰竭。

（5）慢性肾衰竭：长期持久的血压升高可致肾实质缺血，进行性肾小球硬化，并加速肾动脉粥样硬化的发生，出现蛋白尿、肾损害，甚至肾衰竭。

（6）主动脉夹层：严重高血压可导致主动脉夹层形成，血液渗入主动脉壁中层形成夹层血肿，并可沿主动脉壁延伸剥离。患者表现为突发剧烈的胸痛，是血管危急重症，常可致死。

四、辅助检查

1. 常规项目　常规检查尿常规、血糖、血脂、肾功能、血尿酸和心电图，有助于发现相关的危险因素和靶器官损害。根据需要和条件可以进一步检查眼底、超声心动图、血电解质等。

2. 特殊检查　24 h 动态血压监测有助于判断血压升高严重程度，了解血压昼夜节律，指导降压治疗以及评价降压药物疗效。可以有目的地选择踝/臂血压比值，心率变异，颈动脉内膜中层厚度（IMT），动脉弹性功能测定，血浆肾素活性（PRA）等检查，以了解高血压患者病理生理状况和靶器官结构与功能变化。

五、高血压危险度分层

血压升高水平、其他心血管危险因素以及靶器官损害程度均与高血压的预后有关，故现在主张对高血压患者进行心血管危险分层，将高血压患者分为低危、中危、高危和极高危，表示10 年内发生主要心血管病事件的危险度分别为<15%、15%～20%、>20%但<30%和>30%。具体分层标准根据血压升高水平（1、2、3 级）、其他心血管危险因素、糖尿病、靶器官损害以及并发症情况，见表 3-2 。

1. 心血管危险因素　收缩压、舒张压、脉压（老年）、年龄（男>55 岁，女>65 岁）、吸烟、血脂异常（血胆固醇>5.0 mmol/L，或低密度脂蛋白胆固醇>3.3 mmol/L，或高密度脂蛋白胆固醇：男<1.0 mmol/L、女<1.2 mmol/L，或甘油三酯>1.7 mmol/L）、血糖异常（空腹血糖5.6～6.9 mmol/L，糖耐量试验异常）；早发心血管疾病家族史（男<55 岁、女<65 岁）；腹型肥胖（腰围：男≥102 cm，女≥88 cm）。

2. 靶器官损害　左心室肥厚（心电图或超声心动图证实）；颈动脉超声证实有动脉粥样斑块或内膜中层厚度（IMT）≥0.9mm；颈-股脉搏波速度>12 m/s；踝臂血压指数<0.9；血肌酐轻度升高：男 115～133 μmol/L，女 107～124 μmol/L；肾小球滤过率<60 mL/（min · 1.73m^2）或

表 3-2　高血压患者心血管危险分层

其他危险因素和病史	血压（mmHg） I 级 收缩压：140～159 或 舒张压：90～99	2 级 160～179 或 100～109	3 级 ≥180 或 ≥110
无其他危险因素	低危	中危	高危
1～2 个危险因素	中危	中危	极高危
3 个以上危险因素，或糖尿病，或靶器官损害	高危	高危	极高危
有并发症	极高危	极高危	极高危

肌酐清除率<60 mL/min；微量白蛋白尿 30~300 mg/24 h，或尿白蛋白/肌酐比值：男≥22 mg/g，女≥31 mg/g。

3. 并发症 脑血管病（脑出血，缺血性脑卒中，一过性脑缺血发作）；心脏病（心绞痛，心肌梗死，冠脉血管再通术，心力衰竭）；肾疾病（糖尿病肾病；肾功能受损：血清肌酐，男>133 μmol/L、女>124 μmol/L；尿蛋白>300 mg/24 h）；周围血管疾病（主动脉夹层，外周血管病）；严重视网膜病变（出血或渗出，视盘水肿）。

六、治疗原则

（一）目的

1. 高血压治疗目标 血压达标，最大限度地降低心血管疾病的长期总体危险，最终减少高血压患者心、脑血管病的发生率和死亡率。

2. 血压控制目标 一般高血压患者血压控制目标值<140/90 mmHg；老年患者收缩压<150 mmHg 即可；年轻人、糖尿病或肾病高血压患者血压控制目标值<130/80 mmHg，当尿蛋白排泄量>1 g/24 h 时，血压控制目标值应<125/75 mmHg。

（二）治疗策略

1. 低危患者 以改善生活方式为主，监测血压及其他危险因素 6~12 个月，若多次测收缩压≥140 mmHg 或舒张压≥90 mmHg，考虑药物治疗。

2. 中危患者 监测血压及其他危险因素 3~6 个月，若多次测收缩压≥140 mmHg 或舒张压≥90 mmHg，考虑药物治疗。

3. 高危和极高危患者 应立即开始药物治疗。

（三）非药物治疗

非药物治疗包括改善生活方式，消除不利于心理和身体健康的行为和习惯，以减少高血压及其他心血管疾病的危险。具体措施如下：

1. 减轻体重 体质指数（BMI）控制在 24 kg/m^2 以下。减少总热量摄入与增加体育锻炼为基本方法。

2. 合理膳食 每人每日食钠盐限制在 6 g 以内。减少脂肪摄入，补充适量优质蛋白质，补充钾和钙，多吃蔬菜和水果，限制饮酒。

3. 减轻精神压力 保持心理平衡和乐观心态。

4. 其他 戒烟。

（四）药物治疗

1. 降压药物 目前常用降压药物可归纳为六大类：利尿剂、β 受体阻断药、钙通道阻断药（CCB）、血管紧张素转换酶抑制剂（ACEI）、血管紧张素Ⅱ受体阻断药（ARB）和 α 受体阻断药，详见表 3-3。

表 3-3 常用降压药物名称、剂量、用法及适应证

药物分类	药物名称	剂量/用法(次/日)	适应证
利尿药	氢氯噻嗪	12.5 mg/1～2	噻嗪类:充血性心力衰竭、老年高血压、单纯收缩期高血压 抗醛固酮药:充血性心力衰竭、心肌梗死后 袢利尿药:肾功能不全、充血性心力衰竭
	氯噻酮	25～50 mg/1	
	螺内酯	20～40 mg/1～2	
	氨苯蝶啶	50 mg/1～2	
	阿米洛利	5～10 mg/1	
	呋塞米	20～40 mg/1～2	
	吲达帕胺	0.25～2.5 mg/1	
β受体阻断药	普萘洛尔	10～20 mg/2～3	心绞痛、心肌梗死后、快速心律失常、充血性心力衰竭、妊娠
	美托洛尔	25～50 mg/2	
	阿替洛尔	50～100 mg/1	
	倍他洛尔	10～20 mg/1	
	比索洛尔	5～10 mg/1	
	卡维地洛	12.5～25 mg/1～2	
	拉贝洛尔	100 mg/2～3	
钙通道阻断药	硝苯地平	5～10 mg/3	二氢吡啶类:老年高血压、周围血管病、妊娠、单纯收缩期高血压、心绞痛、颈动脉粥样硬化 非二氢吡啶类:心绞痛、颈动脉粥样硬化、室上性心动过速
	硝苯地平控释剂	30～60 mg/1	
	尼卡地平	40 mg/2	
	尼群地平	10 mg/2	
	非洛地平缓释剂	5～10 mg/1	
	氨氯地平	5～10 mg/1	
	拉西地平	4～6 mg/1	
	乐卡地平	10～20 mg/1	
	维拉帕米缓释剂	240 mg/1	
	地尔硫䓬缓释剂	90～180 mg/1	

续表

药物分类	药物名称	剂量/用法(次/日)	适应证
血管紧张素转换酶抑制剂	卡托普利	12.5~50 mg/2~3	充血性心力衰竭、心肌梗死后左心室功能不全、非糖尿病肾病、1型糖尿病肾病、蛋白尿
	依那普利	10~20 mg/2	
	贝那普利	10~20 mg/1	
	赖诺普利	10~20 mg/1	
	雷米普利	2.5~10 mg/1	
	福辛普利	10~20 mg/1	
	西拉普利	2.5~5 mg/1	
	培哚普利	4~8 mg/1	
血管紧张素Ⅱ受体阻滞剂	氯沙坦	50~100 mg/1	2型糖尿病肾病、蛋白尿、糖尿病微量白蛋白尿、左心室肥厚、血管紧张素转换酶抑制剂所致咳嗽
	缬沙坦	80~160 mg/1	
	厄贝沙坦	150~300 mg/1	
	替米沙坦	40~80 mg/1	
	坎地沙坦	8~16 mg/1	
	奥美沙坦	20~40 mg/1	
α受体阻断药	特拉唑嗪	2~8 mg/1~2	前列腺增生、高血脂
	多沙唑嗪	4~8 mg/1~2	

2. 药物治疗原则

（1）上述六类药物均可作为起始和维持药物进行降压治疗。

（2）治疗应从小剂量开始，根据年龄和反应逐步递增剂量以期达到目标血压。

（3）根据患者的临床特点个体化选择降压药物，见表3-3。

（4）选用长效制剂，最好使用一天一次而有持续24 h作用的药物，可平稳控制血压，且依从性好。

（5）主张联合用药，有利于血压在相对较短的时间内达到目标值，减少不良反应，提高依从性。联合治疗应采用不同降压机制的药物。比较合理的两种降压药联合治疗方案是：利尿剂与β受体阻断药；利尿剂与ACEI或ARB；二氢吡啶类钙通道阻断药与β受体阻断药；钙通道阻断药与ACEI或ARB。三种降压药合理的联合治疗方案除有禁忌证外必须包含利尿剂。

3. 高血压急症的治疗　高血压急症是指短时期内（数小时或数天）血压重度升高，收缩压>200 mmHg和（或）舒张压>130 mmHg，伴有重要器官组织如心、脑、肾、眼底、大动脉的严重功能障碍或不可逆性损害。其治疗原则如下：

（1）卧床休息、抬高床头、吸氧。

（2）快速、控制性降压：静脉滴注硝普钠、硝酸甘油、尼卡地平、地尔硫䓬、拉贝洛尔等药物给予降压，同时监测血压，根据血压调整滴速。注意短时间内血压急骤下降，有可能使重要器官的血流灌注明显减少，应采取逐步控制性降压，即开始 24 h 内将血压降低 20%～25%，48 h 内血压不低于 160/100 mmHg，随后的 1～2 周内再将血压逐步降到正常。

（3）有高血压脑病时给予脱水剂，如甘露醇快速静脉滴注或快速利尿剂呋塞米静脉注射减轻脑水肿。

（4）患者发生躁动不安、抽搐时，可给予镇静剂，如地西泮、巴比妥类药物肌内注射或水合氯醛灌肠。

【患者护理】

一、护理评估

1. 健康史

（1）诱因：有无紧张、疲劳、寒冷、突然停服降压药等。

（2）既往史：仔细询问患者起病及病情进展情况，血压水平，有无并发症，既往的治疗及疗效等。

（3）个人史：询问患者每日钠盐摄入量、是否高脂饮食、运动锻炼情况、有无烟酒嗜好、职业情况、是否为脑力劳动者、工作及生活环境、性格、精神压力状况。

（4）家族史：询问直系亲属有无高血压及其他心血管疾病患者，以及其发病年龄、血压水平、并发症状况。

2. 身体评估

（1）血压水平，有无头晕、头痛、耳鸣、心悸等伴随症状，有无加重及缓解因素。

（2）起病急缓，有无头痛、烦躁、眩晕、心悸、气急、恶心、呕吐、视物模糊、意识障碍等急性症状。

（3）有无脑血管意外、心力衰竭、慢性肾衰竭、主动脉夹层等并发症症状。

3. 心理、社会状况　询问患者及家属：① 是否在血压增高、症状明显时，产生烦躁、易怒、焦虑等心理反应；② 病人对疾病的认识及重视程度；③ 目前服用降压药物的依从性如何；④ 家庭的经济状况是否能承担治疗费用；⑤ 家庭和社区卫生服务机构能否为患者提供检测血压等服务。

4. 辅助检查　尿常规、血糖、血脂、肾功能、血尿酸、心电图、眼底、超声心动图、血电解质等常规检查及相关特殊检查有无异常改变。

病例：患者，男性，48 岁。间断头痛、头晕 1 个月入院，劳累及情绪激动时加重，休息可缓解。患者从事证券工作，压力较大，性格容易急躁，平时体育锻炼较少，应酬较多。有吸烟史 20 年，每日 15～20 支。父亲有高血压病史。查体：血压 170/110 mmHg，身高 1.73 m，体重 78 kg。神清，颈软，双肺呼吸清。心界向左扩大，心率 80 次/min，主动脉瓣区第二心音亢进。腹平软，肝脾肋下未及。双下肢无水肿。实验室检查：尿常规、血糖正常，血胆固醇 5.8 mmol/L，甘油三酯 2.7 mmol/L，超声心动图提示左心室扩大。

请思考：该患者的初步诊断是什么？如何护理？如何对患者进行健康指导？

二、护理诊断及合作性问题

1. 疼痛(头痛) 与血压升高有关。
2. 有受伤的危险 与头晕、视物模糊、意识障碍、直立性低血压有关。
3. 潜在并发症 高血压急症、脑血管意外、心力衰竭、肾衰竭。
4. 焦虑 与血压过高,病情反复、进展有关。
5. 知识缺乏 缺乏高血压病的饮食、自我保健和用药知识。

三、护理目标

(1) 头痛减轻,能识别引起头痛的诱因。

(2) 患者及家属能复述避免受伤的措施,无受伤发生。

(3) 能有效预防患者发生高血压急症、脑血管意外、心力衰竭、肾衰竭等急慢性并发症;上述并发症发生时能及时发现、有效控制。

(4) 焦虑情绪减轻或消失。

(5) 患者及家属掌握并执行高血压病的饮食、自我保健和用药的有关知识。

四、护理措施

1. 一般护理

(1) 休息:病室保持安静,减少环境中的声、光刺激,限制探视。当患者血压较高、症状明显时应卧床休息。护理人员操作亦相对集中,动作轻巧,防止过多干扰患者。

(2) 饮食:减少钠盐摄入,每日不超过 6 g。注意补充钾和钙,多食绿叶菜、鲜奶、豆制品和水果等。减少脂肪摄入,限制饮酒。

2. 对症护理 避免劳累、情绪激动、精神紧张、吸烟、酗酒、环境嘈杂、不规律服药等诱发血压升高、头痛的因素。注意防止直立性低血压:服药后避免长时间站立;首剂药物小剂量、夜间睡前服用;加量或联合用药时,患者若出现头晕、眼花、耳鸣、视物模糊等症状,应立即平卧休息;用降压药期间避免洗澡水过热;缓慢变换体位,特别是从卧、坐位起立动作。一旦发生直立性低血压,立即采取头低足高位平卧,以改善脑供血。

3. 用药护理

(1) 严格遵医嘱给予降压药物,不可漏服、少服、多服药。在医生指导下调整用药、增减剂量。

(2) 缓释或控释降压药不可嚼服,要吞服。

(3) 监测血压判断药物疗效,注意有无低血压的发生。用药期间注意观察药物的不良反应,如:① 利尿剂的主要不利作用是低血钾症和影响血脂、血糖、血尿酸代谢。痛风患者禁用。保钾利尿剂可引起高钾血症,不宜与 ACEI、ARB 合用,肾功能不全者禁用。② β 受体阻断药对心肌收缩力、房室传导及窦性心律均有抑制作用,并可增加气道阻力。急性心力衰竭、支气管哮喘、病态窦房结综合征、房室传导阻滞和外周血管病患者禁用 β 受体阻断药。较高剂量 β 受体阻断药治疗时突然停药可导致撤药综合征,故只能逐渐减量停药。③ 钙通道阻断药可引起心率增快、面部潮红、头痛、下肢水肿等不良反应。非二氢吡啶类抑制心肌收缩及自律性和传导性，不宜在心力衰竭、窦房结功能低下或心脏传导阻滞患者中应用。④ 血管紧张素转换酶抑制剂不良反应主要是刺激性干咳和血管性水肿，停用后可消失。高钾血症、妊娠妇女和双侧肾动脉狭窄患者禁用。血肌酐超过 3 mg 患者使用时需谨慎。

4. 心理护理　耐心向患者及家属解释病情，告知烦躁、焦虑及情绪激动会导致血压进一步升高，加重病情。劝慰患者控制情绪，保持良好的心态，配合好治疗，有利于病情控制及好转。

5. 病情观察

（1）监测血压并做好记录。应在患者安静状态下休息 5 min 后测量，测量血压时注意固定部位（一般以右上肢为准）、体位及血压计。患者测血压前避免吸烟，不喝刺激性饮料如浓茶、可乐、咖啡等。

（2）注意观察患者有无头痛（持续时间、程度、伴随症状）、心悸，恶心、呕吐等，有无神志、视力、肢体活动及感觉的变化，以及时发现急慢性并发症的发生。

五、高血压急症的护理

（1）患者绝对卧床休息，抬高床头 15°～30°，环境安静，避免一切不良刺激和不必要的活动，协助生活护理。意识不清时应加床栏以防止坠床；呕吐时头偏向一侧，防止误吸导致窒息；发生抽搐时解开患者衣领，用牙垫置于上、下磨牙间防止唇舌咬伤。消除患者紧张恐惧心理、稳定情绪，必要时遵医嘱使用镇静剂。

（2）保持呼吸道通畅，吸氧 4～5 L/min。若合并急性左心衰者可于湿化瓶内加入 30%～50%乙醇溶液，持续吸氧。

（3）持续心电、血压、呼吸监护，监测生命体征、意识、尿量等病情变化。观察有无肢体麻木、活动不灵、语言不清、嗜睡等情况。

（4）立即建立静脉通路，迅速按医嘱尽早、准确使用降压药及时降低血压，解除血管的痉挛状态。严密监测血压，根据血压调节静脉降压药物的滴速，避免出现血压骤降。硝普钠现配现用，应避光静脉给药，持续静脉滴注一般不超过 24 h，以免发生硫氰酸盐中毒，严重肝、肾疾病患者应慎用。硝酸甘油的不良反应有心动过速、面色潮红、头痛和呕吐等，注意观察。脱水剂甘露醇静脉用药需快速滴注。

六、护理评价

（1）患者头痛减轻或消失，血压正常。

（2）患者无受伤发生。

（3）患者无并发症发生或能及时发现、有效控制。

（4）患者焦虑情绪减轻或消失。

（5）患者及家属了解高血压的饮食、自我保健和用药的有关知识，并能积极配合。

【健康教育】

（1）让患者了解自己的血压水平、危险因素和临床情况，了解控制血压的重要性和终身治疗的必要性。教会患者和家属正确的测量血压方法，定时自测血压并做好记录，作为医生调整药量或选择用药的依据。指导患者调整好心态，了解并避免诱发血压增高的因素，如劳累、情绪激动等。保证充分的睡眠。告知家属应对患者充分理解、宽容和安慰。

（2）饮食注意限制钠盐，每天摄入量低于 6 g。多食绿色蔬菜、水果、豆类食物，保证充足的钾、钙摄入。增加粗纤维食物，减少脂肪摄入，补充适量蛋白质，如蛋类、鱼类等，控制总热量的摄入。戒烟限酒。

（3）指导患者根据年龄和血压水平选择适宜的运动方式，以步行、慢跑、太极拳、健身操等有氧运动为宜。运动强度、时间和频度以不出现不适反应为度，一般每周 3～5 次，每次持续 30～60 min。运动强度指标为运动时最大心率＝170－年龄。注意劳逸结合，避免剧烈运动。

（4）指导患者正确服用药物，强调长期药物治疗的重要性。告知有关降压药物的名称、剂量、用法、作用及不良反应。用降压药物使血压降至理想水平后，仍应继续服用维持量，以保持血压相对稳定。嘱患者必须遵医嘱按时按量服药，不能擅自增减或停用药物，以免血压波动和急性心血管事件发生。经治疗血压得到满意控制后，可以遵医嘱逐渐减少剂量。

（5）根据患者的总危险分层及血压水平决定复诊时间。危险分层属低危或中危者，可安排患者每 1～3 个月随诊 1 次，若为高危者，则应至少每 1 个月随诊 1 次。

（王　旋）

第六节　冠状动脉粥样硬化性心脏病患者的护理

【疾病概述】

冠状动脉粥样硬化性心脏病（coronary atherosclerotic heart disease）指冠状动脉粥样硬化使血管腔狭窄或阻塞，和（或）因冠状动脉功能性改变（痉挛）导致心肌缺血、缺氧或坏死而引起的心脏病，统称冠状动脉性心脏病，简称冠心病，亦称缺血性心脏病。本病是严重危害人类健康的常见病。发病年龄多在 40 岁以后，男性发病早于女性，欧美发达国家常见，近年在我国发病率呈增长趋势。

1979 年，世界卫生组织将本病分为无症状性心肌缺血、心绞痛、心肌梗死、缺血性心肌病和猝死等 5 型。近年来，临床医学家结合病理生理机制将本病分为两大类：① 急性冠状动脉综合征（acute coronary syndrome，ACS），包括不稳定型心绞痛、非 ST 段抬高性心肌梗死和 ST 段抬高性心肌梗死。② 慢性冠状动脉病（chronic coronary artery disease，CAD；或称慢性缺血综合征，chronic ischemic syndrome，CIS），包括稳定型心绞痛、冠状动脉正常的心绞痛（如 X 综合征）、无症状性心肌缺血和缺血性心力衰竭（缺血性心肌病）。

本节仅介绍“心绞痛”和“心肌梗死”两种类型。

一、心绞痛

心绞痛（angina pectoris）是由于冠状动脉供血不足，导致心肌急剧的、暂时的缺血、缺氧引起的以发作性胸痛或胸部不适为主要表现的临床综合征。

稳定型心绞痛（stable angina pectoris）亦称稳定型劳力性心绞痛，是在冠状动脉固定性严重狭窄的基础上，由于心肌负荷增加引起心肌急剧的、暂时的缺血、缺氧的临床综合征。冠心病中除稳定型心绞痛之外，心肌缺血所引起的缺血性胸痛尚有各种不同的表现类型，除变异型心绞痛具有短暂 ST 段抬高的特异心电图变化而仍为临床所保留外，其他如恶化型心绞痛、卧位型心绞痛、静息型心绞痛、梗死后心绞痛、混合性心绞痛等，统称为不稳定型心绞痛（unstable angina，UA）。本部分重点介绍稳定型心绞痛。

（一）病因及发病机制

1. 病因　最基本的原因是冠状动脉粥样硬化引起血管腔狭窄和（或）痉挛，其他病因有重度主动脉瓣狭窄或关闭不全、肥厚型心肌病、先天性冠状动脉畸形、冠状动脉栓塞、严重贫血、休克、快速心律失常、心肌耗氧量增加等。冠心病主要危险因素有：① 年龄，40 岁以上多见；② 性别，男性多见，男女比例约为 2∶1；③ 血脂异常，总胆固醇、三酰甘油、低密度脂蛋白或极低密度脂蛋白、载脂蛋白 B 增高，高密度脂蛋白、载脂蛋白 A 降低，发病率增高；④ 血压，高血压患者发病率较血压正常者高 3~4 倍；⑤ 吸烟，吸烟者发病率比不吸烟者高 2~6 倍，且与每日吸烟支数成正比；⑥ 糖尿病，糖尿病患者发病率比正常者高 2 倍。此外，肥胖、过度脑力活动、高热量高动物脂肪饮食方式、遗传、急躁和争强好胜的 A 型性格等也与本病的发生有关。

2. 诱因　常因劳累、情绪激动、饱食、寒冷、吸烟等而诱发。

3. 发病机制　当冠状动脉的供血与心肌的需血之间发生矛盾时，冠状动脉血流量不能满足心肌代谢的需要，引起心肌急剧的、暂时的缺血、缺氧时，即可发生心绞痛。正常情况下，冠状动脉循环有很大的储备力量，其血流量可随身体的生理情况而有显著的变化，在剧烈体力活动时，冠状动脉适当地扩张，血流量可增加到休息时的 6~7 倍。缺氧时，冠状动脉也扩张，能使血流量增加 4~5 倍。动脉粥样硬化而致冠状动脉狭窄或部分分支闭塞时，其扩张性减弱，血流量减少，且对心肌的供血量相对地比较固定。心肌的血液供应如降低到尚能应付心脏平时的需要，则休息时可无症状。一旦心脏负荷突然增加，如劳累、激动、左心衰竭等，使心肌张力增加、心肌收缩力增加和心率增快等导致心肌氧耗量增加时，心肌对血液的需求增加，而冠状动脉的供血却不能相应增加，即可引起心绞痛。

（二）临床表现

1. 症状　以发作性胸痛为主要临床表现。

（1）部位：主要位于胸骨体中段或上段之后，可波及心前区，有手掌大小范围，常放射至左肩、左臂内侧达环指和小指，或至咽、颈、下颌部。

（2）性质：常为压迫性或紧缩性、发闷，也可有烧灼感，但无锐痛或刺痛，偶伴濒死感，常被迫停止正在进行的活动，直至症状缓解。

（3）诱因：常因体力劳动或情绪激动（如愤怒、焦急、过度兴奋等）而诱发，饱食、寒冷、吸烟、心动过速、休克等亦可诱发。

（4）持续时间：疼痛出现后常逐渐加重，3~5 min 内渐消失，可数日或数周发作 1 次，亦可 1 日内多次发作。

（5）缓解方式：一般经休息或舌下含服硝酸甘油后数分钟内渐缓解。

2. 体征　发作时可见面色苍白、表情焦虑、皮肤冷或出汗、血压升高、心率增快，有时出现第四或第三心音奔马律、暂时性心尖部收缩期杂音。

（三）辅助检查

1. 心电图检查

（1）静息时心电图：约半数患者心电图正常，也可出现陈旧性心肌梗死的改变或非特异性ST段和T波异常，有时出现房室或束支传导阻滞或室性、房性期前收缩等心律失常。

（2）发作时心电图：绝大多数患者可出现暂时性心肌缺血引起的ST段压低（≥0.1 mV）（图3-20），有时出现T波倒置。变异型心绞痛发作时可出现ST段抬高。

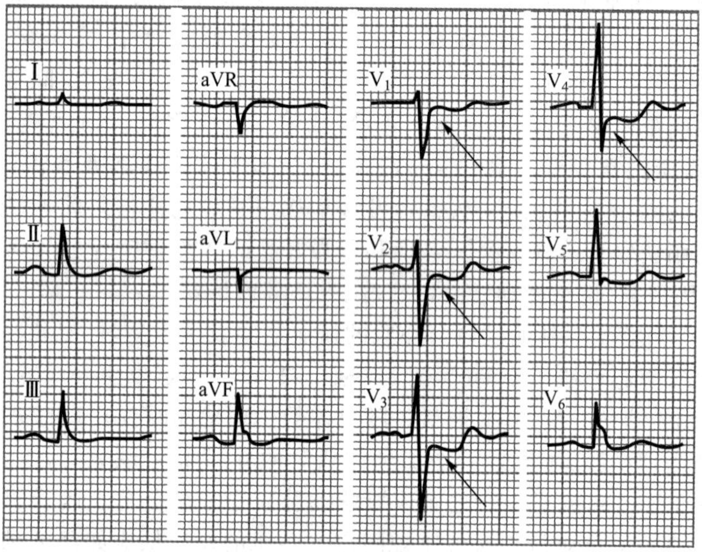

图3-20　心绞痛发作时心电图（$V_{1\sim4}$导联ST段压低）

（3）运动负荷试验：运动可增加心脏负荷而激发心肌缺血。运动方式主要有分级活动平板或踏车，前者较为常用，让患者迎着转动的平板就地踏步。常以达到按年龄预计的最大心率（HR_{max}）或亚极量心率（85%~90%的最大心率）为负荷目标。运动中持续监测心电改变，在运动前和运动中，每次运动负荷量增加均记录心电图，运动终止即刻及之后每2 min均重复记录心电图直至心率恢复至运动前水平，并同步测定血压。运动中出现典型心绞痛，以心电图ST段水平型或下斜型压低≥0.1 mV持续2 min为运动试验阳性标准。运动时出现心绞痛、步态不稳、室性心动过速或血压下降时，应立即停止运动。

（4）心电图连续动态监测：让患者携带慢速转动的记录装置，连续记录并自动分析24 h动态心电图。胸痛发作时相应时间的缺血性ST-T改变有助于确定心绞痛的诊断。

2. 放射性核素检查　放射性核素^{201}Tl（铊）随冠状动脉血流很快被正常心肌细胞所摄取，^{201}Tl心肌显像可显示心肌缺血区的部位和范围，对心肌缺血诊断很有价值。放射性核素^{99m}Tc心腔内血池显像，可测定左心室射血分数及显示心肌缺血区室壁局部运动情况。

3. 超声心动图检查　二维超声心动图可探测到缺血区心室壁运动异常。冠状动脉内超声显像可显示血管壁的粥样硬化病变。

4. 冠状动脉造影　冠状动脉造影可显示冠状动脉的狭窄程度、病变部位、分支走向等，有确诊价值。此外,冠状动脉造影还可用于选择治疗方案及判断预后。

（四）治疗原则

心绞痛的治疗原则为改善冠状动脉的血液供应,减少心肌的耗氧量,同时治疗动脉粥样硬化。

心绞痛发作时应立即停止活动,就地休息;应用作用较快、能扩张冠状动脉和周围血管的硝酸酯制剂,如硝酸甘油片0.3~0.6 mg或硝酸异山梨醇酯(消心痛)5~10 mg舌下含化,如症状不能缓解,可重复应用。

缓解期治疗包括控制危险因素,避免诱因;应用硝酸酯制剂、β受体阻断药、钙通道阻断药、抗血小板药物、调整血脂药物等防止心绞痛发作;施行经皮腔内冠状动脉成形术(PTCA)或支架置入术、冠状动脉旁路移植术(CABG)等介入治疗或手术治疗,以改善心肌供血,缓解症状。

二、心肌梗死

心肌梗死(myocardial infarction,MI)是指在冠状动脉病变的基础上,发生冠状动脉血供急剧减少或中断,使相应心肌严重而持久地急性缺血导致心肌坏死。急性心肌梗死(acute myocardial infarclion,AMI)临床表现为持续而剧烈的胸骨后疼痛、特征性心电图动态演变、心肌酶增高,可发生心律失常、心力衰竭或心源性休克,属急性冠状动脉综合征(ACS)。

（一）病因和诱因

1. 病因　基本病因是冠状动脉粥样硬化,造成血管腔狭窄和心肌血供不足,而侧支循环尚未充分建立,一旦发生血液供应急剧减少或中断,使心肌严重而持久地缺血达20~30 min以上,即可发生急性心肌梗死。绝大多数急性心肌梗死是由于不稳定粥样斑块破溃,继而出血和管腔内血栓形成,从而使管腔闭塞。少数情况下因粥样斑块内或其下发生出血或血管持续痉挛,使冠状动脉完全闭塞。

2. 诱因　促使斑块破裂出血及血栓形成的诱因有:

(1) 休克、脱水、出血、外科手术或严重心律失常,致心排血量骤降,冠状动脉灌流量锐减。

(2) 饱食特别是进食大量脂肪后,血脂增高,血黏稠度增高。

(3) 重体力活动、情绪过分激动、用力排便或血压剧升,致左心室负荷明显加重,儿茶酚胺分泌增多,心肌需氧量增加,冠状动脉供血明显不足。

(4) 晨起6AM—12AM时交感神经活动增加,机体应激反应性增强,心肌收缩力、心率、血压增高,冠状动脉张力增高。

（二）临床表现

临床表现与梗死的大小、部位、侧支循环情况密切相关。

1. 症状

(1) 先兆症状:50%~81.2%患者在发病前数日有乏力、胸部不适、活动时心悸、气急、烦躁、心绞痛等前驱症状,其中以新发生心绞痛(初发型心绞痛)或原有心绞痛加重(恶化型心绞痛)最为突出。心绞痛发作较以往频繁,程度较剧,持续较久,硝酸甘油疗效差,诱因不明显,心电图呈明显缺血性改变(ST 段一过性抬高或压低,T 波倒置或增高)。

(2)疼痛:为最早出现的症状。疼痛部位和性质与心绞痛相似,但诱因多不明显,常发生于安静或睡眠时,疼痛程度更重,范围更广,常呈难以忍受的压榨、窒息或烧灼样,伴有大汗、烦躁不安、恐惧及濒死感。疼痛持续时间较长,可达数小时或数日,休息和含服硝酸甘油多不能缓解。部分患者疼痛向上腹部、下颌、颈部、背部放射而被误诊。少数患者无疼痛,一开始即表现为休克或急性心力衰竭。

(3)全身症状:有发热、心动过速、白细胞增高和红细胞沉降率增快等,由坏死组织吸收所引起。体温一般在 38℃左右,很少超过 39℃,持续约 1 周。

(4)胃肠道症状:疼痛剧烈时常伴恶心、呕吐和上腹胀痛,与坏死心肌刺激迷走神经和心排血量降低致组织灌注不足等有关;亦可出现肠胀气,重者可发生呃逆。

(5)心律失常:见于 75%~95%的心肌梗死患者。多发生于起病 1~2 d,以 24 h 内最多见。其中以室性心律失常最常见,尤其是室性期前收缩。如出现频发室性期前收缩(每分钟 5 次以上)、成对或呈短阵室性心动过速、多源性室性期前收缩或落在前一心搏的易损期时(R 在 T 波上),常为心室颤动的先兆。前壁心肌梗死易发生室性心律失常,下壁心肌梗死易发生房室传导阻滞。前壁心肌梗死如发生房室传导阻滞表明梗死范围广泛,预后较差。

(6)低血压和休克:疼痛期的血压下降,未必是休克。休克见于约 20%的患者,多在起病后数小时至数日内发生,主要是心源性的,为心肌广泛坏死、心排血量急剧下降所致。主要表现为疼痛缓解而收缩压下降至<80 mmHg,烦躁不安,面色苍白,皮肤湿冷,脉细而快,大汗淋漓,尿量减少(<20 mL/h),意识模糊,甚至晕厥。

(7)心力衰竭:主要为急性左心衰竭,可在起病最初数日内发生,或在疼痛、休克好转阶段出现。其发生率为 32%~48%,为梗死后心肌收缩力显著减弱或顺应性降低所致,可出现呼吸困难、咳嗽、烦躁等,严重者可发生肺水肿,随后可有右心衰竭的表现。右心室心肌梗死者一开始即可出现右心衰竭表现,并伴血压下降。

2. 体征

(1)心脏特征:心浊音界可正常,也可轻度至中度增大。心率可增快或减慢,心尖区第一心音减弱,可闻及第四或第三心音奔马律。部分患者发病后 2~3 d 出现心包摩擦音。

(2)血压:除极早期血压可增高外,几乎所有患者都有血压降低。起病前有高血压者,血压可降至正常。

(三)辅助检查

1. 心电图

(1)特征性改变:ST 段抬高性心肌梗死者表现为:① ST 段抬高呈弓背向上型,在面向坏死区周围心肌损伤区的导联上出现(图 3-21)。② 宽而深的 Q 波(病理性 Q 波),在面向透壁心肌坏死的导联上出现。③ T 波倒置,在面向损伤区周围心肌缺血区的导联上出现;在背向心肌梗死区的导联则出现相反的改变,即 R 波增高、ST 段压低和 T 波直立并增高。非 ST 段抬高性心肌梗死者有两种:① 无病理性 Q 波,有普遍性 ST 段压低≥0.1 mV,但 aVR 导联(有时

还有 V_1 导联)ST 段抬高,或有对称性 T 波倒置,此为心内膜下心肌梗死所致。② 无病理性 Q 波,也无 ST 段变化,仅有 T 波倒置。

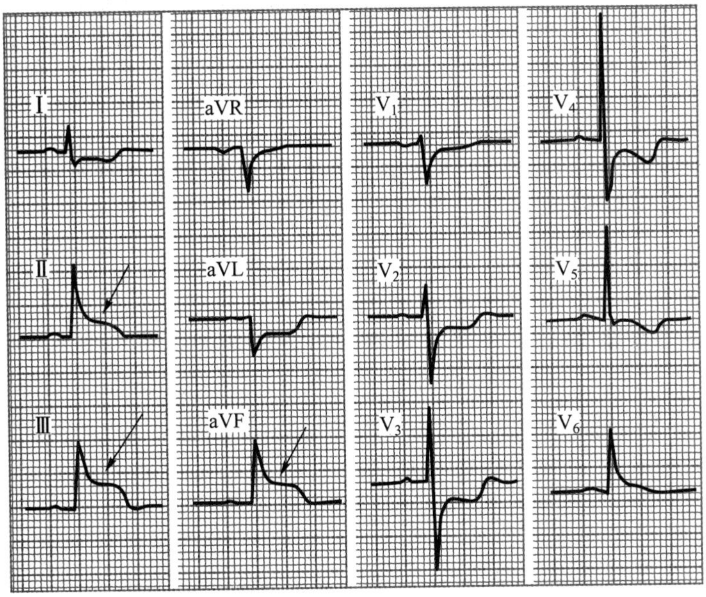

图 3-21　急性下壁心肌梗死(Ⅱ、Ⅲ、aVF 导联 ST 段抬高)

(2) 动态性改变:ST 段抬高性心肌梗死可出现以下改变:① 起病数小时内,可无异常或出现异常高大双支不对称的 T 波,为超急性改变。② 数小时后,ST 段明显抬高,弓背向上,与直立的 T 波形成单相曲线。数小时至 2 d 内出现病理性 Q 波,同时 R 波减低,为急性期改变。Q 波在 3~4 d 内稳定不变,以后 70%~80% 永久存在。③ 如早期不进行治疗干预,ST 段抬高持续数日至 2 周左右,逐渐回到基线水平,T 波则变为平坦或倒置,为亚急性期改变。④ 数周至数月后,T 波呈 V 形倒置,对称,波谷尖锐,为慢性期改变。

2. 实验室检查

(1) 血液检验:起病 24~48 h 后白细胞可增至 $(10\sim20)\times10^9/L$,中性粒细胞增多,嗜酸粒细胞减少或消失;红细胞沉降率增快;C 反应蛋白(CRP)增高,均可持续 1~3 周。起病数小时至 2 d 内血中游离脂肪酸增高。

(2) 血心肌坏死标记物增高:① 肌红蛋白起病 2 h 内升高,12 h 内达高峰,24~48 h 内恢复正常。② 肌钙蛋白 I(cTnT)或肌钙蛋白 T(cTnT)起病 3~4 h 后升高,cTnI 于 11~24 h 达高峰,7~10 d 降至正常;cTnT 24~48 h 达高峰,10~14 d 降至正常。以上心肌结构蛋白含量的增高是反映心肌梗死的敏感指标。③ 肌酸激酶同工酶(CK-MB)起病 4 h 内增高,16~24 h 达高峰,3~4 d 恢复正常,其增高的程度能较准确地反映梗死的范围。

以往沿用多年的急性心肌梗死心肌酶测定,包括肌酸激酶(CK)、天冬氨酸氨基转移酶(AST)和乳酸脱氢酶(LDH),其特异性和敏感性虽不如上述心肌坏死标记物,但仍有一定参考价值。三者在急性心肌梗死后 6~10 h 开始升高,按序分别于 12 h、24 h 及 2~3 d 内达高峰,又分别于 3~4 d、3~6 d 及 1~2 周内回降至正常。

3. 放射性核素检查　静脉注射放射性核素^{99m}Tc-焦磷酸盐或^{111}In-抗肌凝蛋白单克隆抗体，进行“热点”扫描或照相，可显示急性心肌梗死的部位和范围。静脉注射放射性核素^{201}Tl或^{99}Tc-MIBI进行“冷点”扫描或照相，用于显示慢性期或陈旧性心肌梗死的部位和范围。目前已很少应用。用门电路γ闪烁照相法进行放射性核素心腔造影，可观察心室壁的运动和左心室的射血分数，有助于判断心室功能、诊断梗死后造成的室壁运动失调和心室壁瘤。

4. 超声心动图检查　二维和多普勒超声心动图检查能发现区域性心室壁运动异常，并能可靠地确定梗死部位、范围及左心室或右心室功能降低程度。

（四）治疗原则

尽快恢复心肌的血液灌注（到达医院后30 min内开始溶栓或90 min内开始介入治疗）以维护心脏功能，挽救濒死的心肌、防止梗死扩大或缩小心肌缺血范围，保护和维持心脏功能，及时缓解疼痛，处理严重心律失常、泵衰竭和各种并发症，防止猝死，使患者不但能度过急性期，而且康复后还能保持尽可能多的有功能的心肌。

【患者护理】

一、护理评估

1. 健康史

（1）病因和诱因：有无冠心病危险因素，如有无高脂血症、高血压、糖尿病、吸烟、肥胖及家族史等。心绞痛患者发病前是否存在劳累、情绪激动、饱食、寒冷、吸烟、心动过速、休克等诱发因素。心肌梗死患者发病前有无出血、休克、严重心律失常、外科手术、重体力劳动、情绪激动、饱食、用力排便等诱发因素。

（2）既往史和现病史：既往体质状况，心脏病病史及心绞痛发作史等。

（3）个人史：年龄，工作情况，饮食、运动、休息等生活方式，有无烟酒嗜好。

2. 身体评估

（1）症状评估：观察患者疼痛的部位、性质、程度、持续时间、诱发因素及其缓解方式。心绞痛患者发作时有无面色苍白、冷汗、心率增快、血压升高，有无暂时性心尖区收缩期杂音。心肌梗死患者发病前是否有数日乏力、胸部不适、活动时心悸、气急、烦躁等前驱症状，有无新发心绞痛、原有心绞痛加重、心绞痛频发、硝酸甘油疗效差、诱因不明等先兆症状；有无食欲减退、恶心、呕吐、上腹胀痛等胃肠道症状；有无心率增快或减慢，有无心尖区第一心音减弱、舒张期奔马律或收缩期杂音。

（2）并发症评估：有无心律失常、心力衰竭、低血压、心源性休克等并发症。

3. 心理、社会状况

（1）询问患者及家属：患者是否为易激动、急躁、性格好强者，是否因心绞痛或剧烈胸痛而紧张、焦虑和恐惧，是否因疾病影响工作、生活和自理能力下降而产生焦虑、抑郁。

（2）患者和家属对疾病的认识程度，家庭能否提供关心和支持，社区卫生服务机构能否为患者提供服务。

(3) 冠心病监护病房(CCU):病房环境和接受检查、治疗对心肌梗死患者情绪有无影响及影响程度,负性情绪加重时有无诱发因素,患者住院对家庭成员及家庭功能的影响,是否出现了家庭危机。

(4) 对预后的信心如何等。

4. 辅助检查　心电图检查、心电图连续动态监测、超声心动图检查、血心肌坏死标记物测定、放射性核素检查、冠状动脉造影等有无上述异常改变。

病例:患者,男性,52岁,中学教师。发作性胸痛半个月,常于急行或骑自行车上坡时感觉左胸部压榨样疼痛、发闷,停止休息数分钟后缓解,此次午饭后急剧发作入院。体格检查:T 36.1℃,P 114次/min,心尖区闻及第三心音奔马律,有轻微收缩期杂音,肺部无异常。辅助检查:心脏X线检查无异常,心电图示V导联ST段压低,T波倒置。平时性情较急躁,喜高盐、高脂饮食,无烟酒嗜好,经常熬夜工作。发病后担心自己再次胸痛发作会发生心肌梗死。

请思考:该患者的护理诊断是什么?

二、护理诊断及合作性问题

1. 疼痛(胸痛)　与冠状动脉供血不足导致心肌缺血、缺氧有关。

2. 焦虑/恐惧　与发作时剧烈胸痛伴濒死感、惧怕再次发作、处于监护室的陌生环境有关。

3. 知识缺乏　缺乏控制心绞痛或心肌梗死诱发因素及预防性用药知识。

4. 活动无耐力　与心肌氧供需失调有关。

5. 便秘　与进食少、活动少、不习惯床上排便有关。

6. 自理缺陷　与疼痛不适、心律失常及需要卧床休息有关。

7. 潜在并发症　心律失常、心力衰竭、心源性休克。

三、护理目标

(1) 患者胸痛缓解、减轻或消失。

(2) 患者情绪稳定,焦虑减轻或消失。

(3) 患者了解心绞痛的疾病过程和诱因,能运用有效方法缓解疼痛,发作次数减少或不发作。

(4) 患者能理解适当活动的重要性和按计划进行活动,活动耐力逐渐增加。

(5) 患者排便通畅,不发生便秘。

(6) 患者卧床期间生活需要得到满足。

(7) 患者无并发症发生,或一旦发生并发症能及时发现和控制。

四、护理措施

(一) 一般护理

1. 休息与活动　心绞痛发作时应立即休息,不稳定型心绞痛者应卧床休息。缓解期应根据患者的活动能力制订合理的活动计划,以提高患者的活动耐力,最大活动量以不发生心绞痛症状为度。但应避免竞赛活动和屏气用力动作，并防止精神过度紧张和长时间工作。心肌梗死患者发病 12 h 内绝对卧床休息，保持环境安静，限制探视，协助患者进食、洗漱及大小便。如无并发症，24 h 后在床上作肢体活动，第 3 日在室内走动，第 4～5 日逐渐增加活动量，以不感到疲劳为限。有并发症者适当延长卧床时间。

2. 饮食护理　饮食以摄入低热量、低脂、低胆固醇、低盐、高维生素、清淡易消化饮食为原则。多吃蔬菜、水果，少量多餐，不宜过饱。禁烟、酒。避免饮浓茶、咖啡及进食过冷、过热、辛辣刺激性食物。心肌梗死患者起病后 4～12 h 进流质饮食，随后进半流质饮食，2～3 d 后改为软食。超重者应控制总热量，有糖尿病者应进食低糖饮食，心功能不全者适当限制钠盐。

3. 给氧　心绞痛发作及心肌梗死患者立即鼻导管给氧，氧流量 2～5 L/min，可根据血氧饱和度监测调整氧流量，以增加心肌氧供，减轻缺血和疼痛。

4. 保持大便通畅　冠心病患者用力排便可增加心肌耗氧量，诱发心绞痛。心肌梗死患者由于卧床休息、进食少、使用吗啡等药物易引起便秘，排便用力易诱发心力衰竭、肺梗死，甚至心脏骤停。应了解患者日常的排便习惯、排便次数及形态，指导患者养成每日定时排便的习惯，多吃蔬菜、水果等粗纤维食物，适当增加饮水量，适量活动，以防发生便秘。便秘者可服蜂蜜水，行腹部环形按摩（按顺时针方向），促进排便；也可每日常规给予缓泻药，必要时给予甘油灌肠。

（二）病情观察

心绞痛发作时应观察胸痛的部位、性质、程度、持续时间；严密监测血压、心率、心律、脉搏、体温及心电图变化；观察有无心律失常、急性心肌梗死等并发症的发生。心肌梗死患者应安置于 CCU，严密监测其心电图、血压、呼吸、神志、出入量、末梢循环等情况 3～5 d，有条件还可进行血流动力学监测；及时发现心律失常、休克、心力衰竭等并发症的早期症状；备好各种急救药品和设备。

（三）用药护理

1. 硝酸甘油片应用及护理　心绞痛发作时舌下含服硝酸甘油片后 1～2 min 开始起作用，30 min 后作用消失。硝酸甘油可引起头痛、血压下降或晕厥。用药时应注意：① 随身携带硝酸甘油片，注意有效期，定期更换。② 对于规律性发作的劳力性心绞痛，可预防用药，在外出、就餐、排便等活动前含服硝酸甘油。③ 胸痛发作时每隔 5 min 含服硝酸甘油 0.5 mg，直至疼痛缓解。如果疼痛持续 15～30 min 仍未缓解（或连续含服 3 片后），应警惕急性心肌梗死的发生。④ 含服硝酸甘油后最好平卧，必要时吸氧。⑤ 静脉滴注硝酸甘油时应监测心率、血压变化，掌握好用药浓度和输液速度，防止低血压的发生。⑥ 青光眼、低血压者忌用。

2. 溶栓治疗及护理　① 溶栓前询问患者有无活动性出血和出血倾向、消化性溃疡、脑血管病、近期大手术、外伤史等溶栓禁忌证，检查血小板、出凝血时间和血型，配血。② 准确配制并输注溶栓药物。③ 用药后询问胸痛有无缓解，监测心肌酶、心电图及出凝血时间，以判断溶栓效果。④ 观察有无发热、皮疹等过敏现象，皮肤、黏膜及内脏有无出血，一旦出血立即处理。

（四）疼痛护理

疼痛可使交感神经兴奋，心肌缺氧加重，促使梗死范围扩大，易发生休克和严重心律失常，因此，应及早采取有效的止痛措施。遵医嘱给予吗啡或哌替啶等镇静止痛药，注意有无呼吸功能抑制等不良反应。静脉滴注或用微量输液泵注射硝酸甘油时，严格控制速度，并注意观察血压、心率变化，维持收缩压在 100 mmHg 以上。

（五）心理护理

冠心病患者多有焦虑、抑郁、恐惧等负性心理反应，而焦虑等能增加交感神经兴奋性，增加心肌需氧量，加重病情。疾病还会对家庭造成严重的影响，使家庭处于危机状态，应对能力降低。因此，护理人员应充分理解患者，尽量陪伴在患者身边，增加患者的安全感；应加强心理护理，如给患者介绍监护室的环境、治疗方法，解释不良情绪对疾病的负面影响，指导患者保持乐观、平和的心态等，必要时可遵医嘱给予镇静药。对于患者家属，也应给予心理支持，了解并设法满足家属的需要，协助患者和家属提高应对危机的能力，维持患者和家庭的心理健康。

（六）康复护理

急性心肌梗死患者进行早期康复训练，有利于疾病的预后及提高患者的生活质量，延长存活时间。美国心脏康复学会建议，急性心肌梗死患者的康复分为以下 3 期：① 住院期，又可分为监护室抢救期和普通病房期，一般为 1～2 周，主要护理措施是指导患者进行低强度的体力活动，实施健康教育，为患者及家庭提供心理－社会支持以及制订出院计划等。② 恢复期，即出院后休养阶段，一般为 8～12 周，康复可在家庭、社区或医院中进行，注意防止发生意外，主要护理措施为鼓励患者逐步增加体力活动、继续接受健康教育，提供进一步的心理－社会支持等。③ 维持期，自发病后数月直至生命终止，主要护理措施为督促患者坚持进行冠心病的二级预防和适当的体育锻炼，以进一步恢复并保持体力与心功能。

五、护理评价

（1）患者胸痛或胸部不适是否缓解，发作次数是否减少或无再次发作。

（2）患者因疼痛引起的烦躁、恶心、呕吐等症状是否消失。

（3）患者情绪是否稳定；焦虑、恐惧感是否减轻或消失。

（4）患者生命特征是否稳定，能否进行循序渐进的运动，活动耐力提高。

（5）患者是否了解疾病过程和诱因等有关知识，能否运用有效方法缓解疼痛。

（6）患者卧床休息期间生活需要是否得到满足，大便次数和性状是否正常，无排便费力。

（7）患者有无心力衰竭、心源性休克等并发症发生，能否及时发现心律失常等，并配合医生救治。

【健康教育】

1. 指导患者养成良好的生活方式　注意克服急躁、焦虑情绪，保持乐观、平和心态；保证充足的休息时间，注意适当的活动量；指导患者根据自身条件，以不引起症状为原则，进行适当的有规则的运动，提倡小运动量、重复、多次运动，循序渐进，掌握运动强度，适当间隔休息，防止疲劳。心绞痛患者必要时于活动前舌下含服硝酸甘油；饭后 2 h 内不宜进行体力活动，避免重体力劳动、剧烈、竞技性运动和屏气运动；根据天气变化适当增减衣服，防止感冒受凉。

2. 指导患者合理饮食

（1）控制摄入总热量：主食每日不超过 500 g，热量应控制在 2 000 kcal（8 368 kJ）左右。

（2）低脂饮食：限制动物脂肪、蛋黄及动物内脏的摄入，食物中胆固醇含量控制在 300 mg/d 以内（一个鸡蛋含胆固醇 200～300 mg），常食植物油（豆油、菜籽油、玉米油等），以降低血中胆固醇、防止动脉硬化形成和发展。

（3）低盐饮食：通常以不超过 4 g/d 为宜，若有心功能不全，则应更少。

（4）限制含糖食物的摄入：少吃糕点、糖果，少饮含糖饮料，主食宜粗细搭配，以免热量过剩，体重增加。

（5）一日三餐规律，避免暴饮暴食。

（6）多吃新鲜蔬菜、水果。戒烟限酒。肥胖者限制热量摄入，减少危险因素，保持理想体重，控制高血压，调节血脂。保持大便通畅，防止排便用力。

3. 指导患者治疗　告诉患者坚持按医嘱服药的重要性，学会观察药物作用和不良反应，定期门诊复查。指导患者积极治疗梗死后心绞痛、高血压、糖尿病、高脂血症等，控制危险因素。

4. 避免诱发因素　保持情绪稳定，生活有规律，避免受寒冷潮湿刺激。

5. 教会患者和家属紧急自救方法　教会患者及家属识别病情变化以及心肌梗死发作时实施紧急自救措施。

（1）心肌梗死发作时立刻就地休息，保持靠坐姿势，心情放松，保持环境安静而温暖。

（2）积极与急救站或医院联系，呼叫救护车或用担架将患者送往医院，切忌扶患者勉强步行。

（3）如有条件，立刻吸入氧气。

（4）舌下含服硝酸甘油、异山梨酯，可连续多次服用，亦可舌下含服速效救心丸、复方丹参滴丸等扩张冠状动脉的药物。

第七节　病毒性心肌炎患者的护理

【疾病概述】

病毒性心肌炎（viral myocarditis）指嗜心肌性病毒感染而引起的以心肌非特异性间质性炎症为主要病变的心肌炎。本病多见于儿童、青少年，男性多于女性。

一、病因及发病机制

1. 病因　许多病毒可引起心肌炎，其中以肠道病毒［包括柯萨奇 A、B 组病毒、孤儿

(ECHO)病毒、脊髓灰质炎病毒等]为常见,尤其是柯萨奇 B 组病毒,占 30%~50%。此外,人类腺病毒、流感病毒、风疹病毒、单纯疱疹病毒、脑炎病毒、肝炎病毒(A、B、C 型)及人类免疫缺陷病毒(HIV)等都能引起心肌炎。

2. 发病机制　为病毒的直接作用,包括:① 急性病毒感染及持续病毒感染对心肌损害。② 病毒介导的免疫损伤作用。③ 多种细胞因子和氧化亚氮等介导的心肌损害和微血管损伤。这些变化均可损害心脏功能和结构,典型病变是心肌间质增生、水肿及充血,内有多量炎性细胞浸润等。

二、临床表现

病毒性心肌炎的临床表现常取决于病变的广泛程度,轻者可无明显症状,重者可猝死。

1. 症状　约半数患者在发病前 1~3 周有病毒感染的前驱症状,如发热、全身倦怠感、“感冒”样症状或恶心、呕吐等消化道症状,然后出现心悸、胸痛、呼吸困难、水肿,甚至阿-斯综合征、心源性休克、猝死。

2. 体征　可见与发热程度不平行的心动过速和各种心律失常,其中室性期前收缩为最常见的心律失常,其次为房室传导阻滞。部分患者心脏轻度或中度增大,心尖区第一心音减弱,可闻及第三心音或杂音。可有颈静脉怒张、肺部啰音、肝大等心力衰竭体征。

三、辅助检查

1. 血液检验　红细胞沉降率增快,C 反应蛋白(CRP)增加,血清肌钙蛋白、心肌肌酸激酶(CK-MB)增高。

2. X 线检查　心影扩大或正常。

3. 心电图　多有 ST-T 改变和各种心律失常,特别是室性心律失常和房室传导阻滞等。

4. 超声心动图检查　可示正常,左心室舒张功能减退,节段性或弥漫性室壁运动减弱,左心室增大或附壁血栓等。

四、治疗原则

病毒性心肌炎目前无特异性治疗,主要针对心律失常、心力衰竭进行治疗,应安静卧床休息,补充营养,改善心肌代谢、保护心肌。心力衰竭时使用利尿药、血管扩张药、血管紧张素转换酶抑制药(ACEI)等;期前收缩频发或有快速心律失常者采用抗心律失常药物;高度房室传导阻滞、快速室性心律失常、窦房结功能损害而出现晕厥或明显低血压时可考虑使用临时性起搏器。心肌炎时对洋地黄耐受性差,故应慎用。近年采用黄芪、辅酶 Q_{10} 等中西医结合治疗病毒性心肌炎,有抗病毒、调节免疫和改善心功能等作用,有一定疗效。

【患者护理】

一、护理评估

1. 健康史

(1) 病因和诱因:发病前 1~3 周有无上呼吸道感染或消化道感染史,有无细菌感染、营养不良、剧烈运动、寒冷、酗酒、过度疲劳、妊娠、缺氧等诱因导致机体抵抗力下降而发病。

（2）既往史和现病史：患者既往体质如何，是否易患上呼吸道感染或消化道感染，治疗情况如何。疾病的发生、进展及治疗情况。

（3）个人史：患者的年龄、职业情况、生活方式等。

2. 身体评估

（1）症状评估：有无心悸、胸闷、心前区隐痛、头晕、乏力等心功能不全表现，观察体温、心率、脉率变化，有无心脏扩大、与发热不成比例的心率增快，第一心音低钝，是否闻及奔马律及心律失常改变。

（2）并发症评估：有无心力衰竭、心律失常、心源性休克、猝死等并发症。

3. 心理、社会状况

（1）询问患者及家属是否因担心疾病影响工作学习而出现焦虑、烦躁不安、抑郁等心理反应。

（2）患者是否对预后有信心。

（3）患者对疾病的认识及重视程度，家庭对患者的支持和照顾。

（4）社区是否为患者提供医疗卫生服务。

4. 辅助检查　实验室检查、胸部 X 线检查、心电图检查、超声心动图检查等有无上述异常改变。

二、护理诊断及合作性问题

1. 活动无耐力　与心肌受损、心律失常有关。

2. 焦虑　与病情加重、担心疾病预后有关。

3. 潜在并发症　心律失常、心力衰竭。

三、护理目标

（1）患者活动时疲劳感减轻或消失。

（2）患者情绪稳定，焦虑减轻或消失。

（3）患者无并发症发生。

四、护理措施

1. 一般护理

（1）休息与活动：卧床休息可减轻心脏负荷，减少心肌耗氧，有利于心功能的恢复，防止病情加重或转为慢性病程。急性期需卧床休息 2~3 个月，直到症状消失、血清心肌酶和心电图等恢复正常，方可逐渐增加活动量。若出现心律失常，应延长卧床时间。心脏扩大或出现心力衰竭者应卧床休息半年。恢复期内仍应适当限制活动 3~6 个月。

（2）饮食护理：进食高蛋白质、高维生素、易消化的饮食，戒烟酒。

（3）保持大便通畅：患者长期卧床易发生便秘，指导患者多吃新鲜蔬菜、水果和粗纤维食物，适量饮水，防止便秘，必要时给予缓泻药。

2. 病情观察　急性期心电监护，密切观察生命体征及心电图变化，注意有无胸闷、呼吸困难、颈静脉怒张等表现。一旦发生，立即报告医生，同时准备好抢救仪器及药物。如发现频发室性期前收缩、阵发性室性心动过速、房室传导阻滞等及时报告医生，并遵医嘱给予抗心律失常药物，或配合临时起搏、电复律等。

3. 用药护理　病毒性心肌炎患者可发生心力衰竭，因心肌炎时心肌细胞对洋地黄的耐受性差，对于应用洋地黄的患者应特别注意有无毒性反应。静脉输液时注意输液速度不可过快、输液量不可过多，防止诱发心力衰竭。

4. 心理护理　向患者介绍卧床休息的必要性、病情、治疗方案及效果，告诉患者不良情绪会加重心脏负荷，关心患者的需要，给予心理疏导，解除其焦虑、恐惧心理，减轻心理压力，主动配合治疗，早日康复。

五、护理评价

(1) 活动时疲劳感是否减轻或消失，生活能否自理。

(2) 焦虑不安感是否减轻或消失，情绪是否稳定，能否积极配合治疗。

(3) 有无并发症发生，或一旦发生并发症是否能及时发现并配合医生救治。

【健康教育】

(1) 告诉患者及家属合理休息及活动的重要性。急性心肌炎患者出院后继续休息 3~6 个月，无并发症者可适当恢复部分或全部轻体力工作或学习。6 个月至 1 年内避免剧烈运动、重体力劳动或妊娠等，适当锻炼身体，逐渐增加活动量，以增强机体抵抗力。

(2) 指导患者加强营养，摄入高蛋白质、高维生素、易消化食物，尤其是补充富含维生素 C 的新鲜蔬菜和水果。禁烟酒、浓茶和咖啡。

(3) 指导患者注意保暖，防止呼吸道感染，避免诱发心力衰竭和心律失常。

(4) 告诉患者坚持药物治疗，定期门诊复查。

(5) 教会患者及家属自测脉率和脉律，发现异常随时就诊。

第八节　心肌病患者的护理

【疾病概述】

心肌病(cardiomyopathy)是指伴有心肌功能障碍的心肌疾病。1995 年，世界卫生组织和国际心脏病学会(WHO/ISFC)工作组根据病理生理学将心肌病分为 4 型，即扩张型心肌病、肥厚型心肌病、限制型心肌病及致心律失常型右心室心肌病，不定型的心肌病仍保留。据统计，在住院患者中，心肌病占心血管疾病的 0.6%~4.3%，在因心血管疾病死亡的尸体解剖中，心肌病占 0.11%。近年心肌病有增加趋势。本节重点介绍扩张型心肌病和肥厚型心肌病。

一、扩张型心肌病

扩张型心肌病(dilated cardiomyopathy，DCM)主要特征是单侧或双侧心腔扩大，心肌收缩功能减退，伴或不伴有充血性心力衰竭。本病常伴有心律失常，病死率较高。在我国发病率为

13/10 万～84/10 万。男性多于女性。

（一）病因及病理

1. 病因 迄今病因不明。除特发性、家族遗传性外，近年来认为持续病毒感染是其重要原因，持续病毒感染对心肌组织的损伤、自身免疫（包括细胞、自身抗体或细胞因子等）介导的心肌损伤可导致或诱发扩张型心肌病。

2. 病理 以心腔扩张为主，肉眼可见心室扩张，室壁多变薄，纤维瘢痕形成，且常伴有附壁血栓。瓣膜、冠状动脉多无改变。组织学病理改变为非特异性心肌细胞肥大、变质，特别是程度不同的纤维化等病变混合存在。

（二）临床表现

1. 症状 起病缓慢，早期多无明显症状，逐渐出现活动后气急、心悸、胸闷、乏力，甚至端坐呼吸、水肿和肝大等充血性心力衰竭的症状和体征，部分患者可发生栓塞、心律失常或猝死。

2. 体征 主要体征为心脏扩大，常可闻及第三心音或第四心音。

（三）辅助检查

1. X 线检查 心影明显增大，有肺淤血征象。

2. 心电图 可见心房颤动、房室传导阻滞等心律失常改变及 ST-T 改变。少数可见病理性 Q 波。

3. 超声心动图 各心腔均扩大，左心室扩大早而显著。室壁运动普遍减弱，提示心肌收缩力下降。

4. 其他 可辅助心导管检查、心血管造影、心内膜心肌活检、放射性核素显影等检查。

（四）治疗原则

扩张型心肌病的治疗主要是对症治疗，目前治疗原则为纠正心力衰竭和心律失常。一般采取限制体力活动、低盐饮食、应用洋地黄和利尿药等措施可以减轻心脏负荷，但本病较易发生洋地黄中毒，故应慎用洋地黄制剂。此外，常用扩血管药物、ACEI、β 受体阻断药等长期口服。严重心力衰竭、内科治疗无效者，可行心脏移植术。

二、肥厚型心肌病

肥厚型心肌病（hypertrophic cardio myopathy，HCM）是以左心室或右心室肥厚为特征，常为不对称肥厚并累及室间隔，左心室血液充盈受阻、舒张期顺应性下降为基本病变的心肌病。临床根据左心室流出道有无梗阻分为梗阻性肥厚型心肌病和非梗阻性肥厚型心肌病两类。本病常为青年猝死的原因，后期可出现心力衰竭。

（一）病因及病理

1. 病因 常有明显的家族史（约占 1/3），目前认为，肥厚型心肌病是常染色体显性遗传疾病，肌节收缩蛋白基因突变是主要的致病因素，有人认为儿茶酚胺代谢异常、细胞内钙调节异常、高血压、高强度运动等为发病的促进因子。

2. 病理 主要病理改变在心肌，尤其是左心室形态学的改变，其特征为不均等的室间隔增厚。本病的组织学特征为心肌细胞肥大、形态特异、排列紊乱，尤以左心室间隔部改变明显。

（二）临床表现

1. 症状 部分患者无自觉症状，而因猝死或在体检中被发现。多数患者有劳力性呼吸困难、心悸、胸痛，有流出道梗阻的患者可在起立或运动时出现晕厥，甚至神志丧失，晚期可出现心力衰竭。

2. 体征 主要体征有心脏轻度增大，可闻及第四心音。流出道梗阻的患者可在胸骨左缘第3~4肋间闻及较粗糙的喷射性收缩期杂音，心尖区可闻及吹风样收缩期杂音。

（三）辅助检查

1. X线检查 心影增大多不明显，如有心力衰竭，则心影明显增大。

2. 心电图检查 最常见的表现为左心室肥大，ST-T改变，常在胸前导联出现巨大倒置T波。

3. 超声心动图检查 是临床上主要诊断手段，可显示室间隔的非对称性肥厚，舒张期室间隔厚度与后壁厚度之比≥1.3，间隔运动低下。

4. 其他 心导管检查及心血管造影对确诊有重要价值。

（四）治疗原则

肥厚型心肌病的治疗原则为弛缓肥厚的心肌，防止心动过速、室性心律失常及维持正常窦性心律，减轻左心室流出道狭窄和梗阻，以增加心排血量。目前主张应用β受体阻断药及钙通道阻断药治疗。对重症梗阻性肥厚型心肌病患者可做介入或手术治疗，植入双腔DDD型起搏器、消融，或切除肥厚的室间隔心肌。

【患者护理】

一、护理评估

1. 健康史

（1）病因和诱因：患者家族中有无心肌病患者，有无病毒感染、代谢异常情况。发病前有无致使心肌受损的因素，有无心悸、呼吸困难、水肿等心功能不全，有无劳累、感染、中毒、情绪激动、高强度运动、高血压等诱因。

（2）既往史：患者既往的体质如何，是否易受病毒感染，感染性疾病的发病情况和治疗情况。

（3）个人史：患者的年龄、职业状况、饮食、休息和活动等生活方式、烟酒嗜好等。

2. 身体评估

（1）症状评估：扩张型心肌病患者有无乏力、心悸、气促、端坐呼吸、水肿、上腹胀满等心力衰竭症状。肥厚型心肌病患者有无劳力性呼吸困难、心悸、心前区闷痛，有无栓塞、心律失常或晕厥等流出道梗阻症状。

(2) 体征评估:有无心脏增大、交替脉、舒张期奔马律、水肿、肝大、胸腔积液、腹水、心尖区收缩期杂音等异常体征。

(3) 并发症评估:有无心律失常、栓塞、猝死等并发症。

3. 心理、社会状况

(1) 询问患者及家属是否因病程漫长,反复出现心悸、气促,甚至心力衰竭,逐渐丧失劳动力,而出现焦虑、抑郁等心理反应,甚至产生悲观、绝望等心理。

(2) 疾病对患者的工作或学业的影响,对家庭生活的影响。

(3) 患者对疾病的认识,对预后的信心。

(4) 家庭和社会支持系统对患者的关心。

4. 辅助检查　X线检查、心电图检查、超声心动图检查、心导管检查等有无上述异常。

二、护理诊断及合作性问题

1. 气体交换受损　与心力衰竭有关。

2. 活动无耐力　与心力衰竭、心律失常有关。

3. 胸痛　与肥厚心肌耗氧量增加、冠状动脉供血相对不足有关。

4. 焦虑　与病情逐渐加重、生活方式被迫改变有关。

5. 潜在并发症　心律失常、栓塞、猝死。

三、护理目标

(1) 心悸及呼吸困难减轻。

(2) 活动耐力逐渐增加。

(3) 胸痛减轻或消失。

(4) 情绪稳定,焦虑减轻或消失。

(5) 不发生并发症,或一旦发生能及时发现和控制。

四、护理措施

1. 一般护理

(1) 休息与活动:心肌病患者限制体力活动可使心率减慢,减轻心脏负荷,增加心肌收缩力,改善心功能。急性期及有心力衰竭症状者应绝对卧床休息,病情好转者可在医护人员指导下实施渐进性活动计划,当心力衰竭控制后仍应限制活动量,促使扩大的心脏得到恢复。肥厚型心肌病患者体力活动后有晕厥和猝死的危险,应避免持重、屏气及剧烈的运动,如跑步、球类比赛等。有晕厥史者避免独自外出活动,以免发生意外。

(2) 饮食护理:给予高蛋白质、高维生素的清淡饮食,以促进心肌代谢,增加机体抵抗力。多食新鲜蔬菜和水果、少量多餐及增加粗纤维食物,防止便秘。心力衰竭时进低盐饮食,限制水分摄入。

(3) 吸氧:给予氧气吸入,根据缺氧的程度调节流量。

2. 病情观察　密切观察患者的生命体征,必要时进行心电监护。观察有无乏力、颈静脉怒张、肝大、水肿等心力衰竭表现；及时发现恶性心律失常的先兆，防止发生猝死。准确记录 24 h 液体出入量，定期测体重。心脏附壁血栓脱落可导致动脉栓塞，需观察有无偏瘫、失语、胸痛、咯血、血尿等症状。应注意肥厚型心肌病患者有无晕厥发生。本病猝死机会多，应备好抢救用物和药品以及电复律等急救设施。

3. 用药护理　遵医嘱用药，以控制心力衰竭为主，同时给予改善心肌代谢药物，观察疗效及不良反应，严格控制输液速度。扩张型心肌病用洋地黄者因其耐受性差，应警惕发生中毒。

4. 心理护理　心肌病患者由于长期的疾病折磨及心力衰竭的反复出现常焦虑、抑郁，甚至绝望。不良情绪使交感神经兴奋，心肌耗氧增加，病情加重，故护理人员应多与患者交谈，耐心解释病情，安慰鼓励患者。加强心理疏导，帮助患者缓解不良情绪。

五、护理评价

（1）活动后心悸及呼吸困难是否减轻。

（2）活动耐力是否逐渐增加。

（3）胸痛发作次数是否减少或消失，发作后能否缓解或消失。

（4）焦虑是否减轻或消失，情绪是否稳定。

（5）心率和心律是否恢复正常，有无并发症发生，或能否及时发现并发症并配合医生救治。

【健康教育】

（1）向患者及其家属讲明合理休息和活动的重要性，保证充足的休息与睡眠，出院后须继续休息，避免劳累，3~6 个月后方可部分或全部恢复轻体力工作或学习。告诉患者适当锻炼身体可增强抵抗力，注意防寒保暖、预防上呼吸道感染。

（2）指导患者摄取营养丰富、易消化的食物，尤其应补充富含维生素 C 的食物，如新鲜蔬菜、水果，以促进心肌代谢与修复，增强机体抵抗力。嘱患者戒烟限酒。

（3）坚持服用抗心力衰竭、纠正心律失常的药物，说明药物的名称、剂量和用法，教会患者及家属观察药物疗效及不良反应。

（4）保持大便通畅、防止便秘。保持情绪稳定，避免精神紧张。

（5）嘱患者定期随访，教会患者及家属测量脉搏和观察病情，发现异常或有胸闷、心悸等不适时应立即就诊，防止病情进展。

第九节　感染性心内膜炎患者的护理

【疾病概述】

感染性心内膜炎（infective endocarditis，IE）是心脏内膜的微生物感染，伴赘生物形成。赘生物为大小不等、形状不一的血小板和纤维素团块，内含大量微生物和少量炎症细胞。瓣膜为最常受累部位，但感染也可发生在间隔缺损部位、腱索或心壁内膜。根据病程分为急性和亚急性两类。急性 IE 特征：① 中毒症状明显；② 病程进展迅速，数日至数周引起瓣膜破坏；③ 感染迁移多见；④ 病原体主要为金黄色葡萄球菌。亚急性 IE 特征：① 中毒症状轻；② 病程数周至数月；③ 感染迁移少见；④ 病原体以草绿色链球菌多见，其次为肠球菌。IE 又可分为自体瓣膜心内膜炎、人工瓣膜心内膜炎和静脉药瘾者心内膜炎。

一、病因及发病机制

（一）病因

链球菌和葡萄球菌分别占自体瓣膜心内膜炎病原微生物的 65% 和 25%。急性者主要由金黄色葡萄球菌引起，少数由肺炎球菌、淋球菌、A 族链球菌和流感杆菌等所致。亚急性者草绿色链球菌最常见，其次为 D 族链球菌（牛链球菌和肠球菌）、表皮葡萄球菌，其他细菌较少见。真菌、立克次体和衣原体为自体瓣膜心内膜炎的少见致病微生物。

（二）发病机制

1. 亚急性 IE　至少占 2/3 的病例，发病与以下因素有关：

（1）血流动力学因素：亚急性 IE 主要发生于器质性心脏病，首先为心瓣膜疾病，尤其是二尖瓣和主动脉瓣；其次为先天性心血管病，如室间隔缺损、动脉导管未闭、法洛四联症和主动脉缩窄。赘生物常位于血流从高压腔经病变瓣口或先天缺损至低压腔产生高速射流和湍流的下游，可能与这些处于湍流下部位的压力下降、内膜灌注减少，有利于微生物沉积和生长有关。高速射流冲击心脏或大血管内膜处可致局部损伤，并易于感染。

（2）非细菌性血栓性心内膜炎：当内膜的内皮受损暴露其下结缔组织的胶原纤维时，血小板在该处聚集，形成血小板微血栓和纤维蛋白沉着，成为结节样无菌性赘生物，称非细菌性血栓性心内膜炎，是细菌定居瓣膜表面的重要因素。

（3）短暂性菌血症：各种感染或细菌寄居的皮肤黏膜的创伤（如手术、器械操作等）常导致暂时性菌血症；口腔组织创伤常致草绿色链球菌菌血症；消化道和泌尿生殖道创伤和感染常引起肠球菌和革兰阴性杆菌菌血症；葡萄球菌菌血症见于皮肤和远离心脏部位的感染。循环中的细菌如定居在无菌性赘生物上，IE 即可发生。

（4）细菌感染无菌性赘生物：此取决于① 发生菌血症之频度和循环中细菌的数量，后者与创伤、感染严重程度和寄居皮肤黏膜处细菌的数量有关；② 细菌黏附于无菌性赘生物的能力。草绿色链球菌从口腔进入血流的机会频繁，黏附性强，因而成为亚急性 IE 的最常见致病菌；而大肠埃希菌的黏附性差，虽然其菌血症常见，但极少致心内膜炎。

细菌定居后，迅速繁殖，促使血小板进一步聚集和纤维蛋白沉积，感染性赘生物增大。厚的纤维蛋白层覆盖在赘生物外，阻止吞噬细胞进入，为其内细菌生存繁殖提供良好的庇护所。

2. 急性 IE　发病机制尚不清楚，主要累及正常心瓣膜。病原菌来自皮肤、肌肉、骨骼或肺等部位的活动性感染灶，循环中细菌量大，细菌毒力强，具有高度侵袭性和黏附于内膜的能力。主动脉瓣常受累。

二、临床表现

从短暂性菌血症的发生至症状出现之间的时间间隔长短不一，多在 2 周以内，但不少患者无明确的细菌进入途径可寻。

（一）症状

1. 发热 发热是IE最常见的症状，除有些老年或心、肾衰竭重症患者外，几乎均有发热。亚急性者起病隐匿，可有全身不适、乏力、食欲不振和体重减轻等非特异性症状。可有弛张性低热，一般<39℃，午后和晚上高。头痛、背痛和肌肉关节痛常见。急性者呈暴发性败血症过程，有高热寒战。突发心力衰竭者较为常见。

2. 动脉栓塞 赘生物引起动脉栓塞占20%～40%。栓塞可发生在机体的任何部位。脑、心脏、脾、肾、肠系膜和四肢为临床所见的体循环动脉栓塞部位。脑栓塞的发生率为15%～20%。在由左向右分流的先天性心血管病或右心内膜炎时，肺循环栓塞常见。如三尖瓣赘生物脱落引起肺栓塞，可突然出现咳嗽、呼吸困难、咯血或胸痛。肺梗死可发展为肺坏死、空洞，甚至脓气胸。

3. 感染的非特异性症状

（1）脾大：见于15%～50%、病程>6周的患者，急性者少见。

（2）贫血 IE时贫血较为常见，尤其多见于亚急性者，有苍白无力和多汗。主要由于感染抑制骨髓所致。多为轻、中度贫血，晚期有重度贫血。

（二）体征

1. 心脏杂音 80%～85%患者可闻及心脏杂音，可由基础心脏病和（或）心内膜炎导致瓣膜损害所致。急性者要比亚急性者更易出现杂音强度和性质的变化，或出现新的杂音。瓣膜损害所致的新的或增强的杂音主要为关闭不全的杂音，尤以主动脉瓣关闭不全多见。

2. 周围体征 多为非特异性，近年已不多见，包括：① 淤点，可出现于任何部位，以锁骨以上皮肤、口腔黏膜和睑结膜常见，病程长者较多见；② 指和趾甲下线状出血；③ Roth斑，为视网膜的卵圆形出血斑，其中心呈白色，多见于亚急性感染；④ Osler结节，为指和趾垫出现的豌豆大的红或紫色痛性结节，较常见于亚急性者；⑤ Janeway损害，为手掌和足底处直径1～4 mm无痛性出血红斑，主要见于急性IE者。引起这些周围体征的原因可能是微血管炎或微栓塞。

（三）并发症

1. 心脏受损 ① 心力衰竭是最常见并发症，主要由瓣膜关闭不全所致，以主动脉瓣受损者最多见；② 心肌脓肿常见于急性IE，以瓣膜周围特别是主动脉瓣环多见，可致室内或房室传导阻滞；③ 急性心肌梗死大多由冠状动脉栓塞引起，以主动脉瓣感染时多见，少见原因为冠状动脉细菌性动脉瘤；④ 化脓性心包炎不多见，主要发生于急性IE；⑤ 此外还有心肌炎等。

2. 细菌性动脉瘤 多见于亚急性IE，受累动脉依次为近端主动脉（包括主动脉窦）及脑、内脏和四肢的，一般见于病程晚期，多无症状，为可扪及的搏动性肿块。

3. 迁移性脓肿 多见于急性IE，亚急性IE少见，多发生于肝、脾、骨髓和神经系统。

4. 神经系统受损 约有1/3患者发生。① 脑栓塞占其中1/2，大脑中动脉及其分支最常受累；② 脑细菌性动脉瘤，除非破裂出血，多无症状；③ 脑出血，由脑栓塞或细菌性动脉瘤破裂所致；④ 中毒性脑病，可有脑膜刺激征；⑤ 脑脓肿；⑥ 化脓性脑膜炎，不常见；后三种情况主要见于急性 IE,尤其是金黄色葡萄球菌性心内膜炎。

5. 肾受损 大多数患者有肾损害。① 肾动脉栓塞和肾梗死,多见于急性 IE;② 免疫复合物所致局灶性和弥漫性肾小球肾炎(后者可致肾衰竭),常见于亚急性 IE;③ 肾脓肿不多见。

三、辅助检查

1. 血培养 是诊断菌血症和 IE 的最重要方法。在近期未接受过抗生素治疗的患者血培养阳性率可高达 95%以上,其中 90%以上患者的阳性结果获自入院后第一日采取的标本。每次取静脉血 10~20 mL 作需氧和厌氧培养,至少应培养 3 周,并周期性作革兰染色涂片和次代培养。必要时培养基需补充特殊营养或采用特殊培养技术。2 周内用过抗生素或采血、培养技术不当,常降低血培养的阳性率。

2. 尿常规检查 常有显微镜下血尿和轻度蛋白尿,肉眼血尿提示肾梗死,红细胞管型和大量蛋白尿提示弥漫性肾小球性肾炎。

3. 血常规检查 亚急性者正常色素型正常细胞性贫血常见,白细胞计数正常或轻度升高,分类计数轻度核左移。急性者常有血白细胞计数增高和明显核左移。红细胞沉降率几乎均升高。

4. 免疫学检查 25%患者有高丙种球蛋白血症。80%患者出现循环中免疫复合物。病程 6 周以上的亚急性 IE 中 50%类风湿因子试验阳性。血清补体降低见于弥漫性肾小球肾炎。上述异常在感染治愈后消失。

5. X 线检查 肺部多处小片状浸润阴影提示脓毒性肺栓塞所致肺炎。左心衰竭时有肺淤血或肺水肿征。主动脉细菌性动脉瘤可致主动脉增宽。

6. 心电图 偶可见急性心肌梗死或房室、室内传导阻滞,后者提示主动脉瓣环或室间隔脓肿。

7. 超声心动图 如果超声心动图发现赘生物、瓣周并发症等,可帮助明确心内膜炎诊断。经胸超声检查可检出 50%~75%的赘生物;经食管超声(TTE)可检出<5 mm 的赘生物,敏感度高达 95%以上。赘生物≥10 mm 时,易发生动脉栓塞。感染治愈后,赘生物可持续存在。

8. CT 检查 有助于脑梗死、脑出血、脑脓肿的诊断。

四、治疗原则

(一) 抗微生物药物治疗

抗微生物药物治疗为最重要的治疗措施,用药原则为:① 早期应用,在连续送 3~5 次血培养后即可开始治疗;② 充分用药,选用杀菌性抗生素,大剂量和长疗程,以完全消灭藏于赘生物内的致病菌;③ 静脉用药为主,保持高而稳定的血药浓度;④ 病原微生物不明时,急性者选用针对金黄色葡萄球菌、链球菌和革兰阴性杆菌均有效的广谱抗生素,亚急性者选用针对大多数链球菌(包括肠球菌)的抗生素;⑤ 已分离出病原微生物时,应根据致病微生物对药物的敏感程度选择抗微生物药物。

1. 经验治疗 在病原菌尚未培养出时,急性者采用萘夫西林(新青霉素Ⅲ)2 g,每 4 h 1 次,静脉注射或滴注,加氨苄西林 2 g,每 4 h 1 次静脉注射。亚急性者以青霉素为主或加庆大霉素静脉滴注,每 4~6 h 1 次。

2. 已知致病微生物时的治疗

(1) 对青霉素敏感的细菌:草绿色链球菌、牛链球菌、肺炎球菌等多属此类。① 首选大剂量青霉素分次静脉滴注;② 青霉素联合庆大霉素静脉注射或肌内注射;③ 青霉素过敏时可选择头孢曲松静脉注射或万古霉素静脉注射。均用药至少 4 周。

(2) 对青霉素耐药的链球菌:① 青霉素用药 4 周,同时庆大霉素用药 2 周;② 万古霉素用药 4 周。

(3) 肠球菌心内膜炎:大剂量青霉素加庆大霉素静脉滴注,或氨苄西林加庆大霉素,用药 4~6 周,其中庆大霉素用药 2 周。

(4) 金黄色葡萄球菌和表皮葡萄球菌:① 萘夫西林或苯唑西林静脉滴注或静脉注射,用药 4~6 周。② 青霉素过敏或无效者用头孢唑林静脉注射,用药 4~6 周。③ 如青霉素和头孢菌素无效,可用万古霉素 4~6 周。

(5) 其他细菌:用青霉素、头孢菌素或万古霉素,加或不加氨基糖苷类,疗程 4~6 周。

(6) 真菌:两性霉素 B 静脉滴注,首日 1 mg,以后每日增加 3~5 mg,总量 3~5 g,完成两性霉素 B 疗程后,改服氟胞嘧啶,用药数月。

(二) 外科治疗

内科治疗病情稳定后,有手术指征可考虑手术,以清除药物难以治愈的病原体感染病灶,同时为抗生素的选择提供直接依据。如果二尖瓣赘生物>10 mm 或抗生素治疗下赘生物体积增大或赘生物位于二尖瓣闭合的边缘时应考虑尽早手术治疗。

【患者护理】

一、护理评估

1. 健康史

(1) 病因和诱因:发病前有无上呼吸道感染、咽峡炎、扁桃体炎及其他部位化脓性感染,近期是否做过拔牙、扁桃体摘除术、心导管检查或心脏手术等,有无静脉药瘾。

(2) 既往史和现病史:患者既往体质如何,有无心瓣膜病、先天性心脏病等病史,治疗情况如何。疾病的发生、发展和治疗情况。

2. 身体评估

(1) 症状评估:有无发热、贫血表现,有无全身乏力、肌肉关节酸痛、食欲减退、出汗等感染中毒症状。

(2) 周围体征评估:有无皮肤黏膜淤点、Roth 斑、Osler 结节、Janeway 损害等周围血管受损体征。

(3) 并发症评估:有无心力衰竭、心律失常、动脉栓塞(如脑栓塞、脾栓塞、肾栓塞、四肢动脉栓塞、肺动脉栓塞等)、细菌性动脉瘤(可破裂出血)及转移性脓肿等并发症。

3. 心理、社会状况

(1) 询问患者及家属是否有因病情重、并发症多、治疗时间长而导致的紧张、焦虑等心理反应。

（2）患者是否对预后有信心。

（3）患者对疾病的认识及重视程度，家庭对患者的支持和照顾。

（4）社区是否为患者提供医疗卫生服务。

4. 辅助检查　血培养、血常规和尿常规检查、X 线检查、心电图检查、超声心动图检查等有无上述异常改变。

二、护理诊断及合作性问题

1. 体温过高　与微生物感染有关。

2. 营养失调：低于机体需要　与长期发热致机体消耗过多有关。

3. 焦虑　与发热、病情反复、疗程长、出现并发症有关。

4. 潜在并发症　栓塞、心力衰竭。

三、护理目标

（1）感染得到控制，体温降至正常。

（2）营养状况得到改善。

（3）情绪稳定，焦虑症状消失。

四、护理措施

1. 一般护理

（1）休息与活动：病情严重时应卧床休息，随着病情好转逐渐进行活动。若有心力衰竭，应根据心功能指导患者休息与活动。

（2）饮食护理：注意补充液体、维生素、营养，给予高热量、高蛋白质、高维生素易消化的半流质或软食，做好口腔护理，以增进食欲。

2. 病情观察

（1）观察体温变化：每 4~6 h 测体温 1 次，准确绘制体温曲线，以判断病情进展及治疗效果。

（2）了解心脏情况：注意心律、血压、杂音情况，评估心功能。

（3）注意有无脏器栓塞：如意识改变、肢体活动障碍、突发剧烈疼痛等。一旦发现动脉栓塞征象，立即报告医生，并协助处理。

（4）观察皮肤黏膜：注意有无周围体征，如淤点和淤斑、Janeway 损害、Osler 结节、Roth 斑、指或趾甲下线状出血等。

3. 对症护理

（1）预防呼吸道感染：保持室内环境清洁整齐，定时开窗通风，保持空气新鲜，注意防寒、保暖。

（2）发热护理：① 卧床休息。② 注意补充水、电解质，记出入量。③ 给予物理降温，如冰袋、温水擦浴等。④ 及时擦干汗液，保持衣服柔软干燥。高烧时在衣服与皮肤之间衬以柔软干毛巾，以便退热、大汗时及时更换，避免受凉。⑤ 加强口腔护理。

（3）正确采集血培养标本：正确采集合格的血培养标本对本病诊断、治疗至关重要。首先告诉患者暂时停用抗生素和反复多次抽血的必要性，以取得患者的理解和配合。采血方法：

① 对于未经治疗的亚急性 IE，应在第 1 日间隔 1 h 采血 1 次，共 3 次。如次日未见细菌生长，重复采血 3 次后，开始抗生素治疗。已用过抗生素者，停药 2~7 d 后采血。② 急性 IE 应在入院后 3 h 内，每隔 1 h 1 次共取 3 个血标本后开始治疗。③ 采血最佳时间是体温正要升高之前和体温正在升高之时。如菌血症为持续性，则无须在体温升高时采血。④ 采血前要严格消毒皮肤，采血后严格消毒培养基瓶塞，用酒精灯火苗消毒局部空气。

4. 用药护理　长期大剂量静脉应用抗生素，应严格遵医嘱按时、按量使用，以保证药物的有效血浓度，输液时应保持滴注通畅，滴速适宜，一般 20~30 滴/min。注意观察药物副作用，出现不良反应应及时与医生联系，并配合处理。

5. 心理护理　本病病程长，病情易反复，患者常存在焦虑心理，应耐心告知患者本病基本知识，进行必要的安慰、解释，使患者心中有数，解除思想顾虑。

五、护理评价

（1）体温是否恢复正常，血培养是否阴性。

（2）食欲是否增加，贫血有无得到纠正。

（3）情绪是否稳定，紧张焦虑心理有无减轻或消失。

【健康教育】

（1）向患者及家属介绍本病的有关知识，阐明坚持足够疗程抗生素治疗的重要性。

（2）嘱患者在施行口腔手术如拔牙、扁桃体摘除术或侵入性检查及其他手术治疗前，应主动告诉医生自己有心内膜炎病史，以加强预防性使用抗生素。

（3）指导患者平时注意防寒保暖，保持口腔和皮肤清洁，减少病原体入侵的机会，定期门诊随访。

第十节　心包炎患者的护理

【疾病概述】

心包疾病除原发感染性心包炎症外，尚有肿瘤、代谢性疾病、自身免疫病、尿毒症等所致的非感染性心包炎。按病情进展，可分为急性心包炎、慢性心包积液、粘连性心包炎、亚急性渗出性缩窄性心包炎、慢性缩窄性心包炎等。临床上以急性心包炎和慢性缩窄性心包炎为最常见。

一、急性心包炎

急性心包炎（acute pericarditis）是由细菌、病毒、肿瘤、自身免疫、物理、化学等因素引起的心包脏层和壁层的急性炎症。

（一）病因及发病机制

1. 病因

（1）感染性：由病毒、细菌、真菌、寄生虫、立克次体等感染引起。

（2）非感染性：常见的有急性非特异性病因，自身免疫性、肿瘤性、代谢性疾病，外伤或放射性等物理因素以及心肌梗死等邻近器官疾病等。

2. 发病机制　心包腔是由壁层和脏层构成的一个封闭囊袋，正常心包腔内约含 50 mL 液体，心包液来自心包脏层，通过心包壁层经胸导管和右淋巴导管排出。急性炎症期，心包的壁层与脏层上有纤维蛋白、白细胞及少许内皮细胞的渗出，此时尚无明显液体积聚，为纤维蛋白性心包炎。随后如液体增加，则转为渗出性心包炎，常为浆液纤维蛋白性，液体量可由 100 mL 至 2~3 L 不等，多为黄而清的液体，偶可为脓性或血性。积液一般在数周至数月内吸收，但也可伴随发生壁层与脏层的粘连、增厚及缩窄。液体也可在短时间内大量积聚引起心脏压塞。

（二）临床表现

1. 症状

（1）心前区疼痛：多见于急性非特异性心包炎及感染性心包炎，缓慢进展的结核性或肿瘤性心包炎疼痛可能不明显。疼痛性质呈尖锐性，与呼吸运动有关，常因咳嗽、深呼吸或改变体位而加重，位于心前区，可放射至颈部、左肩、左臂、肩胛骨，也可达上腹部；疼痛也可为压榨样，位于胸骨后。

（2）呼吸困难：是心包积液时最突出的症状，可能与肺、支气管受压或肺淤血有关。严重时呈端坐呼吸，身体前倾，呼吸浅速，面色苍白，可有发绀。

（3）其他：因心包积液压迫气管、食管而产生干咳、声嘶、吞咽困难等。此外，可有发冷、发热、出汗、乏力、烦躁等。

2. 体征

（1）纤维蛋白性心包炎：典型体征为心包摩擦音，因炎症而变得粗糙的心包壁层和脏层在心脏活动时相互摩擦而产生，呈抓刮样粗糙音。多位于心前区，在胸骨左缘第 3~4 肋间最清楚。部分患者可有心包摩擦感。

（2）渗出性心包炎：叩诊心浊音界向两侧扩大，心尖搏动弱，心音低而遥远，大量积液时可在左肩胛骨下出现浊音及左肺受压迫所引起的支气管呼吸音，称为心包积液征（Ewart 征）。大量心包积液可使收缩压下降，而舒张压变化不大，故脉压减小；可累及静脉回流，出现颈静脉怒张、肝大、下肢水肿及腹腔积液等。

（3）心脏压塞：表现为急性循环衰竭、休克等。如积液聚集较慢可出现亚急性或慢性心脏压塞，表现为体循环静脉淤血、颈静脉怒张、静脉压升高、奇脉等。

（三）辅助检查

1. 血液检验　感染者常有白细胞计数增加及红细胞沉降率增快等炎症反应。

2. X 线检查　当心包内积液量超过 300 mL 时，可见心脏阴影普遍向两侧增大，呈烧瓶状，心脏搏动减弱或消失。

3. 心电图检查　常规导联（除 aVR 外）皆呈弓背向下型 ST 段抬高、T 波低平或倒置。渗液性心包炎时可有 QRS 波群低电压，无病理性 Q 波。

4. 超声心动图检查　诊断简单易行，迅速可靠，可见明显的液性暗区。

5. 心包穿刺　主要适用于心脏压塞和未能明确病因的渗出性心包炎。

（四）治疗原则

急性心包炎的治疗取决于病因，也与是否早期诊断及正确治疗有关。病因治疗如用抗结核、抗生素、化疗药物。对症治疗如吸氧，用可待因、哌替啶等镇咳、镇痛剂；如出现心脏压塞，应行心包穿刺排液以缓解症状，或行心包切开引流术或心包切除术。

二、缩窄性心包炎

缩窄性心包炎是指心脏被致密厚实的纤维化或钙化心包所包围，使心室舒张期充盈受限而产生一系列循环障碍的病症。

（一）病因及发病机制

1. 病因　缩窄性心包炎继发于急性心包炎。病因以结核性心包炎最常见，其次为急性非特异性心包炎、化脓性心包炎、创伤性心包炎、放射性心包炎及肿瘤性心包炎等。

2. 发病机制　部分急性心包炎后，随着渗液逐渐吸收，可出现纤维组织增生，心包增厚粘连，脏层与壁层融合钙化，最终形成坚厚的瘢痕，使心包失去伸缩性，致使心脏舒张期充盈受限而产生血液循环障碍。长期心包缩窄，可致心肌萎缩。

（二）临床表现

心包缩窄多于急性心包炎后 1 年内形成，少数可长达数年。

1. 症状　常见呼吸困难、乏力、食欲减退、上腹胀满或疼痛。劳力性呼吸困难，主要与心排血量降低有关。

2. 体征　有颈静脉怒张、肝大、腹腔积液、下肢水肿等，心浊音界正常或稍增大，心尖搏动减弱或消失，心音低远，心率快，可触及奇脉。约有半数患者可在胸骨左缘第 3、第 4 肋间听到心包叩击音。

（三）辅助检查

1. X 线检查　可示心影偏小、正常或轻度增大，部分患者可见心包钙化影。

2. 心电图　QRS 波群低电压、T 波低平或倒置。

3. 超声心动图　可见心包增厚、室壁活动减弱、室间隔矛盾运动等。

（四）治疗原则

积极病因治疗和及早施行心包切除术，以避免发展到心源性恶病质、严重肝功能不全、心肌萎缩等。通常在心包感染被控制、结核活动已静止时即实施手术，并在术后继续用药 1 年。

【患者护理】

一、护理评估

1. 健康史

（1）病因：有无结核病、风湿性疾病、心肾疾病及肿瘤、外伤、过敏、放射性损伤等病史。

（2）既往史和现病史：患者既往体质如何，有无营养不良，急性心包炎患者询问有无结核病史和近期有无纵隔、肺部或其他部位感染史，缩窄性心包炎患者询问有无急性心包炎病史及其治疗情况等。

（3）个人史：患者的年龄、职业及生活方式。

2. 身体评估

（1）症状评估：有无低热、盗汗、乏力等结核病表现，有无畏寒、发热、出汗、肌肉酸痛等全身感染症状，有无心前区或胸骨后疼痛及呼吸困难等心脏压塞症状，有无刺激性咳嗽、声嘶、吞咽困难等气管、喉返神经、食管受压的表现。

（2）体征评估：有无心包摩擦音，有无心浊音界扩大、心率快、心音低远、颈静脉怒张、肝大、腹腔积液、下肢水肿等心包积液征及心脏压塞征，有无血压下降、脉压变小、奇脉或休克征象。

3. 心理、社会状况

（1）询问患者及家属患者是否因长期住院影响工作和生活，因心前区疼痛、呼吸困难、急性心脏压塞而紧张、焦虑、恐惧和烦躁不安。

（2）患者对疾病的认识及对预后的信心。

（3）家庭对疾病的认识，对患者的支持、关心程度。

（4）社区是否为患者提供卫生服务。

4. 辅助检查　血液检验、X 线检查、心电图检查、超声心动图检查等有无上述异常改变。

二、护理诊断及合作性问题

1. 疼痛、胸痛　与心包炎症有关。

2. 气体交换受损　与肺淤血、肺或支气管受压有关。

3. 活动无耐力　与心排血量减少有关。

4. 体温过高　与心包炎症有关。

5. 焦虑　与病因不明、病情加重、疗效不佳有关。

三、护理目标

（1）胸痛减轻或消失。

（2）呼吸困难减轻或消失。

（3）活动耐力增强。

（4）体温降至正常范围。

（5）情绪稳定，焦虑感消失。

四、护理措施

1. 一般护理

（1）休息与活动：提供安静、舒适的病室环境，根据病情帮助患者采取半卧位或前倾坐位，减轻呼吸困难，提供床上小桌依靠，并保持舒适。心前区疼痛时卧床休息，减少活动，保持情绪稳定，勿用力咳嗽、深呼吸或突然改变体位，以免使疼痛加重。

（2）饮食护理：给予高热量、高蛋白质、高维生素、易消化的半流质或软食，保证合理营养，适当限制钠盐摄入。

（3）输液管理：严格控制输液速度，防止加重心脏负担。

（4）吸氧：根据缺氧程度调节氧流量，并观察用氧效果。

2. 病情观察　观察患者的神志、生命体征、胸痛的性质及部位、呼吸困难的程度，有无心包摩擦音和心脏压塞的表现。

3. 用药护理　遵医嘱给予解热镇痛药，注意有无胃肠道反应、出血等不良反应。若疼痛严重，可适量使用吗啡类药物。遵医嘱给予糖皮质激素及抗感染、抗结核、抗肿瘤等药物治疗，并注意观察药物的疗效与不良反应。

4. 心理护理　向患者介绍疾病知识，鼓励患者说出内心感受，给予心理疏导，使患者产生信任和安全感，树立战胜疾病的信心，积极配合治疗。

五、护理评价

（1）心前区或胸骨后疼痛是否缓解，能否随意调整体位，深呼吸、咳嗽、吞咽是否不受影响。

（2）呼吸困难是否减轻或消失。

（3）活动耐力是否增强。

（4）体温是否下降或恢复至正常，血白细胞计数是否正常。

（5）紧张、烦躁、恐惧等不良心理反应是否消失，情绪是否稳定。

【健康教育】

（1）告知急性心包炎患者，经积极病因治疗，大多数可以痊愈，但如治疗不当，极少数则演变为慢性缩窄性心包炎，因此，必须坚持足够疗程的有效药物治疗，防止缩窄性心包炎的发生。告诉患者药物的名称、剂量、作用及不良反应，强调勿擅自增加或减少药物的剂量和种类，注意药物不良反应，定期门诊复查。

（2）对缩窄性心包炎的患者应讲明行心包切除术的重要性，解除其思想顾虑，尽早接受手术治疗。

（3）指导患者摄取高热量、高蛋白质、高维生素的易消化饮食，限制钠盐摄入。

（4）机体抵抗力下降，应注意充分休息，避免剧烈运动。

（5）注意防寒保暖，防止呼吸道感染。

第十一节　循环系统常用诊疗技术及护理

一、人工心脏起搏

（一）目的

利用人工心脏起搏器发放脉冲电流，经过导线和电极的传导刺激心脏，引起心脏兴奋和收缩，从而替代正常心脏起搏点，控制心脏按脉冲电流的频率有效搏动。

（二）适应证

主要用于治疗无严重心肌病变的缓慢性心律失常，少数也用于治疗快速性心律失常。

1. 临时性心脏起搏的适应证

（1）有生命威胁的心律失常，如阿-斯综合征、各种疾病导致的缓慢心律失常、心脏手术引起的房室传导阻滞者急需起搏，或超速抑制治疗异位快速心律失常。

（2）某些心脏病患者施行大手术、心血管造影、心律转复治疗、安置埋藏式起搏器前可安置临时心脏起搏器"保护性"应用。

2. 埋藏式心脏起搏的适应证

（1）伴有临床症状的任何水平的完全或高度房室传导阻滞。

（2）束支-分支水平阻滞，间歇发生二度Ⅱ型房室传导阻滞，有症状者。

（3）病态窦房结综合征或房室传导阻滞，有明显临床症状或虽无症状，但逸搏心率<40次/min或心脏停搏时间>3 s。

（4）反复发生的颈动脉窦性晕厥和血管迷走性晕厥，以心脏反应为主者。

（5）有窦房结功能障碍和（或）房室传导阻滞的患者，必须采用减慢心率的药物治疗时，为保证适当的心室率，应植入起搏器。

（6）药物治疗效果不满意的顽固性心力衰竭（可行心脏再同步起搏治疗）。

（三）护理措施

1. 术前护理

（1）心理护理：向患者及家属介绍安置起搏器的意义、安全性、手术方法及过程、注意事项，消除患者的紧张心理。必要时术前应用地西泮，以保证充足睡眠。

（2）用药护理：术前停用抗凝药，使凝血酶原恢复至正常范围。遵医嘱做青霉素皮试，术前2 h内应用抗生素，术前30 min按医嘱肌内注射苯巴比妥0.1 g。建立静脉通路，备齐一切抢救设备及药品。

（3）皮肤准备：一般经股静脉临时起搏，备皮范围为双侧腹股沟及会阴部；埋藏式起搏器备皮范围是左上胸部（包括颈部和腋下）。备皮时动作应轻柔，勿损伤皮肤，注意保护患者隐私，备皮完毕协助患者清洗干净。

2. 术中护理

（1）严密监测心率、心律、呼吸和血压变化，发现异常立即通知医生。

（2）了解患者术中疼痛情况及其他不适主诉，做好安慰和解释工作，指导患者配合手术。

3. 术后护理

（1）心电监护：遵医嘱持续心电监护48～72 h，监测起搏和感知功能，注意有无电极移位或起搏器感知障碍。密切观察患者脉搏、心率及心律的变化，了解患者自觉症状。

（2）卧床休息：术后卧床休息，防止电极脱位。埋藏式起搏患者保持平卧位或左侧卧位休息1～3 d，如有不适可抬高床头30°～60°，术侧肢体不宜过度活动，避免做旋转、外展等大幅度运动。勿用力咳嗽。临时起搏者需绝对卧床，术侧肢体避免屈曲或活动过度。患者卧床期间协助其生活护理。

（3）伤口护理：起搏器局部伤口包扎后，以沙袋压迫6~8 h，每间隔2 h解除压迫5 min，每日更换敷料，注意观察伤口有无渗血、红肿，皮肤有无变暗、发紫及波动感等，患者有无局部疼痛，如有异常及时通知医生。

（4）预防感染：术后给予抗生素3~5 d，预防感染，注意观察体温变化。

4. 健康教育

（1）告诉患者起搏器的设置频率及使用年限，指导其妥善保管起搏器卡（注有起搏器型号、品牌、有关参数、安装日期等），外出时随身携带，以便发生意外时为诊疗提供信息。

（2）避免剧烈运动，装有起搏器的一侧上肢避免用力或大幅度动作（如举重物、打羽毛球等），以免影响起搏器功能或使电极脱落。

（3）避开强磁场和高电压，如核磁、激光、理疗、变电站等，但家庭生活用电一般不影响起搏器工作。移动电话对起搏器干扰作用较小，建议患者平时将其放置在远离起搏器至少15 cm的口袋内，拨打或接听电话时采用对侧。

（4）教会患者每日自测脉搏2次，如出现脉率低于设置频率10%以上，或有头晕、乏力、晕厥等不适，应及时就医。

二、心脏电复律

（一）目的

在短时间内向心脏通以高压强电流，使心肌瞬间同时除极，消除异位性快速心律失常，使之转复为窦性心律。

（二）适应证

（1）心室颤动和心室扑动为绝对指征。

（2）心房颤动和心房扑动伴血流动力学障碍者。

（3）药物及其他方法治疗无效或有严重血流动力学障碍的阵发性室上性心动过速、室性心动过速、预激综合征伴快速心律失常者。

（三）禁忌证

（1）病史多年，心脏（尤其是左心房）明显增大及心房内有新鲜血栓形成，或近3个月有栓塞史。

（2）伴高度或完全性房室传导阻滞的心房颤动或心房扑动。

（3）伴病态窦房结综合征的异位性快速心律失常。

（4）有洋地黄中毒、低钾血症者，暂不宜电复律。

（四）护理措施

1. 术前护理

（1）物品准备：除颤仪、生理盐水、导电糊、纱布垫、地西泮、心电和血压监护仪及心肺复苏所需的抢救设备和药品。

（2）心理护理：向择期复律患者介绍电复律的目的和必要性、方法和过程、可能出现的不适和并发症，解除思想顾虑，取得合作。

（3）用药护理：遵医嘱停用洋地黄类药物 24～48 h，给予改善心功能、纠正低血压和酸中毒的药物。有心房颤动的患者复律前行抗凝治疗。复律前 1～2 d 口服奎尼丁，以预防转复后复发，服药前做心电图，观察 QRS 波时限及 Q-T 间期变化。

（4）患者准备：复律当日晨禁食，排空膀胱。

2. 术中护理

（1）患者平卧于绝缘的硬板床上，松开衣领，有义齿者取下，开放静脉通道，予氧气吸入。术前描记 12 导联心电图。

（2）清洁电击处皮肤，连接好心电导联线，贴放心电监测电极片时注意避开除颤部位。

（3）连接电源，打开除颤开关，选择一个 R 波高耸的导联进行示波观察。选择“同步”或“非同步”按钮。

（4）遵医嘱用地西泮 0.3～0.5 mg/kg 缓慢静脉注射，至患者角膜反射开始消失的深度，麻醉过程中严密观察呼吸。

（5）在两块电极板上均匀涂满导电糊或包以浸湿生理盐水的纱布，分别置于胸骨右缘第 2～3 肋间和心尖区，与皮肤紧密接触。按充电钮充电到所需功率：直流电非同步电复律能量选择通常为 200～360 J；直流电同步电复律能量选择一般根据心律失常类型而定，心房颤动和室上性心动过速为 100～150 J，室性心动过速为 100～200 J，心房扑动为 50～100 J。嘱任何人避免接触患者及病床，两电极板同时放电，通过心电示波器观察患者的心律是否转为窦性。

（6）若不成功，可在 3～5 min 后重复，心室颤动非同步电复律可重复多次，但心室颤动以外的各类异位快速心律失常同步电复律连续电击一般不超过 3 次。

3. 术后护理

（1）病情观察：患者卧床休息并持续心电监护 24 h，注意心率、心律变化。清醒后 2 h 内禁食，以免恶心、呕吐。密切观察病情变化，如神志、瞳孔、呼吸、血压、皮肤及肢体活动情况，注意观察有无栓塞征象。

（2）用药护理：遵医嘱继续服用奎尼丁、洋地黄或其他抗心律失常药物，以维持窦性心律。

三、心包穿刺术

（一）目的

用心包穿刺针经体表穿入心包腔内，通过对心包积液性质的检查、判断而协助病因诊断，或抽取一定量的积液以减轻患者的临床症状，必要时经穿刺在心包腔内注入抗菌药物或化疗药物，达到治疗目的。

（二）适应证

（1）各种原因不明的心包积液需要明确诊断者。

（2）有心脏压塞症状的渗出性心包炎。

（三）护理措施

1. 术前准备

（1）操作者准备：心包穿刺术有一定危险性，应由有经验的医生操作或指导，并应在心电监护下进行穿刺。

（2）完善检查：术前需行心脏超声检查，以确定积液量与穿刺部位。

（3）心理护理：应向患者说明手术的意义、必要性及手术的基本过程，解除其思想顾虑，并嘱其在穿刺过程中切勿咳嗽或深呼吸，必要时术前用少量镇静药。

（4）用药准备：操作前开放静脉通道，准备静脉用阿托品，以备术中发生迷走反射时用。

2. 术中护理

（1）患者取坐位或半卧位，协助解开上衣，暴露穿刺部位，注意保暖，消毒穿刺局部皮肤。

（2）穿刺点通常为左肋弓缘与剑突交汇点下 1~2 cm 处或心尖区穿刺点，后者一般在胸骨左侧第 5 肋间或第 6 肋间心浊音界内 2.0 cm 左右。剑突下进针时，应使针体与腹壁呈30°~40°，向上、向后并稍向左刺入心包腔后下部；心尖区进针时，应使针自下而上，向脊柱方向缓慢刺入。待针尖抵抗感突然消失时，示针已穿过心包壁层，同时感到心脏搏动，此时应稍退针少许，以免划伤心脏。

（3）术者进针穿过心包壁层后，助手立即用血管钳夹住针体，固定其深度，将注射器接于硅胶管上，而后放松硅胶管上的止血钳。缓慢抽吸，记录液体量，留标本送检。抽液过程中注意随时夹闭硅胶管，防止空气进入心包腔；第一次抽液量不宜超过 100~200 mL，若抽出液为鲜血，应立即停止抽吸，密切观察有无心脏压塞症状出现，准备好抢救器材和药品，注意观察患者的反应，如有异常，应及时通知医生，并协助抢救。

（4）术毕夹闭硅胶管，拔出针后，盖无菌纱布，压迫数分钟，用胶布固定。心包引流者需做好引流管护理。

3. 术后护理

（1）穿刺后密切观察呼吸、血压、心率变化并记录，注意观察患者的神志、面色，是否存在胸闷、气促，谨防休克和气胸的发生。

（2）嘱患者卧床休息，控制活动量，置管期间禁淋浴，擦浴时应避开置管部位，防止感染。

四、心导管检查术

（一）目的

由外周血管将心导管送入心脏和血管内，进行心脏各腔室、瓣膜和血管的构造及功能检查，明确诊断心脏和大血管病变的部位、性质、程度以及对血流动力学的影响，为采用介入性治疗或外科手术提供依据。

（二）适应证

（1）诊断先天性心脏病，特别是对有心内分流的先天性心脏病的诊断。
（2）从静脉置入漂浮导管至右心及肺动脉做血流动力学监测。
（3）静脉及肺动脉造影。
（4）室壁瘤需了解瘤体的大小与位置。
（5）心内电生理检查及心肌活组织检查。
（6）选择性冠状动脉造影术。

（三）禁忌证

（1）感染性心内膜炎、败血症、肺部感染等感染性疾病。
（2）严重出血性疾病或正在进行抗凝治疗者。
（3）外周静脉血栓性静脉炎。
（4）严重肝、肾损害者。
（5）电解质代谢紊乱、洋地黄中毒者。

（四）护理措施

1. 术前护理

（1）心理护理：术前向患者及家属介绍心导管检查的目的、方法和手术的安全性，以解除患者的思想顾虑和缓解患者的精神紧张。必要时术前晚口服地西泮 5 mg，以保证充足睡眠。

（2）完善检查：指导患者完成必要的实验室检查，如出凝血时间、肝肾功能、X 线胸片、超声心动图等。

（3）皮肤准备：会阴部及两侧腹股沟或上肢、锁骨下静脉穿刺术区备皮。

（4）用药准备：遵医嘱进行青霉素皮试及造影剂碘过敏试验。并遵医嘱于术前 0.5~2 h 给患者应用抗生素。

（5）脉搏观察：穿刺股动脉者应检查两侧足背动脉搏动情况并标记，以便与术中、术后对照观察。

（6）配合训练：指导患者进行必要的术前配合训练，如吸气和屏气、咳嗽训练和床上排尿训练等。

（7）饮食护理：术前禁食、禁水 4~6 h，适当补液。

2. 术中护理

（1）严密监测生命体征变化，准确记录压力数据，发现异常及时通知医生。

（2）陪伴患者身边，通过交谈分散其注意力，缓解紧张、焦虑情绪。指导患者配合手术。

（3）一般采用 seldinger 经皮穿刺法，局麻后自股静脉、上肢贵要静脉或锁骨下静脉（右心导管术）或股动脉、肱动脉（左心导管术）插入导管，到达相应部位。整个检查均在 X 线透视下进行，并做连续的心电和压力监测。动脉穿刺成功后应注入肝素 3 000 U，随后操作每延长 1 h 追加肝素 1 000 U。

（4）维持静脉通道通畅，准确及时给药，准确递送所需器械，做好术中记录。

(5) 撤出导管、鞘管,压迫止血,加压包扎。

3. 术后护理

(1) 监测生命体征及病情:注意患者的体温、脉搏、血压和神志变化,如发现血压低或伴有恶心、呕吐和大汗者,立即通知医生,采取相应的治疗措施。

(2) 穿刺局部护理:术后平卧,静脉穿刺者局部沙袋压迫 4 h,术侧肢体制动 4~6 h,卧床 12 h。动脉穿刺者以左手示、中两指压迫止血 15~20 min,压迫点在穿刺点近心端 1~2 cm 处,以确保压迫穿刺针进入动脉处,确认无出血后,以弹力绷带加压包扎,用 1 kg 左右沙袋压迫 6 h,穿刺侧肢体制动 12 h,卧床 24 h。注意观察穿刺点有无出血及红肿,定时检查术侧足背动脉搏动情况,观察肢体皮肤颜色、温度、感觉和运动。

(3) 用药护理:常规应用抗生素预防感染,并观察药物反应。

(4) 生活护理:全麻术后患者应去枕平卧,头偏向一侧,注意观察呼吸,防止分泌物过多阻塞气道,待患者苏醒后,方可进食水。指导患者适当多饮水,促进造影剂排泄。对排尿困难者进行诱导排尿,无效时可给予导尿。

五、心导管射频消融术

(一) 目的

通过心导管将 30 kHz~1.5 MHz 的射频电流引入心脏内,使特定的局部心肌细胞脱水、变质、坏死,以破坏心动过速病灶及折返途径,达到根治或控制心律失常发作的目的。

(二) 适应证

(1) 发作频繁和(或)药物治疗无效的房室折返性心动过速或房室结折返性心动过速。

(2) 伴有阵发性心房颤动和快速心室率的预激综合征。

(3) 顽固性心房扑动。

(4) 发作频繁和(或)症状重、药物治疗不能满意控制的心肌梗死后室性心动过速。

(5) 不适当窦性心动过速合并心动过速的心肌病。

(三) 护理措施

1. 术前护理　同心导管检查术,此外应注意:

(1) 停用所有抗心律失常药物至少 5 个半衰期。

(2) 常规 12 导联心电图检查,必要时进行食管调搏、24 h 动态心电图等检查。

2. 术中护理

(1) 严密监测生命体征,密切观察有无心脏压塞、心脏穿孔、房室传导阻滞或其他严重心律失常等并发症,并积极协助医生救治。

(2) 做好安慰和解释工作,缓解患者紧张与不适,指导患者配合手术。

(3) 局麻下穿刺锁骨下静脉或颈内静脉,将电极导管沿血管放置于心腔内行电生理检查,以明确诊断和所需消融的部位,选用大头导管引入射频电流进行消融。消融左侧房室旁路时,大头导管经股动脉逆行置入;消融右侧房室旁路或改良房室结时,大头导管经股静脉置入。

3. 术后护理　同心导管检查术，此外应注意：

（1）描记12导联心电图。

（2）观察术后并发症，如房室传导阻滞、血栓与栓塞、气胸、心脏压塞等。

六、冠状动脉造影术

（一）目的

经外周动脉穿刺、插管，送导管前端至左、右冠状动脉开口处，通过造影准确了解冠状动脉病变的部位、性质、范围、侧支循环状况，有助于冠心病诊断和选择最佳治疗方案。

（二）适应证

（1）已确诊为冠心病、药物治疗效果不佳、拟行介入性治疗或旁路移植手术者。

（2）胸痛似心绞痛而不能确诊者。

（3）中老年患者心脏增大、心力衰竭、心律失常、疑有冠心病而无创性检查未能确诊者。

（4）急性冠状动脉综合征拟行急诊冠状动脉介入治疗者。

（三）禁忌证

（1）严重心功能不全。

（2）外周动脉血栓性脉管炎。

（3）造影剂过敏。

（4）严重心动过缓者应在临时心脏起搏保护下手术。

（5）电解质代谢紊乱，尤其是低钾血症未纠正者。

（四）护理措施

1. 术前护理　同心导管检查术，此外应注意以下两点。

（1）术前需训练床上排尿及吸气-屏气-用力咳嗽动作。

（2）术前6 h禁食水，但正常服药。

2. 术中护理　同心导管检查术，此外应注意以下两点。

（1）将心导管经皮穿刺插入股动脉、肱动脉或桡动脉推送至主动脉根部，分别插入左、右冠状动脉口，手推注射器注入含碘造影剂，使冠状动脉及其主要分支显影。

（2）告知患者如术中有心悸、胸闷等不适，应及时通知医生。

3. 术后护理　同心导管检查术，此外应注意：

（1）监测心电、血压24 h。术后即刻做12导联心电图，与术前对比，对有症状者再复查。

（2）一般于停用肝素4~6 h后测定活化凝血时间（ACT），ACT<150 s时即可拔出动脉鞘管。拔鞘管后按压穿刺部位15~20 min以彻底止血，加压包扎，沙袋压迫6~8 h，术侧肢体制动24 h。经桡动脉穿刺者术后立即拔出鞘管，局部按压彻底止血后加压包扎。

七、经皮腔内冠状动脉成形术及冠状动脉内支架植入术

（一）目的

经皮腔内冠状动脉成形术（PTCA）是用心导管技术扩张冠状动脉内径，以解除其狭窄，使相应心肌供血增加，缓解症状，改善心功能。冠状动脉内支架植入术是在PTCA基础上发展而来的，目的是为防止和减少PTCA后急性冠状动脉闭塞和后期再狭窄，以保持血流通畅。

（二）适应证

1. PTCA的适应证

（1）冠状动脉不完全狭窄，狭窄程度在75%以上。

（2）冠状动脉单支或多支孤立、向心性、局限性、长度<15 mm的无钙化病变。

（3）有临床症状的PTCA术后再狭窄。

（4）新近发生的单支冠状动脉完全阻塞。

（5）冠状动脉旁路移植血管再狭窄病变。

2. 冠状动脉内支架植入术的适应证

（1）冠状动脉支起始或近端病变。

（2）PTCA引起的冠状动脉急性闭塞、血管内膜撕裂和弹性回缩病变。

（3）血管内径≥3.0 mm。

（三）禁忌证

1. PTCA的禁忌证

（1）冠状动脉僵硬或钙化性、偏心性狭窄。

（2）冠状动脉慢性完全阻塞性伴严重钙化的病变。

（3）冠状动脉多支广泛性弥漫性病变。

（4）冠状动脉病变狭窄程度≤50%或仅有痉挛者。

（5）无侧支循环保护的冠状动脉左主干病变。

2. 冠状动脉内支架植入术的禁忌证　有出血倾向者，血管直径≤2.0 mm，主要分支血管的分叉部，血管严重迂曲的病变不宜选用。

（四）护理措施

1. 术前准备　同心导管检查术，此外，PTCA及支架植入术前必须口服抗血小板聚集药物如阿司匹林、氯吡格雷等，停用抗凝药，如低分子肝素。

2. 术中护理　PTCA需先做冠状动脉造影，再用指引导管将带球囊导管植入，通过细钢丝引至冠脉狭窄节段，以1∶1稀释的造影剂注入球囊，加压，使之扩张膨胀，待血管扩张后逐渐减压，回抽造影剂，将球囊抽成负压状态撤出。冠状动脉内支架植入术即在PTCA术后将金属支架植入病变的冠状动脉内，支撑其管壁。术中护理同心导管检查术，此外，球囊扩张时如有

胸闷、心绞痛发作等症状，应做好安慰和解释工作，并及时报告医生；监测心电和血压变化，如有异常，配合医生及时处理。

3. 术后护理 同心导管检查术，此外应注意：

（1）病情监测：持续心电监护 24 h，严密观察有无心律失常、心肌缺血、心肌梗死等急性期并发症。定期监测血小板、出凝血时间的变化。

（2）一般护理：① 术后即可进易消化、清淡饮食，但避免过饱；鼓励患者多饮水，以加速造影剂的排泄。② 加强生活护理，保证患者日常生活需要。③ 24 h 后指导患者逐渐增加活动量，起床、下蹲时动作应缓慢，不要突然用力，术后 1 周内避免抬重物，防止穿刺部位再出血。1 周后有可能恢复日常生活与轻体力工作。

（3）预防感染：常规应用抗生素 3～5 d，预防感染。

（4）防止出血：一般于术后 4 h 拔除动脉鞘管，按压穿刺部位 15～20 min 以彻底止血，以弹力绷带加压包扎，沙袋压迫 6 h，右下肢制动 24 h，防止出血。如病情严重，一般于拔管后 1 h 根据出、凝血时间决定使用肝素进行抗凝治疗，为了保证剂量准确，需用输液泵控制滴速。注意观察有无出血倾向，如穿刺点渗血、牙龈出血、血尿、便血等。指导患者不要用硬、尖物剔牙，挖鼻孔或耳道。

（5）对症护理

1）腰酸、腹胀：多数由于术后平卧、术侧下肢伸直 24 h 的体位所致。应告诉患者起床活动后会自然消失，可适当活动另一侧肢体，严重者可适当按摩腰背部以减轻症状。

2）穿刺局部出血或血肿：嘱患者术侧下肢保持伸直位，须在拔管后 24 h 方可活动；患者咳嗽及需用力排便时压紧穿刺点；术后严密观察伤口情况，如有出血应重新包扎；对于局部血肿及淤血者，可用 50%硫酸镁湿热敷或理疗。

3）栓塞：栓子可来源于导管或导丝表面的血栓，或因操作不当致粥样硬化斑块脱落等。因此，术后应注意观察双下肢足背动脉搏动情况和皮肤颜色、温度、感觉改变，下床活动后肢体有无疼痛或跛行等，发现异常及时通知医生。

4）尿潴留：系因患者不习惯床上解小便而引起。护理人员应训练患者床上排便；做好心理疏导，解除患者床上排便时的紧张心理；诱导排尿，如用温水冲洗会阴部、听流水声、热敷等，或按摩膀胱并适当加压，以上措施无效时可行导尿。

5）低血压：为伤口局部加压引发血管迷走神经反射所致，少数为硝酸甘油滴速过快引起。应密切观察血压变化；学会判断迷走神经反射性低血压，其常表现为血压下降伴心率减慢、恶心、呕吐、出冷汗，严重时心搏停止。一旦发生，应立即报告医生，给予阿托品 1 mg 静脉注射；静脉滴注硝酸甘油时要严格控制滴速，并监测血压。

6）造影剂反应：极少数患者注入造影剂后出现皮疹或寒战，经使用地塞米松后可缓解。肾功能损害及严重过敏反应罕见。

7）心肌梗死：由于病变处血栓形成导致急性闭塞所致。故术后要经常了解患者有无胸闷、胸痛症状，并注意有无心肌缺血的心电图表现。

（6）用药护理：继续按医嘱服用硝酸酯类、钙通道阻断药、ACEI 类药物，继续口服抗血小板聚集药物，如阿司匹林、氯吡格雷、噻氯匹定等。

（7）定期随访：PTCA 术后 3～6 个月约有 30%的患者发生再狭窄，故应定期门诊随访。

八、先天性心脏病的介入治疗

（一）目的

将穿刺针及导管沿血管插入心脏所要达到的部位，进行影像学诊断后，对病变部位做定量或定性处理，再选用特制的器材对病变实施封堵、扩张或栓塞，达到类似外科手术治疗的效果，其创伤较小，安全性高。

（二）适应证

各类先天性心脏病，如动脉导管未闭（PDA）、房间隔缺损（ASD）、室间隔缺损（VSD）等。常用的介入治疗有：心房间隔缺损封闭术、心室间隔缺损封闭术、未闭动脉导管封堵术等。

（三）护理措施

同心导管检查术。此外，全麻患者按全麻手术护理常规护理，术后还应注意观察心脏杂音，检查血、尿常规及出凝血时间，复查 X 线胸片、心电图、超声心动图，记录封堵器的位置和残余分流情况，观察术后并发症、遵医嘱进行抗凝治疗等。

九、经皮穿刺球囊二尖瓣成形术

（一）目的

利用心导管术将球囊导管送达狭窄的二尖瓣处，通过加压后扩张球囊，使瓣叶间粘连的结合部向瓣环方向部分或完全撕开，从而解除瓣口狭窄，以治疗风湿性单纯二尖瓣狭窄。

（二）适应证

中度至重度单纯二尖瓣狭窄，瓣膜较柔软，无明显钙化和瓣下结构异常，无风湿活动，心功能Ⅱ～Ⅲ级。

（三）禁忌证

（1）伴有中度至重度的二尖瓣反流及主动脉瓣病变。
（2）风湿活动。
（3）左心房血栓或近期（半年内）有体循环栓塞史。

（四）护理措施

同心导管检查术，此外应注意：
（1）术前应进行经食管超声探查有无左心房血栓，有血栓或慢性心房颤动者术前充分应用华法林抗凝。

（2）将带有特制球囊的心导管从股静脉穿刺送入右心房，通过房间隔穿刺，将球囊导管送入左心房并到达二尖瓣瓣口，稀释造影剂向球囊内快速加压至 760~3040 mmHg，维持 3 s 左右，以达到扩张二尖瓣的目的。扩张前后测量并记录左、右心房压力。

（3）术后应配合医生观察有无二尖瓣反流、瓣叶撕裂或穿孔等并发症，有无心包积血而产生的心脏压塞等。如发现异常，应配合医生实施紧急引流或外科手术修补。

十、经皮穿刺球囊肺动脉瓣成形术

（一）目的

利用心导管术将球囊导管送达狭窄的肺动脉瓣处，通过加压后扩张球囊，以解除肺动脉瓣狭窄者。

（二）适应证

（1）右心室与肺动脉间收缩压差≥50 mmHg 的单纯性肺动脉瓣狭窄者。

（2）复杂的先天性心脏病手术前的缓解治疗，或不能手术者的姑息治疗，如肺动脉瓣狭窄合并房间隔缺损等。

（3）肺动脉狭窄、手术治疗后出现再狭窄者。

（三）护理措施

同心导管检查术。此外注意：先将右心导管经股静脉穿刺插入，测得肺动脉瓣狭窄处压力阶差后，将球囊扩张导管送入，至球囊中部恰好跨在肺动脉瓣口处，向球囊内注入稀释的造影剂充盈、加压至 2280~3800 mmHg，维持 6~10 s，必要时可重复 2~3 次，至球囊被狭窄瓣口压迫形成的“腰状征”消失，表示扩张成功。

（黄弋冰）

练 习 题

1. 患者男性，65 岁，肺源性心脏病，口服地高辛 0.25 mg，1 次/d，氢氯噻嗪 25 mg，3 次/d，5 天后心电图提示频发室性期前收缩。可能的原因是

A. 地高辛剂量偏小　　B. 地高辛中毒　　C. 肺部感染未控制

D. 合并代谢性碱中毒　　E. 低血钾

2. 患者女性，70 岁，因“肺炎”输液治疗，滴速 60 滴/min。输液过程中突起胸闷、气促、烦躁不安。呼吸 28 次/min，脉搏 142 次/min，两侧肺底可闻及细湿啰音。最可能的诊断是

A. 急性左心衰竭　　B. 右心衰竭　　C. 全心衰竭

D. 药物过敏　　E. 输液反应

3. 患者女性，43 岁，因活动后胸闷、气促 25 年，加重伴双下肢水肿 2 周入院。入院诊断冠心病，心功能Ⅲ级，入院后经治疗心功能有所改善，患者入院 3 天来未解大便，自诉腹胀，食欲减退，排便困难。对该患者的指导不正确的是

A. 训练床上排便习惯　　B. 不可用力排便以免加重心衰

C. 必要时可使用开塞露肛塞　　D. 饮食中增加粗纤维

E. 可加大活动量，以促进肠蠕动

4. 患者男性，67岁，因反复活动后心悸、气促十余年，加重伴双下肢水肿3天入院，入院诊断为冠心病，心功能Ⅳ级。经治疗后患者症状缓解，心功能恢复到Ⅱ级，此时要求患者下床活动，理由是长期卧床弊端多，以下弊端中不正确的是

A. 使消化功能减退，影响食欲　　B. 可致肌肉萎缩　　C. 可使患者心功能减退

D. 易发生褥疮　　E. 形成下肢静脉血栓

5. 患者女性，47岁，患风湿性心脏病伴二尖瓣狭窄6年余，近日上呼吸道感染后出现心力衰竭表现，即乏力，稍事活动就心慌、憋气，伴有食欲减退、肝区胀痛；双下肢轻度水肿，双肺底湿啰音，心率128次/min。护士应如何指导患者休息

A. 活动不受限制　　B. 从事轻体力活动

C. 增加睡眠时间，可起床做轻微活动　　D. 卧床休息，限制活动量

E. 严格卧床休息，采取半卧位

6. 高血压病患者睡眠时突感极度胸闷，气急，大汗淋漓，咳大量粉红色泡沫痰，端坐呼吸，血压200/110 mmHg，心率118次/min。下列哪项护理是错误的

A. 安慰患者，稳定情绪　　B. 患者置于两腿下垂坐位

C. 酒精湿化吸氧4~6 L/min　　D. 建立静脉通道

E. 快速静脉滴注药液

7. 男性，50岁，原发性高血压患者，吸烟史20年，肥胖，目前血压160/95 mmHg，下列健康教育内容哪项错误

A. 保持情绪稳定　　B. 适量运动　　C. 高热量、高糖饮食

D. 戒烟　　E. 控制高血压

8. 患者男性，50岁，血压170/96 mmHg，下列哪项护理措施不正确

A. 改变体位时动作宜缓慢　　B. 保持大便通畅

C. 沐浴时水温不宜过高　　D. 协助用药尽快将血压降至较低水平

E. 使用降压药后感头晕、恶心时，协助其平卧并抬高下肢

9. 患者女性，56岁，患高血压5年，反复来医院就诊，想寻找自己患高血压的原因，护士给其进行健康教育时，讲解高血压发病因素，不包括的因素是

A. 遗传因素　　B. 年龄增大　　C. 肥胖

D. 自身免疫缺陷　　E. 过于紧张的脑力劳动

10. 患者女性，68岁，有心律失常史，出现心悸，心率39次/min，律齐，首选的措施是

A. 加强巡视　　B. 心电监护　　C. 安慰患者

D. 立即报告医生　　E. 做好生活护理

11. 患者男性，42岁，发作性心悸、气促1天。体检心率180次/min，规则。听诊过程中心率突然降至90次/min，1 min后又回复180次/min，立即记录心电图，最大可能的诊断是

A. 心房扑动　　B. 心房颤动　　C. 窦性心动过速

D. 室上性心动过速　　E. 室性心动过速

12. 患者男性，56岁，心悸、气促1天。脉搏135次/min，听诊心率160次/min，心律不规则，心音强弱不等。心电图：P波消失，代之以450次/min左右的f波，QRS波群时限0.11 s，R-R间期绝对不等。该患者的诊断是

A. 心房扑动　　B. 心房颤动
C. 非阵发性房室交界区性心动过速　　D. 自律性房性心动过速
E. 紊乱性房性心动过速

13. 患者男性,30岁,风湿性心脏病伴二尖瓣狭窄4年,近1个月重体力劳动时出现呼吸困难入院。凌晨1AM患者突然憋醒,端坐位,大汗淋漓,咳粉红色泡沫痰,心率120次/min,两肺满布湿啰音及哮鸣音。患者吸氧的正确方式是

A. 持续低流量吸氧　　B. 高流量吸氧　　C. 间断给氧
D. 高流量酒精湿化吸氧　　E. 低流量酒精湿化吸氧

14. 患者女性,40岁,风湿性心脏病心悸、气促已数年,近来心悸、气促加重并伴双下肢水肿,是风湿性心脏病合并

A. 风湿活动　　B. 肺部感染　　C. 上呼吸道感染
D. 周围循环衰竭　　E. 充血性心力衰竭

15. 患者女性,40岁,患慢性风湿性心瓣膜病,除具有原发症状外,突然出现一侧下肢剧痛,动脉搏动消失,局部皮肤苍白、发凉、发绀,应考虑是

A. 脑栓塞　　B. 肢体栓塞　　C. 下肢静脉炎
D. 下肢动脉栓塞　　E. 肺栓塞

16. 患者女性,46岁,风湿性心脏病病史25年,指导患者保持适当活动的目的不正确的是

A. 可防止双下肢静脉血栓形成　　B. 延缓瓣膜进一步损害
C. 增加冠状动脉侧支循环　　D. 防止便秘
E. 增强机体抵抗力

17. 患者女性,45岁,风湿性心瓣膜病病史12年,因心源性水肿给予噻嗪类利尿剂。治疗时,应特别注意预防

A. 低钾血症　　B. 高钠血症　　C. 低钠血症
D. 高钾血症　　E. 低镁血症

(18—20题共用题干)

男性,50岁,风湿性心脏病伴二尖瓣狭窄及关闭不全,全心衰竭8年,平日坚持服用地高辛及利尿剂。咳嗽咳痰,伴发热1周,心慌、气短加重3天入院。体检:T 38℃,BP 100/70 mmHg,R 28次/min,神清,半卧位,口唇、甲床发绀,可见颈静脉怒张,心界扩大,心率120次/min,律整,两肺满布干湿啰音,肝肋下2横指,双下肢水肿。

18. 患者此次心衰的主要诱因是

A. 心律失常　　B. 身心过劳　　C. 地高辛用量不当
D. 肺部感染　　E. 利尿剂用量不当

19. 护士遵医嘱发给患者地高辛前,护理评估的内容下列哪项不正确

A. 询问患者有无食欲减退,恶心,呕吐
B. 询问有无头痛,头晕,黄视,绿视
C. 心率是否低于60次/min
D. 有无四肢麻木,针刺样疼痛
E. 听心律是否存在规则变为不规则或不规则变为规则

20. 心衰控制后护士向患者及家属进行健康教育,其内容哪项不妥

A. 积极防治风湿热,避免心衰诱因特别是肺部感染,做好防寒保暖
B. 低盐,少食多餐,以减轻心脏负荷

C. 适量运动，以不出现心悸、气短为主

D. 遵医嘱按时服药，定期门诊复查

E. 食谱选择不受限制，以促进食欲

（21—23 题共用题干）

患者女性，42 岁，心脏病病史 8 年，因“急性肠胃炎”输液后出现气促、咳嗽、咳白色泡沫痰，查体心率 120 次/min，两侧肺湿性啰音。

21. 此患者静脉输液最适宜的速度是

A. 10～20 滴/min　　B. 20～30 滴/min　　C. 30～40 滴/min

D. 40～50 滴/min　　E. >50 滴/min

22. 患者此时最适宜的体位是

A. 半坐位　　B. 平卧位　　C. 侧卧位

D. 俯卧位　　E. 头低脚高位

23. 护理措施不妥的是

A. 给氧吸入　　B. 注意保暖　　C. 保持大便通畅

D. 记录出水记录　　E. 给予高热量饮食

（24—26 题共用题干）

患者女性，49 岁，患风湿性心脏病伴二尖瓣狭窄 8 余年，近日上呼吸道感染后出现乏力，稍活动就感心慌，憋气，伴有食欲减退，肝区胀痛，双下肢轻度水肿，双肺底湿啰音，心率 128 次/min，肝脾未扪及。

24. 护士应该如何指导患者休息

A. 活动不受限制　　B. 从事轻体力活动

C. 增加睡眠时间，可起床做轻微活动　　D. 卧床休息，限制活动量

E. 严格卧床休息，采用半卧位

25. 地高辛治疗后患者出现食欲明显减退、恶心、呕吐、视物模糊，心率为 50 次/min，节律不齐。应该考虑患者出现了何种情况

A. 心力衰竭加重　　B. 颅压增高　　C. 洋地黄中毒

D. 心源性休克　　E. 低钾血症

26. 此患者饮食不宜

A. 细嚼慢咽　　B. 多食粗纤维食物　　C. 少食多餐

D. 禁烟酒　　E. 禁刺激性食物

（27—29 题共用题干）

患者男性，28 岁，自诉突然心慌、胸闷，听诊心率 210 次/min，心律齐，血压正常。

27. 患者心电监护最可能是

A. 窦速　　B. 室上性心动过速　　C. 室性心动过速

D. 房颤　　E. 室颤

28. 若该患者病情发作持续时间较久，病史尚不清楚，可采取以下何种较简便有效的措施

A. 刺激呕吐反射或屏气　　B. 静脉推注西地兰　　C. 静脉推注去氧肾上腺素

D. 静脉推注利多卡因　　E. 口服阿托品

29. 若患者心电监护上突然出现完全不规则的大波浪状曲线，且 QRS 波与 T 波消失。你考虑下列哪项处理措施不妥

A. 严密观察病情变化　　B. 可于心内注射利多卡因

C. 可施行同步电除颤　　D. 可施行非同步电除颤

E. 立即做胸外心脏按压和口对口人工呼吸

30. 患者男性，60 岁，突发心前区疼痛伴大汗 3 h，急诊就医，心电图示 $V_1 \sim V_5$ 导联出现 Q 波，且 ST 段弓背向上抬高，诊断为急性心肌梗死。应用尿激酶治疗，其作用为

A. 疏通心肌微循环　B. 增强心肌收缩力　C. 溶解冠脉内血栓
D. 促进心肌能量代谢　E. 减轻心脏前负荷

31. 患者女性，68 岁，因做家务时突发心前区疼痛，伴胸闷憋气来院就诊，诊断为急性心肌梗死，收入院治疗。进行心电监护，以防突发心律失常，预示室颤发生的心律是

A. 房颤　B. 室性心动过速　C. 室上性心动过速
D. 窦性心动过缓　E. 一度房室传导阻滞

32. 患者男性，66 岁，因胸痛就诊，既往有心绞痛 10 年，鉴别急性心肌梗死与心绞痛，心电图的主要区别是

A. ST 段抬高　B. ST 段压低　C. T 波倒置
D. T 波低平　E. 出现异常深而宽的 Q 波

33. 患者男性，43 岁，1 个月前诊断为急性心包炎，近 2 周呼吸困难严重，心率增快，查体发现患者有颈静脉怒张，奇脉，心浊音界向两侧增大，左肩胛骨下叩诊浊音并闻及支气管呼吸音。诊断心包积液迅速而可靠的方法是

A. 心电图　B. 心包镜　C. 心包穿刺
D. X 线检查　E. 超声心动图

34. 患者男性，50 岁，因突发急性心肌梗死而住院治疗，住院病情不稳定，20 h 后死亡，其主要死亡原因可能是

A. 心律失常　B. 心室壁瘤　C. 发热
D. 心源性休克　E. 心力衰竭

35. 患者男性，30 岁，因头晕、胸闷 1 日就诊，以扩张型心肌病收入院。曾有晕厥史。体检：心界扩大，心率 38 次/min。心电图示三度房室传导阻滞。最恰当的处理是

A. 静脉滴注异丙肾上腺素　B. 肌内注射阿托品
C. 静脉滴注氢化可的松　D. 安装临时性人工心脏起搏器
E. 安装永久性人工心脏起搏器

36. 患者男性，62 岁，诊断为急性心肌梗死，患者最早、最突出的症状是

A. 烦躁不安　B. 胸前区疼痛　C. 胸前区憋闷
D. 疲乏无力　E. 心率快

37. 患者男性，55 岁，2 周前曾患“感冒”，发热，鼻塞，流涕，乏力，昨日起出现心悸、胸痛、呼吸困难，经血液检查和心电图检查后，医生诊断其为病毒性心肌炎，患者最根本的治疗措施是

A. 充分休息　B. 大量饮水　C. 应用抗菌药物
D. 预防接种　E. 早期使用糖皮质激素

38. 患者男性，45 岁。发热半月，体温波动于 37.8~38.5℃伴关节痛，查体：心尖区闻及双期杂音，脾肋下 2 cm，尿红细胞 10~20 个/HP，此患者最可能是风湿性心脏病合并

A. 风湿活动　B. 肺结核　C. 呼吸道感染
D. 泌尿系感染　E. 感染性心内膜炎

39. 患者女性，39 岁，风湿性心脏病伴二尖瓣狭窄患者，近 1 个月来持续发热，体温波动在 38~39 ℃，乏力，多汗，四肢关节、肌肉疼痛，查体：面色苍白，球结膜可见点状出血，心脏听诊有心尖隆隆样杂音，主动脉瓣区舒张期叹气样杂音，肝脾大。诊断感染性心内膜炎，最可靠的辅助检查方法是

A. 红细胞沉降率　　B. 超声心动图　　C. 心电图
D. X线检查　　E. 血培养

(40—42题共用题干)

患者男性,82岁,频繁心绞痛已1个月,心电图正常,近半天来心绞痛持续约3 h,呼吸困难、冷汗,自觉濒死感就医,心电图见大Q波及ST段太高呈弓背向上单项曲线。

40. 患者最可能诊断为
A. 急性左心衰竭　　B. 肺炎　　C. 急性心肌梗死
D. 脑梗死　　E. 心绞痛

41. 最好通过哪种辅助检查来确诊
A. 心电图　　B. 超声心动图　　C. 胸部X线
D. 冠状动脉造影　　E. 血清心肌酶

42. 为改善心肌供血应该立即进行
A. 心电监护　　B. 给予镇静剂　　C. 吸氧
D. 给硝酸酯制剂　　E. 溶栓治疗

(43—46题共用题干)

患者男性,25岁,常有胸痛与晕厥,心脏听诊:胸骨左缘有收期杂音,心脏轻度增大,心电图见Ⅰ、Ⅱ、aVF有病理性Q波,初步拟诊为梗阻性肥厚型原发性心肌病。

43. 下列病史哪项是重要的
A. 有风湿性活动史　　B. 有否外伤史　　C. 有否长期发热史
D. 是否有家族史　　E. 是否有甲亢

44. 对梗阻性肥厚型原发性心肌病下列哪项检查是主要的
A. 心电图测定　　B. X线胸片检查　　C. 超声心动图
D. 静脉压测定　　E. 同位素检查

45. 下列哪些可使肥厚型心肌病患者的心脏杂音减轻
A. 静脉滴注异丙肾上腺素　　B. 含服硝酸甘油　　C. 体力运动
D. 下蹲位　　E. 应用洋地黄制剂

46. 对患者最重要的健康教育内容是
A. 给予高热量、高蛋白质、高纤维素饮食　　B. 高流量吸氧
C. 保证充足的休息和睡眠　　D. 帮助缓解不良情绪
E. 保持大便通畅

(王　璇　黄弋冰)

第四章 消化系统疾病患者的护理

【学习要点】

掌握：胃炎、消化性溃疡、肝硬化、肝癌、急性胰腺炎的病因、临床表现、护理措施、健康教育。

理解：消化系统常见疾病的发病机制、护理评估、辅助检查结果的意义、护理目标、治疗原则。

第一节 概 述

消化和吸收是人体获得能源的重要生理功能。通过消化能使摄入的食物经体内分解和同化过程成为小分子物质，被肠道吸收、肝加工变为体内物质，供全身组织利用，未被吸收和无营养价值的残渣及细菌构成粪便被排出体外。消化系统除保证人体获得能源、维持生命外，还可分泌多种激素参与全身和消化系统生理功能调节。消化系统因与外界相通，接触致病因素的机会较多，故消化系统疾病十分常见，主要包括食管、胃、肠、肝、胆、胰等的病变，可分为器质性和功能性疾病。

一、消化系统结构和功能

消化系统结构见图 4-1。

（一）食管

食管是连接口腔、咽和胃的通道。从门齿至食管入口处约 15 cm；食管全长 25~30 cm，从门齿至贲门处约 40 cm。其功能是传送食团和防止返流。食管下段括约肌功能失调可引起反流性食管炎或食管贲门失弛缓症。

（二）胃

胃由贲门部、胃底、胃体、幽门部 4 个部分构成（图 4-2）。

上端与食管相连接处称“贲门”，下端与十二指肠相连接处称为“幽门”。胃壁分为黏膜层、黏膜下层、肌层和浆膜层（为腹壁脏层），黏膜层含有丰富的腺体，有贲门腺、胃腺和幽门腺 3 种，主要由 3 种细胞组成：

1. 壁细胞　分泌盐酸和内因子。盐酸激活胃蛋白酶原使其成为有活性的胃蛋白酶，并具有杀灭随食物进入胃内的细菌的作用；内因子可协助维生素 B_{12} 的吸收。

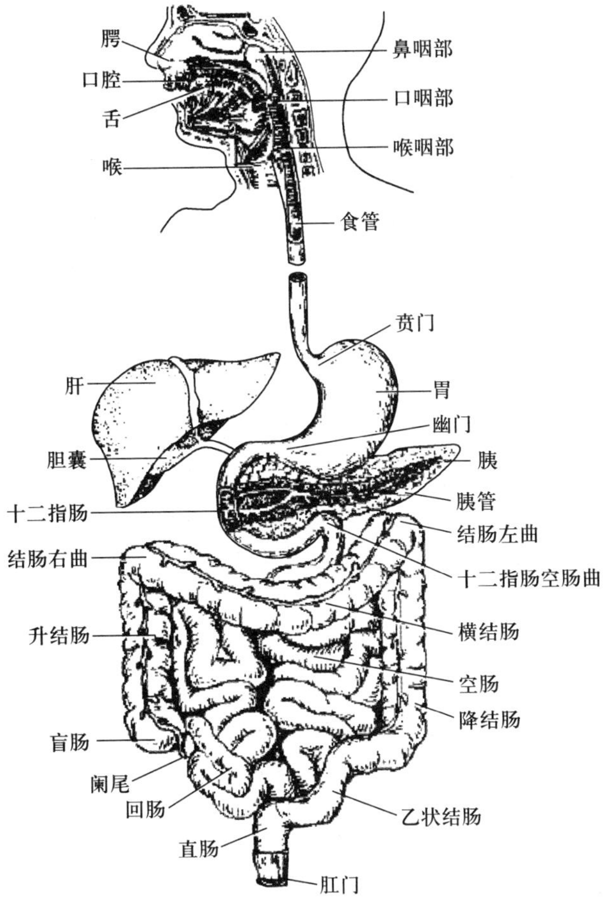

图 4-1 消化系统结构

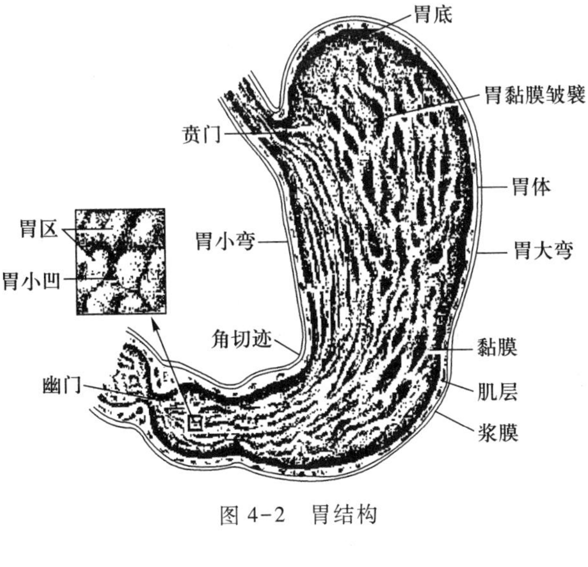

图 4-2 胃结构

2. 主细胞 分泌胃蛋白酶原，在盐酸等作用下转变为有活性的胃蛋白酶，后者在酸性较强的环境中能将蛋白质水解成蛋白胨和少量氨基酸等。

3. 黏液细胞 主要分泌碱性黏液，通过中和胃酸，使胃黏膜表面呈中性或偏碱性状态，防止胃酸和胃蛋白酶对胃黏膜的侵蚀。

胃的主要功能包括暂时储存食物、对食物（主要是蛋白质）进行初步消化，使之形成食糜，然后借自身的运动将食糜送入十二指肠。幽门括约肌的功能是控制胃内容物进入十二指肠的速度，并能阻止十二指肠内容物返流入胃。一餐含有糖类、蛋白质和脂肪的混合物从胃排空需4~6 h。

（三）小肠

小肠由十二指肠、空肠和回肠组成，是消化管中最长的一段。十二指肠上端连接幽门、下端连接空肠，长约25 cm，呈“C”形包绕胰头；分球部、降部、横部和升部共4段。球部为溃疡病的好发部位，降部内后壁黏膜上有一乳头状突起称十二指肠乳头，胆总管和胰管分别或汇合开口于此，胆汁和胰液由此进入十二指肠；升部与空肠相连，连接处被屈氏韧带（Treitz）固定，为上、下消化道的分界处。空肠和回肠间无明显分界，二者借助肠系膜固定于腹后壁，在腹腔内有较大的移动性。

小肠的主要功能是消化和吸收。小肠内有十二指肠腺和肠腺两种腺体，分泌小肠液具有消化和促进吸收的作用。食物通过小肠后，消化过程基本完成，许多营养物质被吸收。食物在小肠内停留的时间因食物性质不同而有差异，一般混合性食物在小肠内停留3~8 h 。

（四）大肠

大肠分为盲肠（包括阑尾）、结肠（升结肠、横结肠、降结肠、乙状结肠）和直肠三部分，全长约1.5 m。大肠的主要功能是吸收水分和电解质，并为消化后的食物残渣提供暂时的储存场所。肠内有许多细菌，具有能分解食物残渣和植物纤维的酶，可合成B族维生素和维生素K，吸收后对人体有营养作用。食物残渣在大肠内的停留时间一般在10 h以上，经过大肠内细菌的酶的发酵和腐败作用，形成粪便，最后排出体外。

（五）肝

肝是人体最大的消化腺，也是一个多功能器官，由门静脉和肝固有动脉双重供血。门静脉是肝的功能性血管，收集来自腹腔脏器的血流，内含营养物质和有害物质，在肝内进行物质代谢或被解毒；肝动脉是肝的营养性血管，其血液是肝营养的来源。其主要功能有：① 生成胆汁；② 进行蛋白质、脂肪和糖代谢；③ 参与维生素和激素的合成与代谢；④ 解毒，肠道吸收的或体内代谢产生的有毒物质，大多由肝解毒后随胆汁或尿液排出体外。

（六）胆

胆道系统起始于肝细胞间的毛细胆管，毛细胆管在肝内逐渐集合成小叶间胆管，并汇成左右肝管；左右肝管出肝后汇成肝总管，并与胆囊管汇合成胆总管，开口于十二指肠乳头。胆管主要起运输和排泄胆汁作用，胆囊则主要起浓缩胆汁和调节胆汁流量作用。

（七）胰腺

胰腺是腹膜外位器官，分头、体、尾三部分。胰腺为混合性分泌腺体，由内分泌腺和外分泌腺两部分组成，具有内分泌和外分泌两种功能。外分泌腺由腺泡和导管组成，分泌的主要成分是胰液，胰液含有胰淀粉酶、胰蛋白酶、糜蛋白酶、胰脂肪酶；分别对糖、蛋白质、脂肪进行消化、分解；胰腺的内分泌结构散在于胰腺组织中的胰岛，胰岛中重要的细胞有胰岛 A 和 B 细胞，分别分泌胰高血糖素、胰岛素，主要参与糖代谢。

二、常见症状、体征的护理

消化系统常见症状、体征的护理参见《健康评估》教材相关内容。

第二节　胃炎患者的护理

【疾病概述】

胃炎(gastritis)是指不同病因引起的胃黏膜炎症。按临床发病缓急分为急性胃炎和慢性胃炎两大类型。

一、急性胃炎

急性胃炎(acute gastritis)是指胃黏膜的急性炎症，其主要病变是胃黏膜的糜烂和出血，故常称为急性糜烂出血性胃炎。病变可局限于胃窦、胃体，也可波及全胃。

（一）病因与发病机制

1. 急性应激　多由于重要脏器严重病变、颅内病变及大手术、创伤、大面积烧伤、休克等所致。发病机制尚未完全明确。以胃腔内渗血常见，约 20% 患者可发生较大量出血，少数发生急性溃疡，称为“应激性溃疡”。

2. 理化因素　包括过冷、过热、辛辣、粗糙食物、烈酒、咖啡、药物(如阿司匹林、吲哚美辛等)、磺胺、激素、铁剂、抗肿瘤药等，其他如胆汁反流，留置胃管、胃内异物、胰腺癌放疗后都可造成物理性胃黏膜损伤。

3. 急性感染　某些细菌、病毒或其毒素可造成胃黏膜的急性炎症，如链球菌、葡萄球菌或大肠埃希菌感染可引起急性化脓性胃炎；幽门螺杆菌(Helicobacter pylori，Hp)感染也可引起急性胃炎或在慢性胃炎基础上导致病变急性活动。

（二）临床表现

由于病因不同，临床表现不尽一致。轻者多无明显症状，仅少数有上腹不适、疼痛及食欲下降、恶心、呕吐等消化不良表现。胃部出血一般少量、间歇、可自行停止。也可发生大出血，出现呕血、黑便。持续少量渗血可致贫血。体检时上腹部可有程度不同的压痛。应激造成的急性胃炎常以上消化道出血为主要表现。

（三）辅助检查

1. 粪便检查　大便隐血试验阳性。

2. 纤维胃镜检查　一般应在急性大出血后 24~48 h 内进行。镜下可见多发性糜烂、出血灶和黏膜水肿为特征的急性胃黏膜病损。

有应激病史、服用非甾体抗炎药等药物、饮料等病因，大便隐血试验阳性或出现呕血、黑便应考虑本病，但确诊则有赖于纤维胃镜检查的特征性表现。

（四）治疗原则

针对病因和原发疾病采取防治措施。① 去除病因或诱因，如由药物引起者应立即停止用药，酗酒者宜戒酒。② 对症治疗。

二、慢性胃炎

慢性胃炎（chronic gastritis）是由多种原因引起的胃黏膜慢性炎症性病变。病变基本局限于胃黏膜层，分布不均，以淋巴细胞和浆细胞的黏膜浸润为主，间有少量中性粒细胞和嗜酸性粒细胞。我国目前采用国际上新悉尼系统（Update forms）的分类方法，根据病理组织学改变和病变在胃的分布部位，结合可能的病因，将慢性胃炎分为浅表性（又称非萎缩性，non-atrophic）、萎缩性（atrophic）和特殊类型（special forms）三大类。慢性浅表性胃炎是指不伴有胃黏膜萎缩性改变、胃黏膜层以淋巴细胞和浆细胞为主的慢性炎症细胞浸润的慢性胃炎，幽门螺杆菌感染是这类慢性胃炎的主要病因。慢性萎缩性胃炎是指胃黏膜已发生了萎缩性改变的慢性胃炎，常伴有肠上皮化生。慢性萎缩性胃炎又可再分为多灶萎缩性胃炎和自身免疫性胃炎两大类。特殊类型胃炎种类很多，由不同病因所致，临床上较少见。以下重点介绍前两大类胃炎。

（一）病因与发病机制

慢性胃炎的病因尚未完全阐明，主要病因有以下几个方面。

1. 幽门螺杆菌（Hp）感染　目前认为 Hp 感染是慢性胃炎最主要的病因。

2. 自身免疫　自身免疫性胃炎以富含壁细胞的胃体黏膜萎缩为主。壁细胞损伤后能作为自身抗原刺激机体的免疫系统而产生相应的壁细胞抗体和内因子抗体，破坏壁细胞，使胃酸分泌减少乃至缺失，还可影响维生素 B_{12} 吸收，导致恶性贫血。

3. 物理及化学因素　长期饮浓茶、酒、咖啡，食用过热、过冷、过于粗糙的食物，可损伤胃黏膜；服用大量非甾体类抗炎药可破坏黏膜屏障；各种原因引起的十二指肠液返流，因其中的胆汁和胰液等会削弱胃黏膜的屏障功能，使其易受胃酸-胃蛋白酶的损害。

4. 其他因素　慢性胃炎与年龄、某些疾病（如心力衰竭、肝硬化门脉高压、尿毒症）有关，营养不良也可使胃黏膜易于受损。

慢性胃炎的过程是胃黏膜损伤与修复的一种慢性过程，主要组织病理学特征是炎症、萎缩和肠上皮化生。

（二）临床表现

慢性胃炎病程迁延，进展缓慢，缺乏特异性症状。大多无明显症状，部分有上腹痛或不适、食欲减退、饱胀、嗳气、反酸、恶心和呕吐等消化不良的表现，症状常与进食或食物种类有关。少数可有少量上消化道出血。自身免疫性胃炎患者可出现明显畏食、贫血和体重减轻。体征多不明显，有时可有上腹轻压痛。

（三）辅助检查

1. 胃镜及胃黏膜活组织检查　是最可靠的诊断方法。通过胃镜在直视下观察黏膜病损，慢性浅表性胃炎可见红斑（点、片状或条状）、黏膜粗糙不平、出血点、斑；慢性萎缩性胃炎可见黏膜呈颗粒状、黏膜血管显露、色泽灰暗、皱襞细小。两种胃炎皆可见伴有糜烂、胆汁返流。在充分活组织检查基础上以病理组织学诊断明确病变类型，并可检测幽门螺杆菌。

2. 幽门螺杆菌检测　可通过侵入性（如快速尿素酶测定、组织学检查等）和非侵入性（如^{13}C或^{14}C尿素呼气实验等）方法检测幽门螺杆菌。

3. 血清学检查　自身免疫性胃炎时，抗壁细胞抗体和抗内因子抗体可呈阳性，血清促胃液素水平明显升高。多灶萎缩性胃炎时，血清促胃液素水平正常或偏低。

4. 胃液分析　自身免疫性胃炎时，胃酸缺乏；多灶萎缩性胃炎时，胃酸分泌正常或偏低。

临床上有反复上腹胀痛及消化不良表现，病程迁延，确诊则有赖于胃镜及胃黏膜活组织病理学检查。

（四）治疗原则

1. 清除幽门螺杆菌感染　目前多采用的治疗方案为一种胶体铋剂和一种质子泵抑制剂加上两种抗菌药物，如常用枸橼酸铋钾（CBS），每次 300 mg，每天 4 次，与阿莫西林（每次 1 000 mg，每天 2 次）及甲硝唑（每次 200 mg，每天 4 次）4 药联用，2 周为 1 个疗程，抗菌药物还有克拉霉素、呋喃唑酮等。

2. 根据病因给予对症处理　如因非甾体类抗炎药引起，应停药并给予抗酸药；如因胆汁返流引起，可用氢氧化铝凝胶来吸附，或予以硫糖铝及胃动力药以中和胆盐，防止返流；有胃动力学改变，可服用多潘立酮、西沙比利等。

3. 自身免疫性胃炎的治疗　目前尚无特异性治疗，有恶性贫血可肌内注射维生素 B_{12}。

4. 胃黏膜异型增生的治疗　除给予上述积极治疗外，关键在于定期随访。对已明确的重度异型增生患者可选择预防性内镜下胃黏膜切除术。

【患者护理】

一、护理评估

1. 健康史　主要询问：① 有无服用非甾体类抗炎药物，如阿司匹林、吲哚美辛等损害胃黏膜的药物。有无不良的饮食习惯，包括喜食过冷、过热、过于粗糙的食物、偏好高盐饮食、酗酒、饮浓茶和咖啡等。② 既往有无严重脏器疾病、接受过大手术、大面积烧伤、休克等病史；有无慢性心力衰竭、肝硬化门静脉高压、尿毒症、营养不良、口腔及鼻咽部慢性炎症、胃手术或胆囊切除术等。

2. 身体评估

（1）起病急缓及进展情况，有无贫血及体重减轻等全身表现。

（2）有无上腹饱胀不适，进餐后是否疼痛明显，是否呈规律性上腹隐痛，伴食欲减退、嗳气、反酸、恶心和呕吐等。有无呕血和（或）黑便等情况。

3. 心理、社会状况

（1）疾病带来的情绪改变，轻症患者是否有满不在乎的心理；重症患者特别是呕血和（或）黑便患者有无紧张、焦虑等；慢性胃炎患者是否因病情呈慢性经过、反复发作、时轻时重、症状又不典型而胡思乱想，认为患有“不治之症”，而出现紧张、不安、失眠、忧虑和情绪不稳等。

（2）患者对治疗和护理的需求以及对预后的信心。

（3）家庭成员对患者所患疾病的认识及重视程度，能否为患者提供正确的照顾和经济支持。社区卫生服务机构能否为患者提供服务。

4. 辅助检查　检查包括：胃镜及胃黏膜组织活检、Hp 检测、胃液分析等。

病例：患者，男，48 岁，两年前自觉上腹部隐痛伴腹胀，餐后加重，伴反酸嗳气，无呕吐，大便干燥、秘结，排便不畅。曾于多家医院诊治，症状时轻时重，迁延不愈。

请思考：该患者的护理诊断是什么？

二、护理诊断

1. 腹痛　与胃黏膜炎性病变有关。

2. 营养失调：低于机体需要量　与畏食、消化吸收不良等有关。

3. 焦虑　与病情反复，病程迁延有关。

4. 知识缺乏　缺乏对慢性胃炎病因和预防知识的了解。

三、护理目标

（1）腹痛缓解或消失。

（2）食欲增加，能合理摄取营养，体重增加。

（3）能采取有效应对措施，正确面对疾病，消除忧虑、焦虑心理，情绪稳定、乐观。

（4）能说出慢性胃炎的可能病因及预防复发的措施。

四、护理措施

1. 一般护理

（1）休息：患者要注意休息，避免劳累，劳逸结合，急性出血时应卧床休息。

（2）饮食：急性胃炎患者饮食上一般进无渣、温热、半流质饮食。少量出血时可给牛奶、米汤等流质，以中和胃酸，有利于胃黏膜的修复；呕血者应暂禁食。慢性胃炎患者饮食，要选择丰富维生素、蛋白质、易消化食物，避免粗糙、辛辣、坚硬的食物；少食多餐，要有规律性，避免暴饮暴食，要戒除烟酒。

2. 对症护理　腹痛可用针灸内关、合谷、足三里等穴位来缓解疼痛，也可用热水袋热敷胃部，以缓解胃痉挛，减轻腹痛。

3. 用药护理　指导患者按医嘱正确使用药物（具体用药见治疗要点），介绍药物的不良反应。如有异常及时复诊。提高患者按医嘱用药的依从性。

4. 病情观察　① 密切注意观察有无上腹不适，食欲、饱胀、嗳气、反酸、恶心呕吐等消化不良的表现及程度；② 有无出血、黑便等消化道出血表现；③ 有无畏食、贫血、体重减轻等表现及程度。

5. 心理护理　向患者及家属介绍急性胃炎、慢性胃炎的有关病因、预后的知识，急性胃炎如能去除病因，一般预后良好，个别由于大量出血或反复出血而危及生命；慢性胃炎长期持续存在，但多数患者无症状；少数慢性浅表性胃炎可演变为慢性多灶萎缩性胃炎，极少数慢性多灶性萎缩性胃炎经长期演变可发展为胃癌。

五、护理评价

（1）患者腹痛缓解或消失。

（2）患者食欲增加，能合理摄取营养，体重增加。

（3）患者能接受治疗护理措施，正确面对疾病，消除忧虑、焦虑心理，保持乐观情绪。

（4）能说出急性胃炎、慢性胃炎的可能病因及预防复发的措施。

【健康教育】

1. 疾病知识指导　向患者及家属介绍本病的有关病因，指导患者避免诱发因素。教育患者保持良好的心理状态，平时生活要有规律，合理安排工作和休息时间，注意劳逸结合，积极配合治疗。

2. 生活知识指导　指导患者加强饮食卫生和饮食营养，养成有规律的饮食习惯；避免过冷、过热、辛辣等刺激性食物及浓茶、咖啡等饮料；嗜酒者应戒酒，防止乙醇损伤胃黏膜；注意饮食卫生。

3. 用药指导　根据患者的病因、具体情况进行指导，如避免使用对胃黏膜有刺激的药物，必须使用时应同时服用制酸剂或胃黏膜保护剂；介绍药物的不良反应，如有异常及时复诊，定期门诊随访。

（余江萍）

第三节　消化性溃疡患者的护理

消化性溃疡（peptic ulcer）主要指发生于胃和十二指肠的深达肌层的黏膜缺损，即胃溃疡（gastric ulcer，GU）和十二指肠溃疡（duodenal ulcer，DU）。溃疡的形成与多种因素有关，其中胃酸和胃蛋白酶的消化作用是溃疡形成的基本因素，故称为消化性溃疡。全世界约有 10% 的人一生中患过此病。临床上 DU 较 GU 多见，两者之比约为 3∶1。DU 好发于青壮年，GU 的发病年龄一般较 DU 约迟 10 年。秋冬和冬春之交是本病的好发季节。

【疾病概述】

一、病因、诱因及发病机制

1. 幽门螺杆菌感染　大量研究表明幽门螺杆菌(Hp)感染是消化性溃疡的主要病因。

Hp 感染引起消化性溃疡的机制有:① 定植:幽门螺杆菌呈螺旋菌体,有鞭毛黏因子,胃上皮细胞有黏附因子受体。② 损害:幽门螺杆菌分泌尿素酶、空泡毒素蛋白、黏液酶、酯酶等;而 Hp 感染所致的高促胃液素血症刺激胃酸分泌,增强了侵袭因素的作用。

2. 胃酸和胃蛋白酶　胃酸和胃蛋白酶是胃液的主要成分,是对胃和十二指肠黏膜有侵袭作用的主要因素,而胃酸又在其中起主要作用。这是因为不但胃蛋白酶原需要盐酸激活才能转变为胃蛋白酶,从而降解蛋白质分子,损伤黏膜,而且胃蛋白酶的活性取决于胃液 pH,当胃液 pH 上升到 4 以上时,胃蛋白酶就失去活性。因此胃酸的存在是溃疡发生的决定因素。

3. 药物因素　某些非甾体类抗炎药(NSAID)、抗癌药等对胃和十二指肠黏膜具有损伤作用,其中以 NSAID 最为明显。长期服用 NSAID 可诱发消化性溃疡,阻碍溃疡的愈合,增加溃疡的复发率和出血、穿孔等并发症的发生。NSAID 除直接作用于胃和十二指肠黏膜导致其损伤外,主要通过抑制前列腺素合成削弱前列腺素对胃和十二指肠黏膜的保护作用。

4. 胃排空延缓和胆汁返流　GU 患者多有胃排空延缓和十二指肠-胃返流。前者使胃窦部张力增高,胃内食糜停留过久,兴奋壁细胞分泌胃酸。当胃窦-十二指肠运动协调和幽门括约肌功能障碍时,可引起十二指肠-胃反流,返流液中的胆汁、胰液和其他化学成分可损伤胃黏膜。上述病因虽并非 GU 的原发病因,但能加重 Hp 感染或 NSAID 对胃黏膜的损伤。

5. 精神、遗传因素　临床观察表明长期精神紧张、焦虑或情绪容易波动的人易患消化性溃疡。遗传素质也与消化性溃疡有关,有资料表明,GU 患者的家族中,GU 的发病率较正常人高 3 倍。但随着对 Hp 在消化性溃疡发病中重要作用的认识,遗传因素的重要性受到了挑战。有研究表明,消化性溃疡的家庭聚集现象与 Hp 感染有关。但单卵双胎同胞发生溃疡的一致性都高于双卵双胎,说明遗传因素仍不能否定。

6. 其他因素　吸烟者消化性溃疡的发生率比不吸烟者高,其机制尚不明确,可能与吸烟增加胃酸和胃蛋白酶分泌,降低幽门括约肌张力和影响胃黏膜前列腺素合成等因素有关。高盐饮食因高浓度盐损伤胃黏膜而增加 GU 发生的危险性。

消化性溃疡大多是单发,也可多个,呈圆形或椭圆形。DU 多发生在球部,前壁比较常见;GU 多在胃角和胃窦小弯。DU 直径多小于 10 mm,GU 则稍大。溃疡浅者累及黏膜肌层,深者则可贯穿肌层,甚至浆膜层,穿破浆膜层时可致穿孔,血管破溃可引起出血。

二、临床表现

临床表现不一,少数患者可无症状,或以出血、穿孔等并发症作为首发症状。多数消化性溃疡有慢性过程、周期性发作和节律性疼痛的特点。其发作常与不良精神刺激、情绪波动、饮食失调等有关。

1. 症状

(1) 腹痛:上腹部疼痛是本病的主要症状,可为钝痛、灼痛、胀痛甚至剧痛,或呈饥饿样不适感。疼痛多位于上腹中部、偏右或偏左。多数患者疼痛有典型的节律,与进食有关。DU 的疼痛常在餐后 3~4 h 开始出现,如不服药或进食则持续至下次进餐后才缓解,即疼痛—进餐—缓解,故又称空腹痛。约半数患者于午夜出现疼痛,称午夜痛。GU 的疼痛多在餐后1/2~1 h 出现,至下次餐前自行消失,即进餐—疼痛—缓解。午夜痛也可发生,但较 DU 少见。部分患者无上述典型疼痛,而仅表现为无规律性的上腹隐痛不适,也可因并发症的出现而发生疼痛性质及节律的改变。

(2) 其他:消化性溃疡除上腹疼痛外,尚可有反酸、嗳气、恶心、呕吐、食欲减退等消化不良症状,也可有失眠、多汗、脉缓等自主神经功能失调表现。

2. 体征 溃疡活动期可有剑突下固定而局限的压痛点,缓解期则无明显体征。

3. 特殊类型的消化性溃疡 ① 无症状性溃疡:15%~35%消化性溃疡患者无任何症状,尤以老年人多见,多因其他疾病作胃镜或 X 线钡餐检查时偶然发现;或当发生出血、穿孔等并发症时,甚至于尸体解剖时始被发现。② 老年人消化性溃疡:胃巨大溃疡多见,临床表现多不典型,常无任何症状或症状不明显,疼痛多无规律,食欲减退、恶心与呕吐、消瘦、贫血等症状较突出,需与胃癌鉴别。③ 复合性溃疡:指胃与十二指肠同时存在溃疡,多数 DU 发生先于 GU。本病约占全部消化性溃疡的 5%,其临床症状并无特异性,但幽门梗阻的发生率较单独 GU 或 DU 高。④ 幽门管溃疡:较为少见,常伴胃酸分泌过高。其主要表现为餐后立即出现较为剧烈而无节律性的中上腹疼痛,对抗酸药反应差,易出现幽门梗阻、穿孔、出血等并发症。⑤ 球后溃疡:指发生于十二指肠球部以下的溃疡,多位于十二指肠乳头的近端。球后溃疡的夜间痛和背部放射性疼痛更为多见,并发大量出血者亦多见,药物治疗效果差。

4. 并发症

(1) 出血:发生于 15%~25%的患者,DU 比 GU 容易发生。常因服用 NSAID 而诱发,部分患者以上消化道出血为首发症状。出血引起的临床表现取决于出血的速度和量。轻者表现为黑便、呕血,重者出现周围循环衰竭,甚至低血容量性休克,应积极抢救。

(2) 穿孔:见于 2%~10%的病例。穿孔可致弥漫性腹膜炎。

(3) 幽门梗阻:见于 2%~4%的病例。大多由 DU 或幽门管溃疡引起。急性梗阻多因炎症水肿和幽门部痉挛所致,梗阻为暂时性,随炎症好转而缓解;慢性梗阻主要由于溃疡愈合后瘢痕收缩而呈持久性。幽门梗阻使胃排空延迟,患者可感上腹饱胀不适,疼痛于餐后加重,且有反复大量呕吐,呕吐物呈酸腐味的宿食,大量呕吐后疼痛可暂缓解。严重频繁呕吐可致失水和低氯低钾性碱中毒,常继发营养不良。上腹饱胀和逆蠕动的胃型,以及空腹时检查胃内有震水音、抽出胃液量>200 mL,是幽门梗阻的特征性表现。

(4) 癌变:少数 GU 可发生癌变,癌变率在 1%以下,DU 则极少见。对长期 GU 病史,年龄在 45 岁以上,经严格内科治疗 4~6 周症状无好转,大便隐血试验持续阳性者,应怀疑是否癌变,需进一步检查和定期随访。

三、辅助检查

1. 幽门螺杆菌检测 Hp 感染的检测方法主要包括快速尿素酶试验、组织学检查、^{13}C 或 ^{14}C 尿素呼气试验和血清学试验等。其中 ^{13}C 或 ^{14}C 尿素呼气试验检测 Hp 感染的敏感性和特异性均较高，常作为根除治疗后复查的首选方法。

2. 大便隐血试验 隐血试验阳性提示溃疡有活动，如 GU 患者持续阳性，应怀疑癌变的可能。

3. X 线钡餐检查 溃疡的 X 线直接征象是龛影，对溃疡诊断有确诊价值。

4. 胃镜检查和黏膜活检 可直接观察溃疡部位、病变大小、性质，并可在直视下取活组织做病理检查和 Hp 检测。其诊断的准确性高于 X 线钡餐检查。

四、治疗原则

治疗的目的在于消除病因、控制症状、愈合溃疡、防止复发和避免并发症。

1. 根除 Hp 治疗 对于 Hp 阳性的消化性溃疡患者，应首先给予根治 Hp 治疗。目前多采用将抑制胃酸分泌药、抗菌药或起协同作用的胶体铋剂联合应用的治疗方案。常应用一种质子泵抑制剂和一种胶体铋剂加上克拉霉素、阿莫西林、甲硝唑 3 种抗菌药物中的 2 种，组成四联疗法。

2. 降低胃酸的药物治疗 包括抗酸药和抑制胃酸分泌药两类。前者与胃内盐酸作用形成盐和水，使胃酸降低，对缓解溃疡疼痛症状有较好效果，如常用碱性抗酸药氢氧化铝、氢氧化镁及其复方制剂等。但长期大量应用时副作用较大，故很少单一应用抗酸药来治疗溃疡。

目前临床上常用的抑制胃酸分泌药有 H_2 受体拮抗剂（H_2RA）和质子泵抑制剂（PPI）两大类。常用 H_2 受体拮抗剂（H2RA）药物有西咪替丁 800 mg/d，雷尼替丁 300 mg/d，法莫替丁 40 mg/d，三者一日量可分 2 次口服或睡前顿服，服药后基础胃酸分泌特别是夜间胃酸分泌明显减少。常用质子泵抑制剂有奥美拉唑 20 mg、兰索拉唑 30 mg 和潘托拉唑 40 mg，每天 2 次口服。对 Hp 阴性的溃疡，服用任何一种 H_2RA 或 PPI，DU 疗程一般为 4~6 周，GU 为 6~8 周，并根据溃疡复发率、患者年龄、溃疡并发症和合并其他严重疾病等危险因素，考虑是否进行维持治疗。

3. 保护胃黏膜治疗 常用的胃黏膜保护剂包括硫糖铝和枸橼酸铋钾（CBS）。硫糖铝和 CBS 能黏附覆盖在溃疡面上形成一层保护膜，从而阻止胃酸和胃蛋白酶侵袭溃疡面。此外，还可促进内源性前列腺素合成和刺激表皮生长因子分泌，使上皮重建和增加黏液、碳酸氢盐分泌。硫糖铝常用剂量为 1.0 g，每日 3 次，CBS 480 mg/d，疗程为 4 周。此外前列腺素类药物如米索前列醇亦具有增加胃黏膜防御能力的作用。

4. 外科手术治疗 对于大量出血经内科紧急处理无效、急性穿孔、瘢痕性幽门梗阻、内科治疗无效的顽固性溃疡以及胃溃疡疑有癌变者可行手术治疗。

【患者护理】

一、护理评估

1. 健康史

(1) 有关疾病的诱因和病因 如发病是否与天气变化、饮食不当或情绪激动等有关；有无暴饮暴食、喜食酸辣等刺激性食物的习惯；是否嗜烟酒；有无经常服用阿司匹林等药物；家族中有无患溃疡病者等。

(2) 疼痛发作的过程　如首次发作的时间;疼痛与进食的关系,是餐后还是空腹出现,有无规律,部位及性质如何,应用何种方法能缓解疼痛;是否伴有恶心、呕吐、嗳气、反酸等其他消化道症状;有无呕血、黑便、频繁呕吐等并发症的征象;此次发病与既往有无不同;曾做过何种检查和治疗,结果如何。

2. 身体评估

(1) 全身状况　有无痛苦表情,有无消瘦、贫血貌,生命体征是否正常。

(2) 腹部体征　上腹部有无固定压痛点,有无逆蠕动波,全腹有无压痛、反跳痛,有无腹肌紧张,有无肠鸣音减弱或消失等。

3. 心理、社会状况　本病病程长,有周期性发作和节律性疼痛的特点,如不重视预防和正规治疗,病情可反复发作产生并发症,从而影响患者的学习和工作,使患者产生焦虑急躁情绪。故应评估患者及家属对疾病的认识程度,患者有无焦虑或恐惧等心理,评估患者工作性质是否处于精神紧张状态,生活中有无承受压力情况,有无不协调的人际关系或工作生活挫折,了解患者家庭经济状况和社会支持情况,患者所能得到的社区保健资源和服务如何。

4. 辅助检查

(1) 血常规　有无红细胞、血红蛋白减少。

(2) 大便隐血试验　是否为阳性。

(3) Hp 检测　是否为阳性。

(4) 胃液分析　胃酸是增高、减少还是正常。

(5) X 线钡餐检查　有无典型的溃疡龛影,部位如何。

(6) 胃镜及黏膜活检　溃疡的部位、大小及性质如何,有无活动性出血。

病例:患者,男性,35 岁,农民,因间断上腹痛 5 年、加重 1 周来诊。患者自 5 年前开始间断出现上腹胀痛,空腹时明显,进食后可自行缓解,有时夜间痛醒,无放射痛,有嗳气和反酸,常因进食不当或生气诱发,每年冬春季节易发病,曾经中医治疗好转,未系统检查过。1 周前因吃凉白薯后再次上腹痛,腹痛较前重,但部位和规律同前,自服中药后无明显减轻来诊。发病以来无恶心、呕吐和呕血,饮食好,大小便正常,无便血和黑便,体重无明显变化。既往体健,无肝肾疾病及胆囊炎和胆石症病史,无手术、外伤和药物过敏史。无烟酒嗜好。查体:T 36.7℃,P 80 次/min,R 18 次/min,BP 120/80 mmHg。一般状况可,无皮疹,浅表淋巴结无肿大,巩膜无黄染。心肺未见异常,腹平软,中上腹有压痛,无肌紧张和反跳痛,全腹未触及包块,肝脾肋下未触及,Murphy 征阴性,移动性浊音阴性,肠鸣音 4 次/min,双下肢不肿。实验室检查:Hb 132 g/L,WBC 5.5×10^9/L,N 70%,L 30%,PLT 250×10^9/L。

请思考:该患者的护理诊断是什么?

二、护理诊断及合作性问题

1. 疼痛:腹痛　与胃酸刺激溃疡面,引起化学性炎症反应有关。

2. 知识缺乏　缺乏溃疡病防治知识。

3. 潜在并发症　上消化道出血。

三、护理目标

（1）患者能描述和避免引起疼痛的因素。

（2）能应用缓解疼痛的方法和技巧，疼痛减轻或消失。

（3）无消化道出血征象或消化道出血能被及时发现和处理。

四、护理措施

1. 一般护理

（1）休息：溃疡活动者应卧床休息，保持环境安静、舒适，保证患者充足的睡眠。病情轻者可边工作边治疗，注意生活规律和劳逸结合。

（2）饮食护理：指导患者建立合理的饮食习惯和结构。① 应定时进食，以维持正常消化活动的节律，在溃疡活动期，宜少食多餐，避免餐间零食和睡前进食，使胃酸分泌有规律。饮食不宜过饱，以免胃窦部过度扩张而增加促胃液素的分泌。一旦症状得到控制，应尽快恢复正常的饮食规律。进餐时注意细嚼慢咽，咀嚼可增加唾液分泌，后者具有稀释和中和胃酸的作用。② 食物选择：选择营养丰富，易于消化的食物。症状较重的患者可以面食为主，因面食较柔软、易消化，且含碱，能有效中和胃酸，不习惯于面食则以软米饭或米粥代替。由于蛋白质类食物具有中和胃酸作用，可摄取适量脱脂牛奶，宜安排在两餐间饮用，但牛奶中的钙质反过来刺激胃酸分泌，故不宜多饮。脂肪到达十二指肠时虽能刺激小肠黏膜分泌肠抑胃液素，抑制胃酸分泌，但同时又可引起胃排空减慢，胃窦扩张，致胃酸分泌增多，故脂肪摄取也应适量。避免食用机械性刺激强的食物（指生、冷、硬，粗纤维多的蔬菜、水果，如葱头、韭菜、芹菜等）和化学性刺激强的食物（如浓肉汤、咖啡、浓茶和辣椒、酸醋等调味品）。

2. 对症护理

（1）帮助患者认识和去除病因：向患者解释疼痛的原因，指导和帮助患者减少或去除加重和诱发疼痛的因素：① 对服用非甾体类抗炎药者，应停药；② 避免暴饮暴食和食用刺激性饮食，以免加重对胃肠黏膜的损伤；③ 对嗜烟酒者，劝其戒除。但应注意突然戒断烟酒可引起焦虑、烦躁，也会刺激胃酸分泌，故应与患者共同制订切实可行的戒烟、戒酒计划，并督促其执行。

（2）疼痛护理：注意观察及详细了解患者疼痛的规律和特点，并按其特点指导缓解疼痛的方法。如 DU 表现为空腹痛或午夜痛，患者可准备抑酸食物（苏打饼干等）在疼痛前进食，或服用抑酸剂以防疼痛。也可采用局部热敷或针灸止痛等。在症状较重时，嘱患者卧床休息，可使疼痛等症状缓解。病情许可的患者则应鼓励适当活动，以分散注意力。

3. 药物应用及护理　遵医嘱给患者进行药物治疗，并注意观察药物疗效及不良反应。

（1）抗酸药：如氢氧化铝凝胶，应在饭后 1 h 和睡前服用。服用片剂时应嚼服，乳剂给药前应充分摇匀。抗酸药应避免与奶制品同时服用，因两者相互作用形成络合物。酸性的食物及饮料不宜与抗酸药同服。氢氧化铝凝胶能阻碍磷的吸收，引起磷缺乏症，表现为食欲减退、软弱无力等症状，甚至可导致骨质疏松，长期服用还可引起严重便秘、代谢性碱中毒与钠潴留，甚至造成肾损害。服用镁制剂则易引起腹泻。

(2) H_2受体拮抗剂:应在餐中或餐后即刻服用,也可一日剂量在睡前一次服用。如需同时服用抗酸药,则两药应间隔1 h以上。如静脉给药时应注意控制速度,速度过快可引起低血压和心律失常。西咪替丁对雄激素受体有亲和力,可导致男性乳腺发育、阳痿以及性功能紊乱,肾是其主要排泄器官,应用期间应注意患者肾功能。此外,少数患者还可出现一过性肝功能损害和粒细胞缺乏,可出现头痛、头晕、疲倦、腹泻及皮疹等反应,如出现上述反应,需及时协助医生进行处理。药物可从母乳排出,哺乳期应停止用药。

(3) 其他药物:奥美拉唑可引起头晕,特别是用药初期,应嘱患者用药期间避免开车或做其他必须高度集中注意力的工作。硫糖铝片宜在进餐前1 h服用,可有便秘、口干、皮疹、眩晕、嗜睡等不良反应。因其含糖量较高,糖尿病患者应慎用。

(4) 胶体铋剂:枸橼酸铋钾(CBS)为常用制剂,因其在酸性环境中方起作用,故宜餐前半小时服用。服CBS过程中可使齿、舌变黑,可用吸管直接吸入。部分患者服药后出现便秘和粪便变黑,停药后可自行消失。少数患者有恶心、一过性血清转氨酶升高等,极少数出现急性肾衰竭。

(5) 抗菌药物:阿莫西林服用前应询问患者有无青霉素过敏史,应用过程中注意有无迟发性过敏反应的出现,如皮疹。甲硝唑可引起恶心、呕吐等胃肠道反应,应在餐后半小时服用,并可遵医嘱用甲氧氯普胺、维生素B_{12}等拮抗。

4. 病情观察　观察患者上腹痛的规律、性质、程度及部位;观察大便的性状;观察有无并发症发生。

5. 心理护理　告知患者消化性溃疡的发生发展与精神紧张、不良情绪及个性特点、行为方式等心理社会因素有关。教会患者认识压力,学会放松技巧,避免神经精神因素对疾病的影响。

五、护理评价

(1) 患者能说出引起疼痛的原因,情绪稳定,戒除烟酒,饮食规律,能选择适宜的食物,未见因饮食不当诱发疼痛。

(2) 能正确服药,上腹部疼痛减轻并逐渐消失。

(3) 无呕血、黑便等上消化道出血的表现,生命体征平稳。

【健康教育】

(1) 向患者及家属讲解引起和加重溃疡病的相关因素。

(2) 指导患者保持乐观的情绪,规律的生活,避免过度紧张与劳累。

(3) 指导患者建立合理的饮食习惯和结构,戒除烟酒,避免进食刺激性食物。

(4) 嘱患者慎用或勿用致溃疡药物,如阿司匹林、咖啡因、泼尼松等。

(5) 指导患者按医嘱正确服药,学会观察疗效及不良反应,不随便停药,以减少复发。

(6) 嘱患者定期复诊,若上腹疼痛节律发生变化,程度加剧,或者出现呕血、黑便时,应立即就医。

第四节 肠结核患者的护理

肠结核(Intra-abdominal Tuberculosis)是临床上较为常见的肺外结核病,是因结核杆菌侵犯肠道而引起的慢性感染。绝大多数继发于肠外结核,特别是开放性肺结核。发病年龄多为青壮年,女略多于男。

【疾病概述】

一、病因、诱因及发病机制

肠结核一般都由人型结核杆菌引起,偶有因饮用带菌牛奶或乳制品罹患牛型结核杆菌者,结核杆菌侵犯肠道的主要途径有:

1. 胃肠道感染 为肠结核的主要感染方式,患者原有开放性肺结核,因经常吞咽含有结核杆菌的自身痰液而继发感染;或经常与肺结核患者密切接触,又忽视消毒隔离措施可引起原发性肠结核。

结核杆菌被食入后,因其具有含脂外膜,多数不被胃酸杀灭。病菌到达肠道(特别是在回盲部)时,含有结核杆菌的食物已成食糜,有较大机会直接接触肠黏膜;同时因回盲部存在着生理性潴留及逆蠕动,更增加感染机会;加之回盲部有丰富的淋巴组织,对结核的易感性强。因此,回盲部即成为肠结核的好发部位。

2. 血行播散 血行播散也是肠结核的感染途径之一。见于粟粒型结核经血行播散而侵犯肠道。

3. 邻近结核病灶播散 肠结核还可由腹腔内结核病灶直接蔓延而引起,如输卵管结核、结核性腹膜炎、肠系膜淋巴结核等。此种感染系通过淋巴管播散的。

结核病和其他许多疾病一样,是人体和细菌(或其他致病因素)相互作用的结果。只有当入侵的结核杆菌数量较多、毒力较强,并有机体免疫功能异常(包括肠道功能紊乱引起的局部抵抗力削弱)时,方能致病。

二、临床表现

多数起病缓慢,病程较长,典型临床表现归纳如下:

1. 腹痛 因病变常累及回盲部,故疼痛最常见于右下腹,触诊时可发现局限性压痛点。疼痛亦可位于脐周,系回盲部病变牵引所致。疼痛一般较轻,呈隐痛或钝痛,亦有表现为间歇性疼痛,常于进餐时或餐后诱发,此为进食引起胃回肠反射或胃结肠反射所致。餐后疼痛系病变的肠曲痉挛或蠕动增强,因而疼痛常伴有便意,便后可使疼痛缓解。增生型肠结核并发肠梗阻时,腹痛主要为绞痛,并有肠梗阻的相应症状体征。

2. 腹泻与便秘 腹泻是溃疡型肠结核的主要症状之一,这是因肠道炎症和溃疡的刺激,使肠蠕动加速、排空过快及继发性吸收不良所致。排便一般每日 2~4 次,多为糊状便,轻者仅含少量黏液,严重者腹泻可每日多达 10 余次,便中有黏液及脓液,血便较少见。此外还可间有便秘,粪便呈羊粪状,或腹泻与便秘交替出现。

3. 腹部肿块　主要见于增生型肠结核,肠壁局部增厚形成肿块。当溃疡型肠结核和周围组织粘连,或并有肠系膜淋巴结核等,均可形成肿块而被扪及。腹部肿块常位于右下腹,中等硬度,可有轻压痛,表面可不平,移动度较小。

4. 全身症状　溃疡型肠结核常有结核毒血症,如午后低热、不规则热,弛张热或稽留热,伴有盗汗,可有乏力、消瘦、贫血、营养不良性水肿等症状和体征,并可有肠外结核特别是结核性腹膜炎、肺结核等有关表现,增殖型肠结核多无结核中毒症状,病程较长,全身情况较好。

三、辅助检查

1. 血象与红细胞沉降率　白细胞总数一般正常,淋巴细胞常偏高,红细胞及血红蛋白常偏低,呈轻、中度贫血,以溃疡型患者为多见。在活动性病变患者中,红细胞沉降率常增快。

2. 粪便检查　增生型肠结核粪便检查多无明显改变。溃疡型肠结核粪便镜检可见少量脓细胞和红细胞。粪便浓缩找结核菌,只有痰菌阴性时,才有意义。

3. X 线检查　X 线钡剂灌肠检查对肠结核诊断具有重要意义。溃疡型肠结核,钡剂于病变肠段呈现激惹现象,排空很快,充盈不佳,而在病变上下两端肠段充盈良好,此称为 X 线钡剂激惹征。增生型者肠黏膜呈结节状改变,肠腔变窄,肠段缩短变形、回肠和盲肠的正常角消失。

4. 纤维结肠镜检　可直接观察全结肠、盲肠及回盲部的病变,病变主要在回盲部,内镜下见病变肠黏膜充血水肿,溃疡形成,大小及形态各异的炎症息肉,肠腔变窄等。活检如能找到干酪样坏死性肉芽肿或结核菌具确诊意义。

四、治疗原则

肠结核的治疗与肺结核一样,均应强调早期、联合、适量、规律及全程用药。

1. 休息与营养　合理的休息与营养应作为治疗结核的基础。活动性肠结核应强调卧床休息,减少热量消耗,改善营养,增加机体抗病能力。

2. 抗结核药物治疗　是本病治疗的关键,抗结核药物选择、用法详见肺结核。

3. 对症处理　腹痛可用颠茄、阿托品或其他抗胆碱药物。不完全性肠梗阻有时需行胃肠减压,并纠正水、电解质紊乱。有贫血及维生素缺乏症表现者,对症用药。

4. 手术治疗主要限于完全性肠梗阻,或部分性肠梗阻经内科治疗未见好转者,急性肠穿孔引起粪瘘经保守治疗未见改善者;大量肠道出血经积极抢救未能止血者。

【患者护理】

一、护理评估

1. 健康史

(1) 病因、诱因:有无肺结核病史或活动性肺结核;有无与开放性肺结核的患者密切接触史。

(2) 既往史:仔细询问患者既往体质如何,是否患肺结核、淋巴结核以及盆腔结核,治疗情况及治疗效果。

(3) 个人史:询问患者的职业情况、工作环境如何,有无烟酒嗜好。

2. 身体评估

(1) 有无长期发热,盗汗以及倦怠、消瘦、贫血等营养不良的表现。

(2) 有无腹痛、腹泻,腹泻与便秘交替,有无腹部肿块。

3. 心理、社会状况　是否因病程长,以及长时间服药,担心传染而有焦虑不安、压抑等心理反应。

4. 辅助检查　主要包括血象与红细胞沉降率、粪便检查、X线检查、纤维结肠镜检。

病例:患者,男性,38岁,咳嗽、消瘦1年,加重3个月入院。1年前,患者出现咳嗽,痰不多,为白痰,偶有痰中带血丝,3个月来,出现发热,以午后为重,咳嗽、咳痰加重,痰明显增多,精神萎靡,体质消瘦。并出现腹痛与间歇交替的腹泻和便秘。体格检查:体温38.5℃,慢性病容,消瘦苍白,两肺湿啰音,腹软触之柔韧,X线检查示肺部大小不等的透亮区及结节状阴影,纤维结肠镜检回肠下端多处溃疡,有干酪样坏死。

请思考:该患者的护理诊断是什么?

二、护理诊断及合作性问题

1. 疼痛　与结核杆菌侵犯肠壁有关。
2. 腹泻　与结核感染致肠功能紊乱有关。
3. 便秘　与肠道狭窄或梗阻有关。
4. 焦虑　与病程长、治疗疗程长有关。
5. 潜在并发症　肠梗阻、肠穿孔,结核性腹膜炎。
6. 知识缺乏　缺乏结核病的预防及治疗知识。

三、护理目标

(1) 患者腹痛缓解或消失。

(2) 患者腹泻、便秘缓解。

(3) 焦虑情绪减轻或消失。

(4) 无并发症发生,或一旦发生能及时发现和配合医生处理。

(5) 患者了解疾病的特点,治疗方法,能积极配合治疗。

四、护理措施

1. 一般护理

(1) 休息:休息可降低代谢,减少机体消耗,增强抵抗力,减轻腹痛。活动性肠结核应卧床休息,病情稳定后逐步增加活动量。

(2) 饮食护理:合理的营养可增强患者抵抗力,促进肠结核病变好转,是治疗肠结核的基础。应给予高热量、高蛋白、高纤维素易消化的饮食,腹泻患者应少食易发酵的食物如豆制品牛奶等。

2. 对症护理

(1) 疼痛的护理:患者腹痛时,可与患者多交流,分散其注意力,或采取热敷、按摩、针灸等方法缓解疼痛或遵医嘱用止痛剂。

(2) 腹泻的护理:指导合适的饮食,注意腹部保暖,加强肛周皮肤护理。

3. 药物应用及护理

(1) 遵医嘱给抗结核药,嘱患者按时按量服用,定期复查,注意副作用(详见肺结核)。

(2) 遵医嘱给解痉止痛药,向患者解释药物的作用与不良反应。

4. 病情观察

(1) 严密观察腹痛的性质、特点,注意肠穿孔、肠梗阻等并发症。

(2) 观察患者的体温、贫血及营养状况,每周称体重。

(3) 观察用药的疗效及不良反应。

5. 心理护理　告知患者结核病虽然治疗时间长,但可治愈,应树立自信,积极配合治疗。向患者及家属介绍有关结核病的知识,说明抗结核药物在治疗中的重要性。指导患者良好的生活方式,保持身心愉快。

五、护理评价

(1) 患者腹痛腹泻消失。

(2) 体温正常。

(3) 患者体重增加,营养改善。

(4) 无并发症发生。

(5) 患者了解疾病的有关知识,并能积极配合。

【健康教育】

(1) 肠结核常继发于肺结核,故应对肺结核早期诊断,积极治疗,加强公共卫生宣传,教育患者避免吞咽痰液及不随地吐痰,提倡使用公筷进餐和分餐制,牛奶应充分消毒。

(2) 在加强支持疗法的基础上,肠结核经抗结核药物充分治疗一般可痊愈。告知患者保证剂量充足、规律、全程用药的重要性。

(3) 提供幽静的休息环境,保持良好心态,加强适当锻炼,提高机体抵抗力。进食易消化吸收、营养丰富、富含维生素和微量元素、无污染的食物。

第五节　炎症性肠病患者的护理

炎症性肠病(inflammatory bowel disease,IBD)是一种病因尚不十分清楚的慢性非特异性肠道炎症性疾病,主要包括溃疡性结肠炎(ulcerative colitis,UC)和克罗恩病(Crohn disease,CD)。

【疾病概述】

一、溃疡性结肠炎

溃疡性结肠炎(ulcerative colitis)是一种慢性非特异性结肠炎症,任何年龄均可发病,多见于20~40岁。

(一) 病因、诱因及发病机制

尚未完全明确。目前认为系多因素相互作用所致,主要包括环境、遗传、感染和免疫因素。

(二) 临床表现

起病缓慢,病程呈慢性过程,多表现为发作期与缓解期交替。临床表现与病变范围、临床类型及病期等有关。

1. 消化系统表现

(1) 腹泻:见于绝大多数患者。腹泻主要与炎症导致大肠黏膜对水钠吸收障碍以及结肠运动功能失常有关,粪便中的黏液脓血则为炎症渗出、黏膜糜烂及溃疡所致。黏液脓血便是本病活动期的重要表现。大便次数及便血的程度反映病情轻重,轻者每日排便 2~4 次,便血轻或无;重者每日 10 次以上,脓血明显可见,甚至大量便血。粪质亦与病情轻重有关,多数为糊状,重者可至稀水样。病变限于直肠或及乙状结肠患者,除可有便频、便血外,偶尔有便秘,这是病变引起直肠排空功能障碍所致。

(2) 腹痛:轻型患者可无腹痛或仅有腹部不适。一般有轻度至中度腹痛,多为位于左下腹或下腹的阵痛,亦可涉及全腹,有疼痛—便意—便后缓解的规律,常有里急后重。若并发中毒性巨结肠或炎症波及腹膜,有持续性剧烈腹痛。

(3) 其他症状:可有腹胀,严重病例有食欲减退、恶心、呕吐。

(4) 体征:轻、中型患者仅有左下腹轻压痛,有时可触及痉挛的降结肠或乙状结肠。重型和暴发型患者常有明显压痛和鼓肠。若有腹肌紧张、反跳痛、肠鸣音减弱应注意中毒性巨结肠、肠穿孔等并发症。

2. 全身表现　一般出现在中、重型患者。中、重型患者活动期常有低度至中度发热。高热多提示合并症或见于急性暴发型。重症或病情持续活动可出现衰弱、消瘦、贫血、低蛋白血症、水与电解质平衡紊乱等表现。

3. 肠外表现　本病可伴有多种肠外表现,包括外周关节炎、结节性红斑、坏疽性脓皮病、巩膜外层炎、前葡萄膜炎、口腔复发性溃疡等,这些肠外表现在结肠炎控制或结肠切除后可以缓解或恢复;骶髂关节炎、强直性脊柱炎、原发性硬化性胆管炎及少见的淀粉样变性、急性发热性嗜中性皮肤病等,可与溃疡性结肠炎共存,但与溃疡性结肠炎本身的病情变化无关。

4. 临床类型　按本病的病程、程度、范围及病期进行综合分型。

(1) 临床类型:① 初发型,指无既往史的首次发作;② 慢性复发型,临床上最多见,发作期与缓解期交替;③ 慢性持续期,症状持续,间以症状加重的急性发作;④ 急性暴发型,少见,急性起病,病情严重,全身毒血症状明显,可伴中毒性巨结肠、肠穿孔、败血症等并发症。上述各型可相互转化。

(2) 病情严重程度:① 轻型,腹泻每日 4 次以下,便血轻或无,无发热、脉速,贫血无或轻,红细胞沉降率正常;② 重型,腹泻频繁,每天超过 6 次并有明显黏液脓血便,有发热、脉速等全身症状,红细胞沉降率加快、血红蛋白下降;③ 中型,介于轻型与重型之间。

(3) 病变范围:可分为直肠炎、直肠乙状结肠炎、左半结肠炎(结肠脾曲以下)、广泛性或全结肠炎(病变扩展至结肠脾曲以上或全结肠)。

（4）病情分期：分为活动期和缓解期。

5. 并发症

（1）中毒性巨结肠：多发生在暴发型或重症溃疡性结肠炎患者。国外报道发生率在重症患者中约为5%。此时结肠病变广泛而严重，累及肌层与肠肌神经丛，肠壁张力减退，结肠蠕动消失，肠内容物与气体大量积聚，引起急性结肠扩张，一般以横结肠为最严重。常因低钾、钡剂灌肠、使用抗胆碱能药物或阿片类制剂而诱发。临床表现为病情急剧恶化，毒血症明显，有脱水与电解质平衡紊乱，出现鼓肠、腹部压痛、肠鸣音消失。血常规白细胞计数显著升高。X线腹部平片可见结肠扩大，结肠袋消失。本并发症预后很差，易引起急性肠穿孔。

（2）直肠结肠癌变：多见于广泛性结肠炎、幼年起病而病程漫长者。国外有报道起病20年和30年后癌变率分别为7.2%和16.5%。

（3）其他并发症：肠道大出血在本病发生率约3%。肠穿孔多与中毒性巨结肠有关。肠梗阻少见，发生率远低于克罗恩病。

（三）辅助检查

1. 实验室检查　① 血常规检查可见血红蛋白下降、白细胞计数增高，红细胞沉降率和C反应蛋白增高系活动期的标志；② 大便检查（常规和培养），粪便常规检查肉眼常见黏液脓血便、显微镜检见红细胞和脓细胞，连续粪便（至少3次）病原学检查可帮助排除感染性结肠炎。

2. 结肠镜检查　一般作全直肠结肠检查，必要时作回肠末端检查，并取活组织作病理学检查。病变多从直肠开始逆行向上扩展，呈连续性、弥漫性分布，表现为：① 黏膜血管纹理模糊、紊乱，充血、水肿、易脆、出血及脓性分泌物附着，亦常见黏膜粗糙，呈细颗粒状；② 病变明显处可见弥漫性多发糜烂或溃疡；③ 慢性病变者可见结肠袋囊变浅、变钝或消失、假息肉及桥形黏膜等。

3. X线钡剂灌肠检查　主要改变为：① 黏膜粗乱和（或）颗粒样改变；② 肠管边缘呈锯齿状或毛刺样，肠壁有多发性小充盈缺损；③ 肠管短缩，袋囊消失呈铅管样。

4. 黏膜病理学检查　活动期和缓解期有不同表现：① 活动期可见黏膜表层糜烂、溃疡，隐窝炎、隐窝脓肿；② 缓解期可见隐窝结构紊乱、杯状细胞减少。

（四）治疗原则

活动期溃疡性结肠炎的治疗目标是尽快控制炎症，缓解症状；缓解期应继续维持治疗。综合性、个体化处理包括药物、营养、支持、心理及对症处理。

1. 内科治疗　治疗目的是控制急性发作，维持缓解，减少复发，防止并发症。

（1）一般治疗：休息、饮食和营养，对活动期患者应充分休息，以减少精神和体力负担。给流质饮食，病情好转后改富营养少渣饮食。发病与牛奶有关的患者限制乳制品摄入。病情严重应禁食，给胃肠外营养。

（2）药物治疗：① 氨基水杨酸制剂：柳氮磺胺吡啶为常用药物，适用于轻、中型患者和经糖皮质激素治疗已缓解的重型患者；② 糖皮质激素：适用于对氨基水杨酸制剂疗效不佳的轻、中型患者，尤适于重型活动期和暴发型患者；③ 免疫抑制剂：可试用于激素治疗效果不佳或对激素依赖的慢性持续型患者。

2. 外科手术治疗　一般采用全结肠切除加回肠造瘘术。

(1) 紧急手术指征:大出血、穿孔、重型溃疡性结肠炎伴中毒性巨结肠,经积极内科治疗无效且伴严重毒血症状者。

(2) 择期手术指征:并发结肠癌、内科治疗症状顽固、体能下降、激素治疗耐药或依赖者。

二、克罗恩病

克罗恩病(Crohn disease)为一种慢性肉芽肿性炎症,多见于15~30岁,首次发作可出现在任何年龄。

(一) 病因、诱因及发病机制

尚未完全明确。目前认为系多因素相互作用所致,主要包括环境、遗传、感染和免疫因素。

(二) 临床表现

起病多隐匿、缓渐,病程呈慢性,长短不等的活动期和缓解期交替,有终生复发倾向。临床表现随病变部位、病期及并发症而各异。

1. 消化系统表现

(1) 腹痛:为最常见症状,多位于右下腹或脐周,间歇性发作,常为痉挛性阵痛伴肠鸣,常于进餐后加重,排便或肛门排气后缓解。腹痛的发生可能与肠内容物通过炎症、狭窄肠段,引起局部肠痉挛有关。腹痛亦可由部分或完全性肠梗阻引起,此时伴有肠梗阻症状。出现持续性腹痛和明显压痛,提示炎症波及腹膜或腹腔内脓肿形成。全腹剧痛和腹肌紧张,可能系病变肠段急性穿孔所致。

(2) 腹泻:亦为本病常见症状之一,主要由病变肠段炎症渗出、蠕动增加及继发性吸收不良引起。腹泻先是间歇发作,病程后期可转为持续性。粪便多为糊状,一般无脓血和黏液。病变涉及下段结肠或肛门直肠者,可有黏液血便及里急后重。

(3) 腹部包块:见于10%~20%患者,由于肠粘连,肠壁增厚,肠系膜淋巴结肿大,内瘘或局部脓肿形成所致。多位于右下腹与脐周。固定的腹块提示有粘连,多已有内瘘形成。

(4) 瘘管形成:因透壁性炎性病变穿透肠壁全程至肠外组织器官而成。瘘管形成是克罗恩病的临床特征之一,往往作为与溃疡性结肠炎鉴别的依据。瘘分内瘘和外瘘,前者可通向其他肠段、肠系膜、膀胱、输尿管、阴道、腹膜后等处,后者通向腹壁或肛周皮肤。肠段之间内瘘形成可致腹泻加重及营养不良。肠瘘通向的组织与器官因粪便污染可致继发性感染。外瘘或通向膀胱、阴道的内瘘均可见粪便与气体排出。

(5) 肛门直肠周围病变:包括肛门直肠周围瘘管、脓肿形成及肛裂等病变,见于部分患者,有结肠受累者较多见。有时这些病变可为本病的首发或突出的临床表现。

2. 全身表现　本病全身表现较多且较明显。

(1) 发热:为常见的全身表现之一,与肠道炎症活动及继发感染有关。间歇性低热或中度热常见,少数呈弛张高热伴毒血症。少数患者以发热为主要症状,甚至较长时间不明原因发热之后才出现消化道症状。

（2）营养障碍：由慢性腹泻、食欲减退及慢性消耗等因素所致。表现为消瘦、贫血、低蛋白血症和维生素缺乏等。青春期前患者常有生长发育迟滞。

3. 肠外表现　本病可有全身多个系统损害，因而伴有一系列肠外表现，包括：杵状指（趾）、关节炎、结节性红斑、坏疽性脓皮病、口腔黏膜溃疡、虹膜睫状体炎、葡萄膜炎、小胆管周围炎、硬化性胆管炎、慢性肝炎等，淀粉样变性或血栓栓塞性疾病也偶有所见。

4. 并发症　肠梗阻最常见，其次是腹腔内脓肿，可出现吸收不良综合征，偶可并发急性穿孔或大量便血。直肠或结肠黏膜受累者可发生癌变。肠外并发症有胆石症，系胆盐的肠内吸收障碍引起；可有尿路结石，可能与脂肪吸收不良使肠内草酸盐吸收过多有关。脂肪肝颇常见，与营养不良及毒素作用等因素有关。

（三）辅助检查

1. 实验室检查　血常规检查常见血红蛋白水平下降、白细胞增高；红细胞沉降率增快；低蛋白血症；粪便隐血试验常呈阳性。

2. 影像学检查　根据临床表现作钡剂小肠造影或钡剂灌肠，可见多发性、节段性炎症伴僵硬、狭窄、裂隙状溃疡、瘘管、假息肉形成及鹅卵石样改变等。B 超、CT、MRI 检查可显示肠壁增厚、腹腔或盆腔脓肿等。

3. 内镜检查　全结肠镜检查见节段性、非对称性黏膜炎症、纵行或匐行性溃疡、鹅卵石样改变，可有肠腔狭窄和肠壁僵硬等，病变呈跳跃式分布。

4. 黏膜病理学检查　可见裂隙状溃疡、结节病样肉芽肿、固有膜底部和黏膜下层淋巴细胞聚集，而隐窝结构正常，杯状细胞不减少，固有膜中量炎症细胞浸润及黏膜下层增宽。

（四）治疗原则

治疗目的是控制病情活动、维持缓解及防治并发症。

1. 内科治疗　系基本治疗方法。

（1）一般治疗：强调饮食调理和营养补充，一般给高营养低渣饮食，适当给予叶酸、维生素 B_{12} 等多种维生素及微量元素。

（2）药物治疗：维持时间多需 2 年以上甚至终生。① 氨基水杨酸制剂：为结肠型、回结肠型克罗恩病的第一线药物，对控制轻、中型患者的活动性有一定疗效，但仅适用于病变局限于结肠者；② 糖皮质激素：系小肠型克罗恩病的第一线药物，是目前控制病情活动性的最有效药物，适用于活动期患者，一般主张使用时初量足、疗程长；③ 免疫抑制剂：适用于激素治疗效果不佳或对激素依赖的慢性活动性患者；④ 有瘘管与化脓性并发症时，应及时使用甲硝唑、环丙沙星和克拉霉素等抗生素；⑤ 新的生物制品，如抗肿瘤坏死因子（TNF）-α 单克隆抗体主要用于顽固性克罗恩病、瘘管形成及免疫抑制剂治疗无效者。

2. 外科手术治疗　主要用于致命性并发症，如解除肠梗阻、治疗腹腔内化脓性并发症、难治性瘘或窦道形成以及顽固性克罗恩病和生活质量极差者。一般采用病变肠段切除术。应尽量推迟手术时间、缩小切除范围。手术后需维持治疗，以防复发和并发症。

【患者护理】

一、护理评估

1. 健康史

（1）健康史和相关因素：了解患病、诊治过程及患者的饮食型态，排泄型态。发病时有无精神刺激、劳累、饮食失调等诱因；吸烟、饮酒对排便次数的影响；询问生活史，生活事件与病情恶化的关系，疼痛及腹泻对睡眠的影响，工作压力造成的不适症状。

（2）评估家族史、既往史及目前的治疗情况。

2. 身体评估　评估患者的生命体征、神志、营养状况、皮肤和黏膜，腹部是否胀满。

3. 心理、社会状况　评估患者对疾病的认知和疾病对患者生活方式和家庭人员关系的影响；家庭和社会支持系统的状况。

4. 辅助检查　包括：影像学检查、实验室检查、内镜检查、手术切除标本检查。

病例：患者，男性，38岁。因腹痛、解黏液脓血便3月余入院。患者缘于3个月前无明显诱因出现腹痛，以左下腹为主，多为隐痛，并解黏液脓血便，4~6次/日，便后腹痛无缓解。曾入当地医院检查，大便常规示："红细胞(3+)，白细胞(4+)"，诊断为"肠炎"，给予"氧氟沙星、肠乐"等治疗，症状稍有好转。为进一步诊治转入我院。患者自起病以来精神、睡眠可，无明显消瘦。体格检查：T 37.8℃，R 16次/min，P 89次/min，Bp 100/60 mmHg，皮肤黏膜无黄染，浅表淋巴结无肿大，心肺(-)，腹软，肝脾肋下未及，左下腹压痛(+)、无反跳痛，余无特殊。实验室检查：① 血常规：WBC 4.3×10^{9}/L，RBC 3.35×10^{12}/L，Hb 112 g/L；② 大便常规：RBC(3+)，WBC(4+)。

请思考：该患者的护理诊断是什么？

二、护理诊断及合作性问题

1. 疼痛　与炎症性肠病活动有关。
2. 腹泻　与肠黏膜的炎症有关。
3. 体液不足　与腹泻有关。
4. 营养失调：低于机体需要量　与腹泻和吸收不良有关。
5. 焦虑　与疾病反复发作有关。
6. 潜在并发症　肠瘘。

三、护理目标

（1）疼痛减轻或缓解。
（2）患者的腹泻及其引起的不适减轻或消失。
（3）患者水、电解质平衡得到纠正与维持。
（4）保证营养素的摄入，患者的营养状况获得改善。
（5）焦虑减轻或缓解。
（6）患者肠瘘得到有效预防和护理。

四、护理措施

1. 一般护理

(1) 休息:病变活动期应卧床休息,缓解期注意劳逸结合。

(2) 饮食护理:① 指导患者选择高营养低残渣饮食。避免摄入全麦食品、壳果类食品、生冷水果和蔬菜、油炸鸡蛋和油炸土豆片等。告诉患者戒烟、戒酒,避免饮用含咖啡因的饮料;② 贫血患者宜补充维生素 B_{12}、叶酸、输血,血清白蛋白过低者可输血白蛋白或血浆;③ 明显摄入不足者,给予肠内、外营养支持。

2. 对症护理

(1) 缓解腹痛:① 加强病情观察;② 避免生冷饮食;③ 根据医嘱予以解痉药物。

(2) 控制腹泻:① 观察患者腹痛、腹泻症状;② 遵医嘱给予水杨酸柳氮磺胺吡啶(SASP)等药物,同时观察药物的不良反应,如恶心、呕吐、皮疹、白细胞减少或溶血反应等。

(3) 维持水、电解质平衡:① 对频繁腹泻的患者及时补充水分;② 记录出入水量,包括腹泻的次数、量以及尿量。

(4) 肠瘘的预防和护理:炎症性肠病患者术后易并发肠瘘,因此必须:① 密切观察,注意患者有无发热、腹痛、腹膜炎症状和体征;② 若发生外瘘,应保护瘘口周围皮肤,用生理盐水清洁并保持干燥,避免皮肤破损和继发感染。

3. 药物应用及护理　遵医嘱用药,并注意药物的不良反应。

(1) 氨基水杨酸制剂:有两类不良反应,一类是剂量相关的,如恶心、呕吐、食欲减退、头疼、可逆性男性不育等,消化道副作用餐后服药可减轻;另一类属于过敏,有皮疹、粒细胞减少、自身免疫性溶血、再生障碍性贫血等,服药期间定期查血象。

(2) 糖皮质激素:易引起继发感染,出现向心性肥胖,减药速度不可过快。

4. 病情观察　① 观察患者腹痛、腹泻症状;② 观察有无脱水的表现,发现口干、尿量减少等症状时,应及时报告医生处理;③ 观察患者有无发热、腹痛、腹膜炎症状和体征;④ 密切观察药物的不良反应。

5. 心理护理　帮助炎症性肠病患者识别压力源和减轻压力的方法,鼓励患者表达自己的感受,鼓励其学习解决问题的策略,培养其自尊、自立的思想。教育患者及家属正确对待疾病,让患者保持情绪稳定,树立战胜疾病的信心。

五、护理评价

(1) 患者疼痛是否减轻或消失。

(2) 患者的腹泻及其伴随症状是否减轻或消失。

(3) 患者有无脱水。

(4) 患者营养素摄入是否充足,营养状况是否得到改善。

(5) 患者焦虑是否得到缓解,情绪是否稳定。

【健康教育】

(1) 合理休息与活动,注意劳逸结合。

（2）合理饮食，摄入足够的营养素，维持良好的营养状况。避免较硬和粗糙的食物。

（3）对于有造瘘的患者要教会其和家属自我护理的方法。

（4）嘱患者坚持治疗，教会患者识别药物的不良反应，勿随意更换药物或停药。

（刘向丽）

第六节 肝硬化患者的护理

【疾病概述】

肝硬化(cirrhosis of liver)是以肝组织弥漫性纤维化、假小叶和再生结节形成为特征的慢性肝病。临床以肝功能损害和门静脉高压为主要表现，晚期可出现一系列严重的并发症。肝硬化是我国常见疾病和主要死亡病因之一。

一、病因及发病机制

引起肝硬化的病因很多，目前在我国以病毒性肝炎最为常见，欧、美国家则以酒精中毒居多。

1. 病毒性肝炎　主要是乙型病毒性肝炎，其次为丙型病毒性肝炎或乙型加丁型重叠感染，其发病机制主要与肝炎病毒所造成的免疫损伤有关，经过慢性肝炎，尤其是慢性活动性肝炎演变而来，故称为肝炎后性肝硬化。

2. 日本血吸虫病　反复或长期感染血吸虫的患者，由于虫卵及其毒性产物在肝汇管区的刺激，引起汇管区结缔组织增生所致，称为血吸虫病性肝硬化。

3. 酒精中毒　长期大量饮酒者，乙醇及其中间代谢产物（乙醛）直接损害肝细胞、长期酗酒所致的营养失调等所致，称为酒精性肝硬化。

4. 药物及化学毒物　长期反复接触某些化学性毒物（如磷、砷、四氯化碳等）或长期服用某些药物（如双醋酚丁、甲基多巴等），可引起中毒性肝炎，最终发展成为肝硬化。

5. 胆汁淤积　不论是肝内胆管还是肝外胆管发生的持续性胆汁淤积，由于高浓度的胆红素及胆汁酸对肝细胞的化学性损害，可致肝细胞变性、坏死和结缔组织增生，最终发生肝硬化，称为胆汁淤积性肝硬化。

6. 循环障碍　慢性右心功能不全、心脏压塞以及肝静脉或下腔静脉回流障碍导致肝长期淤血，肝细胞因缺氧而发生变性、坏死和结缔组织增生，导致肝硬化，称为心源性肝硬化。

7. 其他　造成肝硬化直接和间接的原因还有很多，如代谢障碍、营养失调等。少数患者病因不明，称为隐匿性肝硬化。

上述一种或多种病因长期作用于肝，均可导致广泛的肝细胞变性、坏死，再生结节形成和广泛的结缔组织增生，假小叶形成。这些病理变化使肝内的血管扭曲、变形、受牵拉、管腔狭窄，致使肝内血液循环障碍、肝血管床变小，由此构成了门静脉高压的病理解剖基础，同时血液循环障碍也加重了肝细胞的营养代谢障碍，促使肝病变的进一步发展和肝功能的不断降低。

二、临床表现

肝硬化的病程进展多较缓慢，临床上根据患者肝功能的代偿状况将肝硬化分为肝功能代偿期和肝功能失代偿期。

（一）代偿期

部分患者代偿期可无任何不适。多数患者早期以乏力、食欲减退较为突出，可伴有恶心、厌油腻、腹胀、腹泻及上腹不适等症状。症状多呈间歇性，常与劳累有关，休息和治疗后可缓解。患者多消瘦，肝可轻度增大，质中等度硬，伴轻度压痛。脾亦可有轻、中度增大。肝功能正常或轻度异常。

（二）失代偿期

失代偿期主要表现为肝功能减退和门静脉高压所致的症状和体征。

1. 肝功能减退的临床表现

（1）全身症状与体征：一般情况和营养状况均较差，消瘦、乏力、精神萎靡，可有不规则低热、面色灰暗黝黑（肝病面容）、皮肤干枯，还可有水肿、舌炎、口腔溃疡、夜盲等。

（2）消化道症状：食欲减退甚至厌食、腹胀不适、恶心、呕吐，可有腹泻。上述症状的产生与胃肠道淤血水肿、消化吸收障碍和肠道菌群失调有关。

（3）出血倾向和贫血：患者常可发生鼻出血、牙龈出血、皮肤紫癜和胃肠出血等。其发生与肝脏合成凝血因子减少、脾功能亢进和毛细血管脆性增加有关。贫血的发生则与营养不良、肠道吸收障碍、出血、脾功能亢进等有关。

（4）内分泌失调：由于肝功能减退，对雌激素、醛固酮和血管升压素的灭活减少，患者体内的雌激素和醛固酮、血管升压素的水平增高。雌激素水平的增高可通过负反馈作用，致雄激素和肾上腺糖皮质激素分泌减少。

1）由于雌激素和雄激素比例失调，男性有性欲减退、睾丸萎缩、毛发脱落及乳房发育。女性出现月经失调、闭经、不孕等，患者常有肝掌和蜘蛛痣。

2）由于醛固酮、血管升压素的增多，可引起水肿，并对腹腔积液的形成和加重起重要的促进作用。

3）肾上腺皮质激素减少，有颜面部及其他暴露部位皮肤的色素沉着，可有血糖降低。

2. 门脉高压症的表现　门脉高压症的三大临床表现是脾大、侧支循环建立与开放、腹腔积液。

（1）脾大：门静脉高压可致脾淤血性增大，多为轻、中度大，部分可达脐下。后期可出现脾功能亢进，表现为红细胞、白细胞和血小板均减少。

（2）侧支循环的建立与开放：门静脉高压时来自消化器官和脾的回心血受阻，使门、腔静脉交通支扩张，血流量增加，建立起侧支循环。临床上重要的侧支循环有：① 食管和胃底静脉曲张；② 腹壁静脉曲张；③ 痔核形成。

门静脉回流受阻时，侧支循环血流方向见图 4-3。

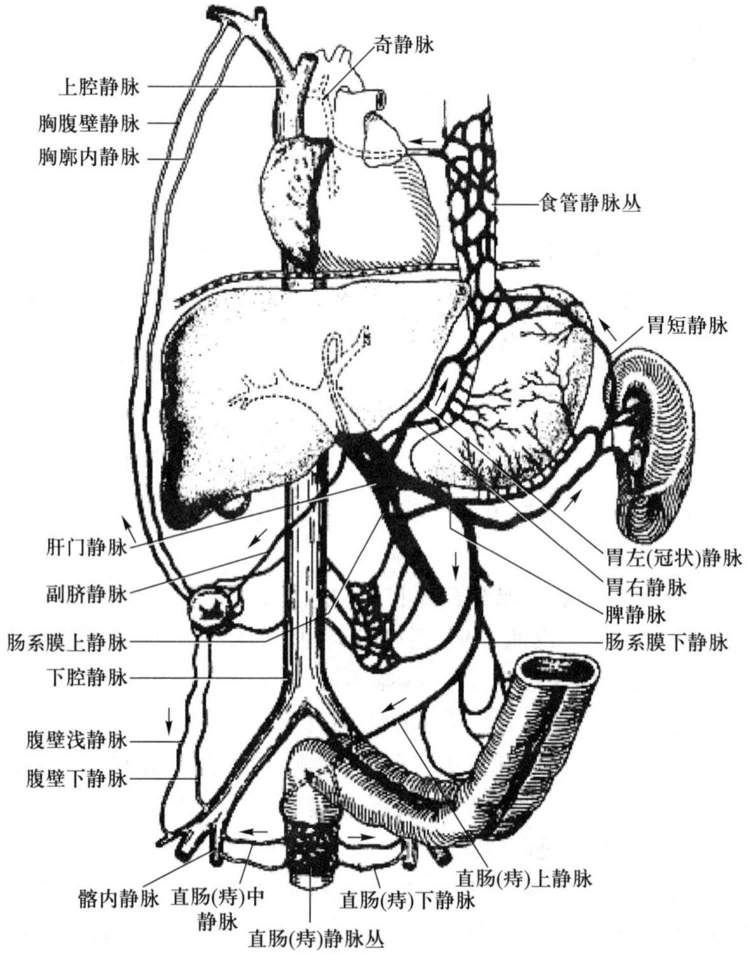

图 4-3 门静脉回流受阻时,侧支循环血流方向

(3) 腹腔积液:腹腔积液是肝功能失代偿期最突出的表现。大量腹水使腹部膨隆,可见脐外翻或脐疝,皮肤紧绷发亮。可使膈肌抬高,患者因此出现呼吸困难、心悸。腹水形成的因素有:① 门静脉高压使腹腔脏器毛细血管床静水压增高,组织间液回流减少而漏入腹腔;② 低蛋白血症使血浆胶体渗透压降低,血管内液外渗;③ 肝静脉回流受阻,使肝淋巴液生成增多,超过胸导管引流的能力而渗入腹腔;④ 继发性醛固酮、血管升压素增多引起钠、水潴留;⑤ 有效循环量不足,致交感神经活动增强,前列腺素、心房钠尿肽等利尿因素活性降低,导致肾血流量、排钠和排尿量减少。

3. 肝的情况 早期肝大,表面尚平滑,质中等度硬。晚期肝缩小,可呈结节状,表面不光滑、质硬、多无压痛。但当肝细胞进行性坏死或并发炎症时可有压痛。

(三) 并发症

1. 上消化道出血 为最常见的并发症,多系食管下段和胃底静脉曲张破裂所致。表现为突发的大量呕血和黑便。

2. 感染　由于低蛋白血症和白细胞减少等原因，患者机体抵抗力下降，加之门腔静脉侧支循环开放，增加了细菌入侵繁殖的机会。易合并的感染有肺炎、胆道感染、大肠埃希菌性败血症、自发性腹膜炎等。

3. 肝性脑病　是晚期肝硬化最严重的并发症，也是最常见的死亡原因。

4. 原发性肝癌　患者若短期内肝迅速增大、持续性肝区疼痛、腹腔积液增多呈血性、不明原因的发热、虽经积极的治疗但病情却进行性恶化等，均应考虑癌变的可能，需做进一步检查以明确诊断。

5. 肝肾综合征　由于大量腹腔积液，有效循环量减少，肾血管收缩、肾血流量减少、肾小球滤过量下降，表现为少尿、无尿、氮质血症、稀释性低钠血症等，但肾本身并无器质性损害，故又称功能性肾衰竭。

6. 电解质和酸碱平衡紊乱　尤其是腹腔积液患者，电解质和酸碱平衡紊乱更为突出。常见的有以下几种。

（1）低钠血症，与长期摄入不足、长期利尿和大量放腹水使钠丢失增多以及水、钠潴留所致的稀释性低钠血症有关。

（2）低钾血症和代谢性碱中毒，与进食少、呕吐、腹泻、长期使用利尿药或葡萄糖制剂、继发性醛固酮分泌增多等有关。

三、辅助检查

1. 血常规　肝功能失代偿期可有不同程度的贫血，脾功能亢进时全血细胞减少。

2. 尿常规　失代偿期时尿内可有蛋白、管型、红细胞。有黄疸时尿胆红素阳性、尿胆原增加。

3. 肝功能检查　代偿期肝功能正常或轻度异常，失代偿期肝功能则多有异常。重症患者可有血清胆红素增高、胆固醇低于正常。转氨酶轻、中度增高，一般以 ALT 增高较显著，肝细胞广泛大量坏死时则可能有门冬氨酸氨基转移酶（AST）升高。血清总蛋白正常、降低或增高，血清白蛋白下降，球蛋白可增高，白蛋白/球蛋白的比值降低或倒置。血清蛋白电泳，可见白蛋白减少，γ 球蛋白增多。凝血酶原时间有不同程度的延长。

4. 影像学检查　X 线钡剂造影检查显示食管下段虫蚀样或蚯蚓样充盈缺损；胃底静脉曲张时钡剂造影检查显示菊花样充盈缺损。超声显像、CT 和 MRI 检查可显示肝、脾形态改变。

5. 内镜检查　可直观静脉曲张的部位和程度，并可在直视下对病变处进行肝穿刺，做活组织细胞学检查。

6. 肝穿刺活组织细胞学检查　若有假小叶形成，可确诊为肝硬化。

四、治疗原则

肝硬化目前尚无特效治疗方法。早期诊断、积极治疗原发病可预防或阻止肝硬化病变的发展。失代偿期的治疗主要是对症、改善肝功能及抢救并发症，有手术适应证者慎重选择时机手术治疗。

（一）腹腔积液的治疗

1. 限制水、钠的摄入　部分患者通过限制水、钠摄入可产生自发性利尿。

2. 增加水、钠排出

（1）利尿药：临床上常用的利尿药有保钾利尿药，如螺内酯、氨苯蝶啶等。效果不明显时可加用排钾利尿药，如呋塞米或氢氯噻嗪等。

（2）导泻：大量腹腔积液者可因稀释性低钠血症和功能性肾衰竭而使用利尿药无效，可给予口服甘露醇，通过肠道排出水分。

（3）腹腔穿刺放液：大量腹腔积液出现明显压迫症状时，可穿刺放液以减轻症状，但应严格控制每次放液量。

3. 提高血浆胶体渗透压　定期输注血浆、新鲜血液或清蛋白，有利于促进腹水消退，也可改善患者的一般状况。

4. 腹水浓缩回输　放出5000 mL腹腔积液浓缩至500 mL后回输至患者静脉内，可提高血浆白蛋白浓度和血浆胶体渗透压，增加血容量，改善肾血流灌注，从而起到利尿、减少腹腔积液的作用，多用于难治性腹腔积液患者的治疗。

5. 减少腹水生成和增加其去路　例如腹腔-颈静脉引流是将腹腔积液引入上腔静脉；胸导管-颈内静脉吻合术可使肝淋巴液顺利进入颈内静脉，从而减少肝淋巴液漏入腹腔，使腹腔积液的来源减少。

（二）手术治疗

通过各种分流、断流和脾切除术等，降低门静脉压力和消除脾功能亢进。肝移植是近年来最新的治疗肝硬化的方法。

【患者护理】

一、护理评估

1. 健康史　主要询问有无肝炎史、心力衰竭、胆道疾病史，是否长期大量饮酒，有无长期接触化学毒物（如四氯化碳、砷、磷等），是否长期服用损肝药物（如甲基多巴、双醋酚丁等）。有无慢性肠道感染、消化不良、消瘦、黄疸、出血史。

2. 身体评估　有无消瘦、乏力、食欲减退、恶心、呕吐，是否有鼻出血。男性患者有无性欲减退、乳房发育，女性患者是否有月经失调、闭经、不孕。是否有皮肤色素沉着、蜘蛛痣、肝掌。是否有肝脾大、腹水等。

3. 心理、社会状况　评估患者的心理状况，有无性格、行为的改变，有无焦虑、抑郁、悲观等情绪。

4. 辅助检查　患者实验室检查结果，如电解质、肝功能及内镜检查是否异常。

病例：患者，男性，56岁。9年前曾患“急性肝炎”，经住院治疗，至肝功能正常后出院。近半年来常感乏力、食欲减退、右上腹不适。3周前因出差劳累后纳差更明显，有腹胀、失眠。近日家属发现患者巩膜黄染，尿色加深。昨晚呕出咖啡样血水约800 mL，今凌晨1时来院急诊。

体格检查:T 38.2℃,P 104 次/min,R 25 次/min,BP 176/88 mmHg。神志清,面色略苍白,巩膜黄染,右侧颈部可见一个蜘蛛痣,两手肝掌明显。心、肺无异常发现。肝肋下未及,脾肋下 4 cm,质硬无压痛。腹部可见轻度腹壁静脉曲张。移动性浊音阳性。下肢凹陷性水肿(+)。神经系统检查未见异常。辅助检查:血常规 RBC 2.9×10^{12}/L,Hb 90 g/L,WBC 2.8×10^{9}/L,PLT 55×10^{9}/L。尿常规阴性,大便潜血试验(++)。

请思考:该患者的护理诊断是什么?

二、护理诊断及合作性问题

1. 营养失调:低于机体需要量　与食欲减退、消化和吸收障碍有关。
2. 体液过多　与肝功能减退、门静脉高压引起的水、钠潴留有关。
3. 有皮肤完整性受损的危险　与水肿、长期卧床有关。
4. 潜在并发症　上消化道出血、肝性脑病。

三、护理目标

(1) 营养素的摄入增加,营养状况改善。
(2) 患者能复述出水肿的原因,水肿减轻或消退。
(3) 能遵循休息和活动计划,无皮肤破损或感染。
(4) 不发生上消化道出血、肝性脑病。

四、护理措施

1. 一般护理

(1) 休息与活动:休息可以减轻患者能量的消耗,减轻肝代谢的负担,有助于肝细胞修复和改善腹腔积液和水肿,但过多的卧床易引起消化不良、情绪不佳,故应视病情安排适量的休息与活动。代偿期患者可参加轻体力工作,减少活动量。失代偿期患者应多卧床休息、适量活动,活动以不感到疲劳、不加重症状为度。有明显腹腔积液时应取半卧位或坐位,以改善患者的呼吸状况。肢体水肿者,可抬高下肢,以利静脉回流;阴囊水肿者可用托带托起阴囊,以减轻不适感。

(2) 饮食护理:既保证饮食营养又遵守必要的饮食限制是改善肝功能、延缓病情进展的基本措施。

1) 肝硬化患者的饮食原则:以高热量、高蛋白质、高维生素、适量脂肪、易消化食物为原则,并根据病情变化及时调整。蛋白质(肝性脑病除外)每日每千克体重 1~1.5 g,应选用高生物效价的蛋白质,以利于肝细胞修复和维持血浆蛋白质的正常水平。血氨升高时应限制或禁食蛋白质,待病情好转后再逐渐增加摄入量。

2) 限制水、钠摄入:有腹腔积液者应低盐或无盐饮食,钠限制在每日 500~800 mg(氯化钠 1.2~2.0 g),进水量限制在每日 1 000 mL 左右。要教会患者如何安排每日摄入的食盐量,并向患者介绍各种食物的成分,如含钠量高的食物有咸肉、咸鱼、酱菜、罐头食品及酱油、含钠味精等,应尽量减少食用;多食含钠较少的粮谷类、瓜茄类和水果等,新鲜蔬菜和水果含有丰富维生素,如苹果、柑橘等,日常食用可保证维生素的摄取。低盐饮食常使患者感到食物淡而无味,可指导患者添加一些调味品以增进食欲，如柠檬汁、食醋等。

（3）皮肤护理：患者皮肤常因干燥、水肿、黄疸而有皮肤瘙痒，长期卧床等因素易发生皮肤破损和继发感染。因此，除常规皮肤护理、预防压疮外，还应注意每日要用温水擦浴，水温不宜过高，否则可使皮肤更加干燥、皮肤瘙痒加重。注意保持皮肤清洁，衣着应宽松、柔软，床铺应平整、洁净。皮肤瘙痒者应遵医嘱给予止痒处理，嘱患者勿搔抓，以免皮肤破损和感染。

2. 对症护理

（1）食管、胃底静脉曲张者护理：严格要求患者避免摄入粗糙、过硬的食物，以防损伤曲张的静脉而导致出血。可指导患者进食菜泥、果泥、肉末、软饭、面食等，且进餐时应细嚼慢咽。口服片剂药物应先磨成粉末再服用。

（2）腹腔积液护理：① 大量腹水者卧床时可取半卧位，以使膈肌下降，有利于呼吸运动，减轻呼吸困难和心悸；② 避免使腹内压突然剧增的因素，如剧烈咳嗽、打喷嚏、用力排便等；③ 限制水、钠摄入，准确记录出入量，定期测量腹围、体重，观察腹水消退情况，教会患者正确的测量和记录方法，以便自我护理保健；④ 按医嘱使用利尿药；⑤ 必要时配合医生放腹水。

3. 用药护理　使用利尿药应注意：利尿速度不宜过快，以每周体重减轻不超过 2 kg 为宜，短时间内快速大量利尿可能诱发肝性脑病，故应小剂量、间歇用药；使用排钾利尿药者应注意补钾。

4. 病情观察

（1）观察患者的食欲、有无恶心呕吐、对饮食的爱好等；评估其营养状况，包括每日营养摄入量、体重、化验室检查的有关指标变化。

（2）观察腹水和皮下水肿的消长情况，准确记录出入量、测量腹围及体重，在患者有进食量不足、呕吐、腹泻时，或遵医嘱使用利尿药及放腹腔积液后，更应加强观察。

（3）监测血清电解质和酸碱变化，及时发现和纠正电解质代谢紊乱和酸碱平衡失调。

（4）注意观察病情，观察患者的精神、行为、言语变化，监测脑电图，以便及时发现并纠正肝性脑病。

5. 心理护理　给患者以理解、同情和关心，耐心解释肝硬化的有关知识，鼓励患者说出心理感受，对其提出的疑问给予解答。指出良好的治疗护理及必要的自我保健能使病情缓解。帮助患者分析不利于个人和家庭应对的各种因素，引导患者正确应对，并提供所能给予的最大帮助。帮助患者树立战胜疾病的信心和勇气，保持愉快心情。

五、护理评价

（1）患者能否自己选择符合饮食治疗计划的食物，保证每日所需热量、蛋白质、维生素等营养成分的摄入。

（2）患者能否陈述减轻水、钠潴留的有关措施，腹腔积液和皮下水肿等引起的身体不适是否有所减轻。

（3）能否按计划休息和活动，皮肤是否无破损和感染。

（4）有无发生消化道出血、肝性脑病等并发症。

【健康教育】

(1) 告诉患者及家属本病预后较差,帮助患者及家属掌握与本病相关的知识和自我护理的方法,以延缓肝损害的进程。

(2) 指导患者合理安排活动强度,根据病情调节好活动、休息,以保证充足的休息与睡眠,失代偿期多卧床休息。

(3) 指导患者根据病情制订合理的饮食计划和营养搭配,使患者充分认识到饮食治疗对肝硬化患者的重要性以及饮食应注意的事项,除应加强营养外,还要避免粗糙食物,戒除烟酒等,切实落实饮食计划。

(4) 指导患者认识常用的对肝有毒性作用的药物,治疗用药应遵医嘱,不能随意服用或更改,以免用药不当,加重肝损害。

(5) 要求患者及家属熟悉各种并发症的诱因及其主要表现,一旦发生可疑的并发症表现,应及时复诊;患者应定期门诊检查。

第七节 原发性肝癌患者的护理

【疾病概述】

原发性肝癌(primary carcinoma of the liver,简称肝癌)是指肝细胞或肝内胆管细胞发生的恶性肿瘤,我国肝癌高发,在消化系统恶性肿瘤病死率中位居第 3 位,居胃癌和食管癌之后。本病可发生于各年龄段,以 40~49 岁为最多见,男性多于女性,男女之比为(2~5) : 1。

一、病因及发病机制

本病病因与发病机制尚未完全肯定,可能与多种因素的综合作用有关。

1. 病毒性肝炎　流行病学调查发现,原发性肝癌患者中约有 1/3 有慢性肝炎史。肝癌高发区人群的 HBsAg 阳性率高于低发区,而肝癌患者血清 HBsAg 及其他乙型病毒性肝炎标志的阳性率也高达 90%,提示乙型肝炎病毒与肝癌高发有明显关系。研究提示丙型病毒性肝炎与肝癌的发病也密切有关。

2. 肝硬化　原发性肝癌合并肝硬化者占 50%~90%,主要是在乙型和丙型病毒性肝炎基础上发生,而在欧美国家肝癌则常发生在酒精性肝硬化的基础上。

3. 黄曲霉素　黄曲霉素中的代谢产物黄曲霉素 B_1 有强烈的致癌作用,流行病学调查结果发现,在粮油、食物受黄曲霉素 B_1 污染严重的地区,肝癌发病率也较高,提示黄曲霉素 B_1 与肝癌的发生有关。

4. 其他因素　肝癌的发生还与遗传、水源污染、有机氯类农药、亚硝胺类、华支睾吸虫感染等有关。

二、病理

1. 分型　肝癌按大体形态分为:① 块状型:最多见,癌块直径在 5 cm 以上,可呈单个、多个或融合成块;② 结节型:为大小和数目不等的癌结节,直径一般不超过 5 cm;③ 弥漫型:最少见,米粒至黄豆大小的癌结节散布全肝,肝大不明显,甚至缩小;④ 小癌型:孤立的直径<3 cm 的癌结节或相邻 2 个癌结节直径之和<3 cm。

按细胞分型肝癌可分为:① 肝细胞型:占肝癌的 90%,癌细胞由肝细胞发展而来;② 胆管细胞型:少见,由胆管细胞发展而来;③ 混合型:上述两型同时存在,此型更少见。

2. 转移方式　原发性肝癌的转移方式有血行转移、淋巴转移、种植转移 3 种。肝内血行转移发生最早、也最常见,易侵犯门静脉分支,形成肝内多发性转移灶,并向肝外血行转移至肺、肾上腺、骨等处,形成肝外转移灶。

三、临床表现

原发性肝癌患者起病较隐匿,早期多无任何临床症状和体征,一般是经甲胎蛋白(AFP)普查检查出的早期肝癌,又称亚临床肝癌。一旦出现症状而就诊,则病程大多已进入中晚期,其主要表现如下。

(一) 症状与体征

1. 肝区疼痛　为常见的首发症状,占 31%~74%。多呈肝区持续性刺痛或钝痛。当肝表面的癌结节破裂,坏死的癌组织及血液流入腹腔时,出现腹部剧痛和急腹症的表现,如出血量大,还会引起晕厥或休克。

2. 胃肠道症状　主要为食欲减退和腹胀,也可有恶心、呕吐及腹泻等。

3. 全身症状　可有乏力、进行性消瘦、发热、营养不良和恶病质等。

4. 转移灶症状　如咳嗽、咯血、气短,头痛、呕吐和神经定位体征等。

5. 体征

(1) 肝大:肝呈进行性增大、质地坚硬、表面凹凸不平、有大小不等结节或巨块、边缘不规则,常伴有不同程度的压痛。

(2) 黄疸:常在病程晚期出现。

(3) 肝硬化征象:肝癌伴有肝硬化门脉高压症者可有脾大、腹腔积液、静脉侧支循环形成等表现。

(二) 并发症

1. 肝性脑病　是肝癌晚期的严重并发症,大约 1/3 的肝癌患者因此死亡。

2. 上消化道出血　上消化道出血约占肝癌死亡原因的 15%,常因合并食管胃底静脉曲张、破裂时发生呕血和(或)黑便。晚期还可因胃肠道黏膜糜烂合并凝血功能障碍而有广泛出血。

3. 肝癌结节破裂出血　当癌结节破裂局限于肝包膜下,可形成压痛性包块,破裂进入腹腔可引起急性腹痛及腹膜刺激征。

4. 继发感染　原发性肝癌患者在长期消耗或因放射治疗、化学治疗导致白细胞减少的情况下,抵抗力减弱。再加上长期卧床等因素,易并发肺炎、败血症、肠道感染等。

四、辅助检查

1. 肿瘤标志物的检测

(1) 甲胎蛋白(AFP)测定:是肝癌早期诊断的重要方法之一。对肝癌的普查、诊断、判断疗效、预测复发等有重要作用。AFP 诊断肝癌的指标是:① AFP > 500 μg/L,持续 4 周;② AFP 由低浓度逐渐升高不降;③ AFP 在 200 μg/L 以上的中等水平,持续 8 周。

(2) γ-谷氨酰转肽酶同工酶Ⅱ(γGT-Ⅱ):在原发性肝癌和转移性肝癌的阳性率可高达 90%,特异度达 97.1%,小肝癌中 γGT-Ⅱ阳性率达 78.6%。

2. 超声显像 可显示直径为 2 cm 以上的原发性肝癌,对早期肝癌定位诊断有较大价值,结合 AFP 有利于早期诊断。

3. CT 是诊断肝癌较常用的检查方法,阳性率达 90%以上,可显示直径 2 cm 以上的肿瘤,如结合肝动脉造影或肝动脉碘油造影,对 1 cm 以下的肝癌检出率可达 80%以上,故为目前诊断小肝癌和微小肝癌的最佳方法。

4. X 线肝血管造影 可显示 1~2 cm 的癌结节,阳性率达 87%,结合 AFT 检测结果,可检出早期肝癌。

5. MRI 对显示子瘤和癌栓有价值,能清楚地显示肝细胞癌内部结构特征。

6. 放射性核素扫描 能显示直径 3~5 cm 以上的肿瘤,有助于肝癌与肝脓肿、血管瘤等相鉴别。

7. 其他 如肝穿刺活组织细胞学检查、剖腹探查等方法均可作为肝癌的诊断手段。

五、治疗原则

原发性肝癌目前最好的根治方法是手术治疗。诊断明确者应争取尽早手术。如果剖腹探查肿瘤已不适宜于切除,术中可选择肝动脉插管进行局部化学药物灌注或肝血管阻断术,也可以将两者结合,治疗效果优于全身治疗。还可以采用液氮冷冻或激光治疗。有条件者可以进行肝移植。在 CT 或超声定位后,用直线加速或 ^{60}Co 做局部外放射治疗,与化学治疗以及生物和免疫治疗等联合治疗效果好。

【患者护理】

一、护理评估

1. 健康史 询问有无病毒性肝炎、肝硬化病史。

2. 身体评估 观察有无肝功能减退、门脉高压征的临床表现,有无肝区疼痛等。

3. 心理、社会状况 患者一旦得知被诊断为肝癌,将直接面对死亡的威胁,常常产生极度恐惧心理。应及时对患者的恐惧心理程度进行评估,以确定对其进行心理辅导的方式。

4. 辅助检查 甲胎蛋白(AFP)测定、超声显像、CT、放射性核素扫描、MRI 和 X 线肝血管造影等有无上述异常改变。

二、护理诊断及合作性问题

1. 疼痛　与肿瘤生长迅速、肝包膜受牵拉或肝动脉栓塞术后产生栓塞后综合征有关。
2. 预感性悲哀　与患者知道疾病的预后有关。

三、护理目标

（1）患者能正确应对疼痛，疼痛有所减轻。
（2）能正确面对疾病，积极配合治疗和护理。

四、护理措施

1. 一般护理　患者应卧床休息，适当活动，但要避免疲劳；病室环境要整洁、安静、舒适，温、湿度适宜；应给予高蛋白质、高维生素、适当热量、易消化的饮食，避免摄入高脂肪食物。

2. 协助患者减轻疼痛　对疼痛剧烈者，教会其放松和转移注意力的技巧，如做深呼吸、听音乐、与人交谈等，有利于缓解疼痛。保持环境安静、舒适，减少对患者的不良刺激和心理压力。尊重患者，认真倾听患者述说疼痛的感受，及时做出适当的反应，可减轻患者的孤独无助感和焦虑。使其保持稳定的情绪而有助于减轻疼痛。根据医嘱采用患者自控镇痛（PCA）法进行止痛。

3. 肝动脉栓塞化疗的护理　肝动脉栓塞化疗是一种创伤性的非手术治疗方法，应做好术前和术后护理及术中配合，以减少并发症的发生。

（1）术前护理：① 向患者解释有关治疗的方法、步骤及效果，使患者做到心中有数，从而减少患者对手术的疑虑。② 做好各种检查，如血常规、出凝血时间、肝功能、心电图等；检查股动脉和足背动脉搏动的强度。③ 做碘过敏试验和普鲁卡因过敏试验。④ 术前禁食禁水 6 h；术前半小时可遵医嘱给予镇静药，并测量血压。

（2）术中配合：做好术中的配合工作。

（3）术后护理：术后由于肝动脉供血量突然减少，可产生栓塞后综合征，即出现腹痛、发热、恶心、呕吐、血清白蛋白降低、肝功能异常等改变。应做好下列护理措施。

1）术后禁食 2~3 d，逐渐过渡到流质饮食，注意少量多餐，以减少恶心、呕吐。

2）穿刺部位压迫止血 15 min 后再加压包扎，沙袋压迫 6 h，保持穿刺侧肢体伸直 24 h，并观察穿刺部位有无血肿及渗血。

3）密切观察患者病情变化，注意局部有无出血，注意肝性脑病前驱症状，注意观察体温变化等，一旦发现异常，应配合医生及时处理。高热患者应及时采取降温措施，避免机体消耗量增加。

4）鼓励患者深呼吸和及时排痰，预防肺部感染，必要时吸氧，以提高血氧分压，利于肝细胞的代谢。

5）栓塞术 1 周后，常因肝缺血影响肝糖原储存和蛋白质的合成，应根据医嘱静脉输入白蛋白，适量补充葡萄糖溶液。准确记录出入量，如出汗、尿量和尿相对密度，以作为补液的依据。

4. 用药护理　遵医嘱给患者应用抗肿瘤的化学药物，注意观察药物的疗效，及时发现和处理不良反应，如胃肠道反应、骨髓抑制等，要鼓励患者保持积极的心态，配合并坚持完成化疗。

5. 病情观察

（1）监测疼痛征象：注意观察疼痛发作的时间，疼痛的部位、性质、程度，疼痛伴随的症状，如恶心、呕吐，有无发热等。

（2）监测有无并发症的征象：发现异常及时处理。

6. 心理护理

（1）充分认识患者的心理-社会反应：与其他癌症患者一样，肝癌患者往往出现否认、愤怒、忧伤、接受等几个心理反应阶段。在疾病诊断初期，患者多存在侥幸心理，希望自己的诊断是错误的，故患者表现为经常提问，十分关心自己的各项检查，焦虑和恐惧的心理并存。一旦确诊，会表现为愤怒或逃避现实，部分患者会出现过激的心理反应，出现绝望甚至采取自杀的行为。如果给予正确的心理疏导，患者会很快接受疾病诊断的事实，并配合治疗和护理，从而延缓生命。

（2）建立良好的护患关系：要关心、体贴患者，多与患者交谈，以深入了解其内心活动，鼓励患者说出自己的感受，给予适当的解释，帮助减轻患者的恐惧感。

五、护理评价

（1）肝区疼痛是否在患者能承受的范围。

（2）患者情绪是否乐观，能否积极配合治疗和护理、乐于参加社会活动。

【健康教育】

（1）帮助患者建立有规律的生活方式，注意劳逸结合，防止情绪剧烈波动和劳累，以减少肝糖原的分解，减少乳酸和血氨的产生。全面摄取营养，增强机体抵抗力。戒烟、戒酒，减少其对肝的损害。注意饮食和饮水卫生。

（2）保持乐观情绪，有条件者应鼓励参加社会性抗癌组织活动，增强精神支持力量，以提高机体抗肿瘤功能。

（3）为患者和家属介绍肝癌的有关知识和并发症的预防和识别，以便及时发现病情变化，及时就诊，根据病情发展阶段不同随时调整治疗方案。

（4）按医嘱服药，忌服对肝有损害的药物。

（5）积极宣传和普及肝癌的预防知识，定期对肝癌高发区人群进行普查，以预防肝癌发生和早期诊治肝癌。

第八节　肝性脑病患者的护理

【疾病概述】

肝性脑病（hepatic encephalopathy，HE）又称肝昏迷，是严重肝病引起的、以代谢紊乱为基础的中枢神经系统功能失调的综合病症，其主要表现是意识障碍和行为异常。

一、病因及发病机制

（一）病因与诱因

各型肝硬化，特别是肝炎后肝硬化是引起肝性脑病最常见的病因，部分可由改善门静脉高压的门体分流术引起。小部分肝性脑病见于重症病毒性肝炎、中毒性肝炎和药物性肝炎的急性或暴发性肝衰竭阶段。少数还可由原发性肝癌、妊娠急性脂肪肝、严重胆道感染等引起。

肝性脑病的发生多有明显诱因，常见的诱因有：上消化道出血、摄入过高的蛋白质饮食、大量排钾利尿和放腹水，感染、应用镇静安眠药或麻醉药、便秘、低血糖等。

（二）发病机制

肝性脑病的发病机制尚未完全明确。一般认为，本病产生的病理生理基础是由于肝细胞功能衰竭和门体静脉分流手术造成或自然形成的侧支循环，使来自肠道的许多毒性代谢产物，未被肝解毒和清除，便经侧支进入体循环，通过血-脑脊液屏障而至脑，引起脑功能紊乱。目前关于其发病机制有多种学说，下面介绍其中两种主要学说。

1. 氨中毒学说　氨代谢紊乱引起氨中毒是肝性脑病的重要发病机制。血氨增高主要是由于氨的生成过多和（或）代谢清除减少所致。一般认为，氨对脑细胞的毒性作用是干扰脑的能量代谢，引起高能磷酸化合物浓度降低，使大脑细胞的能量供应不足，以致不能维持正常功能。此外，氨在大脑去毒过程中，消耗大量的辅酶、三磷酸腺苷（ATP）、谷氨酸等，并产生大量的谷氨酰胺。谷氨酰胺是一种有机渗透质，可导致脑水肿，而谷氨酸是大脑的重要兴奋性神经递质，其缺乏时大脑兴奋性下降。同时，氨是一种具有神经毒性的化合物，可致中枢神经系统直接损害。

2. 假性神经介质学说　神经递质分兴奋性和抑制性两类，前者主要包括多巴胺、去甲肾上腺素等，后者则主要包括5-羟色胺、γ-氨基丁酸等。正常情况下两者的含量保持动态平衡。食物中的芳香族氨基酸经肠道内细菌作用分别转变为酪胺和苯乙胺，经肝分解清除。当肝衰竭时，两者在肝内清除障碍，这两种胺可进入脑组织，并在脑内形成与正常神经递质去甲肾上腺素相似的β-羟酪胺和苯乙醇胺，它们可取代突触中的神经递质，但却不具有神经递质的生理功能，因此，被称为假性神经介质。假性神经介质被脑细胞摄取并取代了突触中的正常递质，则神经冲动传导障碍，兴奋冲动不能正常地传入大脑而产生抑制，出现不同程度的意识障碍。

二、临床表现

肝性脑病的临床表现常因原有肝疾病的性质、肝细胞损害的程度以及诱因的不同而不一致。一般根据患者的意识障碍程度、神经系统表现和脑电图改变，将肝性脑病由轻到重分为4期。

1. 一期（前驱期）　轻度性格改变和行为异常，应答尚准确，但吐词不清楚且较缓慢。可有扑翼样震颤，脑电图多数正常。此期历时数日或数周，有时症状不明显，易被忽视。

2. 二期（昏迷前期）　以精神错乱、睡眠障碍、行为异常为主要表现。前一期的症状加重。定向力和理解力均减退，对时间、空间、人物的概念混乱，不能完成简单的计算和智力构图，言语不清、书写障碍、举止反常，并多有睡眠时间倒错，昼睡夜醒，甚至有幻觉、恐惧、狂躁而被视为一般精神病。患者有明显神经系统阳性体征，如腱反射亢进、肌张力增高、踝阵挛及Babinski征阳性等。此期扑翼样震颤存在，脑电图有特异性异常。患者可出现不随意运动及运动失调。

3. 三期（昏睡期） 以昏迷和精神错乱为主，大部分时间患者呈昏睡状态，但可以唤醒，醒时尚可应答，但常有神志不清和幻觉。各种神经系统体征持续或加重，肌张力增高，锥体束征常阳性。扑翼样震颤仍可引出，脑电图有异常波形。

4. 四期（昏迷期） 神志完全丧失，不能唤醒。浅昏迷时，对疼痛等强刺激尚有反应，腱反射和肌张力仍亢进，扑翼样震颤无法引出。深昏迷时，各种腱反射消失，肌张力降低，瞳孔散大，可出现阵发性惊厥、踝阵挛阳性。脑电图明显异常。

肝性脑病临床上的各期分界常不清楚，临床表现可以有重叠，其程度可因病情发展或经治疗好转而变化。少数慢性肝性脑病患者还可因中枢神经系统不同部位有器质性损害而出现暂时性或永久性智能减退、共济失调、锥体束征阳性或截瘫。

轻微肝性脑病患者，由于没有临床表现而被视为健康人，但在驾驶各种交通工具时，有发生交通事故的危险。肝功能损害严重的肝性脑病患者有明显黄疸、出血倾向和肝臭，易并发各种感染、肝肾综合征和脑水肿等。

三、辅助检查

1. 血氨 正常人空腹静脉血氨值为23～41 μmol/L（40～70 μg/dL），慢性肝性脑病，尤其是门体分流性脑病血氨多增高；急性肝衰竭所致肝性脑病患者的血氨多正常。

2. 脑电图检查 典型改变为脑电波节律变慢，二期、三期患者出现普遍性每秒4～7次的δ波或三相波；昏迷时表现为高波幅的δ波，每秒少于4次。

3. 心理智能测验 对于诊断早期肝性脑病包括亚临床脑病最简便而有效。最常用的有数字连接试验，其他如搭积木、构词、书写、画图等。用于诊断轻微肝性脑病。缺点是受年龄、教育程度的影响。

四、治疗原则

目前尚无特效治疗，多采取综合措施。

1. 去除病因和诱因 避免诱发和加重肝性脑病的病因和诱因。

2. 减少肠道内毒物的生成和吸收 包括：① 禁食蛋白质食物，每日保证足够的以葡萄糖为主的热量摄入；② 灌肠或导泻，以清除肠内积食、积血或其他含氮物，可用生理盐水或弱酸性溶液灌肠；③ 抑制肠道细菌的生长。

3. 促进有毒物质的代谢与清除，纠正氨基酸失衡 包括：① 使用降氨药物。② 口服或静脉输注以支链氨基酸为主的氨基酸混合液。

4. 对症治疗 主要有：① 纠正水、电解质代谢紊乱和酸碱平衡失调，肝硬化腹腔积液患者的入液量应加以控制，一般为尿量加1 000 mL，防止稀释性低钠，及时纠正缺钾和碱中毒；② 保护脑细胞功能；③ 保持呼吸道通畅；④ 防治脑水肿、出血与休克；⑤ 进行腹膜透析或血液透析等。

【患者护理】

一、护理评估

1. 健康史　询问肝病史,尤其是肝硬化病史及发展、治疗经过等;有无门体静脉分流手术史及呕吐、腹泻、大量排钾利尿、放腹水、摄入过多的含氮食物、上消化道出血、感染、应用镇静安眠药和麻醉药等诱因存在。

2. 身体评估　评估意识障碍程度、神经系统表现和脑电图改变。

3. 心理、社会状况　患者及其家属对本病的认识,家庭社会支持状况。

4. 辅助检查　血氨及简易智力测验结果有无异常改变。

二、护理诊断及合作性问题

1. 急性意识障碍　与血氨增高、大脑处于抑制状态等有关。

2. 营养失调:低于机体需要量　与肝衰竭致代谢紊乱、进食少有关。

3. 照顾者角色困难　与患者意识障碍,照顾者缺乏有关知识及经济负担过重等有关。

三、护理目标

(1) 意识逐渐恢复正常,未发生受伤和误吸等意外。

(2) 每日摄入营养能满足机体需要。

(3) 能获得切实有效的照顾。

四、护理措施

1. 一般护理

(1) 体位及监护室护理:安置患者于重症监护室,绝对卧床休息,安排专人护理,对躁动的患者应加床挡,必要时使用约束带,防止发生坠床、跌撞伤等意外。保持室内空气新鲜,环境安静,限制探视。

(2) 饮食护理:① 供给足够的热量。总热量保持在每日 5.0~5.7 kJ,以糖类为主要食物,每日保证充足的热量和维生素。昏迷患者可采用经鼻导管鼻饲,胃不能排空时应暂停鼻饲,改用深静脉插管滴注 25%葡萄糖溶液维持营养。足够的葡萄糖除可提供热量、减少蛋白质分解外,还能促进氨与谷氨酸结合形成谷氨酰胺,降低血氨。② 提供丰富的维生素。食物配制中应含有丰富的维生素,尤其是维生素 C、维生素 B、维生素 K、维生素 E 等,但不宜用维生素 B_6,因其可使多巴在周围神经处转为多巴胺,影响多巴进入脑组织,减少中枢神经的正常传导递质。③ 暂停蛋白质摄入。消化道摄入的蛋白质在肠内经细菌和消化酶的作用可以产生氨,自肠道吸收后进入脑组织可加重病情。故在病初数日应禁食蛋白质,待神志清醒后,再逐渐恢复,从小剂量开始,每日先给 20 g,每隔 3~5 d 增加 10 g,短期内每日不宜超过 40~50 g,所供蛋白质以植物蛋白质为好,因其含甲硫氨酸、芳香氨基酸较少,含支链氨基酸较多,且可增加粪氮排泄,另外,植物蛋白质含非吸收纤维,被肠道细菌酵解产酸,有利于氨的排除,且有利于通便。

2. 对症护理

（1）昏迷：安置患者仰卧位头偏向一侧，防止舌后坠阻塞呼吸道，注意保持患者呼吸道通畅和防止感染，深昏迷者气管切开后做好排痰护理，保证氧气供给，做好口腔、眼部和皮肤的护理。给患者做肢体被动运动，防止静脉血栓形成和肌肉萎缩。

（2）兴奋、烦躁不安或抽搐：注意安全保护，取去患者的义齿、发卡，加床挡，必要时使用约束带，防止坠床，必要时按医嘱给予镇静药。

（3）脑水肿：用冰帽降低颅内温度，以减少能量消耗、保护脑细胞功能。遵医嘱使用降颅内压的药物，注意控制滴速和尿量的变化。

3. 用药护理

（1）应用谷氨酸钠或谷氨酸钾：应注意患者的尿量、腹腔积液和水肿情况。明显腹腔积液、水肿时慎用谷氨酸钠，少尿者慎用谷氨酸钾，但对伴低钾血症者则效果更佳。伴酸中毒者不宜使用精氨酸。用药中应注意滴速不宜过快，以免引起流涎、面色潮红与呕吐。用苯甲酸钠时应注意观察有无恶心、呕吐、腹胀、腹痛等不良反应。

（2）应用新霉素：对应用新霉素的患者应做好听力和肾功能的监测，且不宜长期用药，以免发生听神经损害及肾损害。

（3）乳果糖：宜从小剂量开始，调节到每日排便 2~3 次、粪 pH 5~6 为宜，注意观察腹胀、腹痛、恶心、呕吐、电解质紊乱等不良反应。

4. 病情观察　密切注意肝性脑病的早期征象，如患者有无冷漠或欣快，理解力和近期记忆力减退，行为异常（哭泣、叫喊、当众便溺），扑翼样震颤。观察患者思维及认知的改变，采用给患者刺激、定期唤醒等方法判断其意识障碍的程度，监测并记录患者血压、脉搏、呼吸、体温及瞳孔变化。定期复查血氨、肝功能、肾功能及电解质的变化，有情况及时协助医生进行处理。

5. 心理护理　安慰患者，提供感情支持，对患者的异常思维及行为，不能嘲笑或表示不满，切忌伤害患者的人格，以尊重、体谅的态度对待患者。患者神志清楚时应训练患者的定向力，利用电视、报刊、探视者等为患者提供环境刺激。

五、护理评价

（1）神志是否逐渐清醒，记忆力、注意力、定向力、认识力是否逐渐恢复，生命征是否平稳。

（2）摄入量是否已逐渐增加，每日摄入的营养物质能否满足机体的需要，营养失调状有无改善。

（3）照顾者是否明确了自身价值，周围人群能否给照顾者以充分地理解和同情，照顾者能否主动参与制订和实施照顾计划，患者是否获得了满意的照顾。

【健康教育】

（1）本病的发生有明显诱因且易去除，肝功能恢复较好、门体分流性肝性脑病者预后较好。腹腔积液、黄疸明显且有出血倾向者预后较差。

（2）告诫患者及家属，保持合理的饮食、保持大便通畅、不滥用损伤肝的药物、积极防治各种感染、戒烟、戒酒等是减少和防止肝性脑病发生的重要措施。

（3）既要使患者认识本病的严重性，以引起患者的重视，又要让患者认识到通过自我保健可以使疾病不致恶化，从而树立起信心，自觉地进行自我保健。

（4）要求患者必须严格遵医嘱用药，不可擅自停用和改换其他药物，也不能随意增减药物用量。患者应定期门诊复查。

第九节　急性胰腺炎患者的护理

【疾病概述】

急性胰腺炎（acute pancreatitis）是指各种病因导致胰酶在胰腺内被激活后引起胰腺组织自身消化、水肿、出血甚至坏死的炎症反应。临床表现为急性上腹痛、发热、恶心、呕吐、血和尿淀粉酶增高，重症伴腹膜炎、休克等并发症，本病可见于任何年龄，但以青壮年居多。

一、病因及发病机制

（一）病因

引起急性胰腺炎的病因较多，常见的病因有胆道疾病、大量饮酒和暴饮暴食。

1. 胆道疾病　我国国内报道，50%以上的急性胰腺炎并发于胆石症、胆道感染或胆道蛔虫等胆道系统疾病，引起胆源性胰腺炎的因素可能为：

（1）梗阻：胆石、感染、蛔虫等因素致Oddi括约肌（又称肝胆壶腹括约肌）水肿、痉挛，使肝胆壶腹部梗阻，胆管内压力高于胰管内压力，胆汁逆流入胰管，激活胰酶引起急性胰腺炎。

（2）Oddi括约肌功能不全：胆石在移行过程中损伤胆总管、壶腹部或胆道感染引起Oddi括约肌松弛，使富含激酶的十二指肠液反流入胰管，引起急性胰腺炎。

（3）胆道感染：感染时细菌毒素、游离胆酸、非结合胆红素等，可通过胆胰间淋巴管交通支扩散到胰腺，激活胰酶，引起急性胰腺炎。

2. 胰管阻塞　胰管结石、狭窄、肿瘤或蛔虫钻入胰管等均可引起胰管阻塞，胰管内压力过高，使胰管小分支和胰腺腺泡破裂，胰液外溢到间质引起急性胰腺炎。

3. 酗酒和暴饮暴食　均可刺激胰液分泌增加，并导致Oddi括约肌痉挛，十二指肠乳头水肿，使胰液排出受阻，引起急性胰腺炎。

4. 其他　某些急性传染病、外伤、手术、某些药物以及任何原因引起的高钙血症和高脂血症等，都可能损伤胰腺组织引起急性胰腺炎。

（二）发病机制

急性胰腺炎的发病机制尚未完全阐明，已有的共识是上述各种病因虽然致病途径不同，但有共同的发病过程，即一系列胰腺消化酶被激活导致胰腺的自身消化。正常胰腺分泌消化酶有两种形式：一种是有生物活性的酶，如淀粉酶、脂肪酶等；另一种是以酶原形式存在的无活性的酶,如胰蛋白酶原、糜蛋白酶原等。正常情况下,胰腺合成的胰酶是无活性的酶原,在各种病因作用下胰腺自身防御机制中某些环节被破坏,酶原被激活成有活性的酶,使胰腺发生自身消化。近年的研究提示,在组织损伤过程中,一系列炎性介质(如氧自由基、血小板活化因子、前列腺素等)可引起胰腺血液循环障碍,导致急性胰腺炎的发生和发展。

急性胰腺炎的病理变化一般分为急性水肿型和急性坏死型两型。急性水肿型可见胰腺肿大,分叶模糊,间质水肿,充血和炎性细胞浸润等改变。急性坏死型可见明显出血,分叶结构消失,胰实质有较大范围的脂肪坏死,坏死灶周围有炎性细胞浸润,病程稍长者可并发脓肿、假性囊肿或瘘管形成。

二、临床表现

急性胰腺炎的临床表现和病程取决于其病因、病理类型和治疗是否及时。轻者以胰腺水肿为主,临床多见,病情常呈自限性,预后良好,又称为轻症急性胰腺炎(mild acute pancreatitis,MAP)。少数重者常继发感染、腹膜炎和休克等多种并发症,病死率高,称为重症急性胰腺炎(several acute pancreatitis,SAP)。

(一)症状

1. 腹痛　为急性胰腺炎的主要表现和首发症状,常在暴饮暴食或酗酒后突然发生。疼痛剧烈而持续,呈钝痛、钻痛、绞痛或刀割样痛,可有阵发性加剧,腹痛常位于中上腹,向腰背部呈带状放射,取弯腰抱膝位可减轻疼痛。急性水肿型胰腺炎腹痛一般 3~5 d 后缓解。急性坏死型胰腺炎腹部剧痛,持续时间较长,由于渗液扩散可引起全腹痛。极少数患者腹痛极轻微或无腹痛。

2. 恶心、呕吐及腹胀　起病后多出现恶心、呕吐,大多频繁而持久,吐出食物和胆汁,呕吐后腹痛并不减轻,常同时伴有腹胀,甚至出现麻痹性肠梗阻。

3. 发热　多数患者有中度以上发热,一般持续 3~5 d。若持续发热 1 周以上并伴有白细胞升高,应考虑有胰腺脓肿或胆道炎症等继发感染。

4. 水、电解质代谢紊乱及酸碱平衡失调　多有轻重不等的脱水,呕吐频繁者可有代谢性碱中毒。重症者可有显著脱水和代谢性酸中毒,伴血钾、血镁、血钙降低。

5. 低血压和休克　见于急性坏死型胰腺炎,极少数患者可突然出现休克,甚至发生猝死,亦可逐渐出现,或在有并发症时出现。其主要原因为有效血液循环容量不足、胰腺坏死释放心肌抑制因子致心肌收缩不良、并发感染和消化道出血等。

(二)体征

1. 轻症急性胰腺炎　腹部体征较轻,可有上腹部压痛,但无腹肌紧张和反跳痛,可有肠鸣音减弱。

2. 重症急性胰腺炎　患者常呈急性重病面容,痛苦表情,脉搏增快,呼吸急促,血压下降,腹肌紧张,全腹显著压痛和反跳痛,伴麻痹性肠梗阻时有明显腹胀,肠鸣音减弱或消失。可出现移动性浊音,腹水多呈血性。少数患者由于胰酶或坏死组织液沿腹膜后间隙渗到腹壁下,致两侧腰部皮肤呈暗灰蓝色,称为 Grey-Turner 征。或出现脐周围皮肤青紫,称为 Cullen 征。如有胰腺脓肿或假性囊肿形成，上腹部可扪及肿块。胰头炎性水肿压迫胆总管时，可出现黄疸。低钙血症患者有手足搐搦，提示预后不良。

3. 并发症　主要见于重症急性胰腺炎。局部并发症有胰腺脓肿和假性囊肿。全身并发症常在病后数天出现，如急性肾衰竭、急性呼吸窘迫综合征、心力衰竭、消化道出血、胰性脑病、弥散性血管内凝血、肺炎、败血症、高血糖等，病死率极高。

三、辅助检查

1. 白细胞计数　多有白细胞增多及中性粒细胞核左移。

2. 淀粉酶测定　血清淀粉酶一般在起病后 6~12 h 开始升高，48 h 后下降，持续 3~5 d。血清淀粉酶超过正常值 3 倍即可确诊本病。尿淀粉酶升高较晚，常在发病后 12~14 h 开始升高。

3. 血清脂肪酶测定　血清脂肪酶常在起病后 24~72 h 开始上升，持续 7~10 d，此对病后就诊较晚的急性胰腺炎患者有诊断价值。

4. C 反应蛋白（CRP）　CRP 是组织损伤和炎症的非特异性标志物，在胰酶坏死时 CRP 明显升高。

5. 其他生化检查　可有血钙降低，若低于 1.5 mmol/L，则预后不良。血糖升高较晚，空腹血糖持续高于 10 mmol/L 反映胰腺坏死。此外，可有血清 AST、LDH 增加，血清白蛋白降低。

6. 影像学检查　腹部 X 线平片可见肠麻痹或麻痹性肠梗阻征象。腹部 B 超与 CT 显像可见胰腺弥漫增大，其轮廓与周围边界模糊不清，坏死区呈低回声或低密度图像，对并发胰腺脓肿或假性囊肿的诊断有帮助。

四、治疗原则

治疗原则为减轻腹痛、减少胰腺分泌和防治并发症。

1. 解痉镇痛　阿托品或山莨菪碱肌内注射，每日 2~3 次。疼痛剧烈者可加用哌替啶 50~100 mg肌内注射，必要时 6~8 h 可重复使用 1 次。

2. 减少胰腺分泌　可采用：① 禁食及胃肠减压；② 抗胆碱能药，如阿托品、山莨菪碱（654-2）；③ 生长抑素、胰高血糖素和降钙素能抑制胰液分泌，尤以生长抑素类药物奥曲肽疗效好。

3. 抗感染　因多数急性胰腺炎与胆道感染性疾病有关，故多应用抗生素，常选用氧氟沙星、环丙沙星、克林霉素及头孢菌素类等。

4. 抑酸治疗　以往强调常规应用，目前临床仍习惯应用。静脉给予 H 受体拮抗剂或质子泵抑制剂，减少胃酸分泌进而减少胰液分泌。

5. 抑制胰酶活性　适用于重症胰腺炎的早期，常用抑肽酶 20 万~50 万 U/d，分 2 次溶于葡萄糖液中静脉滴注。

6. 抗休克及纠正水、电解质平衡紊乱　积极补充液体和电解质，维持有效循环血容量。重症患者应给予白蛋白、全血及血浆代用品，休克者在扩容的基础上用血管活性药，注意纠正酸碱失衡。

7. 内镜下行 Oddi 括约肌切开术（EST）　对胆源性胰腺炎，可用胆道紧急减压、引流和去除胆石梗阻,起到治疗和预防胰腺炎发展的作用。适用于老年人不宜手术者。

8. 并发症的处理　对于急性坏死型胰腺炎伴腹腔内大量渗液者,或伴急性肾衰竭者,可采用腹膜透析治疗。对急性呼吸窘迫综合征患者除药物治疗外,可行气管切开术和应用呼吸机治疗。并发糖尿病者可使用胰岛素。

【患者护理】

一、护理评估

1. 健康史　主要询问:患者有无胆道疾病,如胆道结石、感染、蛔虫等。有无胰、十二指肠病史。有无腹部手术与创伤、内分泌与代谢疾病等。发病前有无酗酒及暴饮暴食等诱因。

2. 身体评估　注意观察腹痛和腹部体征,有无恶心、呕吐。观察体温、脉搏、呼吸、血压的变化。

3. 心理、社会状况　由于急性起病,疼痛剧烈,患者常表现出恐惧和痛苦,甚至感到有死亡的威胁,就医求治心情迫切,希望医护人员满足其安全需要。

4. 辅助检查　血、尿淀粉酶及血清电解质检测结果是否异常。

二、护理诊断及合作性问题

1. 疼痛:腹痛　与胰腺及其周围组织炎症、水肿、坏死有关。

2. 体温过高　与胰腺炎症、坏死继发感染有关。

3. 有体液不足的危险　与恶心、呕吐、禁食、胃肠减压有关。

4. 潜在并发症　电解质紊乱、急性呼吸窘迫综合征、急性肾衰竭、心功能不全、败血症、DIC 等。

三、护理目标

(1) 腹痛减轻或缓解。

(2) 体温恢复到正常范围。

(3) 能及时得到水、电解质的补充,未发生脱水及酸碱平衡紊乱。

四、护理措施

1. 一般护理

(1) 休息:患者应绝对卧床休息,以降低代谢率,增加脏器血流量,促进组织修复和体力恢复。选择使患者感到舒适的体位,如弯腰、屈膝侧卧,以减轻腹痛。

(2) 饮食:急性期严格禁食、禁水 1~3 d,以减少胃酸和食物刺激胰液分泌,并可减轻呕吐和腹胀。禁食患者每日应补液 2 000~3 000 mL,胃肠减压时补液量需适当增加,同时补充电解质,维持水、电解质平衡。腹痛和呕吐基本消失后,可恢复进食,从少量流质、半流质,渐进为普通饮食,先给予对胰腺刺激小的糖类食物,慢慢增加蛋白质及少量脂肪(每日不超过 50 g),切忌暴饮暴食和酗酒。禁食期间一般不能饮水,口渴可含漱或用水湿润口唇。对胃肠减压患者,每日进行口腔护理,以减轻胃肠减压管造成的口腔不适和干燥。

2. 对症护理

（1）腹痛：遵医嘱给予解痉镇痛药，使用阿托品时应注意有口干、心率加快、加重青光眼和排尿困难等不良反应。腹痛严重者可用地西泮、哌替啶以缓解疼痛，避免使用吗啡，因其可引起 Oddi 括约肌痉挛。也可指导患者通过变换体位，或采取谈话、听音乐等方法分散注意力，以减轻疼痛。

（2）发热：随时观察患者体温的变化，出现高温时给予头部冰敷、乙醇擦浴等物理降温方法，并观察降温效果，协助做好口腔、皮肤护理。

3. 用药护理

（1）准确、及时地遵医嘱使用抗胆碱能药，如阿托品、抗感染药如氧氟沙星、抑酸药等。

（2）密切观察上述药物的疗效及不良反应，一旦出现不良反应及时告知医生，及时处理。

4. 病情观察

（1）严密观察体温、脉搏、呼吸、血压、神志及尿量的变化。

（2）观察呕吐物和（或）胃肠减压时引流物的性质和量，观察皮肤弹性，判断失水程度，准确记录 24 h 出入量。

（3）观察腹痛程度及性质有无改变，有无腹肌紧张、腹腔积液等。

（4）遵医嘱定时留取血、尿标本，观察血、尿淀粉酶、血清电解质的变化。

5. 心理护理　由于本病呈急性起病，患者出现剧烈腹痛，一般止痛药物无效。急性出血坏死型胰腺炎则症状重，预后差，常使患者及家属产生不良的心理反应，出现烦躁不安、恐惧、焦虑等。护理人员应经常巡视患者，了解其需要，并及时做出反应。向患者及亲属解释引起疼痛的原因、治疗方法和预后，以排除患者的疑虑，从而帮助患者树立战胜疾病的信心。

五、护理评价

（1）患者腹痛有无减轻或已缓解。

（2）患者体温是否稳定在正常范围。

（3）患者尿量是否正常，有无口渴的感觉，皮肤弹性是否良好，血压、心率是否正常。

【健康教育】

（1）向患者及家属介绍本病的主要诱因和疾病发生发展的过程，教育患者积极治疗胆道疾病，注意防治胆道蛔虫。

（2）指导患者及家属掌握饮食卫生知识，患者应养成规律进食的习惯，避免暴饮暴食。腹痛缓解后，应从少量低脂、低糖饮食开始逐渐恢复正常饮食，但应避免刺激性强、产气多、高脂肪和高蛋白质食物，戒除烟酒，防止复发。

第十节　消化系统疾病常用诊疗技术及护理

一、纤维胃、十二指肠镜检查术的护理

纤维胃、十二指肠镜检查是应用最广、进展最快的内镜检查，简称胃镜检查。通过此检查

可直接观察胃和十二指肠炎症、溃疡或肿瘤等的性质、大小、部位及范围，并可行组织学或细胞学检查。

（一）适应证

胃镜检查的适应证比较广泛，所有诊断不明的胃、十二指肠疾病均可行此项检查。主要有：不明原因的消化道出血，有明显上消化道症状或（和）粪便潜血阳性，尤其是老年患者，疑有上消化道肿瘤，但X线钡剂造影检查不能确诊者；需要随访观察的病变，如消化性溃疡、慢性萎缩性胃炎、息肉、上消化道手术后等；需作内镜治疗者，如需摘取异物、局部止血、摘除息肉、结扎曲张静脉等。

（二）禁忌证

严重的心、肺、肝、肾功能不全，各种原因所致休克、昏迷等危重状态，严重咽喉部疾病、主动脉瘤及严重的颈胸段脊柱畸形，急性食管、胃、十二指肠穿孔，腐蚀性食管炎的急性期，严重食管胃静脉曲张，神志不清或精神心理因素不能配合检查者。

（三）护理措施

1. 术前护理

（1）向患者仔细介绍检查的意义、方法、安全性、配合方式及可能出现的问题，使患者消除紧张、恐惧的心理，主动配合检查。

（2）询问病史和体格检查，以排除检查禁忌证。术前1日不吸烟，禁食8 h。估计有胃排空延缓者，应适当延长禁食时间；有幽门梗阻者应先抽尽胃内容再检查，必要时洗胃。接受胃肠钡剂造影检查者，3 d内不宜做胃镜检查。指导患者检查前取出义齿，以免检查中误吸或误咽。如患者过分紧张，检查前可遵医嘱肌内注射或静脉注射地西泮5~10 mg。

（3）了解患者有无麻醉药过敏史，于术前5~10 min给患者进行咽喉部麻醉（可用2%利多卡因溶液咽喉喷雾），以减少呕吐反射及疼痛。

（4）检查镜检用物是否准备齐全。

2. 术中护理

（1）协助患者取左侧卧位，双腿屈曲，头垫低枕，松开领口及腰带。患者口边置弯盘，嘱患者咬紧牙垫。

（2）协助医生缓慢地将纤维内镜从患者口腔插入。插镜过程中，护理人员应密切观察患者的反应，保持患者头部位置不动，当胃镜插入15cm到达咽喉部时，嘱患者做吞咽动作，但不可将唾液咽下以免呛咳，让唾液流入弯盘或用吸管吸出。如患者出现恶心不适，护理人员应适时做些解释工作，并嘱患者做深呼吸，放松全身肌肉。如恶心较重，可能是麻醉不足，应重新麻醉。

（3）当镜面被黏液、血迹、食物遮挡时，应注水冲洗；当观察到某处病变时，一般先对可疑病变部位摄像再取活组织、刷取细胞涂片及抽取胃液检查；协助医生做好内镜下治疗。

（4）检查过程中应随时观察患者面色、脉搏、呼吸等改变，患者可能发生心搏骤停、心肌梗死、心绞痛等，一旦出现异常，应立即停止检查并做相应处理。

(5) 检查完毕退出胃镜时尽量抽气,以防止腹胀。手持纱布将镜身外黏附的黏液、血迹擦净。

3. 术后护理

(1) 术后因患者咽喉部麻醉作用尚未消退,嘱其不要吞咽唾液,以免呛咳。检查后 2 h 始能进食、进水,以免食物吸入肺部。当日饮食以流质或易消化的半流质为宜,行活检的患者应进温凉的饮食。

(2) 少数患者检查后出现咽痛、咽喉部异物感及声嘶等,嘱患者勿用力咳嗽,以免损伤咽喉部黏膜,1~2 d 症状会自行消失。若患者出现腹胀,可嘱患者坐起哈气,亦可进行腹部按摩。检查后数天内应严密观察患者有无消化道穿孔、出血、感染等并发症的出现,一旦发现及时处理。

(3) 应对内镜及有关器械彻底清洁、消毒,避免交叉感染,并妥善保管。

二、纤维结肠镜检查术的护理

纤维结肠镜(简称肠镜)检查主要用于诊断炎症性肠病以及大肠的肿瘤、出血、息肉等,并可行切除息肉、钳取异物等治疗。

(一) 适应证

原因不明的便血、慢性腹泻及下腹疼痛久治不愈者;钡剂灌肠发现肠道内有可疑病变,需进一步明确诊断者;结肠或回肠肠道内肿物性质未定,疑有癌变者;结肠疾病的内镜治疗或手术定位;大肠肿瘤普查。

(二) 禁忌证

严重心肺功能不全、休克、身体极度衰竭及精神患者,结肠急性炎症、重症溃疡性结肠炎、急性腹膜炎及疑有肠穿孔、肠瘘者,肛门、直肠严重狭窄者,女性月经及妊娠期。

(三) 护理措施

1. 术前护理

(1) 向患者讲解检查的目的、方法、注意事项,解除其顾虑,取得合作。

(2) 嘱患者检查前 1 日进流质饮食,检查当日晨空腹。肠道准备现多采用 20% 甘露醇 500 mL 和 5% 葡萄糖生理盐水 1 000 mL 混合液于检查前 4 h 口服,导致渗透性腹泻。亦可口服主要含磷酸缓冲液的清肠液,饮水量不足 1000 mL 就可达到同样的清肠效果。

(3) 为解除患者紧张、恐惧、腹痛、腹胀等症状,必要时根据医嘱术前给予患者肌内注射地西泮 5~10 mg、哌替啶 50 mg、阿托品 0.5 mg。由于此类药物会使患者对疼痛的反应性降低,发生肠穿孔等并发症时腹部症状不明显,应特别注意。有青光眼或明显前列腺肥大者忌用阿托品。

(4) 检查镜检用物是否准备齐全。

2. 术中护理

(1) 协助患者取膝胸位或左侧卧位,腹部放松并屈膝,嘱患者尽量在检查中保持身体不要摆动。

(2) 术者一般先做直肠指检，了解有无肿瘤、狭窄、痔疮、肛裂等，并扩张肛门。协助术者将镜前端涂上润滑剂(一般用硅油，不可用液状石蜡)后，再嘱患者张口呼吸，放松肛门括约肌，以右手示指按镜头，使镜头滑入肛门，此后按术者口令，遵照循腔进镜原则逐渐缓慢插入肠镜。

(3) 检查过程中，密切观察患者反应，若患者出现腹胀不适，嘱其缓慢深呼吸；若出现面色、表情、呼吸、脉搏等异常，应随时停止插镜，同时建立静脉通道以备抢救。

(4) 检查结束退镜时，再次观察病变部位情况，尽量抽气以减轻腹胀。

(5) 做好内镜的清洗消毒工作，避免交叉感染，妥善保管。

3. 术后护理

(1) 检查结束后请患者稍事休息，观察 15~30 min 再离去。嘱患者卧床休息，做好肛门清洁。进少渣饮食 3 d。如行息肉摘除、止血治疗者，应给予抗生素治疗，嘱进半流质饮食。

(2) 注意观察腹胀、腹痛及排便情况。腹胀明显者，可行内镜下排气。腹痛明显或排血便者应留院观察。注意粪便颜色，必要时行粪便潜血试验，以了解有无活动性出血。如发现有剧烈腹痛、腹胀、面色苍白、脉率及心率增快、血压下降、大便次数增多呈黑色等表现提示肠出血、肠穿孔，应及时报告医生，协助救治。

三、腹腔穿刺术的护理

腹腔穿刺术是为了诊断和治疗疾病，对有腹腔积液的患者进行腹腔穿刺、抽取积液的过程。

(一) 适应证

抽取腹腔积液进行实验室检查，寻找病因。大量腹水者，可适当抽放腹水减轻症状。实行腹水浓缩回输术者。腹腔内注射药物。

(二) 禁忌证

肝硬化腹水有肝性脑病先兆者。粘连性结核性腹膜炎、卵巢肿瘤、包虫病等。

(三) 护理措施

1. 术前护理

(1) 向患者解释穿刺的目的、过程及操作中可能会出现不适，一旦出现不适，立即告诉术者。

(2) 准备好穿刺用物：常规治疗消毒盘 1 套，无菌腹腔穿刺包 1 个，其他(包括：无菌手套、多头带、油布、治疗巾、放液用的胶管、大量杯、水桶、软尺等)。

(3) 穿刺前测量患者的腹围、血压、脉搏，检查腹部体征，以利动态观察病情。嘱患者排尿，以防穿刺时损伤膀胱。

2. 术中护理

(1) 协助患者坐在靠椅上，或半卧或左侧卧位。

（2）暴露患者腹部，注意保暖。选择适当的穿刺点：① 左下腹脐与髂前上棘连线中、外1/3交点处，此处不易损伤腹壁动脉；② 脐与耻骨联合连线中点上方1 cm、偏左或偏右1.5 cm处，此处无重要器官且易愈合；③ 侧卧位，在脐水平线与腋前线或腋中线的交点，此处常用于诊断性穿刺；④ 少量积液，尤其是包裹性积液有分隔时，需在B超引导下定位穿刺。

（3）常规消毒穿刺部位皮肤，铺无菌孔巾，局部浸润麻醉。术者左手固定穿刺部皮肤，右手持针经麻醉处垂直刺入腹壁，待感到针尖抵抗感突然消失时，示针尖已穿过壁腹膜，即可抽取腹水，根据需要留样送检。放液过程中用血管钳固定针头并夹持橡皮管。放液后拔出穿刺针，在穿刺部位以无菌纱布按压5～10 min，再以胶布固定。

术者操作时，护理人员应在患者旁协助完成操作，记录放液量，观察腹水性质，并密切观察生命体征变化，如有异常及时处理。放液不宜过快、过多，一般60～80滴/min，一次放液量以不超过3000 mL为宜，以免过多放液诱发肝性脑病和电解质紊乱。但在补充输注大量白蛋白的基础上，也可以增加放液量。

3. 术后护理

（1）嘱患者平卧休息8～12 h，或卧向穿刺部位的对侧，防止腹水外溢。

（2）预防伤口感染，穿刺点如有腹水外溢，应及时更换敷料。

（3）密切监测体温、血压、脉搏、神志的变化，防止诱发肝性脑病。测量腹围观察腹水消长情况。大量放液后，需以多头腹带束紧，以防因腹压骤降、内脏血管扩张引起血压下降或休克。

四、肝穿刺活组织检查术的护理

肝穿刺活组织检查术简称肝活检，是通过肝穿刺采取肝组织标本进行组织学检查或制成涂片做细胞学检查，以明确肝病诊断，或了解肝病演变过程、观察治疗效果以及判断预后。

（一）适应证

原因不明的肝大、肝功能异常者；原因不明的黄疸及门静脉高压者。

（二）禁忌证

全身各器官功能衰竭者，重度黄疸、肝功能严重障碍、大量腹水者，肝包虫病、肝血管瘤、肝周围化脓性感染者，严重贫血及有出血倾向者。

（三）护理措施

1. 术前护理

（1）向患者解释穿刺的目的、意义、方法，消除顾虑和紧张情绪。

（2）准备好穿刺用物：① 常规治疗消毒盘1套；② 肝穿刺包内有快速穿刺套针、注射器、孔巾、纱布、皮肤穿刺锥等；③ 其他用物，包括局麻药、无菌手套、生理盐水、小沙袋、多头腹带、胶布、盛有95%乙醇或10%甲醛固定液的标本瓶、载玻片等。

（3）根据医嘱测定肝功能、凝血时间、凝血酶原时间及血小板计数，若异常，应根据医嘱肌内注射维生素K 110 mg，连用3 d后复查，正常者方可穿刺。

（4）验血型，以备必要时输血；行X线胸部检查，观察有无肺气肿、胸膜肥厚。训练患者深呼吸及屏息呼吸方法(深吸气、呼气,憋住气片刻),以利术中配合。情绪紧张者可于术前1 h口服地西泮 10 mg。穿刺前测量血压、脉搏。

2. 术中护理

(1) 协助患者取仰卧位,身体右侧靠近床沿,并将右手置于枕后,嘱患者保持固定的体位。

(2) 协助患者暴露穿刺部位,确定穿刺点,一般取右侧腋中线 8~9 肋间、肝实音处穿刺。如疑诊肝癌、肝脓肿者,应在 B 超定位下进行。

(3) 常规消毒穿刺部位皮肤,铺无菌孔巾,局部麻醉,根据穿刺目的不同选择穿刺针穿刺。嘱患者先深吸气,然后于深呼气末屏气,术者将穿刺针迅速刺入肝内并进行抽吸,吸得标本后立即拔出,穿刺深度不超过 6 cm。

(4) 穿刺部位以无菌纱布按压 5~10 min,再以胶布固定,压上小沙袋并以多头腹带束紧。将抽吸的肝组织标本制成玻片,或注入 95%乙醇或 10%甲醛固定液中送检。

(5) 术者操作时,护理人员应在患者床旁协助完成操作,并密切观察患者的生命体征变化,如有异常,及时处理。

3. 术后护理

(1) 肝穿刺术术后患者应绝对卧床休息 12~24 h,满足患者的生活要求,保证充足的睡眠。

(2) 密切监测血压、脉搏、面色的变化。开始 4 h 内每 15~30 min 测 1 次血压、脉搏。如有脉搏细速、血压下降、烦躁不安、面色苍白、出冷汗等内出血征象,应立即通知医生紧急救治。

(3) 注意有无伤口渗血、红肿、疼痛。若穿刺部位疼痛明显,应仔细检查原因,如果是一般组织创伤性疼痛,可遵医嘱给予止痛药。若发现气胸、胸膜休克或胆汁性腹膜炎时,应及时处理。

(余江萍)

练 习 题

1. 患者男性,41 岁,在 ERCP 检查后出现腹部持续性疼痛,血清淀粉酶检查超过正常值,应考虑

A. 急性胆管炎　　B. 急性胃炎　　C. 急性肠炎

D. 急性胰腺炎　　E. 急性胆管梗阻

2. 患者男性,56 岁,肝硬化病史 7 年。近 1 个月来出现肝进行增大及持续性肝区疼痛,腹水呈血性。该患者最可能的并发症为

A. 上消化道出血　　B. 感染　　C. 活动性肝炎

D. 原发性肝癌　　E. 肝脓肿

3. 患者男性,65 岁。"肝硬化伴上消化道大出血"入院,出现性格改变、行为异常,有扑翼样震颤,该患者可能出现的并发症为

A. 原发性肝癌　　B. 中枢神经系统感染　　C. 肝性脑病

D. 肝肾综合征　　E. 肝肺综合征

4. 患者男性,61 岁。因"腹胀、尿少 10 天"收入院,因关节炎长期服用阿司匹林,实验室检查提示乙肝两对半阳性,B 超示"肝硬化腹水",考虑该患者肝硬化的主要病因是

A. 酒精中毒　　B. 药物　　C. 循环障碍

D. 营养失调　　E. 病毒性肝炎

5. 患者男性,56 岁。肝硬化病史 7 年,此次因腹水入院治疗,某日大量利尿放腹水后出现肝性脑病。导

致该患者肝性脑病最主要诱因是

A. 上消化道出血　B. 高蛋白饮食　C. 缺钾性碱中毒

D. 感染　E. 药物

6. 患者男性，52岁。因反复上腹部隐痛伴嗳气、食欲减退3个月，经检查诊断为“慢性胃窦炎”，下列项目中，最有诊断意义的是

A. 消化道症状　B. 胃液分析　C. 胃镜检查

D. 血清学检查　E. 胃肠钡餐X线检查

7. 患者女性，50岁。肝硬化十余年伴大量腹水，近日出现意识障碍，血氨增高、肝肾功能减退，下列治疗不妥的是

A. 加强利尿，减少腹水

B. 精氨酸静脉滴注

C. 口服乳果糖，降低肠腔pH，减少氨的形成和吸收

D. 静脉注射支链氨基酸补充能量，降低血氨

E. 选用谷氨酸钠，降低血氨

8. 患者男性，46岁，4年前诊断为肝硬化，近一周症状加重，出现大量腹水，对患者腹水治疗中不宜采用的是

A. 输注白蛋白　B. 饮食中限制盐的摄入

C. 应用利尿剂　D. 反复大量放腹水

E. 进水量每天限制在1 000 mL左右

9. 患者女性，43岁，中午饱餐后出现上腹部绞痛，同时向腰背部呈带状放射，已持续6 h。怀疑为急性胰腺炎，此时最具诊断意义的实验室检查为

A. 白细胞计数　B. 血清淀粉酶测定　C. 尿液淀粉酶测定

D. 血清脂肪酶测定　E. 血清谷丙转氨酶

10. 患者男性，56岁，肝硬化病史2年。因上消化道大量出血急诊入院，后并发肝性脑病，出血后3天未排大便。应首选的措施是

A. 清水灌肠　B. 开塞露

C. 肥皂水灌肠　D. 口服番泻叶

E. 25%硫酸镁导泻+乳果糖口服

11. 患者男性，45岁，因肝硬化大量腹水住院治疗。以下对该患者的护理措施正确的是

A. 患者取平卧位，增加肝、肾血流量

B. 每日进水量限制在1 200 mL

C. 腹腔放液后应放松腹带，防止腹压增高

D. 利尿剂应用以每天体重减轻不超过1 kg为宜

E. 腹穿后缚紧腹带，防止腹内压骤降

12. 患者女性，41岁，既往有胆结石，晚餐后突然出现中上腹痛，阵发性加剧，频繁呕吐，呕吐物含胆汁，呕吐后腹痛未减轻，化验血淀粉酶为2 500U/L，于今日住院治疗。饮食护理应为

A. 禁食　B. 少食多餐　C. 高脂饮食

D. 低蛋白饮食　E. 低纤维饮食

13. 患者女性，58岁。有慢性肝炎病史15年，患肝硬化7年，曾多次住院。此次因为出现腹水和黄疸再次入院，查体：T 36.4℃，脉搏88次/min，呼吸22次/min，血压130/80 mmHg。目前该患者最主要的护理问题是

A. 焦虑　　B. 恐惧　　C. 知识缺乏
D. 活动无耐力　　E. 体液过多

14. 患者男性，52岁。因反复上腹部隐痛伴暖气、食欲减退3个月，经检查诊断为“慢性胃窦炎”，下列项目中，最有诊断意义的是

A. 消化道症状　　B. 胃液分析　　C. 胃镜检查
D. 血清学检查　　E. 胃肠钡餐X线检查

15. 男性患者，46岁，有胃溃疡病史近10年。近2个月疼痛加剧且失去节律性，服用多种抑酸剂不能缓解。为确诊应首选

A. 大便隐血试验　　B. X线钡餐检查　　C. 幽门螺杆菌检查
D. 胃镜检查　　E. 胃液分析

16. 患者男性，44岁，有溃疡病病史。患者近日感觉上腹饱胀不适，餐后疼痛加重反复呕吐，呕吐物为酸腐味的宿食。此时对该患者最有效的护理措施是

A. 静脉补液　　B. 绝对卧床休息　　C. 禁食洗胃
D. 解痉镇痛　　E. 心理护理

17. 患者男性，37岁，有溃疡病史。中午饱餐后，出现上腹剧烈疼痛，伴恶心呕吐，腹肌紧张，出冷汗，休克。首先应考虑的并发症是

A. 癌变　　B. 感染　　C. 大出血
D. 急性穿孔　　E. 幽门梗阻

18. 患者女性，32岁，上腹部间歇性疼痛3年，空腹及夜间痛明显，进食后可缓解。3天前出现黑便，患者出现黑便的原因最可能是

A. 肠道感染　　B. 胃溃疡出血　　C. 十二指肠溃疡出血
D. 胃癌　　E. 应激性溃疡

19. 患者男性，50岁，因肝硬化腹水入院。住院期间患者突然出现淡漠少言，神情恍惚，衣冠不整，吐词不清。此时应警惕患者可能出现了

A. 肝癌　　B. 继发感染　　C. 肝性脑病
D. 肝肾综合征　　E. 上消化道出血

20. 患者女性，46岁，诊断为肝硬化，入院2天后突然出现呕血，提示胃内积血量为

A. 50~70 mL　　B. 70~100 mL　　C. 100~150 mL
D. 150~250 mL　　E. 250~300 mL

21. 患者男性，45岁，为肝硬化大量腹水患者，突然出现不明原因的发热、腹痛，触诊发现腹肌紧张，有压痛，并伴轻度反跳痛，此时该患者最可能的并发症是

A. 消化道出血　　B. 自发性腹膜炎　　C. 肝性脑病
D. 穿孔　　E. 肝肾综合征

22. 患者男性，52岁，因上消化道出血使用三腔二囊管压迫止血，3天后出血停止，考虑拔管。此时需留管再观察的时间是

A. 6 h　　B. 8 h　　C. 12 h　　D. 24 h　　E. 48 h

23. 患者女性，41岁，诊断为“溃疡性结肠炎”收住入院，每天腹泻5~6次，有少量脓血便，对此类患者饮食护理应注意

A. 给予易消化、富含纤维素饮食　　B. 低蛋白饮食
C. 进食无渣流质或半流质饮食　　D. 多进食新鲜水果
E. 多吃蔬菜

24. 患者女性，26岁。反复右下腹部疼痛、腹泻3个月，大便成糊状，无黏液及脓血，每日2~4次。X线钡剂检查发现回盲部有跳跃征。对该患者的情况，首先考虑

A. 溃疡性结肠炎　　B. 肠结核　　C. 上消化道出血

D. 结肠癌　　E. 急性胃肠炎

25. 患者男性，35岁。既往有胆结石，今日晚餐后突然出现中上腹痛，阵发性加剧，频繁呕吐，呕吐物含胆汁，呕吐后腹痛未减轻，化验血淀粉酶为2 500U/L。鉴于目前该患者情况，治疗原则应是

A. 胃肠减压　　B. 流食　　C. 应用吗啡止痛

D. 禁用生长抑素类药物　　E. 禁用抑肽酶

（26—28题共用题干）

患者男性，27岁，自去年冬季以来每日发生空腹痛，进食后疼痛缓解。平时伴有恶心、打嗝、反酸，查体在剑突右侧有局限压痛，无反跳痛

26. 初步考虑何病可能性最大

A. 食管炎　　B. 急性胃炎　　C. 慢性胃炎

D. 胃溃疡　　E. 十二指肠溃疡

27. 做胃镜或钡餐造影有何发现

A. 食管下段静脉曲张

B. 胃体浅表炎症

C. 胃小弯有壁龛

D. 十二指肠壶腹部变形或有溃疡

E. 胃窦部有食物潴留

28. 此病最常见的细菌为

A. 葡萄球菌　　B. 链球菌　　C. 幽门螺杆菌

D. 军团菌　　E. 克雷白杆菌

（29—32题共用题干）

患者女性，50岁。肝硬化病史10年，餐后突然呕吐褐色胃内容物，量约500 mL，来院急诊

29. 出血部位最可能在

A. 食管中上段　　B. 食管下段及胃底　　C. 十二指肠

D. 胃体　　E. 直肠

30. 首选的治疗措施是

A. 保肝治疗　　B. 静脉滴注奥曲肽　　C. 双气囊三腔管压迫止血

D. 口服去甲肾上腺素稀释液　　E. 口服冰盐水

31. 最易出现的并发症是

A. 癌变　　B. 肝肾综合征　　C. 肝性脑病

D. 窒息　　E. 感染

32. 防止并发症发生的最重要的护理措施是

A. 准备双气囊三腔管待用　　B. 迅速建立静脉通路　　C. 出血后用醋灌肠

D. 流质饮食　　E. 密切观察生命体征

（33—35题共用题干）

患者男性，昨日因暴饮暴食后，突感上腹部剧烈而持续的疼痛，疼痛向腰背部呈带状放射。入院后查血淀粉酶为2 750U/L

33. 该患者最重要的护理诊断为

A. 焦虑　　B. 知识缺乏　　C. 疼痛

D. 恐惧　　E. 体温异常(体温升高)

34. 以下哪项护理措施对于该患者是错误的

A. 绝对卧床休息

B. 禁食

C. 胃肠减压

D. 维持水、电解质平衡

E. 经禁食 1~3 天,腹痛基本缓解后,可给患者恢复正常饮食

35. 经过两周的治疗,患者病情好转出院,护士给予的出院指导错误的是

A. 强调禁食在治疗疾病过程中的重要性　　B. 避免暴饮暴食和饱食

C. 可少量饮酒　　D. 忌食刺激性食物

E. 出院初期避免劳累

(余江萍　刘向丽)

第五章　泌尿系统疾病患者的护理

【学习要点】

掌握：尿路感染、慢性肾小球肾炎、肾病综合征、慢性肾衰竭的主要护理诊断、护理目标和措施。

理解：泌尿系统疾病的病因、发病机制、临床表现、辅助检查结果的意义、治疗原则，透析疗法的原理和方法。

第一节　概　　述

一、泌尿系统的结构和功能

泌尿系统由肾、输尿管、膀胱、尿道及有关的血管和神经组成，主管机体尿液的生成和排泄。肾是人体重要的生命器官，主要功能是生成尿液，排泄代谢产物及调节水、电解质和酸碱代谢的平衡，维持机体内环境的稳定；肾又是一个重要的内分泌器官，产生肾素、促红细胞生成素等；肾还是很多激素的靶器官，此外，肾还分解相对分子质量小的蛋白质，有代谢功能（如产氨和葡萄糖异生）。

（一）肾的基本结构

肾位于腹膜后间隙，形似蚕豆，肾内侧缘中部凹陷，称肾门，肾的血管、神经、淋巴管和肾盂由此出入肾实质。肾实质分为皮质和髓质两部分。

肾单位是肾最基本的功能单位，由肾小体和肾小管组成。肾小体是由肾小球及肾小囊构成的球状结构（图5-1）。

（二）肾的生理功能

1. 肾小球的滤过功能　肾小球滤过是代谢产物排泄的主要方式。肾小球滤过率（GFR）受滤过膜的通透性、滤过面积、有效滤过压及肾血流量的影响。有效滤过压＝肾小球毛细血管内压－（肾小囊内压＋血浆胶体渗透压）（图5-2）。

2. 肾小管功能　肾小管功能包括：① 重吸收功能：不同物质的重吸收部位不同，以近端小管重吸收最重要；② 分泌和排泄功能：可将某些物质排泌到尿中，以调节机体电解质、酸碱代谢的平衡和排出废物；③ 浓缩－稀释功能。

3. 肾的内分泌功能　可产生多种激素和生物活性物质，如肾素、前列腺素、血管紧张素、促红细胞生成素等。

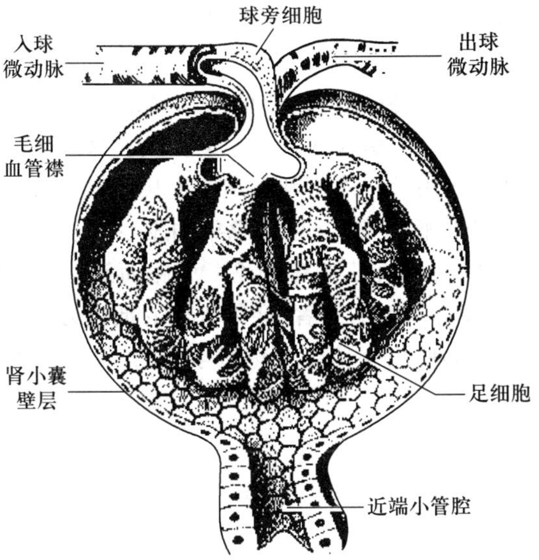

图 5-1 肾小体

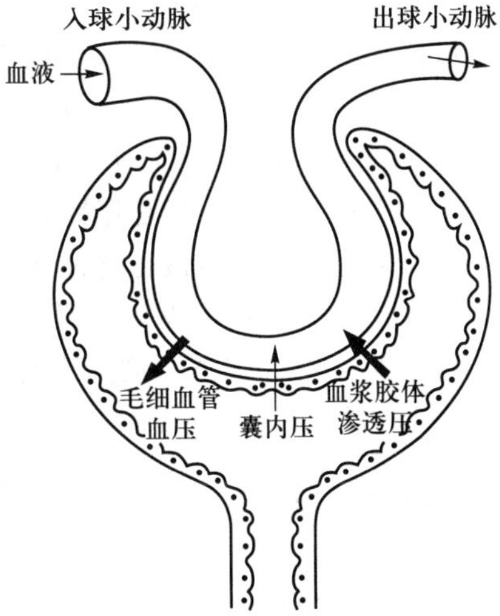

图 5-2 肾有效滤过压

二、常见的症状和体征的护理

泌尿系统疾病常见症状和体征参见《健康评估》教材相关内容。

第二节 尿路感染患者的护理

【疾病概述】

尿路感染(urinary tract infection,UTI)是由于各种病原微生物感染所引起的尿路急、慢性炎症。可分为上尿路感染和下尿路感染。上尿路感染主要是肾盂肾炎,下尿路感染主要是膀胱炎。多见于育龄女性、老年人、免疫功能低下者。

一、病因及发病机制

(一) 病因

尿路感染主要为细菌感染所致,致病菌以革兰阴性杆菌为主,其中以大肠埃希菌最常见,占70%以上;其次为变形杆菌、克雷白杆菌、产气杆菌、沙雷杆菌、产碱杆菌、粪链球菌、铜绿假单胞菌和葡萄球菌;偶见厌氧菌、真菌、病毒和原虫感染。本节重点阐述细菌感染引起的尿路炎症。

(二) 发病机制

1. 感染途径 90%尿路感染的致病菌源自于上行感染。女性的尿道较男性短而宽,且尿道口离肛门近,尿道口常有肠源性革兰阴性杆菌寄居,这些细菌在诸如性交等情况下可进入膀胱，故受感染的机会增高。此外，可见少量的血行感染，多发生于原有严重尿路梗阻或机体免疫力极差者，金黄色葡萄球菌为主要致病菌。

2. 机体防御能力　细菌进入泌尿系统后是否引起感染与机体的防御功能和细菌本身的致病力有关。正常情况下，细菌可进入膀胱，但并不都能引起尿路感染的发生。这与尿液的冲刷作用、尿道黏膜的杀菌能力、男性前列腺的杀菌作用及尿液不利于细菌生长等因素有关。

3. 易感因素　尿流不畅是尿路感染最重要的易感因素，其尿路感染的发生率较正常者高12倍。使用尿道介入性器械可将前尿道或尿道口的细菌带入膀胱或上尿路而致医源性尿路感染。长期卧床的慢性病、艾滋病及长期应用免疫抑制剂的患者，会因机体的抵抗力下降而易发生尿路感染。此外，尿道口周围或盆腔炎症、局部使用杀精化合物避孕、遗传因素等均可增加尿路感染的风险。

二、临床表现

（一）症状和体征

1. 急性膀胱炎　约占尿路感染的60%，患者主要表现为尿频、尿急、尿痛等膀胱刺激症状，伴耻骨上不适。一般无全身毒血症状。

2. 急性肾盂肾炎

（1）全身表现：起病急，常有寒战、高热，伴有头痛、全身酸痛、乏力、食欲减退、恶心、呕吐。临床上轻症患者全身症状可不明显，仅有尿路局部表现和尿液变化，与膀胱炎鉴别困难。

（2）泌尿系统表现：常有尿频、尿急、尿痛等膀胱刺激症状，多伴有腰痛、肾区（或肋脊角）压痛和（或）叩击痛。部分患者可无明显的膀胱刺激症状，而以全身症状为主，或表现为血尿伴低热和腰痛。

3. 无症状细菌尿　又称隐匿型尿路感染，即患者有真性细菌尿但无尿路感染症状。多见于老年人和孕妇，其发生率随年龄增长而增加。如不治疗，约20%患者以后会发生急性肾盂肾炎。

（二）并发症

尿路感染较少发生并发症，严重的肾盂肾炎患者在细菌毒力强、合并尿路梗阻或机体抵抗力下降时可发生肾乳头坏死和肾周脓肿。

1. 肾乳头坏死　主要表现为高热、剧烈腰痛和血尿，可有坏死组织脱落随尿排出，发生肾绞痛。

2. 肾周围脓肿　由严重的肾盂肾炎直接扩散而来，常出现明显单侧腰痛，向健侧弯腰时疼痛加剧。

三、辅助检查

1. 尿常规　尿液混，有白细胞、红细胞增多，尤以白细胞尿（又称脓尿）最常见。少数可有肉眼血尿，尿蛋白常为阴性或微量。

2. 尿细菌学检查　是诊断尿路感染的主要依据。新鲜清洁中段尿细菌定量培养菌落计数≥10^5/mL,如能排除假阳性,则为真性菌尿;10^4~10^5/mL 为可疑阳性,需复查;如<10^4/mL,则可能是尿标本污染。此外,膀胱穿刺尿定性培养有细菌生长也提示真性菌尿。临床上常采用浸试条法(亚硝酸盐试验加上白细胞酯酶测定)作为尿路感染的筛选试验。

3. 血常规 急性肾盂肾炎常有白细胞计数增多,中性粒细胞核左移。

4. 影像学检查 对于慢性、反复发作或经久不愈的肾盂肾炎,可行 X 线腹部平片、静脉肾盂造影检查(IVP),以确定有无结石、梗阻、泌尿系统先天性畸形和膀胱-输尿管反流等需外科手术纠正的易感因素,但尿路感染急性期不宜做。

四、治疗原则

在没有药物敏感试验(简称药敏)结果时,应选用对革兰阴性杆菌有效的抗菌药物,常用的有喹诺酮类、头孢菌素类、氨基糖苷类。急性膀胱炎仅要求尿中抗菌药物达到高浓度便可;肾盂肾炎除尿外,血药浓度亦须高。

【患者护理】

一、护理评估

1. 健康史 询问患者排尿情况,出现排尿异常的起始时间,发病前有无明显诱因,有无其他不适,如发热、腰痛。发病以来的治疗经过和药物使用情况。患者有无泌尿系统畸形、妇科炎症、前列腺增生、糖尿病、结核病等病史,有无留置导尿管、进行尿路器械检查。

2. 身体评估 评估患者精神、营养状况,体温有无升高。肾区有无压痛、叩击痛,尿道口有无红肿。

3. 心理、社会状况 评估患者有无紧张、焦虑等不良心理反应。

4. 辅助检查 尿常规检查有无脓尿、血尿;尿细菌培养结果是否为有意义的细菌尿;尿路感染的定位,影像学检查有无显示肾大小、外形异常等。

病例:患者,女性,30 岁,已婚。发热 2 日,全身乏力,伴尿频、尿急、尿痛、恶心、呕吐,左侧腰痛明显。体格检查:T 39℃,P110 次/min;左肾区叩击痛,左脊肋角压痛。血常规:WBC 11.2×10^9/L,N 0.8。尿常规:镜下血尿、脓尿、白细胞管型。

请思考:写出该患者的护理诊断及护理措施。

二、护理诊断及合作性问题

1. 排尿型态异常:尿频、尿急、尿痛 与泌尿系统感染有关。
2. 体温过高 与急性肾盂肾炎有关。
3. 焦虑 与膀胱刺激征引起的不适、疾病反复发作及担心预后有关。
4. 知识缺乏 与缺乏预防尿路感染的知识有关。
5. 潜在并发症 肾乳头坏死、肾周脓肿、中毒性休克。

三、护理目标

（1）患者不适感减轻或消失，排尿恢复正常。

（2）体温正常。

（3）患者学会如何预防尿路感染。

（4）焦虑程度减轻。

（5）无肾乳头坏死、肾周脓肿、中毒性休克等并发症发生。

四、护理措施

1. 一般护理

（1）休息：急性发作期应卧床休息，宜取屈曲位，尽量勿站立或坐直。

（2）饮食护理：给予清淡、易消化、富营养的饮食。在无禁忌证的情况下，应特别指导患者，尽量多饮水、勤排尿，以达到不断冲洗尿路、减少细菌在尿路停留的目的。尿路感染者每日饮水应在 2 000 mL 以上，保证每天尿量在 1 500 mL 以上。

2. 对症护理

（1）缓解疼痛：出现肾区或膀胱区疼痛时，指导患者热敷或按摩疼痛部位。也可根据患者兴趣爱好，选择一定的活动，如听音乐、看电视、看小说等，分散患者的注意力。

（2）保持皮肤、黏膜清洁：发热和疼痛可使患者出汗量增多，出汗后及时换洗衣物和床铺。内衣裤应宽松、干净、吸汗且透气性好。加强个人卫生，做好会阴部护理，女患者月经期间尤需注意。

3. 用药护理　向患者解释有关药物的作用、用法、疗程及其不良反应，强调必须按时、按量用药，不可擅自换、减、停药。患者口服复方磺胺甲噁唑期间嘱其多饮水，以减少磺胺结晶的形成。

4. 心理护理　在与患者交流中赢得患者信任，鼓励患者表达内心的感受。向患者解释疾病病因及预后，减轻其紧张、焦虑等心理反应。告知患者情绪与症状之间的关系，通过一些放松技术减轻焦虑对生理的影响。

5. 病情观察　监测生命体征，尤其是体温的变化，同时观察腰痛的部位、性质、程度及变化。注意观察有无并发症，若患者治疗后高热不退、腰痛加剧，应考虑肾周脓肿、肾乳头坏死；如患者血压降低、脉搏细速、皮肤湿冷及意识改变，考虑到中毒性休克可能，应及时报告医生并给予救治。

五、护理评价

（1）患者不适感是否减轻或消失，排尿恢复正常。

（2）体温是否正常。

（3）患者是否掌握预防尿路感染的方法。

（4）焦虑程度是否减轻。

（5）有无并发症发生。

【健康教育】

1. 加强本病知识宣传教育　患者及家属能了解尿路感染的病因、发病机制、主要临床表现及治疗方法。

2. 预防疾病指导　尽量避免尿路介入性器械的使用，使用时应严格无菌操作并防止损伤。有膀胱-输尿管返流者，应于每次排尿后数分钟再排尿1次，即“二次排尿”。与性生活有关的尿路感染，于性交后即排尿，并按常用量服1次抗菌药物作预防。

3. 生活指导　应注意营养均衡，适当锻炼，增强机体的抵抗力。指导患者保持良好的卫生习惯，经常清洗外阴，女患者月经期间增加外阴清洗次数，以保持外阴清洁干燥。指导患者学会正确清洁外阴部的方法，避免擦便纸污染尿道口。日常多饮水，勤排尿（2~3 h 排尿 1 次），排尿彻底，不留残尿。

第三节　肾小球疾病患者的护理

【疾病概述】

一、概论

肾小球疾病是一组有相似的临床表现（血尿、蛋白尿、水肿、高血压等），但病因、发病机制、病理改变和预后不尽相同，病变主要累及双肾肾小球的疾病。根据病因可分为原发性、继发性和遗传性肾小球疾病三大类。原发性肾小球疾病大多原因不明；继发性肾小球疾病是指继发于全身性疾病的肾损害，如系统性红斑狼疮肾炎、糖尿病肾病等；遗传性肾小球疾病为遗传变异基因所致的肾小球疾病，如 Aport 综合征等。其中，原发性肾小球疾病占绝大多数，是我国引起慢性肾衰竭的最主要原因。下面主要介绍原发性肾小球疾病。

（一）原发性肾小球疾病的分类

原发性肾小球疾病可按临床及病理分型。

1. 原发性肾小球疾病的临床分型　根据1992年原发性肾小球疾病分型与治疗及诊断标准专题座谈会纪要，分型如下：① 急性肾小球肾炎；② 急进性肾小球肾炎；③ 慢性肾小球肾炎；④ 隐匿型肾小球肾炎包括无症状性血尿和（或）蛋白尿；⑤ 原发性肾病综合征。

2. 原发性肾小球疾病的病理分型　根据1995年WHO的分类标准，分型如下：

（1）轻微性肾小球病变：包括微小病变。

（2）局灶性节段性病变：包括局灶性肾小球肾炎。

（3）弥漫性肾小球肾炎。

1）膜性肾病。

2）增生性肾炎：① 系膜增生性肾小球肾炎；② 毛细血管内增生性肾小球肾炎；③ 系膜毛细血管性肾小球肾炎；④ 新月体和坏死性肾小球肾炎。

3）硬化性肾小球肾炎。

（4）未分类的肾小球肾炎：如 IgA 和 IgM 肾病等。

肾小球疾病的临床分型与病理类型之间有一定的联系，但并无肯定的对应关系。同一病理类型可呈现多种临床表现，而同种临床表现又可见于不同的病理类型。肾活组织检查是确定肾小球疾病病理类型和病变程度的必要手段，而正确的病理诊断又必须与临床紧密结合。

（二）发病机制

多数肾小球疾病属于免疫介导性炎症性疾病。在慢性进展过程中也可有非免疫、非炎症因素参与，有时可成为病变持续和恶化的重要因素。此外，遗传因素及自身免疫在肾炎发生中的作用也受到重视。

1. 免疫介导性炎症反应　一般认为，免疫机制是肾小球病的始发机制，同时又有炎症介质的参与，最后导致肾小球损伤和临床症状。

（1）免疫反应

1）体液免疫：可通过两种方式形成肾小球内免疫复合物。① 循环免疫复合物（CIC）沉积：为肾免疫损伤中最常见的免疫复合物形成机制，系外源性抗原（如致肾炎链球菌的某些成分）或内源性抗原刺激机体产生相应抗体，在血液循环中形成 CIC，沉积于肾小球系膜区和基底膜的内皮细胞下而导致肾损伤。② 原位免疫复合物形成：肾小球自身抗原（如肾小球基底膜抗原）或外源性种植抗原刺激机体产生相应抗体，抗原与抗体在肾局部结合成原位免疫复合物而导致肾损伤。

2）细胞免疫：近年来有肾炎动物模型提供了细胞免疫证据，故细胞免疫在某些类型肾炎发病机制中的重要作用得到认可。但细胞免疫可否直接诱发肾炎，长期以来一直未得到肯定回答。

（2）炎症反应：炎症反应在始发的免疫反应与肾小球损伤及其临床表现之间承担了桥梁的作用。炎症介导系统分为炎症细胞和炎症介质两大类。炎症细胞有中性粒细胞、单核细胞、巨噬细胞、血小板、肾小球系膜细胞、内皮细胞、上皮细胞等；炎症介质包括补体、白细胞介素、凝血及纤溶系统因子、血管活性胺、活性氧等。炎症细胞可产生炎症介质，炎症介质又可趋化、激活炎症细胞，两者共同参与及相互作用，最终导致肾小球损害。

2. 非免疫非炎症损伤　在肾小球疾病的慢性进行性发展过程中，非免疫因素起着重要作用，如剩余的健存肾单位、大量蛋白尿及高脂血症，可成为病变持续、恶化的重要因素。

（三）原发性肾小球肾炎临床表现

1. 水肿　肾小球疾病性水肿分为两类：① 肾病性水肿：水肿常显著，多从下肢开始，可无高血压及体循环淤血的表现。② 肾炎性水肿：水肿多从眼睑、颜面部开始，可因高血压、毛细血管通透性增加等因素使水肿加重。

2. 高血压　肾小球病常伴高血压，慢性肾小球肾炎高血压发生率为 61%，而慢性肾衰竭患者 90% 出现高血压。持续存在的高血压可加速肾功能恶化。

3. 蛋白尿　尿蛋白超过 150 mg/d，尿蛋白定性阳性，称为蛋白尿。若尿蛋白>3.5 g/d，则称为大量蛋白尿。肾小球性蛋白尿以白蛋白为主，严重者尿中也可出现大分子的血浆蛋白。

4. 血尿　无痛性、全程性血尿是肾小球疾病特别是肾小球肾炎时常见的表现，可呈镜下或肉眼血尿，持续性或间发性。多伴有蛋白尿、管型尿，如血尿伴较大量蛋白尿和（或）管型尿（特别是红细胞管型），多提示为肾小球源性血尿。

5. 肾功能损害　急进性肾小球肾炎常导致急性肾衰竭，部分急性肾小球肾炎可有一过性肾功能损害，慢性肾小球肾炎及蛋白尿控制不好的肾病综合征可发展为慢性肾衰竭。

肾小球病的临床表现如以炎症病变为主，则常表现为肾炎综合征（血尿、蛋白尿、高血压）；若炎症病变不明显，常表现为肾病综合征（大量蛋白尿、低蛋白血症、明显水肿、高脂血症）。

二、急性肾小球肾炎

急性肾小球肾炎（acute glomerulo nephritis，AGN）简称急性肾炎，是以急性肾炎综合征为主要表现的一组疾病。其特点为急性起病，患者出现血尿、蛋白尿、水肿和高血压，可伴有一过性氮质血症。本病好发于儿童，男性居多，常有前驱感染，多见于链球菌感染后，其他细菌、病毒和寄生虫感染后也可引起。本部分主要介绍链球菌感染后急性肾小球肾炎。

（一）病因及发病机制

本病常因β溶血性链球菌等“致肾炎菌株”引起的上呼吸道感染（多为扁桃体炎）、猩红热、皮肤感染（多为脓疱疮）引起。其发病机制是链球菌的胞壁成分或某些分泌蛋白刺激机体产生抗体，形成 CIC 沉积于肾小球或形成原位免疫复合物，免疫复合物再激活补体，导致肾小球内皮细胞及系膜细胞增生，并可吸引中性粒细胞及单核细胞浸润，最终导致双侧肾弥漫性的炎症。

（二）临床表现

1. 症状和体征　本病发病前常有前驱感染，潜伏期为 1~3 周（平均 10 d 左右），呼吸道感染者的潜伏期较皮肤感染者短。起病较急，病情轻重不一，轻者可无明显临床症状，仅表现为镜下血尿及血清补体异常，重症者可发生少尿型急性肾衰竭。本病预后大多较好，常可在数月内自愈，典型者具有以下表现。

（1）尿异常：几乎所有患者均有肾小球源性血尿，约 30%出现肉眼血尿，常为首发症状和患者就诊的原因。可伴有轻、中度蛋白尿，少数（<20%）患者可呈大量肾病综合征范围内的蛋白尿。

（2）水肿：80%以上患者可出现水肿，常为起病的初发表现，典型表现为晨起眼睑水肿，呈“肾炎面容”，或伴有下肢轻度凹陷性水肿，少数严重者可波及全身。

（3）高血压：约 80%患者患病初期水、钠潴留时出现一过性轻、中度高血压，利尿后血压恢复正常。少数患者可出现严重高血压，甚至发生高血压脑病。

（4）肾功能异常：患者起病早期尿量减少（400~700 mL/d），少数为少尿（<400 mL/d），可出现一过性肾功能损害，表现为轻度氮质血症。一般于 1~2 周后尿量增加，肾功能于利尿后数日可逐渐恢复正常，仅极少数出现急性肾衰竭。

2. 并发症　部分患者在急性期可发生较严重的并发症。

（1）心力衰竭：多在起病后 1~2 周内发生，老年患者多见，其发生与水钠潴留、循环血量过多有关。

（2）高血压脑病：多发生于病程早期，儿童多见。

（3）急性肾衰竭：极少见，为急性肾小球肾炎死亡的主要原因，但多数可逆。

（三）辅助检查

1. 尿液检查　几乎所有患者均有镜下血尿，红细胞呈多形性。尿沉渣中常见管型（红细胞管型、颗粒管型），并有白细胞、上皮细胞。尿蛋白多为+～++。

2. 免疫学检查　发病初期总补体及血清补体 C3 均明显下降，一般于 8 周内恢复。血清抗链球菌溶血素“O”（ASO）滴度可增高，提示患者近期内曾有过链球菌感染，部分患者起病早期 CIC 阳性。

3. 肾功能检查　可有轻度肾小球滤过率降低，血尿素氮和血肌酐升高。

4. 肾活组织病理学检查　是确诊急性肾小球肾炎最主要的手段。

（四）治疗原则

急性肾小球肾炎治疗以休息和对症治疗为主。急性期应卧床休息，待肉眼血尿消失、水肿消退及血压恢复正常后逐步增加活动量。对症治疗包括消肿、降血压、预防心脑合并症的发生，必要时使用降压药物。对急性肾衰竭患者应予透析，帮助其度过危险期。本病为自限性疾病，有自愈倾向，肾功能多可恢复，一般不需长期透析，也不宜使用糖皮质激素及细胞毒药物。以往主张注射青霉素治疗感染灶，但其必要性现有争议。反复发作的扁桃体炎患者，待其病情稳定后可考虑手术切除扁桃体。

三、慢性肾小球肾炎

慢性肾小球肾炎（chronic glomerulo nephritis，CGN）简称慢性肾炎，是一组以血尿、蛋白尿、高血压和水肿为基本临床表现的肾小球疾病。临床特点为病程长，起病初期常无明显症状，以后缓慢持续进行性发展，可有不同程度的肾功能减退，最终可发展为慢性肾衰竭。

（一）病因及发病机制

多数患者病因不明，仅少数患者是由急性肾炎发展所致（直接迁延或临床痊愈若干年后再现）。慢性肾炎的病因、发病机制不尽相同，但起始因素多为免疫介导性炎症，随疾病的进展，也有非免疫非炎性因素参与。

（二）临床表现

慢性肾小球肾炎以青中年男性多见。多数起病隐匿，可有一个相当长的无症状尿异常期，部分患者因感染、劳累呈急性发作。患者临床表现各不相同，差异较大。主要表现如下。

1. 高血压　一般为轻度到中度，严重者可致高血压危象、高血压脑病。

2. 水肿　可有可无，一般不严重，多为颜面部和（或）下肢轻度至中度凹陷性水肿。

3. 蛋白尿　为本病必有的表现，常在 1～3 g/d。尿蛋白越多，排尿时泡沫也越多。

4. 血尿　多为镜下血尿，也可有肉眼血尿。

5. 肾功能损害　肾功能可正常或轻度受损，这种情况可持续数年甚至数十年，肾功能逐渐恶化并出现相应的临床表现（如贫血、血压增高等），最终进入尿毒症。其进展速度主要与病理类型相关，但也与是否认真保养和治疗有关，感染、劳累、妊娠、应用肾毒性药物、预防接种以及高蛋白质、高脂或高磷饮食可促使肾功能恶化。

（三）辅助检查

1. 尿液检查　尿蛋白（+）~（+++），蛋白定量<3.5 g/d；尿红细胞（+）~（++），呈多形性。可见颗粒管型。

2. 肾功能检查　肾功能不全的患者可有肾小球滤过率（GFR）下降，血尿素氮（BUN）、血肌酐（Cr）增高。

3. B 超检查　双肾可有结构紊乱、皮质回声增强及缩小等改变。

4. 肾活组织检查　可以确定慢性肾炎的病理类型。

（四）治疗原则

慢性肾小球肾炎的治疗应以防止或延缓肾功能进行性恶化、改善或缓解临床症状及防治严重并发症为主要目的，而不是以消除尿红细胞或轻微尿蛋白为目标。应采用综合治疗措施：

（1）积极控制高血压和蛋白尿：尿蛋白≥1 g/d 者，血压应控制在 125/75 mmHg 以下；尿蛋白<1 g/d 者，血压最好控制在 130/80 mmHg 以下。肾素依赖型高血压首选药为血管紧张素转换酶抑制药（ACEI）和血管紧张素Ⅱ受体阻断药（ARB）。有明显水钠潴留的容量依赖型高血压患者选用噻嗪类利尿药。

（2）限制食物中蛋白及磷的含量。

（3）应用抗血小板药物。

（4）必要时使用糖皮质激素和细胞毒药物。

（5）避免加重肾损害的因素。

四、肾病综合征

肾病综合征（nephrotic syndrome，NS）是指由各种肾疾病所致的，以大量蛋白尿（尿蛋白>3.5 g/d）、低蛋白血症（血浆白蛋白<30 g/L）、水肿、高脂血症为临床表现的一组综合征。其中前两项为诊断所必需。

（一）病因及发病机制

1. 病因　NS 分为原发性和继发性两大类。原发性肾病综合征是指原发于肾本身的肾小球疾病，急性肾炎、慢性肾炎均可在疾病发展过程中发生肾病综合征。继发性肾病综合征是指继发于全身性或其他系统疾病的肾病综合征，如系统性红斑狼疮、过敏性紫癜、糖尿病、多发性骨髓瘤、肾淀粉样变性等。本节仅讨论原发性肾病综合征。

2. 发病机制　原发性肾病综合征的发病机制为免疫介导性炎症所致的肾损害。免疫介导引起肾小球滤过血浆蛋白超过肾小管重吸收而形成大量蛋白尿，导致血浆白蛋白的降低而引起水肿。低蛋白血症刺激肝合成蛋白质时，脂蛋白合成也增加，加之后者分解下降，故出现高脂血症。引发原发性肾病综合征的肾小球疾病的主要病理类型有微小病变型肾病、系膜增生性肾小球肾炎、系膜毛细血管性肾小球肾炎、膜性肾病及局灶性节段性肾小球硬化等。

（二）临床表现

1. 症状和体征

（1）水肿：是最常见的症状，呈凹陷性。水肿部位随重力作用而移动，久卧或清晨眼睑、头枕部或骶部水肿较为显著，起床活动后则以下肢明显。严重者全身水肿，可出现胸腔积液、腹腔积液或阴囊水肿，甚至出现心包积液，积液均为漏出液。

（2）血压改变：部分成年肾病综合征患者出现高血压，一般为中度增高，随水肿消退可降为正常。部分患者因利尿、低蛋白血症致血容量不足，可出现低血压。

（3）消化道症状：可有食欲减退、恶心、呕吐等。

2. 并发症

（1）感染：感染是肾病综合征常见的并发症，也是导致本病复发、疗效不佳甚至造成死亡的主要原因之一。其发生与蛋白质营养不良、免疫功能紊乱及应用糖皮质激素治疗有关。感染部位以呼吸道、泌尿道、皮肤感染最多见。但由于应用糖皮质激素，上述感染的临床征象常不明显。

（2）血栓、栓塞：血栓和栓塞是直接影响肾病综合征治疗效果和预后的重要因素。由于血液浓缩（有效血容量减少）及高脂血症使血液黏稠度增加，某些蛋白质从尿中丢失，以及肝代偿性合成蛋白质增加，引起机体凝血、抗凝和纤溶系统失衡；加之血小板功能亢进、强效利尿药的应用进一步加重高凝状态。因此，易发生血管内血栓形成和栓塞，其中以肾静脉血栓最为常见。

（3）急性肾衰竭：肾病综合征患者有效循环血容量的减少导致肾血流量不足，易诱发肾前性氮质血症。少数病例可出现急性肾衰竭，尤以微小病变型肾病者居多，发生多无明显诱因，该急性肾衰竭的发病机制不明。

（4）蛋白质及脂肪代谢紊乱：长期低蛋白可致营养不良，儿童生长发育迟缓；免疫球蛋白减少致机体抵抗力下降，易发生感染；金属结合蛋白及维生素 D 结合蛋白丢失可致体内铁、锌、铜缺乏，以及钙、磷代谢障碍。长期高脂血症易引起动脉硬化、冠心病等心血管并发症。

（三）辅助检查

1. 尿液检查　尿蛋白定性一般为(+++)~(++++)，尿中可有红细胞、管型等。24 h 尿蛋白定量超过 3.5 g。

2. 血液检查　血浆白蛋白<30 g/L，血中总胆固醇、三酰甘油、低密度脂蛋白胆固醇和极低密度脂蛋白胆固醇增高。

3. 肾功能检查　内生肌酐清除率正常或降低，血肌酐、尿素氮可正常或升高。

4. 肾活组织病理检查　可明确肾小球的病理类型，指导治疗及判断预后。

5. 肾 B 超检查　双肾正常或缩小。

（四）治疗原则

本病治疗以抑制免疫与炎症反应为主，同时对症治疗，防治并发症。

1. 一般治疗　包括卧床休息、低盐和优质低蛋白质饮食。

2. 对症治疗

(1) 利尿消肿:对肾病综合征患者利尿不宜过快、过猛,以免血容量不足,诱发血栓形成和肾损害。一般选用噻嗪类和保钾利尿药并用,疗效不佳时选用呋塞米。

(2) 减少尿蛋白:减少尿蛋白可以有效缓解肾功能的恶化。应用 ACEI、ARB 或长效二氢吡啶类钙拮抗药等,均可通过有效控制高血压达到不同程度的减少尿蛋白的作用。

3. 抑制免疫与炎症反应　为肾病综合征的主要治疗。

(1) 糖皮质激素:激素的使用原则为起始足量、缓慢减药和长期维持。

(2) 细胞毒药物:用于"激素依赖型"或"激素抵抗型"肾病综合征,常与激素合用。环磷酰胺为最常用的药物。

(3) 环孢素:用于激素抵抗和细胞毒药物无效的难治性肾病综合征。

4. 并发症防治

(1) 感染:选择敏感、强效及无肾毒性的抗生素抗感染治疗。

(2) 血栓及栓塞:血液高凝状态时给予预防性抗凝治疗(如应用肝素、低分子肝素、华法林),并辅以血小板解聚药如双嘧达莫。一旦出现血栓或栓塞,应及早予尿激酶或链激酶溶栓,并配合应用抗凝治疗。

(3) 急性肾衰竭:利尿无效且达到透析指征时应进行透析治疗。

5. 中药治疗　雷公藤多甙,具有抑制免疫、抑制系膜细胞增生、改善滤过膜通透性的作用,可与激素及细胞毒类药物联合应用。

【患者护理】

一、护理评估

1. 健康史　询问血尿、水肿的时间和诱因,水肿初始部位、程度、特点、消长情况,有无尿量减少,每天水、钠摄入量;尿液泡沫有无增多,有无肉眼血尿;有无高血压,如有,持续时间有多长;近期是否感染、劳累。询问有无急性肾炎、糖尿病、过敏性紫癜、系统性红斑狼疮等病史。了解是否已接受治疗,详细询问以往的用药情况。

2. 身体评估　评估患者精神状况、生命体征、尿量的改变,检查水肿范围、程度、特点,以及有无胸闷、气促、腹胀等胸腔积液、腹腔积液、心包积液的表现。

3. 心理、社会状况　评估患者有无紧张、焦虑、悲观、失望、抑郁等不良情绪。评估患者及家属对疾病的认知程度、心理状态及对护理的要求;家庭成员的关心程度,医疗费用来源是否充足;患者的社会支持情况、患者出院后的社区保健资源等。

4. 辅助检查　了解尿常规、尿蛋白定性和定量检查、血液检查、肾功能、肾 B 超等指标有无异常。了解患者是否做过免疫学检查及肾组织活检,结果如何。

病例:患者,男性,33 岁。2 年前反复出现下肢水肿,近半年来夜尿增多,3 天前感冒后眼睑水肿。体格检查:T 36.8℃,P 80 次/min,BP 160/100 mmHg,双下肢凹陷性水肿。尿检:尿蛋白(++),红细胞(++)。血常规:RBC 2.8×10^{12}/L。

请思考:该患者的护理诊断及护理措施。

二、护理诊断及合作性问题

1. 体液过多 与肾小球滤过功能下降、低蛋白血症有关。
2. 活动无耐力 与疾病急性发作、高血压、水肿等相关。
3. 营养失调:低于机体需要量 与低蛋白饮食、长期蛋白尿有关。
4. 焦虑 与疾病的反复发作、预后不良有关。
5. 潜在并发症 急性肾衰竭、慢性肾衰竭、左心衰竭、高血压脑病。

三、护理目标

(1) 患者水肿程度减轻或消退。
(2) 自诉活动耐力增强。
(3) 能正常进食,营养状况逐步改善。
(4) 焦虑程度减轻。
(5) 无感染及并发症发生。

四、护理措施

1. 一般护理

(1) 休息:患者应保证充分休息和睡眠,适度活动。肾炎急性期、全身严重水肿、胸腔积液、腹腔积液患者应绝对卧床休息,可取半坐卧位,病情稳定后逐步增加活动量,避免劳累和剧烈活动。肥胖者应通过活动减轻体重,以减少肾和心的负担。但伴有血尿、心力衰竭或并发感染的患者,应限制活动。

(2) 饮食护理

1) 肾炎急性期应予低盐饮食,需限制蛋白质摄取量,待水肿消退、血压正常后恢复正常饮食。

2) 慢性肾炎患者一般情况下不必限制饮食,但若肾功能已受到严重损害,伴有高血压且有发展为尿毒症的倾向时,应限制盐和蛋白质摄入量,给予优质的动物蛋白、足够热量、富含维生素、易消化的饮食,使之既能保证身体所需的营养,又可达到低磷饮食的要求,起到保护肾功能的作用。

3) 肾病综合征患者的饮食要求既能改善患者的营养状况,又不增加肾的负担。一般给予正常量的优质蛋白,但当肾功能不全时,应根据内生肌酐清除率调整蛋白质的摄入量;供给足够的热量,每千克体重不少于 126~146 kJ/d(30~35 kcal/d);为减轻高脂血症,应少食富含饱和脂肪酸的食物(如动物油脂),而应多吃富含多聚不饱和脂肪酸的食物(如植物油及鱼油)以及富含可溶性纤维的食物(如燕麦)。注意维生素及元素铁、钙等的补充,给予低盐饮食以减轻水肿。

2. 对症护理 避免受凉,以免引起上呼吸道感染或加重病情;有氮质血症或并发症时,按医嘱做相应处理。

3. 用药护理

(1) 遵医嘱使用利尿药:观察疗效和可能出现的副作用。长期使用利尿药应监测血清电解质和酸碱平衡情况,特别注意有无低钾血症、低钠血症、低氯性碱中毒。利尿过快、过猛(如大剂量呋塞米)还可导致有效血容量不足,出现口干、恶心、心悸等症状。呋塞米等强效利尿药具有耳毒性,可引起耳鸣、眩晕以及听力丧失,应避免与链霉素等具有相同不良反应的氨基糖苷类抗生素同时使用。

(2) 降压治疗:需定时、定量服用降压药,密切监测血压变化,嘱患者服药后在床边坐几分钟,然后缓慢站起,防止眩晕及直立性低血压。应用 ACEI 降压时,可能有高钾血症、持续性干咳等不良反应,需监测电解质,如果发现持续性干咳,要及时提醒医生换药。

(3) 激素或免疫抑制剂:常用于慢性肾炎伴肾病综合征的患者,应观察该类药物可能出现的不良反应。应用环孢素的患者,服药期间应注意监测血药浓度及有无不良反应的出现,如肝肾毒性、高血压、高钾血症、多毛等。使用雷公藤制剂时,应注意监测尿量、性功能及肝肾功能、血常规的变化。

(4) 抗凝药物和抗血小板药物:在使用肝素、双嘧达莫等药物的过程中,注意观察皮肤黏膜、口腔、胃肠道有无出血,监测出血、凝血时间,必要时及时给予对症处理并减药或停药。

4. 病情观察　密切观察血压的变化,因血压突然升高或持续高血压可加剧肾功能的恶化。若患者出现血压突然升高、呕吐、头痛、复视及躁动等,提示高血压脑病,应及时报告医生并处理。注意体温有无升高,患者有无出现咳嗽、咳痰、尿路刺激征、皮肤破溃化脓等,据此判断是否合并感染。根据患者有无腰痛、下肢疼痛、胸痛、头痛等判断是否合并肾静脉、下肢静脉、冠状血管及脑血管血栓。观察呼吸、脉搏、心率,警惕并发左心衰竭。观察患者尿量、色和性质,注意尿液变化及肾功能的变化,如血肌酐、血尿素氮升高和尿量迅速减少,应警惕肾衰竭的发生。每日记录出入液量,每日测体重 1 次,注意观察水肿的范围、程度及消长情况。监测患者营养状况。

5. 心理护理　护士应积极主动与患者沟通,引导并鼓励患者说出自己的内心感受及需求,对提出的问题予以耐心解答。急性肾炎患者长期卧床会产生忧郁等不良心理;慢性肾炎病程长,病情反复,疗效较差、肾功能损害逐渐加重,甚至发展为肾衰竭;长期患病使患者失去正常生活、学习和工作条件,经济负担重;服用免疫抑制剂、肾上腺皮质类药物者副作用多,患者及亲属的思想负担重。应尽量多关心患者,注意患者的情绪变化和精神需要。解释卧床休息的必要性,组织一些有趣的活动活跃患者的精神生活,使患者能以愉快、乐观的态度安心接受治疗。对于疾病治疗中的任何微小的进步都应给予充分的认可,使患者重建信心,保持良好的心境,积极配合诊疗计划的实施。同时调动患者的社会支持系统,为患者提供最大程度的物质和精神支持。并与亲属一起做好患者的心理疏导工作,联系单位和社区解除患者的后顾之忧,使患者以良好的心态正确面对现实。

五、护理评价

(1) 患者的水肿是否减轻或消退。

(2) 患者是否自诉活动耐力增强。

(3) 饮食结构是否合理,营养状况是否改善。

(4) 焦虑程度是否减轻。

(5) 能否积极预防感染,有无发生感染。

(6) 有无并发症发生。

【健康教育】

1. 介绍疾病相关知识　急性肾炎的发生常与呼吸道感染或皮肤感染有关，且感染可增加其演变为慢性肾小球肾炎的发生率。嘱患者平时注意加强锻炼，增强体质。感冒、咽炎、扁桃体炎和皮肤感染后，应及时治疗。

2. 制订饮食计划并指导患者实施　指导患者掌握饮食护理的意义及原则，切实遵循饮食计划。

3. 指导患者正确使用利尿药、降压药　指导患者掌握不同药物的名称、剂量、给药方法，观察各种药物的疗效和不良反应。如告诉患者 ACEI 可致血钾升高，以及高血钾的表现等。

4. 避免加重肾损害的因素　向患者及其家属讲解影响病情进展的因素，指导其避免加重肾损害的因素，如预防感染，避免劳累；不使用对肾功能有损害的药物，如氨基糖苷类抗生素、抗真菌药等。

5. 妊娠指导　在血压和 BUN 正常时，可安全妊娠。如曾有高血压、且 BUN 较高的患者应该避孕，必要时行人工流产。

6. 自我病情监测与随访的指导　监测水肿、尿蛋白和肾功能的变化。出院后坚持定期门诊随访。

第四节　慢性肾衰竭患者的护理

【疾病概述】

慢性肾衰竭(chronic renal failure，CRF)是在各种慢性肾疾病(包括原发性和继发性)的基础上，肾功能缓慢减退，最终以代谢产物潴留，水、电解质代谢紊乱和酸碱平衡失调为主要表现的一组临床综合征。据统计，每 1 万人口中，每年约有 1 人发生肾衰竭。慢性肾衰竭根据其肾损害程度分 4 期(表 5-1)。

表 5-1　慢性肾衰竭临床分期

分期	内生肌酐清除率(mL/min)	血清肌酐(μmol/L)	氮质血症	临床表现
肾功能不全代偿期(肾储备能力下降期)	>50	正常	无	多无症状
肾功能不全失代偿期(氮质血症期)	25～50	高于正常，<450	轻度或中度	轻度贫血、夜尿增多、通常无明显症状
肾衰竭早期(尿毒症早期)	10～25	450～707	较重	明显贫血、代谢性酸中毒，轻度胃肠道、心血管和中枢神经系统症状
肾衰竭期(尿毒症期)	<10	>707	严重	肾衰竭临床表现和生化异常十分显著

一、病因及发病机制

（一）病因

任何能破坏肾的正常结构和功能的泌尿系统疾病，均可导致肾衰竭，包括原发性和继发性肾小球疾病、梗阻性肾病、慢性间质性肾炎、肾血管疾病、先天性和遗传性肾病等。我国慢性肾衰竭常见的病因依次为肾小球肾炎、糖尿病肾病、高血压肾病、多囊肾、梗阻性肾病等。国外以糖尿病肾病最为常见。

（二）发病机制

慢性肾衰竭的发病机制尚未完全明了，主要有以下几种学说。

1.“健存”肾单位学说　部分肾单位因病变损害时，“健存”肾单位为了代偿而发生肥大，以增强肾小球滤过功能和肾小管功能。但随着病情进展，肾实质的进一步破坏，健存肾单位逐渐减少至无法代偿时，便会出现肾衰竭的症状。

2. 矫枉失衡学说　肾小球滤过率下降，造成体内代谢失衡，为了矫正这些不平衡，健存肾单位对许多物质进行了代偿性调节，在这些调节过程中又产生了新的不平衡，即矫枉失衡。

3. 肾小球“三高”学说　肾单位破坏至一定程度，残余肾单位的代谢废物的排泄负荷增加，代偿性发生肾小球毛细血管的高灌注、高压力和高滤过，引起肾小球毛细血管壁损伤，系膜区大分子物质沉积，肾小球硬化。

4. 肾小管高代谢学说　残余肾单位的肾小管，尤其是近端肾小管的代谢亢进，致氧自由基产生增多，引起肾小管损害、小管间质炎症、增生和肾单位功能丧失。

5. 肾小球动脉硬化和脂质代谢紊乱学说　肾小球硬化的发病机制与动脉粥样硬化发病机制相似，均有脂质代谢紊乱及低密度脂蛋白沉积。

此外，血管紧张素Ⅱ、蛋白尿、遗传因素都在肾衰竭的恶化中起重要的作用。尿毒症各种症状的发生与水、电解质和酸碱平衡失调、尿毒症毒素、肾的内分泌功能障碍等有关。

二、临床表现

早期多无临床症状，或仅表现为原发疾病的症状，到残余肾单位不能调节适应机体的最低要求时，氮质血症累及全身各器官并出现相应临床症状和体征。

1. 胃肠道表现　是慢性肾衰竭最常见、最早期的症状。初期以厌食、腹部不适为主，逐渐出现恶心、呕吐、腹胀、腹泻、舌和口腔黏膜溃疡。部分尿毒症患者可发生上消化道出血。

2. 心血管系统表现

（1）高血压：多数患者存在不同程度的高血压。高血压主要是由于水钠潴留引起，也与肾素活性增高有关。

（2）心力衰竭：是慢性肾衰竭常见的死亡原因。与原发疾病，水、钠潴留及高血压有关。主要是急性肺水肿、左心衰竭的表现。

（3）心包炎：临床表现与一般心包炎相同，但心包积液多为血性。严重者可发生心脏压塞。

(4) 动脉粥样硬化:患者常有高三酰甘油血症及轻度胆固醇升高,其动脉粥样硬化发展迅速,也是主要的死亡原因。

3. 呼吸系统表现 口腔有尿素臭味。可出现尿毒症性支气管炎、肺炎、胸膜炎等表现。若发生酸中毒,可表现为深而长的呼吸。

4. 血液系统表现

(1) 贫血:多为正细胞、正色素性贫血。主要原因有:① 肾产生促红细胞生成素(EPO)减少;② 铁摄入不足,叶酸、蛋白质缺乏;③ 肾衰竭时红细胞生存时间缩短;④ 与抑制血细胞生成的物质等因素有关。

(2) 出血倾向:常表现为皮下出血、鼻出血、月经过多等。与外周血小板破坏增多、血小板聚集与黏附能力下降以及凝血因子减少等有关。

5. 神经、肌肉系统表现 出现中枢神经和外周神经病变。前者为尿毒症脑病,常有疲乏、失眠、注意力不集中等精神症状,严重者性格改变、抑郁、记忆力下降、谵妄、幻觉、昏迷等。后者多见于晚期患者,可出现肢体麻木、感觉异常,深反射消失。终末期尿毒症患者常可出现肌无力和肌肉萎缩等。

6. 皮肤表现 皮肤干燥、顽固性瘙痒,面色萎黄,有色素沉着。轻度水肿,呈“尿毒症”面容。

7. 肾性骨营养不良症 又称肾性骨病,包括纤维囊性骨炎、骨生成不良、骨质疏松症和骨软化症。其发生与活性维生素 D 不足、继发性甲状旁腺功能亢进症等有关。有症状者少见,早期诊断主要靠骨活组织检查。

8. 内分泌失调 肾衰竭时可出现多种内分泌功能紊乱。患者常有性功能障碍,小儿性成熟延迟,女性性欲差,晚期可闭经、不孕,男性性欲缺乏和阳痿。

9. 感染 感染为慢性肾衰竭的主要死因之一,其发生与机体免疫功能低下、白细胞功能异常等有关。肺部感染和尿路感染最常见,而血液透析患者易发生动静脉瘘感染以及肝炎病毒感染等。

10. 其他 可有体温过低、糖类代谢异常、高尿酸血症和脂代谢异常等。

三、辅助检查

1. 血常规检查 红细胞计数下降,血红蛋白浓度降低,感染时白细胞计数可升高。

2. 尿液检查 夜尿增多,尿渗透压多在 450 mmol/L 以下。尿沉渣检查中可见红细胞、白细胞、颗粒管型,尤其是蜡样管型。

3. 肾功能检查 内生肌酐清除率降低,血肌酐、血尿素氮水平增高(表 5-1)。

4. B 超或 X 线平片 显示双肾缩小。

四、治疗原则

(一) 治疗原发病及纠正加重慢性肾衰竭的因素

治疗导致肾衰竭的原发病。纠正某些可逆因素,如水和电解质代谢紊乱、血容量不足、感染、尿路梗阻、心力衰竭等。

（二）延缓慢性肾衰竭的发展

1. 饮食治疗　给予低蛋白饮食时应考虑个体化，并密切监测营养指标，以免发生营养不良。

2. 应用必需氨基酸　适当应用必需氨基酸可使尿毒症患者维持较好的营养状态，并有助于减轻尿毒症症状。

3. 控制高血压和（或）肾小球内高压力　首选药物为 ACEI 和 ARB。使用越早，时间越长，疗效越明显。

4. 其他治疗　高脂血症的治疗与一般高血脂者相同。痛风者可予以别嘌呤醇口服。

5. 中医药治疗　在西医治疗基础上，进行中医辨证施治，加用中药，有一定疗效。

（三）对症处理

1. 纠正水、电解质代谢紊乱和酸碱平衡失调

（1）水、钠代谢紊乱：有水肿者，应限制盐和水的摄入。水肿明显者可使用呋塞米。若水肿伴稀释性低钠血症，应严格限制摄水量，每天入量以前 1 天的出量加 500 mL 为宜。

（2）高钾血症：尿毒症患者易发生高钾血症，应定期监测血钾并及时纠正高钾血症。

（3）代谢性酸中毒：一般口服碳酸氢钠纠正，严重者静脉补碱或透析治疗。

（4）钙、磷代谢失调：口服碳酸钙、葡萄糖酸钙等限制磷摄入。

2. 心血管系统并发症

（1）高血压：常选用血管紧张素转换酶抑制药或钙通道阻滞药。

（2）心包炎：应积极透析。

（3）心力衰竭：与一般心力衰竭治疗相同，以扩血管、减少血容量为主，可通过透析脱水。

3. 贫血　补充造血原料如铁、叶酸等，可少量多次输血。或使用重组人促红细胞生成素（rh-EPO），其疗效显著。

4. 感染　根据细菌培养和药物敏感试验合理选择对肾无毒性或毒性低的抗菌药物治疗，并按肾小球滤过率来调整药物剂量。一般选用青霉素类、头孢菌素类等。

5. 其他　糖尿病肾衰竭患者根据 GFR 调整胰岛素用量。皮肤瘙痒者可外用乳化油剂涂抹、口服抗组胺药、控制磷的摄入。

（四）替代治疗

1. 透析疗法　尿毒症患者经药物治疗无效时，应及早行透析治疗。透析可代替肾的排泄功能，但无法代替其内分泌和代谢功能。

2. 肾移植　同种肾移植是目前治疗终末期肾衰竭最有效的方法。

【患者护理】

一、护理评估

1. 健康史　询问本病的有关病史，如有无各种原发性肾疾病史，有无其他导致继发性肾

病的疾病史，有无导致肾功能进一步恶化的诱因。评估患者目前的主要不适及症状特点，有何伴随症状及并发症等，如有无出现厌食、恶心呕吐，有无出现皮肤瘙痒及鼻、牙龈、皮下等部位出血，有无头晕、胸闷、气促，有无下肢水肿、少尿。了解既往治疗及用药情况，包括曾用药物的种类、用法、剂量、疗程、药物的疗效及不良反应等。

2. 身体评估　认真做好全身各系统的体检，包括患者精神意识状态、生命体征，有无贫血面容，皮肤有无出血点，有无水肿及其部位、程度与特点，有无心力衰竭的征象，神经反射有无异常，肾区有无叩击痛等。

3. 心理、社会状况　评估患者有无抑郁、恐惧、绝望等不良情绪。评估患者的社会支持情况，包括家庭经济情况、家庭成员对该病的认识及态度、患者的工作单位所能提供的支持等。另外，也应对患者居住地段的社区保健情况进行评估。

4. 辅助检查　判断患者的辅助检查结果，如有无血红蛋白含量降低，血尿素氮及血肌酐升高的程度，血电解质有无异常，肾影像学检查的结果等。

病例：患者，男性，32 岁。近 2 年时有乏力、食欲减退现象，夜尿明显增多。近 2 个月全身皮肤瘙痒，厌食、恶心。体格检查：T 37℃，P 110 次/min，BP 175/115 mmHg，神志清楚，肾病面容，呼吸深大，呼出气体有尿臭味。血常规示重度贫血；尿常规：蛋白++，红细胞+，有颗粒管型；24 h 尿量310 mL；肾功能：BUN 15 mmol/L，Scr 780 μmol/L，GFR 10 mL/min。B 超示双肾体积缩小。

请思考：写出该患者的护理诊断及护理措施。

二、护理诊断及合作性问题

1. 营养失调：低于机体需要量　与长期限制蛋白质摄入、消化吸收功能紊乱等因素有关。
2. 体液过多　与肾小球滤过功能降低导致水、钠潴留，多饮水或补液不当等因素有关。
3. 活动无耐力　与心血管并发症，贫血，水、电解质代谢紊乱和酸碱平衡失调有关。
4. 有感染的危险　与白细胞功能异常、透析等有关。
5. 绝望　与病情危重及预后差有关。
6. 潜在并发症　水、电解质代谢紊乱和酸碱平衡失调。

三、护理目标

(1) 患者能保持足够的营养物质的摄入，身体营养状况有所改善。
(2) 水肿减轻或消退，皮肤完整。
(3) 自诉活动耐力增强。
(4) 住院期间不发生感染。
(5) 能积极配合治疗和护理，对治疗有信心。
(6) 机体水、电解质代谢紊乱和酸碱失衡得到纠正。

四、护理措施

1. 一般护理

(1) 休息：慢性肾衰竭患者以休息为主，根据病情安排活动量。症状不明显、病情稳定者，可在护理人员或亲属的陪伴下活动，以不出现疲劳、胸痛、呼吸困难、头晕为度；症状明显、病情加重者,需绝对卧床休息,对意识不清者,加护床栏;应定时为长期卧床患者翻身和做被动肢体活动,防止压疮或肌肉萎缩。

(2) 饮食护理:饮食护理在慢性肾衰竭的治疗中具有重要的意义,因为合理的营养膳食调配不仅能减少体内氮代谢产物的积聚及体内蛋白质的分解,以维持氮平衡,而且还能在维持营养、增强机体抵抗力、减缓病情发展、延长生命等方面发挥其独特的作用。

1) 蛋白质:在高热量的前提下,根据患者的 GFR 调整蛋白质摄入量。当 GFR<50 mL/min 时,应限制蛋白质的摄入,其中 50%~60%以上的蛋白质是富含必需氨基酸的蛋白质,如鸡蛋、鱼、牛奶、瘦肉等。GFR 20~50 mL/min 者,每日摄入的蛋白质约为 40 g(0.7 g/kg);GFR 为 10~20 mL/min 者则为每日 35 g(0.6 g/kg);GFR 为 5~10 mL/min 者,蛋白摄入量为每日 25 g(0.4 g/kg);GFR<5 mL/min 时,每日摄入蛋白质约为 20 g(0.3 g/kg)。所有蛋白质均为动物蛋白质,尽量少摄入植物蛋白质,如花生、豆类及其制品,因其含非必需氨基酸多。米、面中所含的植物蛋白质也要设法去除,并部分采用麦淀粉作主食,如觉饥饿,可食芋头、马铃薯、红白萝卜等。静脉输入必需氨基酸时应注意输液速度,若有恶心、呕吐,应给予止吐剂,同时减慢输液速度。

2) 热量与糖类:应给予足够的热量,以防止体内蛋白质过度分解。每日供应热量至少 126 kJ/kg(30 kcal/kg),并主要由糖类和脂肪供给。适量给予脂肪。

3) 盐与水:肾衰竭早期,应适当增加水分和盐分的摄入。到肾衰竭末期,应注意限制水和盐的摄入。

4) 其他:高钾血症及低蛋白质饮食时,应限制含钾量高的食物,如白菜、萝卜、梨、桃、葡萄、西瓜等的摄入;应注意供给富含维生素 C、B 族维生素和叶酸的食物。

2. 对症护理　口腔有尿素臭味患者应每日早、晚用 3%过氧化氢溶液擦洗口腔;对视觉障碍的患者,将物品放在固定易取的地方;对皮肤瘙痒的患者,每日用温水擦澡。

3. 用药护理　有贫血的患者使用促红细胞生成素时,需定期复查血红蛋白和血细胞比容,并注意观察用药后的不良反应,如头痛、高血压、癫痫发作等。用降压、强心、降脂等其他药物时,注意观察其不良反应。使用骨化三醇治疗肾性骨病时,注意监测血钙、磷的浓度,防止内脏、皮下、关节血管钙化和肾功能恶化。感染时遵医嘱合理使用对肾无毒性或毒性低的抗菌药物,并观察药物的疗效和不良反应。

4. 病情观察　加强对患者生命体征的监测,准确记录 24 h 出入量,认真观察身体症状和体征的变化。注意观察有无液体量过多的表现。结合肾功能、血清电解质、血气分析结果,观察有无高血压脑病、心力衰竭及电解质代谢紊乱和酸碱平衡失调等并发症。监测患者营养状况。

5. 心理护理　慢性肾衰竭患者的预后差,患者常会产生消极、抑郁、绝望等情绪。护理人员应热情对待、关心患者,使其感受到真诚与温暖。应鼓励家属理解并接受患者的改变,对患者应支持、鼓励和细心照顾。鼓励患者参加社交活动,使其意识到自身的价值,积极接受疾病的挑战。并调动患者的社会支持系统,为患者提供最大程度的物质和精神支持。

五、护理评价

(1) 患者的贫血状况是否有所好转,血红蛋白、血浆白蛋白是否在正常范围。

（2）水肿程度是否减轻或消退，皮肤是否完整。

（3）是否自诉活动耐力增强。

（4）体温是否正常，是否未发生感染。

（5）情绪是否稳定，生活规律，定时服药或透析。

（6）是否未出现水、电解质代谢紊乱和酸碱失衡，如出现，是否已得到纠正。

【健康教育】

1. 疾病知识指导　向患者及家属讲解疾病的基本知识，使其理解本病虽然预后较差，但只要坚持积极治疗，消除或避免加重病情的各种因素，可以延缓病情进展。

2. 合理进行饮食指导　强调合理饮食对治疗本病的重要性，指导患者严格遵从饮食原则，教会患者选择适合自己病情的食物品种及数量。

3. 预防指导　注意保暖，避免受凉。指导患者监测体温变化，及时发现感染征象并就诊。

4. 用药指导　严格遵医嘱用药，避免使用肾毒性较大的药物，如氨基糖苷类抗生素等。

5. 透析指导　慢性肾衰竭患者应注意保护和有计划地使用血管，尽量保留前臂、肘等部位的大静脉，以备用于血透治疗。已行透析治疗的患者，血液透析者应注意保护好动-静脉瘘管，腹膜透析者保护好腹膜透析管道。

6. 定期随访　定期复查肾功能、血清电解质等。

第五节　透析疗法及护理

一、血液透析

（一）概述

血液透析（hemodialysis，HD）简称血透，是目前临床最常用、最重要的血液净化方法。血液透析能部分替代肾功能，清除血液中的有害物质，纠正体内电解质紊乱，维持酸碱平衡。

1. 原理　主要利用弥散对流作用来清除血液中的毒性物质。弥散是在布朗运动作用下，溶质从半透膜浓度高的一侧向浓度低的一侧移动，最后达到膜两侧溶液浓度的平衡。

2. 适应证

（1）急性肾衰竭：主张早期频繁透析。其指征有：① BUN>28.6 mmol/L、Scr>707 μmol/L；② 无尿或少尿 48 h 以上；③ 血钾>6 mmol/L；④ 二氧化碳结合力<15 mmol/L。

（2）慢性肾衰竭：尿毒症晚期需长期接受透析治疗。一旦慢性肾衰竭患者的内生肌酐清除率下降接近 5～10 mL/min，应开始透析。另外，当发生重度高钾血症、严重代谢性酸中毒、左心衰竭时，应立即进行透析治疗。

（3）急性药物或毒物中毒：对于相对分子质量小、水溶性高、与组织蛋白结合率低、能通过透析膜析出的毒物所致的中毒，应采取血液透析治疗，且争取在 8～16 h 内进行，如巴比妥类、地西泮、氯丙嗪、水合氯醛等镇静安眠药，地高辛等洋地黄类药，海洛因，有机磷、汞、铝等金属，某些造影剂，鱼胆以及某些内源性毒素等中毒。

3. 禁忌证　无绝对禁忌证，相对禁忌证包括严重休克或低血压、心肌梗死、心力衰竭、心律失常、严重出血或感染、恶性肿瘤晚期等。

（二）透析设备

血液透析装置需3种必备成分：透析器、透析液及血液输送系统（图5-3）。其中透析器又称为“人工肾”，是血液透析溶质交换的场所，由半透膜和支撑材料组成，目前最常用是中空纤维型（图5-4）。透析机可控制透析液的流量、温度、脱水量和血液的流量等，并具有体外循环的各种监护系统。

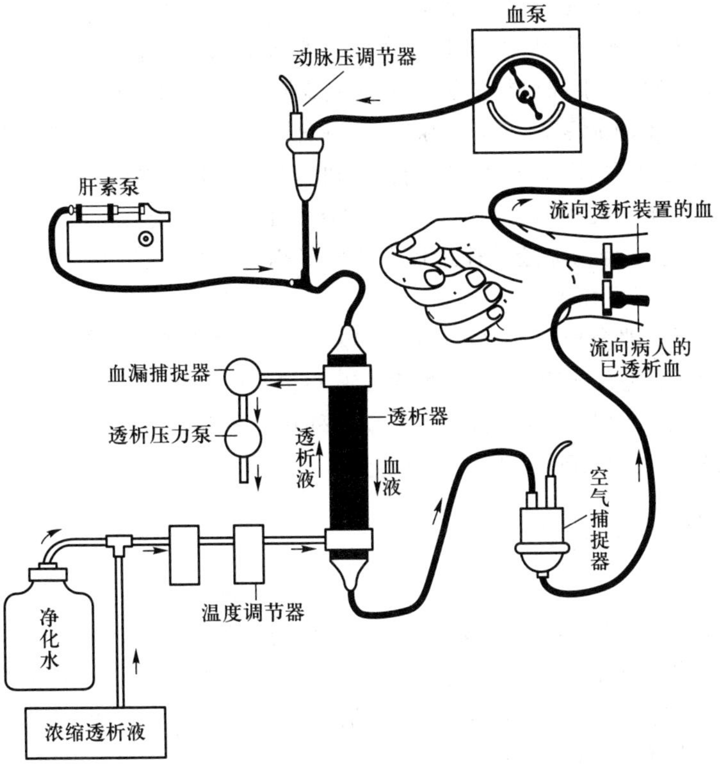

图5-3　血液透析设备

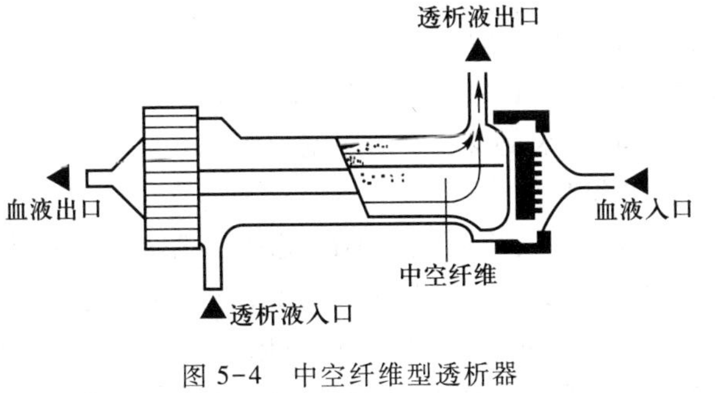

图5-4　中空纤维型透析器

（三）建立血管通路和肝素化

1. 建立血管通路　血管通路又称血液通路，即血液从人体内引出至透析器，进行透析后再返回到体内的通道。它是进行血液透析的必要条件。血管通路可分为临时性和永久性两类。前者用于紧急透析和慢性维持性透析而内瘘未形成时，后者用于长期的维持性透析。临时性血管通路可采用动静脉穿刺、插管法建立，永久性血管通路主要通过动-静脉内瘘建立，而动-静脉外瘘既可作临时性血液通路，又可作维持性透析的永久性血液通路。

（1）动-静脉外瘘优点是手术简单，术后能立即使用，不需穿刺，血流量大而稳定。主要缺点是外瘘导管易滑脱、出血，长期留置易发生感染和血栓形成。主要用于急性肾衰竭。

（2）动-静脉内瘘是维持性血透患者最常用的血液通路。优点是无外瘘导管脱落的危险，患者活动不受限制，感染和血栓的发生率也大为减少。如保护得当，可长期使用。其缺点是手术较复杂，术后2~6周静脉管壁动脉化后才能使用，而且每次透析需穿刺血管，并必须使用血泵。由于经常穿刺血管，可发生皮下血肿、血管栓塞，也可并发感染、动脉瘤和假性动脉瘤，以及瘘管远端肢体缺血和加重心脏负担。主要用于慢性肾衰竭。

2. 肝素化　肝素常作为血透治疗过程中的抗凝剂，其在体内外均能延长凝血时间。血透时肝素的使用方法有以下几种：

（1）常规肝素化：即全身肝素化。适用于无出血倾向和无心包炎的患者。

（2）边缘肝素化：适用于有轻、中度出血或有心包炎的患者。

（3）局部肝素化：适用于有活动性出血、新近外科手术和心包炎的患者。

（4）无肝素透析：适用于有明显出血的患者。

（四）血液透析时患者的护理

1. 透析前的护理

（1）心理护理：向患者介绍透析的有关知识，消除患者的恐惧心理，取得其配合。

（2）准备好透析用药（生理盐水、肝素、5%碳酸氢钠）、急救用药、透析液等。

（3）血管通路的护理：熟悉各种血管通路的用途、使用和保护方法，密切观察导管有无滑脱、出血，瘘管有无栓塞、感染。

2. 透析中的护理

（1）穿刺血管动作轻巧，尽量减少患者疼痛。

（2）严密观察患者生命体征及透析的各项监测指标是否在正常范围，及时发现患者的不适或透析并发症、监护系统的报警和机器故障等，以及时处理。

（3）准备记录透析时间、脱水量及肝素的用量。

（4）预防和治疗常见并发症

1）症状性低血压：是常见并发症之一。可出现恶心、呕吐、胸闷、面色苍白、出汗，甚至一过性意识丧失等，与超滤水分过多、过快，血容量不足，心源性休克，过敏反应等有关。治疗措施包括：① 立即减慢血流速度，协助患者平卧，抬高床尾，并给予吸氧；② 对醋酸盐透析液不能耐受者改为碳酸氢盐透析液；③ 在血液通路输注 50%葡萄糖溶液 40~60 mL 或 10% NaCl 溶液 10 mL，或输注生理盐水、碳酸氢钠、林格液或新鲜血；④ 监测血压变化，必要时加用升压药,若血压仍不能上升,应停止透析。

2) 失衡综合征:多发生在严重高尿素氮血症患者开始透析时,临床表现轻者为头痛、恶心、呕吐、血压升高,重者可出现抽搐、昏迷等。预防与治疗措施包括:① 最初几次透析时间应短,不超过 4 h,脱水速率不宜过快;② 采用高钠、碳酸氢盐透析液;③ 发生失衡综合征时,可静脉注射高渗葡萄糖注射液、高渗氯化钠注射液,并酌情应用镇静药。

3) 致热原反应:表现为寒战、发热,多于透析开始 1h 左右发生,系内毒素进入体内所致。预防与治疗措施包括:① 严格无菌操作,做好透析管道和透析器的消毒与冲洗、透析用水装置的定期处理等;② 一旦发生致热原反应,应立即停止透析,肌内注射异丙嗪或静脉注射地塞米松,并注意保暖。

4) 出血:多由于肝素应用、高血压、血小板功能不良等所致。可表现为牙龈出血、鼻出血、消化道出血,甚至颅内出血。治疗:减少肝素用量,静脉注射鱼精蛋白,改用无抗凝剂透析液透析。

3. 透析后的护理

(1) 检查透析时间是否符合规定,是否达到脱水要求。

(2) 测量患者的生命体征、体重,留取血标本做生化检查,以了解透析的效果及两次透析之间病情控制状况。

(3) 对患者进行有针对性的指导,如体重增加过多者应控制水分的摄入,血钾高者避免食用含钾高的食物等。

二、腹膜透析

(一) 概述

腹膜透析(peritoneal dialysis,PD)简称腹透,是透析疗法中最早使用的方法。常见的腹透方式包括:间歇性腹膜透析(IPD)、持续不卧床腹膜透析(CAPD)、持续循环腹膜透析(CCPD)、夜间间歇性腹膜透析(NIPD)等,均需由腹膜透析机完成。

1. 原理　基本原理同血液透析,不同的是以人体的腹膜作为半透膜。其超滤脱水不是用负压,而是通过增加腹透液的渗透压来实现。

2. 适应证　同血液透析。

3. 禁忌证　腹膜炎、腹膜广泛粘连、腹部大手术后。

4. 设备及材料　包括:① 腹膜透析管 1~2 根;② 输血皮条 2 根;③ 腹膜透析液4~6 L,输入腹腔前要干加热至 37℃。渗透压一般不低于血浆渗透压;根据病情可适当加入药物,如抗生素、肝素等。

(二) 腹膜透析患者的护理

1. 腹透前的护理

(1) 向患者及家属介绍腹透相关知识,取得配合。

(2) 常规备皮、肌内注射阿托品 0.5 mg,苯巴比妥 0.1g 或哌替啶 50 mg,嘱患者排大小便,以便安置腹透管。

2. 术中护理

（1）分离和连接各种管道时要注意严格无菌操作。

（2）掌握各种管道连接系统，如“O”形管或双联管的应用。

（3）观察透析管皮肤出口处有无渗血、漏液、红肿等。

（4）准确填写透析记录，准确记录生命体征、透析液进出量及时间。

（5）观察透析液颜色、性质，有无混浊等。

3. 腹透后的护理

（1）饮食护理：由于腹透可致体内大量蛋白质及其他营养成分丢失，故通过饮食补充极为重要。患者蛋白质的摄入量为 1.2～1.5g/(kg·d)，50%以上为优质蛋白质；水的摄入应根据每天的超出量而定，如超出量在 1 500 mL 以上，患者无明显高血压、水肿等，可正常饮水。

（2）腹透装置的护理：观察透析管出口处皮肤有无渗血、漏液、红肿等，如经发现，及时报告医生做必要的处理；患者淋浴前可将透析管用塑料布包扎好，淋浴后将其周围皮肤轻轻拭干，消毒后重新包扎。

（3）病情监测：定期送腹透透出液做各种检查，测量生命体征的变化。

（4）常见并发症的观察及护理

1）透析液引流不畅或腹膜透析管堵塞：为常见并发症，一旦发生将影响腹透的正常进行。常见原因有腹膜透析管移位、受压、扭曲、纤维蛋白堵塞、大网膜的粘连等。处理方法：① 改变患者的体位；② 排空膀胱，服用导泻剂或灌肠，促使患者的肠蠕动；③ 教患者深呼吸或用双手在下腹部加压；④ 腹膜透析管内注入肝素、尿激酶、生理盐水、透析液等可使堵塞透析管的纤维块溶解；⑤ 可在 X 线透视下调整透析管的位置或重新手术置管。

2）腹痛：常见原因可能有透析液的温度、酸碱度不当，渗透压过高，透析液流入或流出的速度过快，腹膜炎等。护理时应注意调节好透析液的温度、渗透压，控制透析液进出的速度，以及积极治疗腹膜炎。

3）腹膜炎：是腹透的主要并发症，感染大部分来自透析管道的皮肤出口处，主要由革兰阳性球菌引起。临床表现为腹痛、寒战、发热、腹部压痛、反跳痛、透出液混浊等。处理方法：① 用 1 000 mL 透析液连续腹腔冲洗 3～5 次；② 暂时改为 IPD；③ 腹膜透析液内加入抗生素及肝素，也可全身应用抗生素；④ 若经过 2～4 周后感染仍无法控制，应考虑拔除透析管。

练　习　题

1. 患者男性，30 岁，尿蛋白(++++)，全身水肿 1 个月，测血压 155/95 mmHg。引起其水肿最主要的因素为

A. 肾小球滤过率下降　　B. 血浆胶体渗透压下降　　C. 继发性醛固酮增多

D. 抗利尿激素增多　　E. 全身毛细血管扩张

2. 患者男性，76 岁。确诊糖尿病肾病 3 年，夜间阵发性呼吸困难 1 周，血压 170/100 mmHg，两肺底湿啰音，心率 100 次/min，双下肢水肿，血尿素氮 35 mmol/L，肌酐 1 210 μmol/L。此时最宜采取的治疗措施是

A. 积极补充血容量　　B. 5%碳酸氢钠 250 mL 静脉滴注

C. 腹膜透析　　D. 血液透析

E. 利尿、扩血管治疗

3. 患者女性，20岁，游泳后出现腰痛、发热，T 39℃，尿频、尿急、尿痛，查尿沉渣白细胞>5/HP，此患者可能的诊断是

A. 慢性肾小球肾炎　　B. 急性肾小球肾炎　　C. 慢性肾盂肾炎

D. 急性肾盂肾炎　　E. 隐匿性肾炎

4. 患者男性，22岁，因尿蛋白(+++)、下肢水肿入院，查血胆固醇升高，血白蛋白23 g/L，诊断肾病综合征，其水肿的原因是

A. 肾小球滤过膜通透性增高　　B. 肾小管内皮细胞通透性增高

C. 肾小管受刺激后产生的蛋白尿　　D. 肾小管代谢产生的蛋白质渗入尿液

E. 肾小管对蛋白质重吸收能力未变

5. 患者女性，32岁，因反复出现蛋白尿(+～++)、镜下血尿、轻度水肿入院，查血压180/100 mmHg，肾功能检查血肌酐持续升高，可能的诊断是

A. 急性肾小球肾炎　　B. 急进性肾小球肾炎　　C. 慢性肾小球肾炎

D. 肾病综合征　　E. 急性肾盂肾炎

6. 患者男性，19岁，因双下肢中度水肿，尿蛋白(+++)入院，查血白蛋白20 g/L，诊断肾病综合征，下列哪项是首选的治疗药物

A. 环孢素A　　B. 泼尼松　　C. 长春新碱

D. 安西他滨　　E. 阿霉素

7. 患者女性，55岁，因尿毒症收入院，查Hb 60 g/L，可能与肾脏内分泌功能障碍有关的临床表现是

A. 胃肠道症状　　B. 代谢性酸中毒　　C. 氮质血症

D. 神经症状　　E. 贫血

8. 患者男性，20岁，因双下肢水肿、蛋白尿收入院，查尿蛋白(+++)，胆固醇轻度升高，血白蛋白20 g/L，诊断肾病综合征，最常见的并发症是

A. 感染　　B. 动脉粥样硬化　　C. 肾功能不全

D. 心功能不全　　E. 心力衰竭

9. 患者女性，67岁，慢性肾小球肾炎10年，入院查血肌酐708 μmol/L，Hb 80 g/L，肾小球滤过率30 mL/min，血钙1.66 mol/L，患者主诉周身疼痛，行走困难，患者发生了什么情况

A. 感冒　　B. 体内毒素作用　　C. 营养不良

D. 肾性骨病　　E. 摔伤

10. 患者女性，27岁，银行职员，每天工作10 h，1天前突然出现尿频、尿急、尿痛，体温38.5℃，诊断肾盂肾炎，最可能的感染途径是

A. 上行感染　　B. 血行感染　　C. 淋巴系统播散

D. 直接感染　　E. 呼吸系统感染

11. 患者女性，28岁，反复血尿、蛋白尿3年，5天前感冒后出现乏力、食欲减退，查眼睑、颜面水肿，蛋白尿(++)，尿红细胞5/HP，血压149/90 mmHg，Hb 90 g/L，夜尿增多，该患者可能患了

A. 慢性肾小球肾炎　　B. 糖尿病肾病　　C. 狼疮肾炎

D. 高血压肾病　　E. 梗阻性肾病

12. 患者女性，28岁，反复血尿、蛋白尿3年，5天前感冒后出现乏力、食欲减退，查眼睑、颜面水肿，蛋白尿(++)，尿红细胞5/HP，血压149/90 mmHg，Hb 90 g/L，夜尿增多，对患者应采取的健康教育是

A. 嘱患者预防感冒　　B. 嘱患者可以妊娠　　C. 饮食无特殊要求

D. 保持卫生，每日洗澡　　E. 每周测量血压1次

13. 患者女性，30岁，7天前受凉后出现乏力、恶性，颜面水肿，测血压180/105 mmHg，可见肉眼血尿，应采取的治疗原则主要是

A. 休息和对症治疗　　B. 激素治疗　　C. 免疫抑制剂治疗
D. 鼓励患者多饮水　　E. 饮食治疗

14. 患者女性，30岁，7天前受凉后出现乏力、恶心，颜面水肿，测血压180/105 mmHg，可见肉眼血尿，3天后，尿量减少至600 mL/d，查血钾55 mmol/L，血肌酐308 μmol/L，呼吸22次/min，双下肢中度水肿，应采取的措施是

A. 严格控制钠、水的入量，维持水、电解质平衡　　B. 给予高蛋白饮食
C. 用强利尿剂　　D. 用速效强心剂
E. 鼓励多饮水

15. 患者女性，20岁，一周前因感冒吃偏方鱼胆后，出现颜面及双下肢水肿，尿量减少，血压180/106 mmHg，查血肌酐380 μmol/L，尿素氮120 mmol/L，尿蛋白(++)，尿沉渣可见颗粒管型，护士应着重强调的教育内容是

A. 防止受凉，预防感冒

B. 遵医嘱服药，避免对肾脏有害的因素

C. 给予高蛋白饮食

D. 鼓励多饮水

E. 可以吃鱼肉罐头

16. 患者女性，18岁，2天前感冒后，出现尿频、尿急和排尿痛，体温39℃，给予抗生素等治疗，2周后患者康复，请问急性肾盂肾炎临床治愈的标准为

A. 症状消失

B. 症状消失+尿常规转阴

C. 症状消失+尿培养1次转阴

D. 症状消失+每周复查1次尿常规及培养，共2~3次连续转阴

E. 6周后尿培养阴性

17. 患者女性，59岁，慢性肾功能不全3年，查尿蛋白(++)，血肌酐408 μmol/L，尿比重1.012，其中最能反映肾功能不全的指标是

A. 大量蛋白尿　　B. 尿中红细胞增多　　C. 尿中颗粒管型增多
D. 尿比重　　E. 白细胞管型增多

(18—19题共用题干)

患者男性，40岁。因下肢水肿3周就诊，体格检查：血压160/100 mmHg，尿蛋白(+++)，红细胞10~15/HP，血Cr 150 μmol/L。

18. 对本例诊断和鉴别诊断帮助最大的检查是

A. 血常规检查　　B. CT检查　　C. 肾脏活检
D. 中段尿培养　　E. 血脂检查

19. 此时药物治疗暂不考虑的是

A. 糖皮质激素　　B. 氢氯噻嗪　　C. 硝苯地平
D. 青霉素　　E. 氨苯蝶啶

(储彬林)

第六章 血液及造血系统疾病患者的护理

【学习要点】

掌握：缺铁性贫血、再生障碍性贫血、白血病、特发性血小板减少性紫癜的概念、病因、临床表现、护理措施、健康教育。

理解：本系统常见疾病的发病机制、辅助检查结果的意义、治疗原则和护理评估、护理目标。

第一节 概　　述

一、血液系统的结构、功能与疾病的关系

（一）造血器官及血细胞的生成

造血器官包括骨髓、脾、淋巴结以及分散在全身各处的淋巴和单核-巨噬细胞系统。胚胎期 24 周前肝、脾为主要造血器官。出生后 4 周，骨髓成为主要造血器官，肝、脾造血功能停止，仅应激情况下部分可再恢复造血功能，成为髓外造血的场所。5～7 岁以前全身骨髓均为红骨髓，造血功能活跃，随着年龄的增长，四肢长骨中造血组织逐渐减少，除胸骨、肋骨、骨盆、脊椎骨及股骨、肱骨的骺端外，全部被脂肪组织所替代，即黄骨髓取代了红骨髓。但当身体需要造血功能代偿活跃时（如出血或溶血等），长骨中仍可出现造血组织。

（二）血液组成及血细胞的生理功能

血液主要由血和悬浮其中的血细胞（红细胞、白细胞及血小板）组成。血细胞约占血液容积的 45%，余下血液容积的 55% 为血浆，是一种淡黄色的透明液体。血浆成分复杂，含有多种蛋白质、凝血及抗凝血因子、补体、抗体、酶、电解质、各种激素及营养物质等。成熟红细胞呈双凹圆盘状，中央较薄，红细胞胞质内充满血红蛋白，具有结合与输送氧和二氧化碳的功能。白细胞为无色有核的球形细胞，种类多、形态功能各异，包括中性、嗜酸性、嗜碱性粒细胞和单核细胞、淋巴细胞等。因具有变形、趋化、游走与吞噬等生理特性，从而能发挥其防御和免疫功能。血小板具有黏附、聚集和释放等生理特性，其主要功能为促进止血，加速凝血，并参与维持血管壁的完整性，在血栓形成、动脉粥样硬化（AS）、肿瘤转移和炎症反应等过程中起到重要

作用。

（三）血液病的分类

1. 红细胞疾病　如各种贫血、溶血、红细胞增多症。

2. 粒细胞疾病　如粒细胞减少或缺乏症、中性粒细胞分叶功能不全及类白血病反应等。

3. 单核细胞和巨噬细胞疾病　如炎症性组织细胞增多症、恶性组织细胞病等。

4. 淋巴细胞和浆细胞疾病　如各类淋巴瘤、急、慢性淋巴细胞白血病、浆细胞疾病、多发性骨髓瘤等。

5. 造血干细胞疾病　如再生障碍性贫血、阵发性睡眠性血红蛋白尿、骨髓增生异常综合征、急性非淋巴细胞白血病以及骨髓增生性疾病（如慢性粒细胞白血病、真性红细胞增多症、原发性血小板增多症、骨髓纤维化）等。

6. 脾功能亢进。

7. 出血性及血栓性疾病　如血管性紫癜、血小板减少性紫癜、凝血功能障碍性疾病、弥散性血管内凝血（DIC）以及血栓性疾病等。

二、常见症状和体征

血液及造血系统疾病患者的常见症状和体征参见《健康评估》教材相关内容。

第二节　贫血患者的护理

【疾病概述】

一、概述

贫血（anemia）是指在外周血中单位容积内血红蛋白浓度（Hb）、红细胞计数（RBC）以及血细胞比容（HCT）均低于正常最低值的一种常见的临床症状。其中以 Hb 降低最为重要。我国平原地区，成年男性 Hb<120 g/L，成年女性 Hb<110 g/L，孕妇<100 g/L，可诊断为贫血。贫血不是一种独立疾病，各系统疾病均可引起贫血。

（一）分类

贫血有多种分类方法，综合使用分类法，有助于指导其治疗、预防及护理。

1. 按病因和发病机制分类　见表 6-1。

表 6-1　贫血按病因和发病机制分类

病因和发病机制		常见疾病
红细胞生成减少	造血干细胞异常，造血原料的缺乏，骨髓被异常组织浸润	再生障碍性贫血、造血系统恶性克隆性疾病、缺铁性贫血、铁粒幼细胞性贫血、白血病、淋巴瘤、多发性骨髓瘤等

续表

病因和发病机制		常见疾病
红细胞破坏过多	红细胞本身缺陷，红细胞外在缺陷	遗传性球形细胞增多症、珠蛋白生成障碍性贫血等自身免疫性溶血性贫血、脾功能亢进等
失血	出、凝血性疾病，非出、凝血性疾病	特发性血小板减少性紫癜、血友病和严重肝病外伤、肿瘤、结核病、支气管扩张、消化性溃疡、肝病、痔疮、泌尿生殖系统疾病等

2. 按贫血的严重程度（血红蛋白浓度）分类　见表6-2。

表 6-2　贫血按严重程度分类

严重程度	血红蛋白含量	临床表现
轻度	>90 g/L	症状轻微
中度	60~90 g/L	活动后气促、心悸
重度	30~59 g/L	休息时仍感觉气促、心悸
极重度	<30 g/L	常并发贫血性心脏病

3. 按红细胞的形态特点分类　见表6-3。

表 6-3　贫血按细胞形态分类

类型	MCV(fl)*	MCHC(%)**	常见疾病
大细胞性贫血	>100	32~35	巨幼细胞性贫血、骨髓增生异常综合征、肝疾病
正常细胞性贫血	80~100	32~35	再生障碍性贫血、溶血性贫血、骨髓病性贫血、急性失血性贫血
小细胞低色素性贫血	<80	<32	缺铁性贫血、铁粒幼细胞性贫血、珠蛋白生成障碍性贫血

注：* MCV 平均红细胞容积；** MCHC 平均红细胞血红蛋白浓度

4. 按骨髓红系增生情况分类　见表6-4。

表 6-4　贫血按骨髓红系增生情况分类

类型	骨髓红系增生情况	相关疾病
增生不良性贫血	增生不良	再生障碍性贫血
增生性贫血	增生	除再生障碍性贫血以外的贫血

（二）临床表现

贫血的临床表现取决于贫血的严重程度及发生发展的速度、循环血容量有无改变、患者的年龄、心脑血管疾病以及呼吸系统对贫血的代偿和耐受能力等。其主要临床表现如下：

1. 贫血的一般表现　疲乏、困倦、软弱无力为最常见和最早出现的症状，因肌肉缺氧所致。皮肤、黏膜苍白是贫血最突出的体征，常为患者就诊的原因。

2. 中枢神经系统表现　因贫血致脑组织缺血、缺氧，患者常可出现头痛、眩晕、萎靡、失眠、多梦、耳鸣、眼花、记忆力减退、注意力不集中等症状。

3. 心血管系统表现　主要表现为活动后心悸、气促。长期贫血，心脏负荷过重且供氧不足，可导致贫血性心脏病，表现为心绞痛、心律失常和心功能不全。

4. 消化系统表现　胃肠黏膜缺氧可导致消化液分泌减少和胃肠功能紊乱，患者可有食欲减退、腹部胀气、恶心、腹泻、便秘和舌炎等常见症状。

5. 泌尿生殖系统表现　严重贫血患者可出现轻度蛋白尿、低密度尿、夜尿增多。女性患者可有月经失调，男性患者可出现性功能降低。

（三）辅助检查

1. 血常规检查　血红蛋白和红细胞计数是确定患者有无贫血及其严重程度的基本检查项目。MCV、MCH 及 MCHC 有助于贫血形态学分类。网织红细胞计数间接反映骨髓红系增生（或对贫血的代偿）情况；外周血涂片可观察红细胞、白细胞、血小板数量或形态改变，可为贫血的病因诊断提供线索。

2. 骨髓检查　是贫血患者的必要检查方法，包括骨髓细胞涂片分类和骨髓活检，必要时可做多部位穿刺。

3. 病因相关检查　包括原发病相关检查，如巨幼细胞性贫血的血清叶酸和维生素 B_{12} 水平测定；各种造血原料水平测定等。

（四）治疗原则

1. 病因治疗　积极寻找并去除病因是治疗贫血的首要原则。如缺铁性贫血，重点补充铁剂及治疗缺铁的原发病；巨幼细胞性贫血补充叶酸或维生素 B_{12} 等。

2. 对症治疗　对于重度贫血患者、老年人或合并心肺功能不全的贫血患者应输注红细胞，纠正贫血，改善体内缺氧状态；对于急性大量失血患者应及时输全血、红细胞或血浆，以迅速恢复血容量并纠正贫血；对于贫血合并出血者，应根据出血机制的不同采取不同的止血措施等。

二、缺铁性贫血

缺铁性贫血（iron deficiency anemia，IDA）是指体内用来制造血红蛋白的储存铁耗尽而引起的一种小细胞低色素性贫血，是最常见的一种贫血，在生育年龄的妇女（特别是孕妇）和婴幼儿中发病率较高。

（一）铁代谢

1. 铁的分布　正常成人体内总铁量男性约为 50 mg/kg，女性约为 35 mg/kg，其中 67% 为血红蛋白铁，29% 为贮存铁（肝、脾、骨髓中），余 4% 的组织铁则存在于肌红蛋白和细胞内酶中。

2. 铁的来源和吸收　铁主要来源于食物，如肉类、血、动物肝、豆类、海带、发菜、紫菜、木耳、香菇等。衰老的红细胞破坏后释放的铁，也是铁的重要来源。铁吸收的主要部位是十二指肠及空肠上段，食物中二价铁的吸收率高于三价铁，胃肠功能（酸碱度等）、体内铁贮量、骨髓造血状态及某些药物（维生素 C），均会影响铁的吸收。

3. 铁的转运　亚铁在血液中被氧化为高铁，高铁与血浆转铁蛋白结合后生成血清铁（ST），并将铁运送至各组织。能与铁结合的血浆转铁蛋白的总量称总铁结合力（TIBC），正常仅约 1/3 与铁结合，称为血清铁。

4. 铁的贮存和排泄　多余的铁以铁蛋白和含铁血黄素形式贮存于肝、脾、骨等器官的单核-巨噬细胞系统中，待铁需要增加时动用。人体每天排铁不超过 1 mg，主要通过肠黏膜脱落细胞随粪便排出，少量通过尿、汗液，育龄妇女还可通过月经、妊娠、乳汁排出。

（二）病因及发病机制

1. 病因

（1）铁丢失过多：慢性失血是 IDA 最多见、最重要的原因。如胃十二指肠溃疡、消化道息肉、胃肠道肿瘤、寄生虫感染、痔疮、阵发性睡眠性血红蛋白尿、月经过多等。

（2）铁的需要量增加而摄入不足：是婴幼儿、青少年、妊娠和哺乳期妇女缺铁性贫血的主要病因。长期食物缺铁也可在其他人群中引起 IDA。

（3）铁吸收障碍：常见于胃大部切除术后，胃酸分泌不足，食物迅速进入空肠，使铁吸收减少。此外，各种不同原因引起的胃肠功能紊乱（如不明原因长期腹泻、慢性胃炎、克罗恩病等）均可因铁吸收障碍而发生 IDA。

2. 发病机制

（1）缺铁对铁代谢的影响：当体内贮存铁减少到不足以补偿功能状态铁时，铁蛋白、血清铁和转铁蛋白饱和度减低，总铁结合力升高。

（2）缺铁对造血系统的影响：当红细胞内缺铁时，大量原卟啉不能与铁结合成为血红素，多以游离原卟啉（FEP）的形式积累在红细胞内，血红蛋白生成减少，发生小细胞低色素性贫血，严重时粒细胞、血小板的生成也受影响。

（3）缺铁对组织细胞代谢的影响：当细胞含铁酶和铁依赖酶的活性降低时，可影响患者的精神、行为、体力、免疫功能及患儿的生长发育和智力；缺铁可引起黏膜组织病变和外胚叶组织营养障碍。

（三）临床表现

1. 原发病表现　出现消化性溃疡、痔疮、肠道寄生虫感染、妇女月经过多、肿瘤性疾病、血管内溶血等疾病相应的临床表现。

2. 贫血共有的表现　常见症状为面色苍白、乏力、易倦、头晕、头痛、眼花、耳鸣、心悸、气短等。

3. 缺铁性贫血的特殊表现

（1）组织缺铁表现：如口腔炎、舌炎、舌乳头萎缩、重者可有吞咽困难；皮肤干燥、角化，毛发干枯、脱落、指(趾)甲无光泽、脆薄易裂,重者指(趾)甲扁平,表面粗糙有条纹呈反甲(匙状甲)。

(2)神经、精神系统异常:儿童较为明显,如烦躁、易怒、注意力不集中、发育迟缓、体力下降。少数患者可有异食癖,喜吃生米、冰块、泥土、石子等,严重者可出现生长发育迟缓、智力低下。

(四)辅助检查

1. 外周血象 典型血象呈小细胞低色素性贫血,血片中可见红细胞体积小、中央淡染区扩大。网织红细胞计数多正常或略增高;白细胞和血小板计数可正常或减低。

2. 骨髓象 红细胞系增生活跃,以中、晚幼红细胞为主,细胞体积小、核染色质致密、胞浆少、边缘不整齐,有血红蛋白形成不良的表现,即所谓的"核老浆幼"现象。粒细胞系、巨核细胞系无明显异常。骨髓涂片铁染色示骨髓细胞外铁消失,铁粒幼细胞<15%,为缺铁的可靠诊断方法。

3. 铁代谢 血清铁<8.95 μmol/L;血清总铁结合力升高,>64.44 μmol/L。转铁蛋白饱和度下降,<15%;血清铁蛋白<12 μg/L,是早期诊断贮存铁缺乏的敏感指标。

4. 红细胞内卟啉代谢 红细胞游离原卟啉(FEP)>0.9 μmol/L(全血),或血液锌原卟啉(ZPP)>0.96 μmol/L(全血),或 FEP/Hb>4.5 μg/gHb。

(五)治疗原则

1. 病因治疗 是根治缺铁性贫血的关键。积极改善饮食结构和方式,积极治疗原发病:如月经过多引起的 IDA 应调理月经;寄生虫感染者应驱虫治疗;恶性肿瘤者应手术或放射治疗、化学治疗;消化性溃疡引起者应抑酸治疗等。

2. 补铁治疗 铁剂治疗是纠正缺铁性贫血的有效措施。

(1)口服铁剂:是治疗本病的首选,常用硫酸亚铁、富马酸亚铁、右旋糖酐铁等。治疗早期先表现为外周血网织红细胞增多,服药后 5~10 d 达高峰,2 周后血红蛋白浓度开始上升,约 2 个月恢复正常。此时,仍需持续 4~6 个月的铁剂治疗,待铁蛋白正常后方可停药。

(2)注射铁剂:若口服铁剂不能耐受或消化道疾病影响铁的吸收,可选用右旋糖酐铁肌内注射治疗。首次给药须用 0.5 mL 作为试验剂量,1 h 后无过敏反应可给足量治疗,第 1 天给 50 mg,以后每日或隔日给 100 mg,直至总需量。注射用铁的总需要量按公式计算:(需达到的血红蛋白含量-患者的血红蛋白含量)×患者体重(kg)×0.33。

三、巨幼细胞性贫血

巨幼细胞性贫血(megaloblastic anemia,MA)是由于叶酸和(或)维生素 B_{12} 缺乏或某些影响核苷酸代谢药物的作用,导致细胞 DNA 合成障碍所致的大细胞性贫血。我国巨幼细胞性贫血以叶酸缺乏为主,山西、陕西、河南、山东等地比较多见。欧美国家则以维生素 B_{12} 缺乏及因子抗体所致的恶性贫血多见。

（一）叶酸及维生素 B_{12} 代谢

人体必须从食物中获得所需的叶酸，叶酸在十二指肠和空肠近端吸收，吸收后转变为四氢叶酸，在肝内贮存。人体内叶酸的贮存量约为 5~10 mg，每天叶酸的需要量约为 200 μg，主要经尿和粪便排出体外，每日排出 2~5 μg。

维生素 B_{12} 是一种水溶性维生素，体内代谢所需维生素 B_{12} 完全靠食物供给，如动物肝、肾、肉、鱼、蛋及乳制品。食物中的维生素 B_{12} 须与胃壁细胞分泌的内因子结合后，才被回肠黏膜吸收，大部分贮存在肝脏内。成人体内约有 4~5 mg 维生素 B_{12}，其 50%~90%肝脏内贮存，而每天的需要量仅为 2~5 μg，主要经尿和粪便排出体外。

（二）病因及发病机制

1. 病因

（1）叶酸缺乏

1）摄入不足：营养不良、偏食、食物烹煮过度是叶酸缺乏的主要原因。

2）需要增加：妊娠、哺乳、婴幼儿或甲状腺功能亢进症、慢性感染、肿瘤等消耗性疾病患者。

3）吸收不良：腹泻、小肠炎症、肿瘤和手术及某些药物（抗癫痫药物、柳氮磺吡啶、乙醇等）影响叶酸的吸收。

4）排出增加：血液透析、酗酒。

（2）维生素 B_{12} 缺乏：① 摄入减少导致 B_{12} 缺乏，常需较长时间才出现。② 吸收障碍是维生素 B_{12} 缺乏最常见的原因，可见于：各种原因引起的内因子缺乏导致维生素 B_{12} 吸收障碍；回肠疾病、细菌、寄生虫感染繁殖可消耗维生素 B_{12}；③ 其他：严重肝病可影响维生素 B_{12} 的贮备，麻醉药氧化亚氮（N_2O）可将钴胺氧化而抑制甲硫氨酸合成酶，影响维生素 B_{12} 的血浆转运及细胞内的转换和运用。

2. 发病机制　四氢叶酸和维生素 B_{12} 是合成 DNA 过程的重要辅酶。当叶酸和维生素 B_{12} 缺乏到一定程度时，细胞核中的 DNA 合成速度减慢，细胞的分裂和增殖时间延长，而胞质内的 RNA 仍继续成熟，RNA 与 DNA 的比例失调，造成细胞核浆发育不平衡，细胞体积变大，而核发育较幼稚，形成巨幼细胞。这种巨幼变也可发生于粒系和巨核细胞系，巨幼变的细胞大部分在骨髓内未成熟就被破坏，又称无效造血。由于红细胞的生成速度变慢，进入血流中的成熟红细胞寿命缩短，故引起贫血，严重者可造成全血细胞减少。DNA 合成障碍也累及黏膜上皮组织，影响口腔和胃肠道功能。此外，维生素 B_{12} 缺乏还可使相关依赖酶的催化反应发生障碍，引起神经、精神异常。

（三）临床表现

1. 贫血　起病多缓慢，常有面色苍白、乏力、疲倦、头晕、头昏、心悸等贫血常见症状。重者全血细胞减少，反复感染和（或）出血。少数患者可出现轻度黄疸。

2. 消化道症状　胃肠道黏膜萎缩可引起食欲缺乏、恶心、腹胀、腹泻或便秘。口腔黏膜、舌乳头萎缩，舌质绛红呈“牛肉舌”，舌面光滑呈“镜面舌”，可伴舌痛。

3. 神经系统表现和精神症状　可有对称性远端肢体麻木、深感觉障碍、共济失调，少数患者可有锥体束征、肌张力增高、腱反射亢进。叶酸缺乏者有易怒、妄想等精神症状。维生素 B_{12} 缺乏者有抑郁、失眠、记忆力下降、谵妄、幻觉、妄想、甚至精神错乱等。

（四）辅助检查

1. 外周血象　典型血象呈大细胞性贫血，血涂片中可见红细胞大小不等、以大椭圆形红细胞为主，可有点彩红细胞等；中性粒细胞呈多分叶现象；重症者白细胞和血小板减少。

2. 骨髓象　骨髓增生活跃，以红系增生显著，呈现巨幼细胞形态（胞体大，胞浆较胞核成熟，呈"幼核老浆"）；粒细胞系统、巨核细胞系统相对减少，亦有巨型变。骨髓铁染色常增多。

3. 血清维生素 B_{12}、叶酸浓度测定　是诊断叶酸和维生素 B_{12} 缺乏的重要指标。血清维生素 B_{12}<74 pmol/L，血清叶酸<6.8 nmol/L，有诊断意义。红细胞叶酸水平可<227 nmol/L。

（五）治疗原则

1. 原发病的治疗　是巨幼细胞性贫血治疗的关键，应针对不同原因，采取相应措施，如纠正偏食，加强营养，调整饮食结构或改进烹煮方法，积极治疗原发病。

2. 补充叶酸和（或）维生素 B_{12}

（1）叶酸缺乏：口服叶酸，每次 5～10 mg，每日 2～3 次。直至贫血表现完全消失；如伴有维生素 B_{12} 缺乏，则需同时注射维生素 B_{12}，否则可加重神经系统症状。

（2）维生素 B_{12} 缺乏　肌内注射维生素 B_{12}，每次 500 μg，每周 2 次；无维生素 B_{12} 吸收障碍者，可口服维生素 B_{12} 片剂 500 μg，每日 1 次；若有神经系统表现，治疗维持半年到 1 年；恶性贫血或全胃切除的患者则需维持终生治疗。

四、再生障碍性贫血

再生障碍性贫血（aplastic anemia，AA）简称再障，是由多种原因致造血干细胞数量减少和（或）功能障碍所引起的一类贫血。临床主要表现为骨髓造血功能低下，进行性贫血、出血、感染。我国再障的年发病率为 0.74/10 万人口，可发生于各年龄段，以青壮年居多，目前老年人发病有增多趋势，男性略多于女性。

再障的分类法较多，根据病因不同可分为先天性（遗传性）和后天性（获得性）；获得性再障根据是否有明确诱因还可分为原发性和继发性再障。临床上较常用的是根据患者的病情及进展、血象、骨髓象、预后，将该病分为重型再生障碍性贫血（SAA）和非重型再生障碍性贫血（NSAA）。

（一）病因及发病机制

1. 病因　发病原因不明确，可能与下列因素有关。

（1）药物及化学物质：是再障最常见的致病因素。包括氯霉素类抗生素、磺胺类药物、抗肿瘤化疗药物、保泰松、苯巴比妥、阿司匹林、抗癫痫药、卡比马唑、含苯及其衍生物等化学物质。抗肿瘤药与苯对骨髓的抑制与剂量相关，但抗生素、磺胺类药物及杀虫剂引起的再障与剂量关系不大，与个人敏感有关。

（2）物理因素：长期接触X射线、镭及放射性核素等可影响DNA的复制，抑制细胞有丝分裂，干扰骨髓细胞生成，使造血干细胞数量减少。

（3）病毒感染：风疹病毒、肝炎病毒、EB病毒、流感病毒均可引起再障，特别是肝炎病毒、微小病毒B_{19}等与再障的关系密切，临床上又称为病毒性肝炎相关性再障。

（4）再障的发生还与各种未经治疗的贫血、慢性肾衰竭、甲状腺机能减退症、免疫因素、遗传因素有关。

2. 发病机制　尚未完全阐明，可能通过以下3种机制发病。

（1）造血干祖细胞缺陷：包括造血干细胞量和质的异常。各种致病因素直接造成骨髓造血干细胞破坏，使造血干细胞的自我复制和分化能力减弱或消失，从而导致骨髓内各系造血细胞明显减少，引起外周血中全血细胞减少。

（2）造血微环境异常：造血微环境由基质细胞及其产生的细胞因子所组成。再障患者骨髓活检除发现造血细胞减少外，还有骨髓“脂肪化”和局部结构组织的病理变化，如静脉窦壁水肿、出血、毛细血管坏死等。骨髓基质细胞的受损是再障患者造血干细胞移植不易成功的原因。

（3）免疫异常：近年多数学者认为，T细胞功能异常亢进通过细胞毒性T细胞直接杀伤和（或）淋巴因子介导的造血干细胞过度凋亡引起的骨髓衰竭是再障的主要发病机制。

（二）临床表现

再障的临床表现与全血细胞减少有关，主要为进行性贫血、出血、感染，但多无肝、脾、淋巴结肿大。重型再生障碍性贫血与非重型再生障碍性贫血的鉴别见表6-5。

表6-5　重型再生障碍性贫血与非重型再生障碍性贫血的鉴别

	重型再生障碍性贫血	非重型再生障碍性贫血
起病	起病急，进展迅速	起病缓，进展慢
贫血	进行性加重	常为首发症状和主要表现
感染	重，难控制，多伴持续高热，常合并败血症，以呼吸道感染最常见，其次为消化道、泌尿生殖道及皮肤、黏膜	轻，易控制，上呼吸道感染多见
出血	重，有不同程度的皮肤、黏膜及内脏出血	轻，以皮肤、黏膜出血为主，内脏出血少见
外周血象	重度全血细胞减少 中性粒细胞绝对值$<0.5\times10^9/L$ 网织红细胞绝对值$<15\times10^9/L$ 血小板计数$<20\times10^9/L$	全血细胞减少较SAA轻 中性粒细胞绝对值$>0.5\times10^9/L$ 网织红细胞绝对值$>15\times10^9/L$ 血小板计数$>20\times10^9/L$
骨髓象	多部位增生重度减低	增生减低或有局部增生灶
预后	差，多在6~12个月死亡	好，少数死亡，部分可进展为SAA

（三）辅助检查

1. 外周血象　全血细胞减少为最主要的特点，但红细胞、粒细胞和血小板的减少程度不等。淋巴细胞比例明显增高。NSAA 全血细胞减少的程度低于 SAA，网织红细胞<1.0%，绝对值$<15\times10^9/L$；中性粒细胞绝对值$<0.5\times10^9/L$，血小板计数$<20\times10^9/L$。

2. 骨髓象　是再障确诊的主要依据。SAA 多部位骨髓增生重度减低，粒、红系及巨核细胞明显减少且形态大致正常，淋巴细胞及非造血细胞比例明显增高，骨髓小粒无造血细胞，为空虚状。NSAA 多部位骨髓增生减低，可见较多脂肪滴，粒、红系及巨核细胞减少，多数骨髓小粒空虚。骨髓活检显示造血组织均匀减少。

（四）治疗原则

1. 去除病因　去除或避免周围环境中的致病因素，禁用对骨髓有抑制的药物。

2. 支持和对症治疗　防治感染、控制出血、纠正贫血。

（1）防治感染：对感染性高热的患者，及时采用有效广谱抗生素治疗，注意长期使用抗生素可诱发真菌感染和肠道菌群失调。必要时输注白细胞悬液，防止感染扩散。

（2）控制出血：根据患者的不同的出血方式，选用不同的止血方法。血小板$<20\times10^9/L$并发感染者，或出血严重者，可输注同血型浓缩血小板、新鲜冷冻血浆，若效果差可改输 HLA 配型血小板。

（3）纠正贫血：严重贫血（Hb<60 g/L）可输注全血或浓缩红细胞，但应避免输血过多。

3. 免疫抑制剂

（1）抗淋巴细胞/胸腺细胞球蛋白（ALG/ATG）：是用于 SAA 的主要药物，可与环孢素（CsA）组成强化免疫抑制方案。

（2）环孢素：适用于各型再障，疗程多 1 年以上。

（3）其他：临床上也使用莫罗单抗-CD3、吗替麦考酚酯（MMF）、环磷酰胺、甲泼尼龙等治疗。

4. 雄激素　是 NSAA 的首选药，也适用于全部再障，其作用机制是刺激肾脏产生更多的促红细胞生成素，并直接作用于骨髓刺激红细胞生成。常用丙酸睾酮 50～100 mg 肌内注射，每日或隔日 1 次，疗程至少达到 4 个月。也可口服安雄 40 mg，每日 3 次；达那唑 0.2 g，每日 3 次；司坦唑醇（康力龙）2 mg，每日 3 次。

5. 造血生长因子　主要适用于 SAA，常用药物为粒细胞集落刺激因子（rhG-CSF）；重组人粒细胞-巨噬细胞集落刺激因子（rhGM-CSF），疗程维持 3 个月以上为宜。

6. 造血干细胞移植　对 40 岁以下、无感染及其他并发症、有合适供体的 SAA 患者，可考虑造血干细胞移植。

【患者护理】

一、护理评估

1. 健康史

（1）病因、诱因：有无饮食结构不合理导致的各种造血原料摄入不足；有无吸收不良或丢失过多（特别是铁、叶酸与维生素 B_{12} 等）的原因。

（2）既往史：仔细询问患者既往有无特殊药物使用史或理化物质接触史；询问患者有关检查结果、治疗用药及其疗效等情况。

（3）个人史：询问患者的职业情况、工作环境如何，运动锻炼情况、耐受程度。有无烟酒嗜好。

2. 身体状况

（1）有无与贫血相关的症状体征：如有无皮肤黏膜的苍白、疲乏、困倦、软弱无力；皮肤、黏膜有无出血点或淤点、淤斑；鼻腔黏膜、牙龈及眼底有无出血；有无与贫血相关的心率与心律的变化、有无杂音及心力衰竭的表现等。

（2）有无不同类型贫血的特殊体征和原发病的表现：如缺铁性贫血的反甲、巨幼细胞性贫血的末梢神经炎、再生障碍性贫血的出血与感染等。

3. 心理、社会状况

（1）询问患者及家属是否因病程漫长，反复发作，社会支持差，甚至发生并发症，而有烦躁不安、紧张、恐惧等心理反应。

（2）患病对工作、交际和家庭生活带来的影响，是否影响个人能力的发挥，自我评价是否改变。

（3）对治疗护理的要求。

（4）对预后的信心。

（5）患者的认识及重视程度，家庭居住条件，家庭能否为患者提供照顾。

（6）社区卫生服务机构能否为患者提供服务。

4. 辅助检查　外周血象、骨髓象等有无异常改变。

病例：患者，女性，32 岁，未婚。于半年前无明显诱因渐觉头晕、心悸、乏力，双下肢间断性出现散在出血点。查体：T 37℃，P 100 次/min，R 18 次/min，BP 115/70 mmHg，贫血貌，神清，浅表淋巴结未触及，双肺呼吸音清，心律齐，胸骨无压痛，双下肢散在出血点，肝脾未触及。辅助检查：血常规示 Hb 48 g/L，RBC 1.6×10^{12}/L，网织红细胞 0.1%，WBC 3.2×10^{9}/L，PLT 33×10^{9}/L。

请思考：1. 在现病史的询问过程中，还有哪些方面的资料可以进一步采集？

2. 为明确医疗诊断，该患者需做哪些检查？治疗措施有哪些？

3. 写出该患者的护理诊断及护理措施。

二、护理诊断及合作性问题

1. 营养失调:低于机体需要量　与铁摄入不足、叶酸和(或)维生素 B_{12}缺乏等有关。
2. 活动无耐力　与贫血导致机体组织缺氧有关。
3. 口腔黏膜受损　与贫血引起舌炎、口腔溃疡有关。
4. 有感染的危险　与粒细胞减少致免疫力下降有关。
5. 有出血的危险　与血小板减少有关。

三、护理目标

(1) 患者的缺氧症状得以减轻或消失,活动耐力恢复正常。
(2) 能科学进食,造血营养素的缺乏得到纠正。
(3) 无出血、感染、溃疡等症状出现。

四、护理措施

1. 一般护理

(1) 休息:指导患者合理安排休息与活动,减少机体耗氧量。

(2) 饮食护理:① 纠正患者不良的饮食习惯,避免偏食或挑食。② 缺铁性贫血患者应增加含铁丰富食物的摄取:如动物肉类、肝脏、蛋黄、海带、黑木耳等。为促进食物铁的吸收,指导患者多吃富含维生素 C 的食物,如橙、芦柑、橘子、西红柿、苹果、新鲜绿叶蔬菜等。③ 叶酸缺乏者应多吃绿叶蔬菜、水果、谷类和动物类等;维生素 B_{12}缺乏者要多吃动物肉类、肝、肾、禽蛋以及海产品;婴幼儿和妊娠妇女要注意及时补充叶酸。

2. 对症护理　对于胃肠道症状明显或吸收不良的患者,可建议少量多餐、细嚼慢咽,进温软、清淡的软食。对出现口腔炎或舌炎的患者,用朵贝尔溶液或生理盐水定期漱口,以减少感染的机会,口腔溃疡面可涂溃疡膜等。末梢神经炎、四肢麻木、无力者应给予肢体保暖,避免受伤;出血及感染的预防和护理,参见本章相关章节。

3. 用药护理

(1) 口服铁剂的应用与指导:按医嘱发药时应向患者说明服用口服铁剂的目的,并给予必要的指导:① 为预防或减轻胃肠道反应,可建议患者饭后或餐中服用,或从小剂量开始;② 应避免铁剂与牛奶、茶、咖啡同服,为促进铁的吸收,还应避免同时服用抗酸药(碳酸钙和硫酸镁)及 H_2 受体拮抗剂;③ 可服用维生素 C、乳酸或稀盐酸等酸性药物或食物;④ 口服液体铁剂时需使用吸管,避免牙染黑;⑤ 服铁剂期间,粪便会变成黑色,此为铁与肠内硫化氢作用而生成黑色的硫化铁所致。

(2) 注射铁剂的指导:注射用铁剂的不良反应主要有:注射局部发生肿痛、硬结形成,皮肤发黑和过敏反应。过敏反应常表现为脸色潮红、头痛、肌肉关节痛和荨麻疹,严重者可出现过敏性休克。因此,注射铁剂应采用深部肌内注射法,并经常更换注射部位。首次用药须用 0.5 mL 的试验剂量进行深部肌内注射,同时备用肾上腺素,作好急救的准备。为了避免药液溢出而引起皮肤染色,可采取以下措施:① 不在皮肤暴露部位注射;② 抽取药液后,更换注射针头；③ 采用“Z”形注射法或留空气注射法。

（3）注射维生素 B_{12}的指导：肌内注射维生素 B_{12}偶有过敏反应，表现为皮疹、药物疹，甚至休克，要善于观察并及时处理，并注意补充含钾、含铁高的食物。同时，还应观察用药后患者的自觉症状、外周血象的变化，以了解药物治疗的效果。

（4）应用雄激素及免疫抑制剂的指导：长期应用雄激素类药物可对肝脏造成损伤，用药期间应定期检查肝功能。预防痤疮感染，可用温热水洗脸，指导患者不用手抓痤疮。丙酸睾酮为油剂，不易吸收，局部注射常可形成硬块，甚至发生无菌性坏死。故需采取深部、缓慢、分层肌内注射，注意注射部位的轮换，经常检查局部有无硬结，一旦发现须及时处理（如局部理疗等）。

应用生物免疫抑制剂 ATG 和 ALG 在治疗过程中可出现超敏反应、出血加重、血清病（如猩红热样皮疹、发热、关节痛）以及继发感染等，应加强病情观察，做好保护性隔离，预防出血和感染，定期复查外周血象。

4. 心理护理　注意观察患者的情绪反应及行为表现，鼓励患者说出自己所关注的问题并及时给予有效的心理疏导，并帮助患者及其家属认识负性情绪的危害，指导患者学会自我调整，学会倾诉；争取社会支持系统的帮助，减少孤独感，增强康复的信心，积极配合治疗。

5. 病情观察

（1）密切观察患者有无体温升高，一旦出现发热、则提示有感染存在，应进一步寻找常见感染灶相关的症状或体征，如咽痛、咳嗽、咳痰、尿路刺激征、肛周疼痛等，并配合医生做好相关实验室检查的标本采集工作，特别是血液、尿液、粪便与痰液的细菌培养及药敏实验。

（2）注意观察不同类型贫血的特殊体征和原发病的表现、贫血的程度。

（3）注意询问患者有无不良饮食习惯，观察其进食量、食物种类及烹饪方法，以便了解患者引起贫血的病因。

五、护理评价

（1）患者的缺氧症状得以减轻或消失，活动耐力恢复正常。

（2）患者不发生出血或出血时能被及时发现并有效处理。

（3）患者能科学进食，造血营养素的缺乏得到纠正。

（4）体温正常。

（5）情绪稳定，能积极配合治疗。

（6）无并发症发生或及时发现并配合医生处理。

（7）患者了解疾病的有关知识，并能积极配合。

（8）家庭成员给予了患者很大的支持和帮助。

【健康教育】

（1）告知患者及家属贫血的病因及进程特点，鼓励患者正确对待，积极配合治疗，树立战胜疾病的信心。

（2）向患者说明膳食结构要合理，指导患者建立良好的饮食习惯，避免挑食或偏食，提倡均衡饮食，富含高热量、高蛋白、高维生素等营养物质。① 对缺铁高危人群加强预防，婴幼儿要及时添加辅食，包括蛋黄、肝泥、肉末和菜泥等；生长发育期的青少年及妊娠期与哺乳期的女性，要注意补充含铁丰富的食物。② 对巨幼细胞性贫血高危人群及服用核苷酸合成药物治疗的患者（如甲氨蝶呤、氨苯蝶啶和乙胺嘧啶等），应注意补充叶酸和维生素 B_{12}。

（3）指导患者学会自我调整，协调好活动和休息。学会倾诉，保持心情舒畅。要做好家属的工作，使其能够理解和支持。

（4）告诉患者坚持按医嘱服药的重要性，详细介绍所用药物的名称、用法、疗效及副作用。

（5）加强劳动和生活环境的保护，尽可能避免或减少接触与疾病病相关的药物和理化物质。如再障患者，要避免服用对造血系统有害的药物，如氯霉素、磺胺、保泰松、安乃近、阿司匹林等。

（6）指导患者学会对贫血、出血、感染的症状体征和药物不良反应的自我监测，一旦出现头痛、呕吐、视力模糊、意识障碍、黑便与便血、血尿、阴道出血等内脏出血的表现，应及时就医。

（7）定期门诊复查，以便了解病情变化时及时就医。

第三节 白血病患者的护理

【疾病概述】

白血病（leukemia）是一类造血干细胞的恶性克隆性疾病。因白血病细胞自我更新增强、增殖失控、分化障碍、凋亡受阻，而停滞在细胞发育的不同阶段。在骨髓和其他造血组织中白血病细胞大量增生累积，并浸润其他器官和组织，抑制正常造血。以进行性贫血、发热或反复感染、出血和肝、脾、淋巴结不同程度肿大等为主要临床表现。

我国白血病发病率为 2.76/10 万，以急性白血病多见。儿童及 35 岁以下成人中，白血病病死率位居恶性肿瘤病死率的第 1 位。

一、分类

（一）按白血病细胞的成熟程度和自然病程分类

1. 急性白血病（AL） 病情发展迅速，病程短，自然病程仅数月，细胞分化停滞在较早阶段，多为原始细胞及早期幼稚细胞。按细胞形态学分类，FAB 分类法，将急性白血病分为：

（1）急性淋巴细胞白血病（ALL，简称急淋）：根据淋巴细胞形态特点又可分为 L_1、L_2、L_3 3 个亚型。

（2）急性非淋巴细胞白血病（ANLL，简称急非淋）或急性髓系白血病（AML），又可分为 8 型：急性髓细胞白血病微分化型（M_0）；急性粒细胞白血病未分化型（M_1）；急性粒细胞白血病部分分化型（M_2）；急性早幼粒细胞白血病（M_3）；急性粒-单核细胞白血病（M_4）；急性单核细胞白血病（M_5）；急性红白血病（M_6）；急性巨核细胞白血病（M_7）。

2. 慢性白血病（CL） 病情发展缓慢，自然病程为数年，细胞分化停滞在较晚的阶段，多为较成熟幼稚细胞和成熟细胞。临床常见类型有慢性髓细胞白血病（简称慢粒，CML）、慢性淋巴细胞性白血病(简称慢淋,CLL),以及少见类型白血病,如毛细胞白血病、幼淋巴细胞白血病等。

(二)按白细胞计数分类

多数白血病患者白细胞计数增高,若超过 $100\times10^9/L$,称为高白细胞白血病,部分患者白细胞计数在正常水平或减少,称为白细胞不增多性白血病。

二、病因及发病机制

白血病种类多、发病机制复杂。因人体免疫功能的缺陷及以下各种因素的促发,使遗传基因突变或染色体畸变,最终导致白血病的发生。

1. 病毒因素 经大量实验研究已证实,成人T细胞白血病是由人类T淋巴细胞病毒Ⅰ型(HTLV-Ⅰ)所致,该病毒是一种C型RNA病毒,当其作为内源性病毒插入宿主的染色体DNA中后,可诱发白血病。

2. 化学因素 长期接触苯及含苯的有机溶剂如汽油、橡胶等,与白血病的发生有关。抗肿瘤药物尤以烷化剂被公认为有致白血病作用。乙双吗啉、氯霉素、保泰松与白血病的发生有关。

3. 物理因素 包括X线、γ线、电离辐射等。大面积和大剂量照射可使骨髓抑制和机体免疫力下降,导致白血病的发生。

4. 遗传因素 白血病与遗传因素有关,家族性白血病约占白血病的0.7%。有染色体异常的一些遗传性疾病,如先天愚型、先天性再生障碍性贫血、Bloom综合征(侏儒面部毛细血管扩张)、先天性丙种球蛋白缺乏症等,其白血病的发生率高于正常人。

5. 其他血液病 某些血液病最终可能发展为白血病,如骨髓增生异常综合征、淋巴瘤、多发性骨髓瘤等。

三、临床表现

(一)急性白血病

急性白血病是造血干细胞的恶性克隆性疾病,发病时骨髓中异常的原始细胞及幼稚细胞(白血病细胞)大量增殖并广泛浸润肝、脾、淋巴结等脏器,使正常造血受抑制。起病常急缓不一。急骤起病常突然高热,或有明显出血倾向。起病缓慢者常为脸色苍白、疲乏或轻度出血。

1. 正常骨髓造血功能受抑制表现

(1)贫血:常为首发症状,呈进行性发展。贫血病因与正常红细胞生成减少、无效性红细胞生成、溶血、出血等因素有关。

(2)出血:急性白血病的患者都有不同程度的出血,主要原因是大量白血病细胞在血管中淤滞及浸润、血小板减少和凝血异常及感染所致。出血的部位以皮肤淤点、淤斑、鼻出血、齿龈出血、月经过多或持续阴道出血较为多见。眼底出血可致视力障碍,甚至为颅内出血的先兆。急性早幼粒细胞性白血病易并发凝血异常(DIC)而出现全身广泛性出血。

(3) 发热:为本病最常见的症状,多为早期表现。可低热,亦可高达39~40℃以上,伴有畏寒、出汗等,高热往往提示有继发感染,其常见病因与成熟粒细胞缺乏、机体免疫力低下有关。感染可发生在各个部位,以口腔炎、牙龈炎、咽峡炎最常见,肺部感染、肛周炎、肛周脓肿亦多见,严重时可致败血症。最常见的致病菌为革兰阴性杆菌,如肺炎克雷白杆菌、铜绿假单胞菌、大肠埃希菌、产气杆菌等;但近年来金黄色葡萄球菌、表皮葡萄球菌、粪链球菌、肠球菌引起感染的发病率有所上升。长期应用大量广谱抗生素、化疗、糖皮质激素者可出现真菌感染。

2. 白血病细胞增殖浸润的表现

(1) 肝、脾及淋巴结大:以急性淋巴细胞白血病较多见,可有轻至中度肝、脾大。淋巴结多为轻度肿大,无粘连及触痛。

(2) 骨骼和关节疼痛:常有胸骨下段局部压痛,对白血病的诊断有一定价值。关节、骨骼疼痛,尤以儿童多见。急性粒细胞白血病患者由于骨膜受累,可在眼眶、肋骨及其他扁平骨的骨面形成粒细胞肉瘤或绿色瘤,以眼眶部位最常见,可引起眼球突出、复视或失明。

(3) 口腔和皮肤浸润:由于白血病细胞浸润可使牙龈增生、肿胀;皮肤可出现蓝灰色斑丘疹、皮下结节、结节性红斑等。多见于急性单核细胞白血病和急性粒-单细胞白血病。

(4) 中枢神经系统白血病(CNSL):CNSL可发生在疾病的各个时期,但常发生在治疗后缓解期,因化疗药物难以通过血-脑脊液屏障,隐藏在中枢神经系统的白血病细胞不能被有效杀灭,因而引起CNSL。CNSL是白血病髓外复发的主要根源,以急性淋巴细胞白血病最常见,儿童尤甚。临床表现为头痛、头晕、呕吐、颈项强直、甚至抽搐、昏迷。

(5) 睾丸浸润:多为睾丸一侧性、无痛性肿大,多见于急性淋巴细胞白血病化疗缓解后的幼儿和青年,是仅次于CNSL的髓外复发的根源。

此外,白血病可浸润其他组织器官,如肺、心、消化道、泌尿生殖系统等均可受累。

(二) 慢性白血病

1. 慢性髓细胞白血病(chronic myelocytic leukemia,CML) 简称慢粒,是最常见的慢性白血病。其特点是病程发展缓慢,多经历慢性期、加速期和急变期。

(1) 慢性期:一般持续1~4年,并伴有乏力、低热、多汗或盗汗、体重减轻等代谢亢进的症状。体征常以脾大最为显著,常自觉左上腹坠胀感,就医时已达脐或脐以下,质地坚实,平滑,无压痛。若发生脾梗死,则脾区压痛更明显,并有摩擦音。约半数患者肝中度肿大,多数患者可有胸骨中下段压痛。

(2) 加速期和急变期:70%的患者多在1~4年间进入加速期。表现为体重下降、骨骼疼痛,逐渐出现贫血和出血,脾持续或进行性肿大。白血病细胞对原来治疗有效的药物出现耐药。加速期从数月到1~2年进入急变期,其临床表现与急性白血病类似,多为急粒变,预后极差,往往在数月内死亡。

2. 慢性淋巴细胞白血病(chronic lymphocytic leukemia,CLL) 简称慢淋,是一种单克隆性小淋巴细胞增殖样病变,最终导致正常造血功能衰竭的低度恶性疾病。起病缓慢,一般无自觉症状。淋巴结肿大常为就诊首要原因,以颈部、腋下、腹股沟淋巴结为主。肿大的淋巴结具有表面光滑、无粘连、无压痛、可活动、质地硬等特点。早期症状可有乏力、疲倦,但胸骨压痛少见。50%~70%的患者有肝、脾轻度肿大。晚期患者因免疫功能减退,常易并发感染,可出现贫血、血小板减少、皮肤黏膜紫癜。约8%的患者可并发自身免疫性溶血性贫血。

四、辅助检查

1. 外周血象　急性白血病血涂片分类检查可见数量不等的原始和(或)幼稚细胞,但白细胞不增多型病例的血片上很难找到原始细胞。约50%的患者血小板$<60\times10^9/L$,晚期血小板通常极度减少。

慢性髓细胞白血病中性粒细胞增多,以中性中幼、晚幼粒及杆状核占大多数。慢性淋巴细胞白血病表现为持续淋巴细胞增多,以小淋巴细胞增多为主。随着病情的发展,血小板减少,贫血逐渐明显。

2. 骨髓象　骨髓穿刺检查是诊断白血病的重要依据,对临床分型、指导治疗、判断疗效、估计预后等有重大意义。FAB协作组提出原始细胞占全部骨髓有核细胞的30%为急性白血病的诊断标准。多数患者骨髓象增生活跃或极度活跃,以原始细胞和(或)幼稚细胞为主。奥尔(Auer)小体仅见于急性非淋巴细胞白血病。

慢性髓细胞白血病以粒细胞增生为主,粒红比例明显增高。原始细胞<10%,巨核细胞正常或增多,晚期减少。慢性淋巴细胞白血病以成熟淋巴细胞增生为主,淋巴细胞比例≥40%,红系、粒系及巨核系细胞均减少,伴有溶血时幼红细胞可代偿性增生。

3. 组织细胞化学　常用的方法有过氧化物酶染色、糖原染色、非特异性酯酶及碱性磷酸酶测定,主要用于协助形态学鉴别。

4. 免疫学检查　根据白血病细胞表达的系列相关抗原,以区分急淋和急非淋及其各自的亚型。

5. 染色体和基因检查　急性白血病常伴有特异的染色体和基因异常改变,并与疾病的发生发展、诊断、治疗、预后关系密切。约95%以上慢性粒细胞白血病患者可出现Ph染色体和BCR-ABL融合基因阳性。约80%的慢性淋巴细胞白血病患者染色体数目及结构异常,部分患者出现基因突变或缺失。

6. 其他　患者在化疗期间,因大量细胞被破坏,血清尿酸浓度、尿酸排泄量增加,甚至出现尿酸结晶;发生DIC时可出现凝血异常;CNSL时脑脊液检查示压力升高,白细胞数增加,蛋白质增多,糖定量减少,涂片中可找到白血病细胞;急性粒-单核细胞白血病和急性单核细胞白血病患者血清和尿溶菌酶活性增高,而其他类型急性白血病不增高。

五、治疗原则

(一)急性白血病的治疗

1. 化学药物治疗　是目前治疗白血病最主要的方法,化疗原则:早期、足量、联合、间歇、阶段、个体化。

(1) 急性白血病化疗分两个阶段:

1）诱导缓解：目标是使患者迅速获得完全缓解(complete remission，CR)，即白血病的症状和体征消失，外周血象白细胞分类中无幼稚细胞，骨髓象相关系列的原粒细胞与幼稚细胞之和≤5%。

2）缓解后治疗：经诱导缓解阶段治疗急性白血病达到 CR 时，体内白血病细胞尚有 10^8 ~ 10^9，且髓外如中枢神经系统、眼眶、睾丸及卵巢等处仍可有白血病细胞浸润，此为白血病复发的根源，因此必须进行缓解后治疗，以争取患者长期无病生存和痊愈。

（2）化疗药物及方案：白血病常用化疗药物种类、作用及主要不良反应见表 6-6。急性白血病常用化疗方案见表 6-7。

表 6-6 白血病常用化疗药物种类、作用及主要不良反应

种类	药名	缩写	药理作用	主要不良反应
抗叶酸代谢	甲氨蝶呤	MTX	干扰 DNA 合成	口腔及胃肠道黏膜溃疡、骨髓抑制、肝脏损害
抗嘌呤代谢	巯嘌呤	6-MP	阻碍 DNA 合成	骨髓抑制、消化道反应、肝功能异常
抗嘧啶代谢	阿糖胞苷	Ara-C	阻碍 DNA 合成	骨髓抑制、消化道反应、肝功能异常
	安西他滨	Cy	阻碍 DNA 合成	唾液腺肿大
抗嘧啶、嘌呤代谢	羟基脲	HU	阻碍 DNA 合成	骨髓抑制、消化道反应
烷化剂	环磷酰胺	CTX	破坏 DNA	骨髓抑制、消化道反应、出血性膀胱炎、脱发
	苯丁酸氮芥	CLB	破坏 DNA	骨髓抑制、消化道反应
生物碱类	长春新碱	VCR	抑制有丝分裂	末梢神经炎、消化道反应、脱发、便秘
	高三尖杉酯碱	HHRT	抑制有丝分裂	骨髓抑制、消化道反应、心脏损害
蒽环类（抗生素类）	柔红霉素	DNR	抑制 DNA、RNA 合成	骨髓抑制、消化道反应、心脏损害
	去甲氧柔红霉素	IDA	抑制 DNA、RNA 合成	骨髓抑制、消化道反应、脱发、心脏损害
酶类	左旋门冬酰胺酶	L-ASP	影响肿瘤细胞蛋白质合成	肝损害、过敏反应、高尿酸血症、高血糖、胰腺炎、氮质血症
激素类	泼尼松	P	破坏淋巴细胞	类库欣综合征、高血压、糖尿病
肿瘤细胞诱导分化药	维 A 酸（全反式）	ATRA	使白血病细胞分为具有正常表型功能的血细胞	皮肤黏膜干燥、口角破裂、消化道反应、头晕、关节痛、肝损害

表 6-7 急性白血病常用化疗方案

适应证	诱导缓解		缓解后治疗	
	方案	疗程	方案	疗程
ALL	基本方案:VP(VCR+P)	2~3 周	HD(高剂量)Ara-C	3 年
	推荐方案:DVLP(DNR+VCR+L-ASP+P)	共 4 周	HD(高剂量)MTX 6MP+MTX	
AML	标准方案:DA[DNR(3 d)+Ara-C(7 d)]	7 d	HD(高剂量)Ara-C	
	HA(HHRT+Ara-C)	7 d	可单用或与 DNR、IDA 等联合使用	
M3	ATRA(全反式)		化疗与 ATRA 或砷剂交替使用	2~3 年

2. 对症支持治疗

(1) 紧急处理高白细胞血症:当循环血液中白细胞数>200×10^9/L,患者可产生白细胞淤滞症,表现为呼吸困难(甚至呼吸窘迫)、低氧血症、反应迟钝、言语不清、颅内出血、阴茎异常勃起等。此时,应紧急使用血细胞分离机,单采清除过高的白细胞,同时给予化疗和水化,并预防高尿酸血症、酸中毒、电解质紊乱、凝血异常等并发症。

(2) 防治感染:是确保急性白血病患者争取有效化疗或进行骨髓移植、降低病死率的关键。患者如有发热,应及时做细菌培养和药敏实验,迅速进行有效抗生素治疗。

(3) 改善贫血,防治出血:严重贫血给予吸氧、输注浓缩红细胞,维持血红蛋白>80 g/L,但白细胞淤滞时,不宜立即输红细胞以免增加血黏度。血小板计数过低者,可输注单采血小板悬液,维持血小板>20×10^9/L。

(4) 预防尿酸性肾病:由于白血病细胞大量破坏,可发生高尿酸血症,产生尿酸性肾结石,甚至导致肾衰竭。因此应鼓励患者多饮水,碱化尿液。在化疗同时给予别嘌呤醇(每次 100 mg,每日 3 次)以抑制尿酸合成。

3. 中枢神经系统性白血病的防治 CNSL 患者需进行药物鞘内注射治疗或脑脊髓放疗,常选用药物为甲氨蝶呤、阿糖胞苷等,同时可加用一定剂量的糖皮质激素以减轻药物刺激引起的化学性蛛网膜炎。

4. 造血干细胞移植(HSCT) 目前主张除儿童急性淋巴细胞白血病外,所有年龄在 50 岁以下的急性白血病与慢性粒细胞白血病都行 HSCT,可使 40%~65%的患者长期存活。参见本章第五节。

(二) 慢性白血病的治疗要点

1. 慢性髓细胞白血病 首选药物为羟基脲,是细胞周期特异性抑制 DNA 合成的药物，起效快，但持续时间短。用药后 2~3 d 白细胞即迅速下降，停药后又很快回升。白消安（马利兰）的起效较羟基脲慢，用药 2~3 周后外周血白细胞才开始减少，停药后白细胞减少可持续2~4 周。高三尖杉酯碱、靛玉红、美法仑、环磷酰胺、砷剂及其他联合化疗亦有效。甲磺酸伊马替尼（格列卫）为 2-苯胺嘧啶衍生物，能抑制 Bcr-Abl 阳性细胞的增殖，疗效可达 95%~98%。

2. 慢性淋巴细胞白血病　为指导 CLL 临床治疗和估计预后。其分期及治疗如下：

A 期：小于 3 个区域的淋巴结肿大，中数存活期>10 年。一般此期患者无需治疗，定期复查即可。

B 期：淋巴结肿大累及 3 个或更多区域，中数存活期 7 年。此期患者病情若高度活动，应开始化疗。

C 期：与 B 期相同外，尚有贫血（Hb，男性<110 g/L，女性<100 g/L）或血小板减少（$<100\times10^9/L$），中数存活期 2 年。此期患者应给予化疗。

【患者护理】

一、护理评估

1. 健康史

（1）病因、诱因：有无长期接触放射物质或化学毒物史，如 X 线、苯及其衍生物、氯乙烯等；既往体质如何，是否用过细胞毒药物，如氨霉素、保泰松等。

（2）既往史：仔细询问患者有无患有染色体畸变性疾病和其他血液病。询问有关检查、用药和其他治疗情况：如外周血象及骨髓象的检查结果、治疗用药和化疗方案等。对再入院者，应询问患者以前的化疗方案及化疗次数，以往化疗的效果及化疗过程中有无不良反应，是否采取相应措施。

（3）个人史：询问患者的职业情况、工作环境如何，家族中是否有类似疾病者。

2. 身体评估

（1）症状评估：有无进行性加重的面色苍白、疲乏无力、活动后心悸、气促、头晕等贫血表现；有无不明原因的发热、抗生素治疗无效等表现；有无咳嗽、咳痰、咽喉疼痛、尿路刺激征及肛周疼痛等感染征象。

（2）体征评估：有无自发性鼻出血、牙龈出血、呕血、便血、月经过多等表现；有无骨关节疼痛；有无肝脾肿大等征象。

3. 心理社会状况

（1）询问患者及家属是否因恶性肿瘤疾病，社会支持差，甚至发生并发症，而有焦虑不安、恐惧、绝望、悲观等负性情绪的心理反应。

（2）患病对工作、交际和家庭生活带来的影响，是否影响个人能力的发挥，自我评价是否改变。

（3）对治疗护理的要求。

（4）对预后的信心。

（5）患者的认识及重视程度，家庭应对能力，能否为患者提供照顾。

(6) 社区卫生服务机构能否为患者提供服务。

4. 辅助检查 外周血象、骨髓象、细胞化学、细胞遗传学与免疫学检查等有无异常。

病例:患者,男性,28 岁。近 1 个月以来出现面色苍白、四肢乏力伴牙龈出血,近 1 周开始出现发热伴咳嗽、咽痛,无咳痰。曾用青霉素治疗,体温下降后又回升。查体:T 39℃,P 82 次/min,R 18 次/min,BP 100/70 mmHg,中度贫血貌,皮肤散在出血点。胸骨下段明显压痛。肝肋下 2.2 cm,脾肋下 6 cm,质中,无触痛。辅助检查:Hb 65 g/L,RBC 2.5×10^{12}/L, WBC 446×10^{9}/L,PLT:76×10^{9}/L;见到幼稚细胞。初步诊断为急性白血病。

请思考:1. 该患者需做哪些检查能确诊?首选治疗措施是什么?

2. 写出该患者的护理诊断及护理措施。

二、护理诊断及合作性问题

1. 有出血的危险 与血小板减少、白血病细胞浸润有关。
2. 有感染的危险 与正常粒细胞减少、化疗有关。
3. 活动无耐力 与长期大量化疗、白血病引起代谢增高及贫血有关。
4. 悲伤 与急性白血病治疗效果差、病死率高有关。
5. 潜在并发症 化疗药物不良反应。

三、护理目标

(1) 患者能积极配合治疗,减少或避免出血。出血时能被及时发现并处理。

(2) 患者自我保护意识增强,能积极配合,减少或避免发生感染。

(3) 患者知道化疗的常见不良反应,并能积极应对。

(4) 患者能正确对待疾病,自述恐惧感减轻或消失。

四、护理措施

1. 一般护理

(1) 休息与环境:指导患者注意休息,可减少体力消耗,也可防止外伤及出血等意外发生。保证病室空气新鲜,定时空气和地面消毒,避免或减少探视。

(2) 饮食护理:给予高热量、高蛋白、高维生素、清淡易消化饮食,以补充机体的热量消耗,保证每天充足的饮水量。

2. 对症护理

(1) 发热的护理:监测体温变化及热型,卧床休息,补充热量和水分的消耗。高热患者可给予物理降温或遵医嘱药物降温,禁用乙醇擦浴,保持皮肤、衣服、被褥床单清洁干燥,防止受凉。

(2) 贫血、出血、感染的护理措施:参见本章相关章节。

3. 用药护理

(1) 静脉炎及组织坏死的预防与护理:多数化疗药物对组织刺激性大,多次注射常会引起静脉及其周围组织炎症,表现为注射化疗药物的血管出现条索状红斑,触之温度较高、有硬结或压痛,严重者可致局部血管闭塞、组织坏死。故静脉注射化疗药时应注意:① 挑选静脉:应选择粗、直、弹性好的浅表大静脉血管,尽量不选择下肢静脉进行注射。② 避免药液外渗:静脉注射化疗药前后,均应用生理盐水冲管,确定注射针头在静脉内方可注入药物;注意边注射边抽回血,以保证药液无外渗;当有数种药物给予时,要先用刺激性强的药物;注射完毕后局部按压数分钟,以达到止血和预防药液外渗的目的。③ 化疗药液外渗的处理:输注时疑有发生化疗药物外渗,立即停止注入,边回抽边退针,不宜立即拔针;局部使用生理盐水加地塞米松做多处皮下注射,范围须大于渗漏区域,或遵医嘱选用相应的拮抗剂。此外,局部普鲁卡因封闭、冷敷亦有一定的效果。④ 静脉炎的处理:已发生静脉炎的局部血管可用 0.25%普鲁卡因局部封闭,每日 1 次,连续 3 天;疼痛剧烈时用 50%硫酸镁湿敷;肢体肿胀明显、动脉搏动减弱或消失时,必须抬高肢体,必要时做筋膜广泛切开减压;鼓励患者多做肢体活动,以促进血液循环。

(2) 骨髓抑制的防护:化疗期间要遵医嘱定期检查血象,了解化疗效果和骨髓抑制程度。避免应用其他抑制骨髓的药物,并加强贫血、感染和出血的预防、观察和护理。

(3) 消化道反应的防护:恶心、呕吐、食欲减退等消化道反应出现的时间及反应程度与化疗药物的种类有关外,常有较大的个体差异性。化疗期间环境应保持安静、舒适、通风良好;指导患者避免在治疗前后 2 h 内进食;可遵医嘱在治疗前 1~2 h 给予止吐药物,必要时,每6~8 h 重复给药 1 次;给予富含高蛋白、高热量、高维生素、清淡易消化、少渣软食。若患者呕吐频繁,应注意有无水、电解质和酸碱平衡失调。

(4) 口腔护理:指导患者进餐前后、睡前选用生理盐水、复方硼砂溶液等交替漱口,刷牙选用软毛刷;若疑为口腔厌氧菌感染可选用 3%碳酸氢钠溶液、1∶2 000 氯己定溶液;溃疡局部可用 1%~2%碘甘油涂抹,疼痛严重者可加入 2%利多卡因含漱止痛;真菌感染者可选用制霉菌素甘油。一般涂药后 2~3 h 方可进食或饮水。

(5) 肝功能损害的防护:巯嘌呤、甲氨蝶呤、左旋门冬酰胺酶对肝功能有损害作用,用药期间应观察患者有无黄疸,并定期监测肝功能。

(6) 脱发的防护:向患者说明脱发是可逆的,停药后 1~2 月头发可再生。通过头置发带、头部使用海绵持续冷敷及使用冰帽等方法可使局部血流受阻或缓慢,以减少化疗药物对毛囊的抑制和损伤。

(7) 尿酸性肾病的防护:注意化疗期间观察患者尿量、血尿酸水平、尿常规和肾功能等检查结果。鼓励患者多饮水,每天饮水量在 3 000 mL 以上。注射化疗药物后,宜每半小时排尿 1 次,持续 5 h,就寝前排尿 1 次。遵医嘱给予利尿剂并预防性服用别嘌呤醇和碳酸氢钠,以抑制尿酸的生成和碱化尿液,促进尿酸的稀释与排泄。

(8) 鞘内注射化疗药物的护理:协助患者采取头低抱膝侧卧位,推注药物速度宜慢;拔针后嘱患者去枕平卧 4~6 h,注意观察有无头痛、呕吐、发热等化学性脑膜炎症状。

4. 心理护理

(1) 建立良好的护患关系:关爱患者,多与患者沟通,为患者创造一个安全、信任的环境,以减轻患者的痛苦,激发患者的希望和信心。

(2) 根据白血病不同时期患者的心理反应进行针对性护理:① 确立诊断初期,及时给家属心理支持,使家庭成员保持镇静,要求家属暂不如实告诉患者疾病的诊断,视发展情况而定;对已知病情者,护士要对患者进行耐心的倾听、安慰、劝解、支持、疏导和环境调整等,帮助患者接受疾病的事实,增强战胜疾病的信心。② 化疗期,护士应向患者耐心解释化疗的重要性、必要性及化疗中可能出现的不良反应,不断鼓励患者坚持完成化疗,争取患者和家属的主动配合。③ 病情恶化时,应采取保护性医疗制度,不应将疾病的全部真相告诉患者。

(3) 建立社会支持网:家属亲友要给患者物质和精神的支持与鼓励,给患者创造一个安全舒适和愉悦宽松的环境,使患者保持良好的情绪状态。

5. 病情观察　观察患者有无体温升高及与感染引起的败血症表现,如血压下降、脉搏细速、尿量减少等;有无皮肤黏膜出血加重及头痛、意识障碍、瞳孔不等大等颅内出血表现;化疗后注意观察有无头痛、呕吐、脑膜刺激征等中枢神经系统白血病表现。

五、护理评价

(1) 患者能否指出引起出血的危险因素,是否积极采取预防措施,减少或避免了出血。

(2) 患者能否说出预防感染的重要性,是否积极配合,未发生感染。

(3) 患者能否列举化疗的不良反应,是否主动配合治疗,积极采取应对措施。

(4) 患者是否正确对待疾病,悲观情绪是否减轻并渐消除。

(5) 家庭成员是否给予了患者很大的支持和帮助。

【健康教育】

1. 心理疏导　告知患者及家属白血病的病因及进程特点,鼓励患者正确对待,积极配合治疗,树立战胜疾病的信心。

2. 加强防护　指导患者避免接触对骨骼造血系统有损害的理化因素,如电离辐射、亚硝胺类物质、染发剂、油漆等含苯物质、保泰松及其衍生物、氯霉素等药物。

3. 生活指导　指导患者饮食宜富含高蛋白、高热量、高维生素,为清淡、易消化、少渣软食,避免辛辣刺激性食物,多饮水,多食蔬菜、水果,以保持排便通畅。保证充足的休息和睡眠,适当加强健身活动以提高机体的抵抗力。保护皮肤,剪短指甲,避免搔抓而损伤皮肤。沐浴时水温以37~40℃为宜,以防水温过高促进血管扩张,加重皮下出血。勿用牙签剔牙,刷牙用软毛刷;勿用手挖鼻孔,空气干燥时可用薄荷油滴鼻腔。经常检查口腔、咽部有无感染,学会自测体温。

4. 用药指导　向患者说明急性白血病缓解后能坚持定期巩固强化治疗,可延长急性白血病的缓解期和生存期。

5. 自我监测与定期门诊复查血象　指导患者学会对贫血、出血、感染的症状体征和药物不良反应的自我监测,发现出血、发热及骨、关节疼痛要及时去医院检查。

第四节　出血性疾病患者的护理

【疾病概述】

一、概述

出血性疾病是指由于正常的止血机制发生障碍,引起自发性出血或轻微损伤后出血不止的一组疾病。任何原因引起的毛细血管壁异常、血小板数量或功能异常、凝血功能障碍均可引起出血。

（一）分类　出血性疾病根据病因及发病机制可分为以下几类：

1. 血管壁异常

（1）遗传性：① 遗传性毛细血管扩张症。② 家族性单纯性紫癜。③ 先天性结缔组织病等。

（2）获得性：① 感染：如败血症。② 过敏：如过敏性紫癜。③ 化学物质及药物：药物性紫癜。④ 营养因素：如维生素 C 缺乏症。⑤ 代谢及内分泌因素：如糖尿病、Cushing 综合征。⑥ 其他：如结缔组织病、动脉硬化、机械性紫癜、体位性紫癜等。

2. 血小板异常

（1）血小板数量异常：① 血小板生成减少：如再生障碍性贫血、白血病、放疗与化疗后的骨髓抑制。② 血小板破坏过多：发病多与免疫因素有关，如原发性血小板减少性紫癜。③ 血小板消耗过多：如弥散性血管内凝血（DIC）。④ 血小板分布异常：如脾切除术后。

（2）血小板质量异常：① 遗传性：如血小板无力症、巨大血小板综合征、血小板病。② 获得性：由抗血小板药物、感染、尿毒症、异常球蛋白血症等引起。

3. 凝血异常

（1）遗传性：① 各型血友病。② 遗传性凝血酶原缺乏症。③ 遗传性纤维蛋白原缺乏等。

（2）获得性：① 肝病性凝血障碍。② 维生素 K 缺乏症。③ 尿毒症性凝血障碍等。

4. 抗凝及纤维蛋白溶解异常　主要为获得性疾病：如因子Ⅷ抗体、抗凝药物治疗、蛇咬伤等。

5. 复合性止血机制异常

（1）遗传性：血管性血友病。

（2）获得性：DIC。

（二）临床表现

出血性疾病的类型不同，其出血特点也各不相同。常见出血性疾病的临床特点见表6-8。

表 6-8　常见出血性疾病的临床特点

	血管性疾病	血小板性疾病	凝血障碍性疾病
性别	女性多见	女性多见	80%～90%为男性
阳性家族史	较少见	罕见	常见
出血诱因	多为自发性	多为自发性	多为外伤后
出血部位及表现	皮肤紫癜	多为皮肤紫癜、大块瘀斑，内脏出血、眼底出血常见，月经过多	多为血肿、关节腔内出血，内脏出血常见
手术或外伤后渗血不止	少见	可见	多见
疾病过程	短暂、多反复发作	短暂、多反复发作	常为终身性

（三）辅助检查

出血性疾病的辅助检查包括筛选实验、确诊实验和特殊实验，在诊断时先采用一些简单的筛选实验对血管壁异常、血小板异常、凝血功能障碍进行初步归类，然后再做较复杂的确诊性实验（表 6-9）。

表 6-9 出血性疾病的实验室检查

分类	筛选实验	确诊实验
血管性异常	出血时间（BT）、毛细血管脆性试验	毛细血管镜、血 vWF 及 TM 测定等
血小板性异常	血小板计数、血块收缩试验、毛细血管脆性试验、BT	血小板形态、平均体积，血小板黏附试验、血小板聚集试验，血小板释放反应、血小板相关抗体测定等
凝血异常	凝血时间（CT）、活化部分凝血活酶时间（APTT）、凝血酶原时间（PT）、凝血酶原消耗时间（PCT）、凝血酶时间（TT）	凝血因子测定、凝血活酶时间纠正试验、凝血酶原时间纠正试验等
抗凝异常		AT-Ⅲ抗原及活性或凝血酶-抗凝血酶复合物（TAT）测定、PC 及相关因子测定、因子Ⅷ:C 抗体测定等
纤溶异常		鱼精蛋白副凝（3P）试验、血和尿 FDP 测定、D 二聚体测定、纤溶酶原测定、t-PA、纤溶酶原激活物抑制物测定等

出血性疾病的特殊试验包括蛋白结构分析、氨基酸测定、病因分析和免疫病理学检查。

（四）治疗原则

1. 病因治疗　对获得性出血性疾病，必须针对病因，进行积极治疗。防治基础疾病，避免接触和使用可加重出血的物质或药物。

2. 止血治疗　补充血小板或相关凝血因子；针对不同原因选择不同的止血药物；局部压迫止血、必要时固定出血关节以限制活动等。

3. 其他治疗　血浆置换、手术治疗（脾切除、关节成型及置换术）、中医中药等。

二、特发性血小板减少性紫癜

特发性血小板减少性紫癜（idiopathic thrombocytopenic purpura，ITP）是一种因血小板免疫性破坏，导致外周血中血小板减少的出血性疾病，是临床上最常见的一种血小板减少性疾病。临床特征为自发性皮肤黏膜及内脏出血，血小板计数减少及其生存时间缩短，抗血小板抗体的形成，骨髓巨核细胞发育成熟障碍。临床上可分为急性型 ITP 及慢性型 ITP。

（一）病因及发病机制

ITP 病因未明，可能与下列因素有关：

1. 感染　细菌或病毒感染与 ITP 发病有密切关系。研究表明约 80%急性 ITP 发病前 2 周有上呼吸道感染史；慢性 ITP 患者常因感染致病情加重；病毒感染后的 ITP 患者血中可检测到抗病毒抗体或免疫复合物，而且抗体的滴度及免疫复合物的水平与血小板计数及生存时间的长短成负相关。

2. 免疫因素　感染不能直接导致 ITP 发病，免疫因素可能是 ITP 发病的重要原因。大多数的 ITP 患者体内可检测到血小板相关抗体或抗自身血小板抗体。

3. 肝、脾因素　脾是血小板相关抗体和抗血小板抗体产生的主要部位。与抗体结合后的血小板因其表面性状发生了改变，在脾内滞留时间延长，容易被单核-巨噬细胞系统吞噬清除。肝脏对血小板的破坏作用与脾相似。

4. 其他因素　遗传与雌激素可能与 ITP 的发生有关。ITP 多见于育龄期妇女，可能与雌激素水平增高，抑制了血小板生成，并可促进单核-巨噬细胞对与抗体结合的血小板的吞噬作用有关。

（二）临床表现

1. 急性型 ITP　多为儿童。发病前 1～3 周多有上呼吸道病毒感染史，也可在疫苗接种后。起病急骤，常有畏寒、寒战、发热。皮肤、黏膜出血严重，可呈大小不等的瘀点、瘀斑，分布不均，以四肢多见，严重者可有血疱及血肿。当血小板 $<20\times10^9/L$ 时，可出现内脏出血，如呕血、血尿、便血、阴道出血等。颅内出血可导致颅内高压，危及生命，是本病常见死因。出血量过大可致贫血、血压降低甚至休克。

2. 慢性型 ITP　多见于 40 岁以下女性。起病隐袭，出血较轻而局限，易反复发生。可表现为皮肤、黏膜的淤点、淤斑及外伤后止血不易。鼻出血、牙龈出血、月经过多亦常见。部分患者可因感染致病情突然加重，出现广泛而严重的内脏出血。反复发作者可有轻度脾大。急性型与慢性型 ITP 的鉴别见表 6-10。

表 6-10　急性型 ITP 与慢性型 ITP 的鉴别

	急性型	慢性型
性别差异	无	男：女＝1：4
主要发病年龄	多为 2～6 岁小儿	20～40 岁成人
发病前感染史	常有	不常有
起病	急	缓慢
皮肤黏膜出血	广泛而严重	散在，较轻
口腔、舌黏膜血泡	严重时可有	多无
内脏出血	常有	少有
血小板计数	常 $<20\times10^9/L$	$(30\sim80)\times10^9/L$

续表

	急性型	慢性型
嗜酸粒细胞增多	常见	少见
骨髓中巨核细胞	正常或增多，呈幼稚型	正常或明显增多，产血小板巨核细胞减少
病程	2~6周，最长6个月	数月至数年
自发缓解	80%	少见、常反复发作

（三）辅助检查

1. 外周血象　急性型ITP血小板多在$20\times10^9/L$以下，慢性型ITP血小板多在$(30\sim80)\times10^9/L$。出血严重时可伴贫血，白细胞可增高。

2. 骨髓象　急性型ITP巨核细胞数正常或轻度增多，伴成熟障碍，表现为幼稚型，以小型多见；慢性型ITP巨核细胞明显增多。有血小板形成的巨核细胞显著减少。

3. 血小板生存时间　90%以上的ITP患者血小板生存时间明显缩短。

4. 免疫学检查　80%以上的ITP患者PAIg及血小板相关补体C_3(PAC_3)阳性。

（四）治疗原则

1. 一般治疗　急重者应卧床休息，限制活动，防止外伤。避免应用影响血小板数量及功能的药物。

2. 糖皮质激素　为首选药物，近期有效率为80%。常用泼尼松，出血较重者用地塞米松或甲泼尼龙静脉注射。糖皮质激素作用机制有：① 减少PAIg生成及减轻抗原抗体反应；② 抑制单核-巨噬细胞系统对血小板的破坏；③ 改善毛细血管的通透性；④ 刺激骨髓造血及血小板向外周血释放。

3. 脾切除　是ITP的有效疗法之一，多不作为首选疗法。

4. 免疫抑制剂　当以上治疗无效或疗效差，可与糖皮质激素联用以提高疗效。免疫抑制剂一般不做首选药，常用有长春新碱、环磷酰胺、硫唑嘌呤、环孢素等。

5. 其他　输注血小板仅用于有危及生命的出血患者或术前准备。血浆置换术适用于急性重症患者，在短时间内能减少抗血小板抗体。达那唑、氨肽素、中医中药等亦有一定疗效。

三、过敏性紫癜

过敏性紫癜(allergic purpura)是一种常见的血管变态反应性出血性疾病，以皮肤淤点或紫癜、腹痛、关节痛及血尿为主要表现。本病多为自限性，常见于儿童及青少年，男性略多于女性，春秋季发病较多。

（一）病因及发病机制

1. 病因　过敏性紫癜可由多种因素引起。

（1）感染：包括细菌（以β-溶血性链球菌所致上呼吸道感染最常见）、病毒（风疹、水痘、流感病毒）和某些寄生虫感染（钩虫、蛔虫）。

（2）食物：主要有鱼、虾、蟹、蛋、乳等，以动物性食物为常见。

（3）药物：常用的抗生素（青霉素、链霉素、氯霉素、红霉素和头孢菌素）、解热镇痛药（水杨酸类、保太松、吲哚美辛）、阿托品、磺胺类、异烟肼、噻嗪类利尿药等。

2. 发病机制　上述因素引起机体发生变态反应，其释放的各种炎性介质引起广泛的毛细血管炎症，使毛细血管通透性和脆性增加，血液外渗，导致皮肤、黏膜及胃肠道出血、水肿，亦可累及肾脏和关节腔。

（二）临床表现

多数过敏性紫癜患者于发病前1~3周常有全身不适、低热、乏力及上呼吸道感染等前驱症状，随之出现典型临床表现。过敏性紫癜常见临床类型如下。

1. 单纯型（紫癜型）　最常见。主要表现为成批反复出现的皮肤紫癜，呈紫红色，可融合成片或稍高出皮肤表面，常对称性分布，以四肢伸侧及臀部多见，伴皮肤瘙痒，可同时并发皮肤荨麻疹、血管神经性水肿。在数日内紫癜可逐渐变为棕褐色，经7~14 d消退。

2. 腹型（Henoch型）　除皮肤紫癜外，常有腹痛，多呈绞痛，伴恶心、呕吐、腹泻及血便。紫癜发生前，若有腹肌紧张及明显的压痛、肠鸣音亢进而易误诊为外科急腹症。幼儿可因肠壁水肿、蠕动增强等而致肠套叠。

3. 关节型　除皮肤紫癜外，因关节部位血管受累，出现反复发作的游走性关节肿胀、疼痛。多见于膝、踝、肘及腕关节，可伴红、肿及功能障碍。关节症状一般在数月内消失，不留后遗症。

4. 肾型　此型最严重，发生率高达12%~40%。多在紫癜发生后1周出现蛋白尿、血尿、管型尿。多数患者在3~4周内恢复，也有反复发作迁延数月者。少数患者可发展为慢性肾炎或肾病综合征，可伴有高血压、尿少、水肿，甚至发生尿毒症。

5. 混合型　具备两种以上类型的特点，称混合型。

除以上常见类型外，少数患者还可因病变累及眼部、脑及脑膜血管，而出现视神经萎缩、虹膜炎、视网膜出血及水肿、中枢神经系统相关症状、体征等。

（三）辅助检查

半数以上患者束臂试验阳性，血小板计数、出血时间及凝血各项试验均正常。肾型或混合型者可有血尿、蛋白尿、管型尿。白细胞计数多正常，可伴嗜酸粒细胞增高。

（四）治疗原则

1. 病因防治　寻找并去除致病因素，如消除感染病灶，驱除肠道寄生虫，避免再次使用致敏的药物及食物等。

2. 一般治疗　可选用抗组胺药，如盐酸异丙嗪、阿司咪唑、氯苯那敏（扑尔敏）及静脉注射钙剂等；给予增加血管壁抵抗力、降低通透性和脆性的药物，如大剂量的维生素C（5~10 g/d静脉注射，持续5~7 d）、曲克芦丁等。

3. 糖皮质激素　常用泼尼松 30 mg/d，顿服或分次口服，疗程不超过 30 d，对腹型和关节型疗效较好，对肾型疗效不明显，肾型患者可酌情延长服药时间。重者可用氢化可的松或地塞米松静脉注射，症状减轻后改为口服。

4. 其他治疗　腹痛剧烈者可用解痛剂，如阿托品。肾型或糖皮质激素疗效不佳者可用免疫抑制剂环磷酰胺或硫唑嘌呤治疗。近年来用双嘧达莫、转移因子加泼尼松等治疗取得了显著疗效。

四、血友病

血友病（hemophilia）是一组因遗传性凝血活酶生成障碍引起的出血性疾病。包括血友病 A、血友病 B 及遗传性凝血因子Ⅺ缺乏症，其主要表现为自发性或轻微外伤后出血不止、血肿形成及关节出血，常有阳性家族史及幼年发病等特征。血友病的社会发病率为（5～10）/10 万，婴儿发生率约 1/5 000。血友病 A、血友病 B 及遗传性凝血因子Ⅺ缺乏发病率的比较为 16∶3∶1，我国以血友病 A 最为常见。

（一）病因及发病机制

血友病 A、血友病 B 为 X 连锁隐性遗传，男性发病，女性遗传。遗传性凝血因子Ⅺ缺乏症为常染色体隐性遗传性疾病，男女均可发病及遗传疾病。

（二）临床表现

1. 出血　是主要临床表现，为自发性出血或轻微外伤后出现延迟、持续而缓慢的渗血，以血友病 A 出血最重，遗传性凝血因子Ⅺ缺乏症则较轻。其特征为：出血部位常为软组织或深部肌肉，关节腔出血亦较见，多伴局部血肿形成。负重关节反复出血最终可致关节肿胀、僵硬、畸形及功能丧失。重症患者可发生内脏出血，甚至颅内出血，是患者死亡的主要病因。

2. 血肿压迫表现　血肿使周围神经受压而致局部疼痛、麻木及肌肉萎缩；喉及颈部软组织出血可致呼吸困难甚至窒息。

（三）辅助检查

出血时间、血小板计数及形态、凝血酶原时间（PT）、凝血时间（TT）均正常。活化部分凝血活酶时间延长，凝血因子活性降低，凝血酶原消耗不良，通过凝血活酶生成实验及纠正实验可确定血友病的类型。

（四）治疗原则

1. 一般治疗　包括局部压迫、放置冰袋，可用血浆、巴曲酶、止血海绵等。因肌肉出血常为自限性，故不主张进行深部穿刺，以防感染。

2. 补充凝血因子　是防治出血最主要的措施。主要制剂有新鲜全血、新鲜血浆、冷冻血浆、凝血酶原复合物等。凝血因子的补充一般可采取下列公式计算：

首次输入凝血因子剂量（IU）= 体重（kg）×所需提高的活性水平（%）/2

3. 其他治疗　去氨加压素可用于轻症血友病患者。达那唑对轻、中型者疗效较好。糖皮质激素通过改善血管通透性及减少抗因子Ⅷ:C 抗体的产生而发挥作用,对反复接受因子FⅧ:C 输注治疗而疗效差的患者效果较好。抗纤溶药物可通过保护已形成的纤维蛋白凝块不被溶解而发挥止血作用。

【患者护理】

一、护理评估

1. 健康史

(1) 病因、诱因:发生皮肤黏膜出血前 2 周有无急性病毒性上呼吸道感染;有无因外伤或小手术、肢体碰撞后出血不止;既往体质如何,有无食物或药物过敏史等。

(2) 既往史及现病史:仔细询问患者既往有无食物或药物接触史;询问患者有关检查结果、治疗用药及其疗效等情况。

(3) 个人史:询问患者的职业情况、饮食习惯、工作环境如何。同时还需了解患者的家族中是否有类似疾病者。

2. 身体评估

(1) 症状评估:有无自发性皮肤黏膜淤点、淤斑、牙龈出血、呕血、便血、月经过多等表现;有无皮肤淤点、淤斑呈对称性分布伴腹痛、关节痛或血尿;有无肝脾肿大等征象。

(2) 体征评估:有无因自发性出血或轻微损伤后出现局部延迟性缓慢渗血;有无皮下及肌肉软组织出血、关节腔内出血;有无血肿压迫等表现。

3. 心理社会状况

(1) 询问患者及家属,是否因病情易反复,治疗效果改善不明显,而有焦虑不安、悲观等负性情绪的心理反应。

(2) 患病对工作、交际和家庭生活带来的影响,是否影响个人能力的发挥,自我评价是否改变。

(3) 对治疗护理的要求。

(4) 对预后的信心。

(5) 患者的认识及重视程度,家庭应对能力,能否为患者提供照顾。

(6) 社区卫生服务机构能否为患者提供服务。

4. 辅助检查　外周血象、骨髓象、出血时间、血小板计数及形态、凝血酶原时间(PT)、凝血时间(TT)及束臂试验是否异常。

病例:患者,男性,13 岁,全身皮肤散在出血点 5 天,出血点以四肢伸侧及臀部多见,两侧分布基本对称,余无异常。血常规示血小板计数、出血时间无异常改变。经仔细询问患者,发现患者 1 周前因"感冒"服用过解热镇痛药。医生诊断为"过敏性紫癜"。

请思考:1. 该患者可采用哪些方法治疗?

2. 写出该患者的护理诊断及护理措施。

二、护理诊断及合作性问题

1. 有出血的危险　与血小板减少、血管壁的通透性及脆性增加、凝血因子缺乏有关。
2. 有感染的危险　与糖皮质激素治疗及免疫抑制剂治疗有关。
3. 急性疼痛　与腹型或关节型过敏性紫癜有关。
4. 恐惧　与血小板减少,随时有出血的危险有关。
5. 有废用综合征的危险　与反复关节腔出血有关

三、护理目标

(1) 出血减少或停止。
(2) 不发生感染或感染得到控制。
(3) 腹痛、关节痛减轻或消失。
(4) 减轻或消除对出血产生的恐惧。

四、护理措施

1. 一般护理

(1) 休息:指导患者注意休息,避免剧烈运动及外伤,急性出血期间应绝对卧床休息,慢性型患者可适当运动,但当血小板<20×10^9/L 时不要做较强体力活动。

(2) 饮食护理:给予营养丰富、清淡的少渣软食,避免粗硬食物,保持大便通畅。对患者食用后曾发生过敏的食物,如鸡蛋、牛奶、鱼、虾、蟹及其他海产品等应绝对禁忌,过敏体质者应避免食用。

2. 出血的预防及护理

(1) 皮肤出血的预防及护理:保持床单平整,被褥、衣裤轻软,避免皮肤摩擦、划伤、挤压。保持皮肤清洁,定期洗澡,防止用力揉搓,擦洗时使用刺激性小的肥皂。勤剪指甲,以免抓伤皮肤。有出血倾向者尽量减少注射,避免用力拍打及揉擦皮肤,尽量缩短压脉带的使用时间。注射或穿刺时应快速、准确,并严格执行无菌操作,拔针后局部加压时间宜适当延长,并观察有无渗血情况。注意穿刺或注射部位应交替使用,以防局部血肿形成。发生出血时,应定期检查出血部位,注意出血点、淤点、淤斑的消长情况。

(2) 鼻出血的预防及护理:① 保持室内相对湿度在 50%~60%,防止鼻黏膜干燥而出血,可用棉签蘸少许液状石蜡或抗生素软膏轻轻涂擦,每日 3~4 次。② 防止鼻部外伤,忌用手抠鼻痂、用力擤鼻、外力撞击鼻部,以防止鼻腔压力增大促使毛细血管扩张,渗血增多。③ 少量出血可用棉球或明胶海绵填塞,无效者可用 1∶1 000 肾上腺素棉球填塞,并局部冷敷。④ 出血严重时,尤其是后鼻腔出血可用凡士林油纱条做后鼻腔填塞术,术后定时用无菌液状石蜡滴入,以保持黏膜湿润,术后 3 天可轻轻取出或更换油纱条再填塞。⑤ 患者常被迫张口呼吸,应加强口腔护理,保持口腔湿润,同时注意鼻周皮肤颜色、血液循环情况,预防感染发生。⑥ 对血友病患者的鼻出血,可用吸引器将血吸出,并作好气管插管或气管切开的急救护理。

(3) 口腔、牙龈出血的预防及护理:指导患者用软毛牙刷刷牙,忌用牙签剔牙,鼓励患者进食清淡、少渣软食,尽量避免食用油炸食品或质硬的水果,以防止牙龈和口腔黏膜损伤;保持口腔清洁,进餐前后和睡前用氯己定或口灵、生理盐水漱口。牙龈渗血时,可用肾上腺素棉球或明胶海绵片贴敷牙龈,及时用生理盐水或1%过氧化氢清除口腔内陈旧血块,以避免引起口臭而影响患者的食欲引发感染。

(4) 关节腔出血或深部组织血肿的预防及护理:评估关节有无压痛、关节外形及功能有无异常。一旦出血,立即停止活动,卧床休息,抬高患肢并固定于功能位。出血早期局部用冰袋冷敷,可采取绷带压迫止血,并测量血肿范围。当出血停止后,应改为热敷,以利于淤血消散。关节应减少活动量,避免过度负重和易致创伤的运动。制定科学合理的病变关节康复训练是预防关节废用的重要措施。

(5) 内脏出血的护理:注意出血的量及出血部位,密切监测血压变化;消化道小量出血者,可进食温凉的流质饮食;大量出血应禁食,迅速建立静脉输液通道,作好配血和输血的准备,以保证液体、止血药物和血液制品的输入。准确记录出入量。

(6) 眼底及颅内出血的护理:眼底出血时患者视物模糊,嘱咐患者避免用力揉擦眼睛,应卧床休息、减少活动,保持镇静,以免再出血。若患者突然出现头晕、头痛、喷射性呕吐、甚至昏迷,提示颅内出血的可能,应立即通知医生,做好抢救的准备:① 立即去枕平卧、头偏向一侧,保持呼吸道通畅。② 立即吸氧,以改善脑组织细胞缺血缺氧,头部置冰袋或冰帽,降低脑细胞的耗氧量。③ 迅速建立静脉通路,按医嘱应用20%甘露醇、50%葡萄糖液、地塞米松等以降低颅内压,合理使用止血、止痛、镇静药物。④ 观察并记录患者的生命体征、意识状态及瞳孔变化。

(7) 疼痛的护理:置患者于安静舒适的环境,减少因周围环境刺激产生焦虑而加重疼痛。必要时遵医嘱皮下注射阿托品以缓解疼痛。关节型患者应保护患病部位,避免外伤,将受累关节放在合适位置,尽量减少活动,以减轻疼痛。

3. 用药护理　正确执行医嘱,用药期间定期检查血压、尿糖、血象等,发现不良反应,及时配合医生处理。糖皮质激素为本病的首选药物,向患者说明长期服用可出现合并感染、高血压、糖尿病、Cushing综合征等副作用,尤其应注意预防感染。长春新碱可引起骨髓造血功能抑制、末梢神经炎;环磷酰胺可致出血性膀胱炎;大剂量免疫球蛋白静脉注射时,应减慢滴速以防止恶心、头痛、出汗、肌肉痉挛、发热等副作用的发生;嘱患者多饮水,注意观察小便量及色的变化。

4. 心理护理　减轻或消除对出血产生的恐惧。患者出现急性出血时,避免情绪紧张和波动,给予安慰和心理支持。

5. 病情观察

(1) 注意观察出血部位和出血量:注意有无内脏出血。当血小板$<20\times10^9$/L时,严密观察生命体征及神志变化,患者出现头痛、呕吐、视力模糊、意识障碍等颅内出血征兆,应立即与医生联系。

(2) 腹型患者的病情观察:应评估腹痛患者疼痛的性质、部位、程度以及持续时间,有无伴随症状,注意观察有无局限性或弥漫性压痛、有无肠鸣音减弱或消失。

(3) 关节型患者的病情观察:注意观察关节局部肿、热、痛情况。

五、护理评价

(1) 患者是否发生出血或出血时能被及时发现并有效处理。

(2) 患者是否发生感染或感染得到控制。

(3) 患者是否能避免接触过敏性食物或药物。

(4) 情绪是否稳定,能积极配合治疗。

(5) 有无并发症发生,若发生,能否及时发现并配合医生处理。

(6) 患者是否了解疾病的有关知识,并能积极配合。

(7) 家庭成员是否给予了患者很大的支持和帮助。

【健康教育】

(1) 告知患者及家属了解疾病的病因、主要表现及治疗,鼓励患者正确对待,积极配合治疗,树立战胜疾病的信心。

(2) 指导患者学会自我调整,协调好活动和休息。避免剧烈运动及外伤,当血小板 $<20\times10^9/L$ 时不要做较强体力活动。

(3) 告诉患者坚持按医嘱服药的重要性,详细介绍所用药物的名称、用法、疗效及副作用。避免使用致敏的食物及药物。应积极寻找过敏原,花粉季节,过敏体质者宜减少外出,外出时应戴口罩。

(4) 为减少本病的遗传,重视婚前、产前检查。

(5) 自我病情监测:指导患者学会对皮肤黏膜出血、轻微外伤后伤口渗血等情况的自我监测,一旦出现头痛、呕吐、视力模糊、意识障碍、黑便与便血、血尿、阴道出血等内脏出血的表现,应及时就医。

(6) 定期门诊复查,以便了解病情变化时及时就医。

第五节 血液系统疾病常用诊疗技术及护理

一、骨髓穿刺术

骨髓穿刺术(bone marrow puncture)是采取骨髓液的一种常用诊疗技术。

(一) 目的

抽取骨髓液,涂片做骨髓细胞形态学、寄生虫和细菌学检查以协助诊断血液系统疾病、某些传染病和寄生虫病;通过了解骨髓造血情况,为化疗和免疫抑制剂的使用提供参考依据;采集较大数量的骨髓液可作骨髓移植。

(二) 适应证

协助诊断各种贫血、造血系统肿瘤、血小板或粒细胞减少症、疟疾或黑热病;骨髓给药或骨髓移植。

（三）护理措施

1. 术前准备

（1）用物准备：常规消毒治疗盘、无菌骨髓穿刺包（含骨髓穿刺针、10 mL 或 20 mL 无菌注射器、7 号针头，孔巾、纱布等）、棉签、2%利多卡因（规格 2 mL）、无菌手套、玻片、培养基、酒精灯、火柴、胶布等。

（2）患者准备

1）解释：向患者解释穿刺的目的、意义、操作过程及注意事项，消除患者紧张顾虑的情绪，取得患者配合。

2）术前检查：术前需检查出血及凝血时间。普鲁卡因做局部麻醉前，患者需做皮试。

3）体位准备：根据不同的穿刺点协助患者采取适当的体位，于胸骨、髂前上棘作穿刺者取侧卧位，胸骨穿刺者还需在背后垫枕头；于髂后上棘穿刺者取侧卧位或俯卧位；于腰椎棘突穿刺者，患者取坐位，尽量弯腰，头俯屈于胸前使棘突暴露。

2. 术后护理

（1）术后平卧休息 4 h。

（2）注意观察穿刺部位有无出血，若发现有渗血，应及时更换无菌纱布，进行加压止血。

（3）注意保护伤口，穿刺当天勿淋浴，避免感染。

二、成分输血术

成分输血（blood compoment transfusion）是指运用物理化学方法，将全血中的各种有效成分进行分离，制备成各种高浓度、高纯度的制剂，根据患者病情，有选择性的输注所需要的成分，能最大限度地减少发热、过敏等输血反应及血源性疾病传播的发生，且治疗针对性强、疗效好并能节约大量血液资源，现已成为临床治疗中的一种重要手段。

（一）目的

选择性的输注各类血浆制品以补充血容量：输用浓缩红细胞、少白细胞的红细胞等以补充携氧能力；输用浓缩血小板、浓缩第Ⅷ因子、纤维蛋白原、凝血酶原复合物等以补充凝血因子，纠正出血；输用浓缩白细胞、转移因子、干扰素、丙种球蛋白等，可纠正免疫机能不全，提高机体抵抗力。

（二）常用成分血制剂

1. 红细胞制剂

（1）浓缩红细胞（RCC）：从全血中去除大部分血浆后，所剩余的部分即为浓缩红细胞。适用于各种慢性贫血；心、肝、肾功能不全的患者输血；外科手术前后输血；小儿、老年人输血。但该制品由于黏滞度大，输注不够顺畅，现已逐渐被悬浮红细胞所替代。

（2）悬浮红细胞（CRCs）：用全血离心的方法将大部分（90%）血浆移去，使残余在悬浮红细胞中的血浆及全血保存液成分更少，并加入适量红细胞添加剂后制成，即为悬浮红细胞。适用于血容量正常的慢性贫血者；外伤或手术引起的急性失血者；心、肾、肝功能不全者；儿童慢性贫血及妊娠期并发贫血者等，是目前国内临床应用最广泛的一种红细胞制品。

（3）少白细胞的红细胞（LPRC）：是指用静置沉淀、离心、过滤法等去除70%以上白细胞的浓缩红细胞。适用于反复输血及产生白细胞抗体，引起发热等输血不良反应的患者；计划要进行骨髓移植或器官移植的患者。

（4）洗涤红细胞（WRBC）：通过无菌操作，用生理盐水将浓缩红细胞洗涤3~5次，去除98%的血浆蛋白和85%以上的白细胞和血小板，再加生理盐水配成70%左右的洗涤红细胞。适用于有输血过敏史、温抗体自身免疫性溶血性贫血（AIHA）和阵发性睡眠性血红蛋白尿症（PNA）、高血钾及肝肾功能障碍者。

（5）冰冻红细胞：将去除血浆的红细胞加甘油后，置于低温（-80℃以下）保存，使用时再行解冻，去甘油后方可使用的制剂。适应证同CRCs、WRBC；稀有血型和自身红细胞的长期保存。

（6）年轻红细胞：含有较多的网织红细胞，适用于慢性长期需要输血的患者，尤其严重型地中海贫血；重型珠蛋白生成障碍性贫血患者。

2. 血小板制剂　包括浓缩血小板（用离心方法从每袋全血中分离出血小板）和单采血小板（用血细胞分离机采集来自同一个献血者的血小板）。适用于各种原因所致的血小板计数 $<20\times10^9/L$，伴严重出血者。

3. 粒细胞制剂　因粒细胞输注疗效不确定，且输血反应严重，近年已很少应用。适用于中性粒细胞绝对值 $<0.5\times10^9/L$，伴有明显的细菌感染、抗生素治疗48 h无效者。

4. 血浆制剂

（1）新鲜冰冻血浆：是采血后6 h内离心、分离，并迅速在-30℃以下冰冻成块，即为新鲜冰冻血浆，于-20℃条件下保存。适用于扩充血容量，多种凝血因子缺乏的补充、烧伤和治疗性血浆置换等。

（2）普通冰冻血浆：是全血在保存期以内或过期5 d以内经自然沉降或离心后分出的血浆，立即放入-30℃以下保存，即为普通冰冻血浆。适用于补充稳定的凝血因子的治疗。

（3）冷沉淀：是指将新鲜冰冻血浆置于4℃水浴条件下，出现不融解的白色沉淀物。适用于血友病A、先天性或获得性纤维蛋白原缺乏症等。

（4）凝血酶原复合物：是一种促进血液凝固的血浆蛋白制剂，含凝血因子Ⅱ、Ⅶ、Ⅸ及Ⅹ。适用于血友病B及肝病和肝病所致凝血功能障碍的治疗。

（5）FⅧ浓缩剂：含凝血因子Ⅷ和部分纤维蛋白原，适用于血友病甲的治疗。

5. 蛋白制剂

（1）血浆白蛋白：主要适用于补充血管内或血管外白蛋白缺乏，扩充血容量。如低血容量休克、低蛋白血症、烧伤等患者。

（2）人类免疫球蛋白：包括正常人免疫球蛋白、静脉注射免疫球蛋白和特异性免疫球蛋白。适用于低丙种球蛋白血症、病毒性肝炎、麻疹、破伤风、狂犬病等疾病的预防或治疗。

（三）护理措施

1. 红细胞输注

（1）剂量：贫血患者一般每2周可输注红细胞200~400 mL，在2~4 h内输完，输注速度不宜过快，一般速度成人为 1~3 mL/(kg·h)。

（2）方法：① 红细胞输注前要将血袋反复颠倒数次，直到紧密的红细胞混匀才能输注；② 使用双头输血器，其中一头连接红细胞袋，另一头连接生理盐水瓶；③ 滤网应竖直安装；④ 选用较粗的针头静脉注射。⑤ 若出现滴速不畅，可将少量的生理盐水通过双头输血器的 Y 型管移入袋内加以稀释并混匀，需在 24 h 内输注完毕。

（3）注意事项：① 根据病情选择合适的红细胞制剂，多次发生输血反应者，宜输注少白细胞的红细胞或洗涤红细胞。② 严格执行输血操作制度，输注前要认真反复核对原血单、床号、姓名、血型、Rh 因子、血量及血液成分等；若受血者意识清晰，应在输注前向受血者确认所输成分血的血型标志，防止错误的发生。③ 使用标准输血过滤器，血液从血库取出应即输注，应避免放置过久或加温输入，室温放置不超过 30 min。④ 洗涤红细胞因洗涤血袋开放，为避免操作污染，应于制备后 4~6 h 内输注完毕。⑤ 为减少输血反应，输血前 30 min 遵医嘱给予异丙嗪 25 mg 肌内注射或地塞米松 10 mg 静脉注射，输入同型非同一供血者血液时，两袋血液之间应以生理盐水冲洗静脉管道，且严禁向血液中加入任何药物。⑥ 当患者贫血严重累及心脏时（贫血性心脏病），每次输注量以 100 mL 为宜，调整滴速，速度宜慢，每分钟 10~15 滴。

（4）密切观察输血反应：输血初期 10~15 min 或开始输注的 30~50 mL 血液时，要密切观察患者有无不良反应。一旦发生输血反应，应立即减慢或停止输血，保留输血用具，保持静脉通畅并更换为生理盐水输注，及时通知医生进行处理。

2. 浓缩血小板输注及其护理

（1）剂量：对各类需输注血小板的患者，开始剂量应至少输注 1 袋单采血小板，每周 2 次。一般出血停止、血小板上升数日后，即可停输。

（2）方法：① 用有滤网的标准输血器，在血小板分离后尽快输给患者，输注前和输注中，轻轻摇动血袋使血小板悬浮，防止血小板凝集。② 输注的速度以患者可耐受的最快速度为好，以便迅速达到止血高峰。③ 多袋使用时，应汇总一个袋内使用；④ 若用冷冻血小板宜在 10 min 内融化，解冻后立即输给患者。

（3）注意事项：① 严格无菌操作。② 最佳保存温度是 20~24℃，pH 应在 6.0~7.4，否则输注后回升率低，存活期短。③ 因反复多次输注可产生同种免疫，导致输注无效，故应严格掌握指征，最好做到 ABO、Rh 血型相同，可不做交叉配血，必要时可用 ABO 不合、而 Rh 阴性者，尽量不用 Rh 阳性的血小板，有条件者可选用 HLA 相配合的单一供者血小板。④ 由于免疫因素或其他因素（异常蛋白血症）使输入的血小板破坏，从而使血小板输注无效。

3. 粒细胞输注及其护理

（1）剂量：一般认为每日至少应输注$(1.5\sim3.0)\times10^9$/L 粒细胞，连续输注 4~6 d，直至感染消失、骨髓功能恢复为止。

（2）方法：输注时，应将粒细胞制剂悬浮于 300~500 mL 血浆中，用有过滤装置的输血器缓慢静脉输注，1~2 h 内输完。

（3）注意事项：① 粒细胞输注时，除常规做红细胞配型外，为减少非溶血性发热反应、巨细胞病毒感染、移植物抗宿主病、同种免疫等不良反应，应同时做 HLA 配型，并密切观察输注后反应，严格掌握输注指征。② 粒细胞输注一旦开始，就必须每日输注 1 次，连续 4~7 d，剂量应给足(每次输注的粒细胞数量需>1×10^9 个),按 400 mL 全血为 1 U 分离的白细胞计算,需 5 U以上,故很难提供如此大数目的粒细胞,且费用高。③ 输注粒细胞无预防性保护作用,故不宜用于预防性粒细胞输注。

(4) 临床疗效的观察:主要是观察体温是否下降,感染是否控制,而不是观察输注后粒细胞计数的绝对值是否增加,因为粒细胞输注后很快离开血循环,在肺部积聚,以后重新分布于肝及脾脏,感染时粒细胞常移至炎症部位,故不能以外周血粒细胞数评价疗效。

4. 血浆输注及其护理

(1) 剂量:① 新鲜冰冻血浆首次剂量通常为 10 mL/kg,一次最大安全量为 10~15 mL/kg,维持剂量为 5 mL/kg,输注速度为 5~10 mL/min;② 冷沉淀、Frill 浓缩剂、凝血酶原复合物浓缩剂(PCC)等,其剂量根据凝血因子缺乏的程度、有无并发症及外科手术大小而异。

(2) 方法:① 新鲜冰冻血浆于输注前 10 min 内在 37℃ 水浴中融化,6 h 内输完;② 冷沉淀融化后宜尽早用输血器以患者可以耐受的速度尽快输注,室温存放不宜超过 6 h。

(3) 注意事项:① 供、受血者 ABO 血型相合。② 新鲜冰冻血浆不应作扩充血容量使用。③ 对 IgA 缺乏,且血中存在有抗 IgA 抗体的患者禁用血浆或含血浆制品。④ 在应用凝血酶原复合物时,禁止使用纤溶抑制剂,如氨基乙酸等,以免发生血栓性栓塞。⑤ DIC 或纤维蛋白溶解症患者禁用凝血酶原复合物。

5. 蛋白制剂输注及其护理

(1) 剂量:成人每次剂量 4~10 g。当患者血容量正常或轻度减少时,50%白蛋白的输注速度是 2~4 mL/min,而 25%白蛋白输注速度为 1 mL/min。儿童的输注速度是成人的 1/4~1/2。

(2) 方法:单独静脉滴注或用生理盐水稀释后静脉滴注。

(3) 注意事项:① 不能与氨基酸混合输注,也不宜与其他任何液体或药品混合输注。② 白蛋白溶液不宜用作静脉内补充营养,也不宜用于代偿期肝硬化患者和肾病综合征患者。

三、造血干细胞移植术

造血干细胞移植(hemopoietic stemcell transplantation,HSCT)是指对患者进行全身照射、化疗和免疫抑制剂预处理后,将正常供体或自体的造血干细胞经静脉输注给患者,以重建正常造血和免疫功能。造血干细胞移植分为两类,根据造血干细胞的来源,可分为异体 HSCT 和自体 HSCT;根据造血干细胞采集部位,可分为骨髓移植(bone marrow transplantation,BMT)、外周血干细胞移植(peripheral blood stemcell transplantation,PBSCT)和脐血移植(cord blood transplantation,CBT)。其中 PBSCT 因造血及免疫功能恢复较快,且手术方便、安全,不需要采髓术,供者更容易接受等优点为目前临床上最常用的方法之一。

(一) 目的

造血干细胞移植术可重建受者的正常造血和免疫功能,达到长期生存的目的,避免了长期化疗给患者带来的生活质量下降的影响和继发性耐药,也是目前治疗白血病最为有效的方法。

（二）适应证

1. 恶性造血系统疾病　急性髓细胞白血病（AML）和急性淋巴细胞性白血病（ALL）均可采用异体和自体移植；慢性粒细胞白血病（CML）、慢性淋巴细胞白血病（CLL）和骨髓增生异常综合征（MDS）多采用异体移植；淋巴瘤和多发性骨髓瘤多采用自体移植，也可进行异体移植。

2. 恶性非造血系统疾病　神经母细胞瘤、小细胞肺癌、乳腺癌、卵巢癌等实体瘤对放、化疗敏感者也可考虑做自体移植。

3. 非恶性疾病　有资料表明重型再生障碍性贫血实施异体造血干细胞移植后无病生存率高。对年龄<40 岁的重或极重型再障且 HLA 相合同胞者，宜首选采用 HSCT。一部分骨髓增生异常综合征的患者可因此获得根治，尤以早期治疗的年轻患者取得的疗效最好。此外，先天性造血异常症、先天性骨髓异常症，阵发性睡眠性血红蛋白尿，骨髓纤维化性疾病及系统性自身免疫性疾病等，都可通过 HSCT 使症状减轻、病情发展得以控制。

（三）护理措施

1. 做好异体供者的心理护理　通过详细地讲解提取骨髓或外周血干细胞的全过程，并对可能出现的并发症及预防处理的方法等给予解释和指导，使异体供者的安全感和信任感得以提升，从而降低或消除疑虑、恐惧感。

2. 患者进入无菌层流室前的准备

（1）无菌层流室的准备：将造血干细胞移植患者安置于 100 级空气层流洁净室内进行严密的保护性隔离。洁净室内一切用物需经清洁、消毒、灭菌处理。室内不同空间采样行空气细菌学监测，合格后方可进患者。

（2）患者准备

1）心理护理：向患者解释造血干细胞移植的目的、必要性、采集的方法、可能出现的并发症以及预防并发症的措施，鼓励患者树立信心，减少紧张及孤独感。

2）全面检查：心、肺、肝和肾功能以及人类巨细胞病毒检查，异体移植患者还需做组织配型、ABO 血型配型等；发现感染或者带菌情况应该积极治疗，彻底清除慢性和潜在的感染病灶，如龋齿、疖肿、痔疮等。

3）肠道及皮肤准备：于入室前 3 天开始服用肠道不易吸收的抗生素进行肠道消毒，进无菌饮食。入室前 1~2 天剪指（趾）甲、剃毛发。入室当天清洁灌肠，淋浴后用 1∶2 000 氯己定药液药浴 30 min，再给予眼、外耳道、口腔和脐部清洁后，更换无菌衣裤、拖鞋进入无菌室。即时针对患者皮肤进行多个部位（尤其是皱褶处）的细菌培养，以做移植前对照。

4）预处理：造血干细胞移植前，受者需要常规接受一个疗程超剂量的化疗和（或）全身放射线照射，称为“预处理”。其目的是杀灭肿瘤或白血病细胞，抑制受者体内免疫细胞，使移植的造血干细胞得以存活。为防止出血性膀胱炎和尿酸性肾病，输液量要充分，并鼓励患者多饮水。

5）静脉置管：移植前 1 日行颈外静脉或锁骨下静脉置管术，备用。

3. 患者进入无菌层流室后的护理　患者经预处理后，全血细胞明显减少，免疫功能下降，极易发生严重的感染、出血，而层流室无灭菌功能，必须加强环境的保护及消毒隔离措施，最大限度地减少外源性感染。

（1）无菌环境和物品的消毒：医护人员入室前应淋浴，更换清洁衣服。按无菌操作要求穿无菌手术衣、裤，戴无菌帽子、口罩，更换无菌拖鞋进入风淋室，经风淋 1~2 min 后进入无菌层流室。每进入 1 间室更换 1 次拖鞋。入室一般 1 次不超过 2 人，患呼吸道疾病者不能入室；对病室和物品应严格消毒，定期物体表面细菌监测、空气采样培养，每周 1 次。

（2）患者的护理

1）生活护理：各种食物需微波炉或高压蒸汽消毒后食用；食可削皮的水果，食前用 0.5% 氯己定液浸泡 30 min 后再削皮食用。每天 3~4 次口腔护理，每天 2~3 次庆大霉素或卡那霉素眼药水滴眼。每日 2 次 0.2% 氯己定液或 0.05% 碘伏擦拭外耳道、鼻前庭。便后、睡前用 1∶5 000 高锰酸钾液坐浴，保持肛周及外阴部清洁，女性患者月经期间增加外阴冲洗次数。

2）密切观察病情变化：认真监测患者生命体征，注意口腔黏膜有无变化，皮肤黏膜及脏器有无出血倾向，有无并发症表现，准确记录 24 h 出入量。

3）用药护理：进入无菌室后患者继续口服肠道不吸收抗生素，药物需用紫外线消毒后服用（每片每面各照射 15~30 min）。

4）静脉导管的护理：严格执行无菌操作，保持局部清洁干燥，每天换药，避免局部感染。输液完毕用肝素 30~100 U/mL 封管，导管接头用酒精消毒，无菌纱布包裹并固定牢固以防脱出。

4. 造血干细胞输注的护理

（1）骨髓输注的护理

1）异体骨髓输注：异体骨髓在患者进行预处理后再采集供者的骨髓，骨髓悬液一经取回，应尽快输入。每袋骨髓输前倒挂 30 min，并应用抗过敏药物，输注时用无滤网的输液器由中心静脉导管输入，速度要慢，观察 15~20 min 无反应再调整滴速，约 100 滴/min，一般要求 30 min 内将 300 mL 骨髓输完，余少量（约 5 mL）骨髓弃去，以防发生脂肪栓塞。同时经另外一条静脉输入适量的鱼精蛋白，以中和骨髓中的大量肝素。在输注骨髓的过程中，应密切观察患者的生命体征，注意有无皮疹、酱油色尿、腰部不适等溶血现象。发现后应立即停止输入，并配合医生做好救治工作。

2）自体骨髓的回输：自体骨髓液在患者进行预处理前采集，采集后加入保护液放入 4℃ 冰箱内保存，一般于 72 h 内待预处理结束后，提前取出于室温下放置 0.5~1 h，再回输给患者。方法同异体骨髓输入。

（2）外周血造血干细胞输注的护理

1）自体外周血造血干细胞的回输：回输前 15~20 min 应用抗过敏药，先将冷冻的造血干细胞在床旁以 38.5~40℃ 恒温水进行复温融化，然后立即用无过滤网输液器从静脉导管输入，同时另一条静脉通路输等量鱼精蛋白以中和肝素。回输中为防止血红蛋白尿，需同时静滴 5% 碳酸氢钠和生理盐水、呋塞米和甘露醇，维持足够的尿量，直至血红蛋白尿消失。在患者能够耐受的情况下，1 袋 PBSC 应在 15 min 内输完，回输 2 袋 PBSC 之间用生理盐水清洗输血管道。

2）异体外周血造血干细胞输注：方法同自体外周血造血干细胞的回输，但输注前先将造血干细胞 50~100 mL 加生理盐水稀释到 200 mL。

3）脐带血造血干细胞输注的护理：脐带血回输量较少，一般为 100 mL 左右，在输注过程中防止出现漏液现象，多采用手推注或微量泵推注。密切观察患者的心率变化，随时调整推注速度。

5. 移植后并发症的观察和护理

（1）感染的预防和护理：感染是最常见的并发症之一，因移植前预处理使机体免疫力极度低下；骨髓移植中使用免疫抑制剂降低了移植物抗宿主反应的强度，但也进一步抑制了免疫系统对入侵微生物的识别和杀伤的功能。因此，骨髓移植患者必须严格执行消毒隔离制度，认真观察病情变化并详细记录。

（2）出血的预防和护理：骨髓移植后血小板减少，如血小板 $<20\times10^9$/L，应嘱咐患者减少活动，进软质饮食，保持大便通畅，每日监测血小板计数，密切观察皮肤有无出血点和淤点、淤斑，有无鼻腔、口腔黏膜和牙龈出血，注意尿、大便及痰液的颜色，有无颅内出血的征象，必要时输注浓缩血小板。

（3）移植物抗宿主病（graft-versus-host disease，GVHD）的预防和护理：GVHD 是异基因 HCST 后最严重的并发症，由供者 T 淋巴细胞攻击受者同种异型抗原所致。临床表现有急、慢性两种。

1）急性 GVHD：在骨髓移植后 100 d 内发生，在 10 d 内发生的又称为超急性 GVHD，主要表现广泛性斑丘疹、皮疹、腹泻、肝功能异常等，越早出现症状则预后越差。护理上应给予清淡、少渣半流质饮食；密切观察病情变化，定期检测肝功能，观察全身皮肤有无斑丘疹、水疱、脱屑，每天大便次数及性状，巩膜有无黄染等。

2）慢性 GVHD：发生在 3 个月以后的称为慢性 GVHD，表现为局限性或全身性硬皮病、眼或口腔干燥、关节挛缩、吸收不良等。发生 GVHD 后死亡率较高。单独或联合应用免疫抑制剂（MTX、CSA、丙种球蛋白、ALG 等）和清除 T 淋巴细胞是目前预防 GVHD 最常用的两种办法，根据 GVHD 发生的严重程度不同，可采取局部用药或大剂量甲泼尼龙冲击治疗。护理上遵医嘱正确使用各种治疗药物，如环孢素、甲氨蝶呤、肾上腺糖皮质激素等，并要注意观察各种药物的不良反应；血液制品需在常规照射后才能输注；密切观察变化，出现异常及时通知医生，配合作相应处理。

（4）化疗药物不良反应的预防和护理

1）肝损害的预防和护理：骨髓移植术后 7～12 d，约有 50%的受髓者合并肝损害。患者可因肝静脉阻塞形成腹水，出现腹胀、体重增加、肝区胀痛、黄疸。护理上应遵医嘱应用小剂量肝素、前列腺素 E 预防 VOD 的发生。移植后注意每天称体重，必要时测量腹围，观察有无上述症状出现。输血后可出现肝炎和一过性肝损害。

2）其他不良反应的预防和护理：参见本章第四节。

练 习 题

1. 患者女性，22 岁，因 5 天前无明显诱因出现双下肢皮肤对称性出血点，1 天前出现腹痛，以“紫癜原因待查”收入院。为监测病情变化，护士首先应观察该患者

A. 注意观察药物反应

B. 观察患者血压

C. 严密监测血细胞计数

D. 严密观察生命体征及腹部相关异常表现

E. 观察皮肤出血情况

2. 患者女性，出现反复腰酸、乏力 4 个月，诊断为缺铁性贫血。防止病情复发的关键是

A. 首选口服铁剂　　B. 首选静脉注射铁剂

C. 迅速补充口服铁剂　　D. 有效彻底病因治疗

E. 补充营养

3. 患者男性，半年前诊断为急性白血病，需进行造血干细胞移植，患者进入无菌层流室的护理不正确的是

A. 常规高热量、高蛋白、高维生素饮食　　B. 认真监测患者生命体征

C. 严格执行无菌操作　　D. 每日 3~4 次口腔护理

E. 每日记录 24 h 出入量

4. 患者女性，诊断为再生障碍性贫血，血常规示中性粒细胞绝对值 0.3×10^9/L，PLT 15×10^9/L，护士要高度警惕颅内出血的先兆为

A. 恶心、呕吐　　B. 心悸、乏力　　C. 血压下降

D. 突发头痛　　E. 高热

5. 患者男性，36 岁，诊断为再生障碍性贫血，为预防感染，其护理措施不包括

A. 鼓励患者多进食高蛋白、高热量、富含维生素的清淡饮食

B. 病室内定期使用消毒液或臭氧照射消毒

C. 严密监测血细胞计数

D. 严密监测患者的体温

E. 患者无需保护性隔离

6. 患者男性，39 岁，诊断为急性淋巴细胞性白血病，经治疗后已达缓解。近来，该患者常诉头痛、头晕，突发左下肢行走不利。患者可能出现了

A. 中枢神经系统性白血病　　B. 颅内出血

C. 急性脑膜炎　　D. 癔症发作

E. 高血压脑病

（7—9 题共用题干）

患者女性，26 岁，头昏、乏力、心悸伴月经量增多 1 年。查体：面色苍白，毛发干燥无光泽。肝、脾未触及。血常规：Hb 56 g/L，RBC 2.8×10^{12}/L，WBC 4.3×10^9/L，PLT 100×10^9/L，血清铁蛋白 10 μg/L。

7. 根据以上临床资料，你考虑哪种疾病可能性最大

A. 慢性白血病　　B. 溶血性贫血

C. 缺铁性贫血　　D. 再生障碍性贫血

E. 风湿性心脏病

8. 该患者铁剂治疗后判断早期疗效的指标是

A. 贫血症状明显改善　　B. 血红蛋白计数上升

C. 网织红细胞计数上升　　D. 红细胞计数上升

E. 血清铁、总铁结合力恢复正常

9. 关于口服铁剂的护理，下列哪项不正确

A. 应在饭后服用　　B. 避免服用抗酸药

C. 粪便不会变黑　　D. 避免与牛奶、咖啡同服

E. 液体铁剂需用吸管服用

（10—12 题共用题干）

患者，男性，32 岁，乏力、皮下淤血 1 月余，加重伴发热 1 周。查体：体温 39℃，重度贫血貌，皮肤散在出血

皮肤散在出血点,胸骨下端明显压痛。肝肋下 3 cm,脾肋下 6 cm。血常规:Hb 56 g/L,RBC 2.8×10^{12}/L ,WBC 66.7×10^{9}/L,PLT 74×10^{9}/L,可见大量幼稚细胞。

10. 根据以上表现,你考虑哪种疾病可能性最大

A. 急性白血病
B. 溶血性贫血
C. 缺铁性贫血
D. 再生障碍性贫血
E. 慢性白血病

11. 该患者引起贫血最主要的原因是

A. 红细胞寿命缩短
B. 造血原料缺乏
C. 骨髓造血功能衰竭
D. 大量出血
E. 白血病细胞极度增生使正常红细胞生成减少

12. 护士对该患者的健康指导不正确的是

A. 指导患者加强营养,适时加强健身活动
B. 向患者说明坚持定期巩固强化治疗的重要性
C. 向患者解释化疗的不良反应
D. 指导患者定期复查血象
E. 若化疗药物漏于皮下应立即用硫酸镁溶液湿敷

(13—15 题共用题干)

患者,女性,33 岁,乏力伴间断性牙龈出血 1 年,全身浅表淋巴结肿大,肝肋下 2 cm,脾肋下6 cm,血常规:白细胞 120×10^{9}/L,原粒和早幼粒细胞 6%,Hb 78 g/L,骨髓象:原粒细胞 2%,Ph 染色体检查阳性。

13. 该患者哪种疾病可能性最大

A. 慢性粒细胞性白血病
B. 慢性淋巴细胞性白血病
C. 急性粒细胞性白血病
D. 再生障碍性贫血
E. 溶血性贫血

14. 该患者首选的治疗措施为

A. 脾切除
B. 口服羟基脲或白消安治疗
C. 阿糖胞苷与柔红霉素静脉注射化疗
D. 大剂量抗生素抗感染治疗
E. 紧急输注新鲜血进行止血治疗

15. 为预防尿酸性肾病,正确的护理措施为

A. 积极抗感染治疗
B. 鼓励患者多饮水,碱化尿液
C. 注意补充营养
D. 大剂量化疗药物治疗
E. 化疗同时,禁止使用别嘌醇

(陈　劲)

第七章 内分泌代谢性疾病患者的护理

【学习要点】

掌握：甲状腺功能亢进症和糖尿病的病因、临床表现、护理措施、健康教育，糖尿病诊断标准、治疗原则。

理解：常见内分泌代谢性疾病患者的护理评估、辅助检查结果的意义、护理目标、治疗原则。

第一节 概 述

为适应不断变化的外界环境，保持内环境的相对恒定，机体必须依赖神经系统、内分泌系统和免疫系统共同协调，完成代谢、生长、发育、生殖、思维、运动等功能，抵抗各种内外不良因素与病理变化的侵袭，维持人体的身心健康。

一、内分泌系统的结构与功能

内分泌系统是人体内分泌腺及某些脏器中具有内分泌功能的组织所形成的一个体液调节系统，其主要功能是在神经支配和物质代谢反馈调节的基础上释放激素，从而调节体内代谢过程、各脏器功能、生长发育、生殖与衰老等多种生理活动，维持人体内环境的相对稳定以及适应内外环境的变化。

1. 下丘脑　是内分泌系统的重要组成部分，分泌的激素包括促甲状腺激素释放激素（TRH）、促性腺激素释放激素（GnRH）、促肾上腺皮质激素释放激素（CRH）、生长素释放激素（GHRH）与生长素释放抑制激素（GHRIH）、催乳素释放因子（PRF）及催乳素释放抑制因子（PRIF）等，主要作用是促进腺垂体相应促激素的分泌与合成，从而调节腺垂体的分泌活动。

2. 垂体　分为腺垂体和神经垂体两部分。腺垂体是体内最重要的内分泌腺，分泌以下激素：促甲状腺激素（TSH）、促肾上腺皮质激素（ACTH）、促性腺激素（GnH）、生长激素（GH）、泌乳素（PRL）。TSH、ACTH 及 GnH 促进相应靶腺合成与释放激素；GH 可间接作用于相关组织，起促进蛋白质合成、脂肪分解、骨骼成长等作用；PRL 作用于乳腺，刺激其泌乳，并维持黄体分泌状态。神经垂体产生抗利尿激素（ADH）和催产素，前者受血浆渗透压增高和（或）血容量不足等刺激后分泌入血液循环，主要作用于肾集合管及远曲小管，增加水分回吸收，从而调节体内的有效血容量、渗透压及血压等；后者具有促进哺乳期乳汁的排出、刺激子宫收缩和轻度的抗利尿作用。

3. 甲状腺　甲状腺腺泡细胞分泌甲状腺素(T_4)及三碘甲状腺原氨酸(T_3),甲状腺激素的主要作用是促进物质和能量代谢,促进生长和发育过程。对热能代谢起促进作用。对蛋白质代谢的调节是许多代谢作用的基础,小剂量可促进酶及蛋白质合成,从而加强热能产生;大剂量则抑制蛋白质合成,使血浆、肝及肌肉中游离氨基酸增高。对糖代谢的作用是加快肠道消化吸收。对脂肪代谢的作用是刺激合成和分解,但分解作用大于合成作用。对维生素代谢亦有促进利用。甲状腺素是中枢神经系统正常发育所必需的,胚胎期或出生后早期甲状腺素不足会导致脑发育、分化、成熟的严重障碍。甲状腺 C 细胞分泌降钙素(CT),具有抑制骨钙的再吸收、降低血钙水平等作用。

4. 甲状旁腺　甲状旁腺含颗粒的主细胞及嗜氧细胞与透亮细胞分泌甲状旁腺激素(PTH),PTH 与降钙素及 $1,25-(OH)_2$ 维生素 D_3 共同调节体内钙磷代谢,是体内调节血钙水平最重要的因素,具有升高血钙和降低血磷的作用。

5. 肾上腺　分皮质与髓质两部分。肾上腺皮质分泌糖皮质激素(主要为皮质醇)、盐皮质激素(主要为醛固酮)及性激素。皮质醇参与物质代谢、水盐代谢和应激反应,并有抑制免疫功能、抗炎、抗过敏、抗毒素和抗休克作用。醛固酮促进肾远曲小管和集合管重吸收钠、水和排钾,是调节体内水盐代谢的重要激素。性激素主要是雄激素,也有少量雌激素,具有促进蛋白质合成及骨骺愈合的作用。肾上腺髓质分泌肾上腺素和去甲肾上腺素,前者作用于 α 肾上腺素能受体和 β 肾上腺素能受体,具有兴奋心肌、升高血压、抗支气管痉挛和参与体内物质代谢作用;后者作用于 α 肾上腺素能受体,具有收缩血管、升高血压的功能;两者共同参与机体的应激反应。

6. 性腺　男性性腺为睾丸,主要分泌雄激素;女性性腺为卵巢,主要分泌雌激素和孕激素。雄激素的作用是促进男性生殖器官的发育和男性第二性征的出现;雌激素的作用是促进女性生殖器官的发育和第二性征的出现,并维持其正常状态。孕激素在雌激素作用的基础上,促进子宫内膜增生,维持妊娠。

7. 胰岛　分泌胰岛素和胰高血糖素。胰岛素能促进葡萄糖进入脂肪及肌肉细胞内被利用、促进肝糖原合成、抑制肝糖原异生、促进三羧酸循环,从而使血糖下降;促进脂肪、蛋白质、DNA、RNA 等合成,抑制脂肪、糖原及蛋白质分解。胰高血糖素能促进脂肪、蛋白质分解;促进肝糖原分解、加速肝糖原异生而使血糖升高,与胰岛素起拮抗作用。

8. 其他　胃肠胰内分泌系统分泌胃肠激素,主要有促胃液素、胰酶泌素、胰液泌素、肠抑素等,能刺激胃、肠、胆囊平滑肌收缩及调节黏膜腺体的分泌功能。肾分泌的激素有促红细胞生成素、前列腺素、肾素、$1,25-(OH)_2$ 维生素 D_3 及血管舒缓素。促红细胞生成素可促进骨髓中红细胞的生成;前列腺素调节肾血流和滤过率;肾素-血管紧张素-醛固酮系统有调节血压、血容量及钾代谢等作用;$1,25-(OH)_2$ 维生素 D_3 可调节钙、磷代谢;血管舒缓素可扩张血管,与血管紧张素Ⅱ有拮抗作用,与前列腺素有协同作用。

二、内分泌系统疾病

内分泌系统疾病非常常见,因多种病因而引起内分泌腺的病理生理改变,可表现为功能亢进、功能减退或功能正常。根据其病变发生部位在下丘脑、垂体或周围靶腺,可分为原发性和继发性;内分泌腺或靶组织对激素的敏感性或应答反应降低也可致病。非内分泌组织的恶性肿瘤如异常产生过多激素,或治疗过程应用激素和(或)某些药物,也可导致内分泌疾病。

1. 功能减低的原因

(1) 内分泌腺的破坏:可因自身免疫病(如1型糖尿病、慢性淋巴细胞性甲状腺炎、Addison病等)、肿瘤、出血、梗死、炎症、坏死、放射损伤、手术切除等引起。

(2) 内分泌腺激素合成缺陷:如生长激素、生长激素释放激素基因缺失或突变等。

(3) 内分泌腺以外的疾病:如肾实质破坏性疾病,不能将25-OH维生素 D_3 转变为具有活性的1,25-$(OH)_2$ 维生素 D_3,导致促红细胞生成素合成减少。

2. 功能亢进的原因

(1) 内分泌腺的肿瘤:如垂体各种肿瘤、甲状腺瘤、胰岛素瘤、嗜铬细胞瘤等。

(2) 多内分泌腺瘤:1型、2A型、2B型。

(3) 异位内分泌综合征:由非内分泌组织肿瘤分泌过多激素或类激素所致。

(4) 激素代谢异常:如严重肝病患者血中雌激素水平增加,雄烯二酮在周围组织转变为雌二醇增多。

(5) 医源性内分泌紊乱:例如长期应用糖皮质激素引起Cushing综合征。

3. 激素敏感性缺陷　表现为对激素发生抵抗,主要有受体和(或)受体后缺陷,使激素不能发挥正常作用。临床上大多数表现为功能减退或正常,但血中激素水平异常升高。

三、常见症状、体征的护理

内分泌代谢性疾病患者常见症状、体征参见《健康评估》教材相关内容。

第二节　腺垂体功能减退症患者的护理

【疾病概述】

腺垂体功能减退症(hypopituitarism)系腺垂体激素分泌减少或缺乏所致的复合症群,可以是单种激素如生长激素(GH)、催乳素(PRL)减少,也可以是多种激素如促性腺激素(Gn)、促甲状腺激素(TSH)、促肾上腺皮质激素(ACTH)同时减少或缺乏。腺垂体功能减退症可原发于垂体病变,也可继发于下丘脑病变,表现为甲状腺、肾上腺、性腺等功能减退和(或)蝶鞍区占位性病变。临床表现变化较大,容易造成诊断延误,但补充所缺乏的激素治疗后症状可迅速缓解。成年人腺垂体功能减退症又称为西蒙病(Simmond disease),生育后妇女因产后腺垂体缺血性坏死所致腺垂体功能减退症又称席汗综合征(Sheehan Syndrome),儿童期发生腺垂体功能减退可致生长发育障碍而引起垂体性矮小症。

一、病因和发病机制

1. 垂体瘤　为成人腺垂体功能减退症最常见的原因,多属于良性肿瘤。腺瘤可分为有功能性垂体瘤(如PRL瘤、GH瘤、ACTH瘤)和无功能性垂体瘤(无生物学活性,但可有激素前体产生)两大类。腺瘤增大可压迫正常垂体组织,使其功能减退,或功能亢进与减退合并存在。

2. 下丘脑病变　如肿瘤、炎症、浸润性病变(如淋巴瘤、白血病)、肉芽肿等,可直接破坏下丘脑神经分泌细胞,使释放激素分泌减少。

3. 垂体缺血性坏死　主要见于席汗综合征,此外可见于糖尿病血管病变。

4. 蝶鞍区手术、创伤和放射性损伤　垂体瘤切除、术后放疗以及乳腺癌行垂体切除术治疗等,均可导致垂体损伤。颅骨骨折可损伤垂体柄和垂体门静脉血液供应。鼻咽癌放疗也可致下丘脑和垂体受损,引起垂体功能减退。

5. 感染和炎症　各种感染(如病毒、细菌、真菌等)引起的脑炎、脑膜炎、肾综合征出血热、结核病等均可引起下丘脑-垂体损伤而导致功能减退。

6. 其他　长期使用糖皮质激素者突然停用可出现肾上腺皮质功能减退危象。垂体卒中、自身免疫性垂体炎、空泡蝶鞍、颞动脉炎、海绵窦处颈内动脉瘤等均可引起腺垂体功能减退症。

二、临床表现

据估计,50%以上腺垂体组织破坏后才有症状,75%破坏时有明显临床表现,破坏达95%以上可有严重垂体功能减退。最早表现为Gn、GH和PRL缺乏;TSH缺乏次之;然后可伴有ACTH缺乏。席汗综合征患者多表现为全垂体功能减退,但无占位性病变表现。垂体及鞍旁肿瘤引起者除有垂体功能减退症状外,还伴有占位性病变的体征。腺垂体功能减退主要表现为各个靶腺(性腺、甲状腺、肾上腺)功能减退。

(一)腺垂体功能减退表现

1. 性腺(卵巢、睾丸)功能减退　常最早出现。

(1) 女性多有产后大出血、休克、昏迷病史,表现为产后无乳、乳房萎缩、闭经、性欲减退、不育,阴道分泌物减少,外阴、子宫和阴道萎缩,阴道炎,性交痛,毛发脱落,尤以阴毛、腋毛脱落显著。

(2) 成年男性表现为性欲减退、阳痿、睾丸松软缩小,胡须、阴毛、腋毛稀少,无男性气质,皮脂分泌减少,肌力减弱,骨质疏松。

2. 甲状腺功能减退　与原发性甲状腺功能减退症相似,通常无甲状腺肿。

3. 肾上腺皮质功能减退　患者常有明显疲乏、软弱无力、食欲减退、恶心呕吐、体重减轻、血压下降。对胰岛素敏感者可有血糖降低,生长激素缺乏可加重低血糖发作。由于缺乏黑素细胞刺激,故有皮肤色素减退,面色苍白、乳晕色素浅淡。

(二)垂体功能减退性危象(简称垂体危象)

1. 垂体危象的诱因　在垂体功能减退的基础上,各种应激(如感染、腹泻、呕吐、失水、饥饿、寒冷、急性心肌梗死、脑卒中、手术、外伤、麻醉及使用镇静剂、催眠药、降糖药等)均可诱发垂体危象。

2. 临床表现　① 高热型(体温>40℃);② 低温型(体温<30℃);③ 低血糖型;④ 低血压、循环虚脱型;⑤ 水中毒型;⑥ 混合型。各种类型可伴有相应的症状,突出表现为循环系统、消化系统和神经、精神症状,如高热、循环衰竭、休克、恶心、呕吐、头痛、神志不清、谵妄、抽搐、昏迷等。

三、辅助检查

1. 性腺功能 女性血雌二醇水平降低，男性血睾酮水平降低。

2. 肾上腺皮质功能 血浆皮质醇浓度降低，24 h 尿 17-羟皮质类固醇及游离皮质醇排量减少，葡萄糖耐量试验血糖呈低平曲线。

3. 甲状腺功能 血清总 T_4、游离 T_4 均降低，而总 T_3、游离 T_3 可正常或降低。

4. 腺垂体分泌激素 FSH、LH、TSH、ACTH、GH、PRL 均减少。

5. 其他检查 可通过 X 线、CT、MRI 检查了解垂体、下丘脑病变部位、大小、性质及其邻近组织受累的程度。

四、治疗原则

采用相应的靶腺激素替代治疗可取得满意的疗效，但需长期、甚至终身维持治疗，治疗需因人而异。本病可由多种病因引起，故应对因治疗。对于肿瘤引起者采用手术、放疗等综合处理。对于席汗综合征，重点在于预防围生期大出血。迅速抢救垂体危象的患者，首先给予50%葡萄糖注射液 40～60 mL 静脉推注，以抢救低血糖；继而补充 5%葡萄糖盐水，每 500～1 000 mL 中加入氢化可的松 50～100 mg 静脉滴注，以解除急性肾上腺功能减退危象；积极治疗休克、感染，有水中毒者加强利尿，可给予泼尼松或氢化可的松；低温者可给予小剂量甲状腺激素，并采取保暖措施使得患者体温逐渐回升；禁用麻醉剂、镇静药、催眠药或降糖药等，以防止诱发昏迷。

【患者护理】

一、护理评估

1. 健康史

(1) 病因、诱因：有无由于各种感染而引起的脑炎、脑膜炎、肾综合征出血热、结核病等病史，近期有无失水、饥饿、寒冷、手术、外伤、麻醉及使用镇静药、催眠药、降糖药等可能诱发或加重本病的诱因。

(2) 既往史：仔细询问患者既往有无蝶鞍区手术、创伤、放疗史，有无围生期大出血等病史，治疗情况如何。有无其他内分泌疾病（如糖尿病）及相关疾病（如高血压、冠心病等）病史，是否已进行积极的治疗。

(3) 个人史：了解患者的职业及生活、工作环境。了解婚姻状况及生育情况，了解患者是否有性功能障碍等问题。日常生活是否规律，有无烟酒嗜好。

2. 身体评估

(1) 有无性腺功能减退表现。如女性产后无乳、闭经、性欲减退、性交痛、毛发脱落等，男性性欲减退、阳痿、胡须稀少、无男性气质等。

(2) 有无甲状腺功能减退及肾上腺功能减退表现。

(3) 有无垂体及鞍上肿瘤的占位性病变表现。

(4) 注意评估有无垂体危象发生。

3. 心理、社会状况

（1）询问患者及家属是否因疾病的影响，社会支持不足而产生焦虑、敏感、压抑等心理反应。

（2）患病对工作、交际和家庭生活带来的影响，自我评价是否改变。

（3）对治疗护理的要求。

（4）对预后的信心。

（5）患者的认识及重视程度，家庭居住条件，家庭能否为患者提供照顾。

（6）社区卫生服务机构能否为患者提供服务。

4. 辅助检查　性腺功能、肾上腺功能、甲状腺功能有无异常改变，并可通过X线、CT、MRI检查进一步明确诊断。

病例：患者，女性，46岁，闭经17年，突发昏迷2天。患者17年前曾产后大出血，而后无乳、闭经，曾确诊为"腺垂体功能减退症"，间断服药。3年前由于感情变故出现精神失常、幻觉、幻听，诊断为精神分裂症，间断服用抗精神病药。10日前上述症状加重，在精神病院诊治，于昨日上午突发昏迷，伴心搏、呼吸骤停，经抢救后心搏、呼吸恢复，但仍昏迷不醒，遂转入我院。体格检查：体温34.5℃，脉搏未扪及，心率50次/min，呼吸16次/min，血压90/50 mmHg，昏迷状，压眶反射消失，眉毛、阴毛稀少，全身非凹陷性水肿，心、肺正常。

请思考：该患者的护理诊断是什么？

二、护理诊断

1. 性功能障碍　与促性腺激素分泌不足有关。
2. 潜在并发症　垂体危象。
3. 自我形象紊乱　与身体外观改变有关。
4. 活动无耐力　与肾上腺皮质、甲状腺功能低下有关。
5. 便秘　与继发性甲状腺功能减退有关。
6. 体温过低　与继发性甲状腺功能减退有关。

三、护理目标

（1）性功能逐渐恢复，达到其希望的性满足。

（2）无并发症发生，或一旦发生并发症能及时发现，并配合医生救治。

（3）建立有效的调适机制，能正视并接受体态改变对自身的影响。

（4）活动能力有所提升，不舒适减轻。

四、护理措施

1. 一般护理　应加强营养，宜进高热量、高蛋白、富含维生素的食物。注意休息，防止感染，避免精神刺激，避免过度劳累和情绪激动，保持心情愉快。

2. 用药护理　采用相应的靶腺激素替代治疗可取得满意的疗效，但需长期、甚至终身维持治疗，治疗因人而异。应激情况下需适当增加糖皮质激素剂量，所有替代治疗宜口服给药。最重要的是对糖皮质激素、甲状腺激素的补充。一般先补充糖皮质激素后补充甲状腺激素，以免发生肾上腺危象。

3. 垂体危象的预防及治疗

(1) 避免诱因:避免感染、失水、饥饿、寒冷、外伤、手术、不恰当用药等诱因。

(2) 病情观察:密切观察患者的意识状态、生命体征,特别是体温的变化(升高或降低)。注意有无低血糖、低血压等情况。监测神经系统体征及瞳孔大小、对光反射的变化。

(3) 紧急救治配合:一旦发现患者发生垂体危象,应立即报告医生并协助抢救;① 迅速建立静脉通路,补液,及时准确应用替代激素;② 保持呼吸道通畅,给予吸氧;③ 低温者应予保暖,高热者给予降温处理;④ 做好口腔护理、皮肤护理,保持排尿通畅,防止尿路感染。

五、护理评价

(1) 性功能是否恢复。

(2) 体温是否正常。

(3) 情绪是否稳定,能否积极配合治疗。

(4) 有无并发症发生或及时发现并发症并配合医生救治。

(5) 患者是否了解疾病的有关知识,并能积极配合。

(6) 家庭成员是否给予了患者很大的支持和帮助。

【健康教育】

1. 避免诱因　指导患者保持情绪稳定,生活规律,避免过度劳累。冬季注意保暖。注意皮肤清洁,预防感染及外伤。

2. 饮食　指导患者进食高热量、高蛋白、高维生素、易消化的食物,少量多餐。

3. 用药　教会患者识别所用药物的名称、剂量、用法及不良反应。使患者明确随意停药的危险性,必须严格遵医嘱按时、按量服用药物,不得随意增减药物剂量。

4. 预防并发症　指导患者及时发现垂体危象的征兆,当出现感染、发热、外伤、腹泻、呕吐、头痛等情况时,应立即就医。

第三节　甲状腺疾病患者的护理

【疾病概述】

一、单纯性甲状腺肿

甲状腺肿(goiter)是指良性甲状腺上皮细胞过度增生形成的甲状腺肿大,可分为:① 地方性甲状腺肿与散发性甲状腺肿;② 结节性甲状腺肿与弥漫性甲状腺肿;③ 毒性甲状腺肿与非毒性甲状腺肿。单纯性甲状腺肿(simple goiter)也称为非毒性甲状腺肿(non-toxic goiter),是指非炎症、非肿瘤原因引起,不伴有临床甲状腺功能异常的甲状腺肿。本病可呈地方性分布,也可呈散发性分布。散发性甲状腺肿患者约占人群的5%,女性发病率是男性的3~5倍。当一个地区儿童中单纯性甲状腺肿的患病率超过10%,称为地方性甲状腺肿(endemic goiter)。

(一)病因和发病机制

1. 地方性甲状腺肿　病因主要是碘缺乏,多见于远离海洋地势高的内地、山区。此外,青春期、妊娠期、哺乳期、更年期及精神刺激等因素,均可增加机体对甲状腺素的需要,造成碘的相对缺乏。碘缺乏时甲状腺激素(TH)合成不足,反馈引起垂体分泌过多的TSH,刺激甲状腺增生肥大。

2. 散发性甲状腺肿

(1) 外源性因素

1) 致甲状腺肿食物:如卷心菜中含有机氰化物,可影响碘化物的氧化,木薯中也含有氰化物,可阻止甲状腺摄取碘,萝卜和芸香菜中则含有硫脲类致甲状腺肿物质,长期食用以上食物可产生甲状腺肿大。

2) 致甲状腺肿药物:如硫脲类药物、保泰松、碳酸锂等可抑制TH合成,引起甲状腺肿大。

3) 碘过量:过多的碘可竞争过氧化物酶上的活性基团,使酪氨酸碘化障碍,从而抑制TH合成和释放,并导致甲状腺肿大。

(2) 内源性因素:先天性甲状腺激素合成障碍,如甲状腺内碘的转运障碍、过氧化物酶活性缺乏、碘化酪氨酸偶联障碍、异常甲状腺球蛋白形成、甲状腺球蛋白水解障碍等。以上障碍可导致甲状腺肿大,部分患者可发生甲状腺功能减退(呆小病)。

(二)临床表现

单纯性甲状腺肿主要表现为甲状腺肿大,多无其他症状。早期甲状腺常呈轻度或中度弥漫性肿大、表面光滑、质地较软、无压痛。随着病情缓慢发展,甲状腺进一步肿大,常可触及单个或多个结节,甚至出现压迫症状,如咳嗽、气促、吞咽困难、声音嘶哑等。病程较长者,甲状腺内形成的结节可有自主TH分泌功能,并可出现自主性功能亢进。在地方性甲状腺肿流行地区,如严重缺碘,可出现地方性呆小病。

(三)辅助检查

1. 甲状腺功能检查　血清T_4正常或偏低,T_3、TSH正常或偏高。

2. 甲状腺摄^{131}I率及T_3抑制试验　摄^{131}I率增高但无高峰前移,增高的摄^{131}I率可被T_3所抑制。当甲状腺结节有自主功能时,可不被T_3抑制。

3. 甲状腺扫描　可见弥漫性甲状腺肿,常呈均匀分布。

(四)治疗原则

在地方性甲状腺肿的流行区可采用碘化食盐防治。但需注意,成年人特别是结节性甲状腺肿患者,应避免大剂量碘治疗,以免诱发碘致甲状腺功能亢进。一般单纯性甲状腺肿不需治疗,对甲状腺明显肿大者可试用左甲状腺素($L\text{-}T_4$),对甲状腺显著肿大、有压迫症状者应积极采取手术治疗。多结节性甲状腺肿的治疗困难，尤其是老年患者，可试用 L-T_4，但疗效常不显著。对于血清 TSH 减低或处于正常下限水平者，以及甲状腺核素扫描证实有自主功能区域存在者不能应用 L-T_4 治疗。

二、甲状腺功能亢进症

甲状腺功能亢进症（hyperthyroidism，简称甲亢）是指由多种原因导致甲状腺腺体本身产生甲状腺激素（TH）过多而引起的甲状腺毒症。甲状腺毒症（thyrotoxicosis）是指血液循环中甲状腺激素过多，引起以神经、循环、消化等系统兴奋性增高和代谢亢进为主要表现的一组临床综合征，根据甲状腺的功能状态，甲状腺毒症可分为甲状腺功能亢进类型和非甲状腺功能亢进类型。按病因不同，甲状腺功能亢进症包括弥漫性毒性甲状腺肿（Graves disease，GD）、结节性毒性甲状腺肿和甲状腺自主高功能腺瘤。这里重点讨论 Graves 病。

弥漫性毒性甲状腺肿，又称 Graves 病，是一种伴有甲状腺激素分泌增多的器官特异性自身免疫病。各种原因所致的甲亢中，以 GD 最为多见，约占全部甲亢的 80%以上。临床特征为甲状腺毒症、弥漫性甲状腺肿、眼征、胫前黏液性水肿。

（一）病因与发病机制

1. 遗传因素　GD 有显著的遗传倾向，目前发现与一定的人类白细胞抗原（HLA）类型有关。GD 以遗传易感性为背景，在感染、精神创伤等因素作用下，可诱发体内的免疫功能紊乱而发病。

2. 免疫因素　目前公认本病的发生与自身免疫有关。最明显的体液免疫特征是在患者的血清中存在甲状腺细胞 TSH 受体的特异性抗体，即 TSH 受体抗体（TRAb），还可检测出其他自身抗体，这些抗体是 GD 的直接致病因素。另外，在患者外周血及甲状腺内 T 淋巴细胞数量增多，功能发生改变。GD 浸润性突眼主要与细胞免疫有关。

3. 环境因素　环境因素对本病的发生、发展有重要影响，如细菌感染、性激素、应激和锂剂的应用等，可能是疾病发生和病情恶化的重要诱因。

（二）临床表现

1. 甲状腺毒症

（1）高代谢综合征：TH 分泌过多，促进物质代谢，产热和散热增多，患者基础代谢率明显增高，表现为乏力、怕热、多汗、皮肤温暖而湿润；蛋白质分解加速致负氮平衡，可有消瘦、尿肌酸排出增多；糖、脂肪分解加速可致糖耐量异常、血总胆固醇降低。

（2）精神、神经系统：急躁易怒、烦躁失眠、注意力不集中、寡言抑郁、表情淡漠及手、眼睑、舌震颤。

（3）心血管系统：表现为心悸、气短、胸闷，严重者可发生甲状腺功能亢进性心脏病（简称甲亢性心脏病）。常见体征有心率加快，休息和睡眠时心率仍快。心尖部第一心音亢进、有Ⅰ/6～Ⅱ/6 级收缩期杂音；心律失常以房颤最常见，偶可见房室传导阻滞。心脏扩大。收缩压增高、舒张压降低，导致脉压差增大，可出现周围血管体征。

（4）消化系统：食欲亢进，多食消瘦。老年患者可有食欲减退、畏食。因甲状腺素可促使肠蠕动增快以至大便次数增多或腹泻。重者可有肝大、肝功能异常，偶有黄疸。

（5）肌肉骨骼系统：甲亢性周期性瘫痪，多见于青年男性，常在剧烈运动、高糖类饮食、注射胰岛素等情况下诱发，主要累及下肢，伴有低钾血症。部分患者有甲亢性肌病、肌无力及肌萎缩，也可伴发重症肌无力。甲亢可影响骨骼，发生骨质脱钙、骨质疏松，还可发生指端粗厚，外形似杵状指。

（6）生殖系统：女性常有月经减少或闭经，男性有勃起功能障碍，偶见乳房发育。

（7）造血系统：外周血白细胞总数偏低，分类淋巴细胞比例增加，单核细胞数增多。血小板寿命较短，可伴发血小板减少性紫癜。

2. 甲状腺肿：多数患者有不同程度的甲状腺肿大，常为弥漫性、对称性肿大，质软无压痛，久病者质地坚韧。肿大程度与甲亢病情轻重无明显关系。甲状腺上、下极可触及震颤，闻及血管杂音，为诊断本病的重要体征。

3. 眼征　有25%～50%的患者伴有眼征，其中突眼为重要而特异的体征之一。

（1）单纯性突眼：与甲状腺毒症所致的交感神经兴奋性增高及TH的β肾上腺素能样作用致眼外肌、提上睑肌张力增高有关。常见的眼征有眼球轻度突出，眼裂增宽，瞬目减少。双眼向下看时，由于上眼睑不能随眼球下落，出现白色巩膜；眼球向上看时，前额皮肤不能皱起；双眼看近物时，眼球辐辏不良。

（2）浸润性突眼：浸润性突眼即Graves眼病，病因与眶后组织的自身免疫性炎症有关。浸润性突眼眼球明显突出，超过眼球突度参考值上限的3 mm以上（中国人群突眼度女性16 mm；男性18.6 mm），少数患者仅有单侧突眼。患者常有眼内异物感、胀痛、畏光、流泪、复视、斜视、视力下降。体格检查见眼睑肿胀肥厚，结膜充血水肿，眼球活动受限，严重者眼球固定，眼睑闭合不全、角膜外露易继发感染形成角膜溃疡、全眼炎，甚至失明。

4. 特殊临床表现及类型

（1）甲状腺危象：也称为甲亢危象，是甲状腺毒症急性加重的一个综合征，其病死率在20%以上。

1）机制：① 血TH明显增高；② 机体内环境紊乱时对TH的耐受性下降；③ 肾上腺素能神经兴奋性增高。

2）诱因：① 应激状态，如感染、手术、放射性碘治疗等；② 严重躯体疾病，如充血性心力衰竭、低血糖症、败血症、脑血管意外、急腹症或重症创伤等；③ 口服TH过量；④ 严重精神创伤；⑤ 手术中过度挤压甲状腺等。

3）临床表现：早期表现为原有的甲亢症状加重，继而出现高热或过高热、心动过速（140次/min以上）、烦躁、焦虑不安、谵妄、呼吸急促、大汗淋漓、恶心、呕吐、腹泻，严重者可有心衰、休克及昏迷等。

（2）甲亢性心脏病：甲亢患者出现心脏扩大及心力衰竭等表现，并排除其他类型心脏病，称为甲亢性心脏病。见于男性甲状腺肿伴甲亢的患者。主要表现为房颤和心力衰竭。甲亢毒症患者中10%～15%可发生房颤。心力衰竭分为两种类型。一类是心动过速和心脏排出量增加导致的心力衰竭，主要发生在年轻甲亢患者；此类心力衰竭非心脏泵衰竭所致，而是由于心脏高排出量后失代偿引起，称为“高排出量型心力衰竭”；常随甲亢控制，心力衰竭得以恢复。另一类是诱发和加重已有或潜在缺血性心脏病者发生的心力衰竭，多发生在老年患者；此类属于心脏泵衰竭，30%～50%心力衰竭与心房颤动并存。

（3）淡漠型甲亢：多见于老年患者，起病隐匿，高代谢综合征、甲状腺肿和眼征均不明显，主要表现为明显消瘦、心悸、乏力、表情淡漠、嗜睡、反应迟钝、不明原因的心房颤动或仅有腹泻、厌食、消瘦。

（4）T_3 型甲状腺毒症和 T_4 型甲状腺毒症

1）T_3 型甲状腺毒症：仅占甲亢的 5%，在碘缺乏地区和老年人常见，表现与寻常型甲亢相同，但症状较轻。

2）T_4 型甲状腺毒症：仅有血清 T_4 增高的甲状腺毒症称为 T_4 型甲状腺毒症，主要发生在碘致甲亢和伴全身性严重疾病的甲亢患者中，血清 T_3 正常。

（5）亚临床型甲亢：特征是 T_3、T_4 正常而 TSH 降低，可能是 GD 早期或 GD 经药物、手术或放射性碘治疗后的暂时性现象。可持续存在，或进展为典型的甲亢。诊断需排除下丘脑-垂体疾病、非甲状腺疾病所致的低 TSH 等情况。

（6）妊娠期甲亢：主要有妊娠合并甲亢及 HCG 相关性甲亢（一过性妊娠呕吐甲亢）两种临床情况。

1）妊娠合并甲亢：妊娠合并甲亢患者的高代谢症状较正常孕妇明显。甲状腺肿大，常伴有震颤和血管杂音。血清总 T_3、T_4（TT_3、TF_4）、游离 T_3、T_4（FT_3、FT_4）均增高。TSH<0.5 mU/L，血清 TSAb 阳性。

2）HCG 相关性甲亢：HCG 与 TSH 有相同的 α 亚单位，两者的受体分子也十分类似，故 HCG 与 TSH 受体结合存在交叉反应，当 HCG 分泌显著增多（如绒癌、葡萄胎或多胎妊娠等）时，可因大量 HCG（或 HCG 类似物）刺激 TSH 受体而出现甲亢。此时血中 FT_3、FT_4 均升高，TSH 降低，血中 HCG 显著增高，但甲状腺刺激抗体（TSAb）和其他甲状腺自身抗体阴性。HCG 相关性甲亢者终止妊娠或分娩后甲亢可消失。

（7）胫前黏液性水肿：属自身免疫性病变。在 GD 中约占 5%，与浸润性突眼可同时或先后发生，亦可单独存在。黏液性水肿多见于胫骨前下 1/3 部位，也见于足背、踝关节、肩部、手背或手术瘢痕处，偶见于面部。皮损大多为对称性。早期皮肤增厚、变粗，有广泛大小不等的棕红色或红褐色或暗紫色突起不平的斑块或结节，边界清楚，直径 5～30 mm 不等，连片时更大。皮损周围的表皮稍发亮，薄而紧张，病变表面及周围可有毳毛增生、变粗、毛囊角化；后期皮肤粗厚，如橘皮或树皮样。

（8）Graves 眼病：25%～50%的 GD 患者伴有不同程度的眼病，对眼征达到美国甲状腺学会（ATA）分级 4 级以上（包括 4 级）者，称为 Graves 眼病（Graves ophthalmopathy，GO）。GO 可为单眼或双眼受累，可与甲亢同时发生，或先有甲亢后出现 GO。此外，还有大约 5%以下的患者仅以眼病为主，无甲亢的临床表现，也不伴有胫前黏液性水肿，称为甲状腺功能正常型 Graves 眼病（EGO），此型患者实验室检查存在甲状腺功能紊乱，也可能在突眼数月或数年后出现其他甲亢表现。

（三）辅助检查

1. 促甲状腺激素（TSH）测定　甲状腺功能改变时，TSH 的波动较 T_3、T_4 更为迅速而显著，血清 TSH 浓度的变化是反映甲状腺功能最敏感的指标，原发性甲亢时 TSH 降低。血清 TSH 测定技术目前已进入第三代和第四代测定方法，即敏感 TSH（sTSH，检测限达到 0.005 mU/L）。

2. FT_3 与 FT_4 测定　游离甲状腺激素是发挥甲状腺激素生物效应的主要部分，且不受甲状腺激素结合球蛋白（TBG）的影响，甲亢时 FT_3 与 FT_4 均增高，所以是诊断临床甲亢的主要指标。但因血中 FT_3、FT_4 含量甚微，测定的稳定性不如 TT_3、TT_4。

3. ^{131}I 摄取率　是诊断甲亢的传统方法，现已被 sTSH 测定技术所代替。目前该检查主要用于甲状腺毒症的鉴别诊断。甲状腺功能亢进类型的甲状腺毒症 ^{131}I 摄取率增高；非甲状腺功能亢进类型的甲状腺毒症 ^{131}I 摄取率下降。

4. TSAb（TSH 受体刺激抗体）检测　85%～100%新诊断的 GD 患者 TSAb 阳性。

（四）治疗原则

抗甲状腺药物是治疗本病的基本方法，使用抗甲状腺药物抑制甲状腺合成甲状腺素，从而消除甲状腺素的毒性表现，坚持服药半数患者可痊愈。药物治疗无效时可通过放射性 ^{131}I 或手术治疗达到控制病情的目的。同时积极防治并发症。

三、甲状腺功能减退症

甲状腺功能减退症（hypothyroidism，简称甲减）是由各种原因导致的低甲状腺激素血症或甲状腺激素抵抗而引起的全身性低代谢综合征。多见于中年女性，男女比例为 1：（5～10）。根据起病年龄可分为呆小病、幼年型甲减和成年型甲减。前两型功能减退分别始于出生前后或性发育前，常伴有智力障碍。

（一）病因及分类

按病变部位可有如下分类。

1. 原发性甲减　甲状腺本身的疾病引起的 TH 分泌减少所致，为该病最常见原因。成人原发性甲减占成人甲减的 90%～95%，其病因如下。

（1）自身免疫损伤：以自身免疫性甲状腺炎（桥本甲状腺炎、萎缩性甲状腺炎）最常见，此外还有亚急性淋巴细胞性甲状腺炎、产后甲状腺炎等。

（2）甲状腺破坏：手术及放射性碘治疗所致。

（3）碘过量：可引起具有潜在甲状腺疾病者发生一过性甲减，或加重自身免疫性甲状腺炎。

（4）抗甲状腺药物：如硫脲类、锂盐等。

2. 继发性甲减　垂体疾病引起的 TSH 分泌减少所致。如垂体肿瘤、手术、放疗或产后垂体缺血坏死等引起 TSH 分泌减少。下丘脑因肿瘤、慢性炎症和放疗等致 TSH 不足而发生继发性甲减。

3. 甲状腺激素抵抗综合征　因甲状腺受体缺陷，体内靶组织器官对甲状腺激素反应性降低或丧失激素生物效应，致使其在外周组织发挥作用缺陷所致。

(二)临床表现

1. 一般表现　多见于中年女性,大多起病隐匿,易疲劳、怕冷、体重增加、记忆力减退、反应迟钝、嗜睡、精神抑郁、便秘、月经不调等;体检可见表情淡漠、皮肤发凉粗糙,颜面、眼睑及手部水肿、声音嘶哑等。典型黏液性水肿,表现为面色苍白、眼睑水肿、唇舌厚大,皮肤干燥、增厚,毛发稀疏脱落。

2. 肌肉与关节　肌无力,暂时性肌强直、痉挛、疼痛,嚼肌、胸锁乳突肌、股四头肌和手部肌肉可有进行性肌萎缩。

3. 心血管系统　心动过缓、心排血量下降。心电图示低电压、心脏扩大。还可出现心包积液。

4. 血液系统　主要表现为贫血。甲状腺激素减少引起血红蛋白合成障碍,肠道吸收铁障碍引起铁缺乏,肠道吸收叶酸障碍引起叶酸缺乏。恶性贫血是与自身免疫性甲状腺炎伴发的器官特异性自身免疫病。

5. 消化系统　厌食、腹胀、便秘,严重时出现麻痹性肠梗阻、黏液水肿性巨结肠。

6. 内分泌系统　女性常有月经过多,或病久闭经,男性性欲减退。长期严重病例可导致垂体增生、蝶鞍增大、PRL 水平增高,发生溢乳。

7. 黏液性水肿昏迷　由于严重的全身性疾病、TH 替代治疗中断、寒冷、手术、麻醉和使用镇静药等因素诱发。表现为嗜睡、低体温(<35℃)、呼吸缓慢、心动过缓、血压下降、四肢肌肉松弛、反射减弱或消失,甚至昏迷、休克、心力衰竭及肾衰竭而死亡。

(三)辅助检查

1. 血液检查　多为轻、中度贫血,多为正细胞正色素性贫血。

2. 甲状腺功能检查　原发性甲减时 TSH 增高、FT_4 降低。

3. ^{131}I 摄取率　降低。

4. 甲状腺自身抗体　甲状腺过氧化物酶抗体(TPOAb)、甲状腺球蛋白自身抗体(TgAb)阳性提示甲减,是由于自身免疫性甲状腺炎所致。

5. X 线检查　心脏向两侧扩大,可有心包积液、胸腔积液。

6. TRH 兴奋试验　静脉注射 TRH 后,血清 TSH 不增高者为垂体性甲减,延迟增高者为下丘脑性甲减,血清 TSH 在增高的基础上进一步增高为原发性甲减。

(四)治疗原则

本病主要选用替代治疗,首选 L-T_4,替代剂量要个体化。替代治疗的目标是将血清 TSH 和甲状腺激素水平控制在正常范围内,评价替代治疗最佳指标是血清 TSH,而 T_3、T_4 值仅做参考。积极防治黏液水肿性昏迷。

【患者护理】

一、护理评估

1. 健康史　应了解居住地的饮水、食盐和食物中碘的含量。询问患者有无长期食用致甲状腺肿食物以及服用保泰松、碳酸锂、硫脲类等药物，询问家族中有无甲亢、甲状腺肿大以及其他自身免疫性疾病等病史，询问进食情况、体重减轻程度、大便次数和肌力情况。了解发病前有无精神刺激、感染、劳累或严重应激（严重创伤、大手术）等诱发因素。

2. 身体评估

（1）主要症状：注意除甲状腺肿大外，有无其他症状。甲状腺显著肿大者重点评估有无压迫症状，如压迫气管出现呼吸困难，压迫食管引起吞咽困难，压迫喉返神经引起声音嘶哑，胸骨后甲状腺肿可引起上腔静脉回流受阻，出现面部青紫、肿胀、颈胸部浅静脉扩张等。在严重流行区，小儿甲状腺肿常伴有呆小病。

评估患者的精神状态、营养、皮肤和黏膜等有无甲状腺毒症的表现，询问有无乏力、体温偏低、少言懒动、动作缓慢等表现。评估患者有无黏液性水肿，警惕黏液性水肿昏迷的出现。评估患者有无其他脏器受累情况。

（2）体征：注意甲状腺大小、肿大程度、有无压痛、表面有无结节，表面有无震颤及血管杂音。判断有无突眼征，并评估其程度。

3. 心理、社会评估

（1）询问患者及家属：患者是否由于机体功能下降，需长期服药，心理负担加重而表现敏感多疑、急躁易怒、焦虑，处理日常生活事件能力是否下降，家庭及其他人际关系如何，是否紧张。

（2）患者是否由于甲亢所致突眼、甲状腺肿大等形象改变，产生自卑心理。患者是否由于疾病原因而产生淡漠，造成其社交障碍。老年患者要关注是否存在抑郁、淡漠，警惕自杀行为出现。

（3）注意其家庭成员对疾病知识的认识程度及态度，家庭居住条件及经济情况等，家庭能否为患者提供照顾。

（4）评估患者所在社区的医疗保健服务情况，能否为患者提供服务。

（5）相关机构能否对地方性甲状腺肿的流行予以有效干预。

4. 辅助检查　甲状腺功能、甲状腺扫描、甲状腺摄^{131}I 率、TSH 测定、FT_3 与 FT_4 测定、TSAb 检测、甲状腺自身抗体检查及 TRH 兴奋试验等是否出现上述异常变化。

病例：患者，女性，38 岁。于 2003 年 2 月开始感疲乏无力，夜间失眠，怕热多汗，食欲亢进。2 周后出现低热，眼球突出，经诊断“甲状腺功能亢进症”，予以硫脲类药物治疗，症状逐渐好转。同年 6 月 24 日因家庭纠纷与丈夫争吵后情绪不佳，次日出现恶心，呕吐，烦躁不安，心悸，发热，出汗更甚，即来院就诊。体格检查：T 39.3℃，P 128 次/min，BP 190/100 mmHg（25.3/13.3 kPa）。神志清，急性面容。巩膜无黄染，皮肤黏膜无出血点，浅表淋巴结未触及。眼球突出，颈软，甲状腺 2 度肿大。两肺无异常。心律齐，无病理性杂音。腹软，肝、脾未扪及，下肢无水肿，神经系统检查无异常发现。

请思考：该病例的护理诊断是什么？

二、护理诊断及合作性问题

1. 自我形象紊乱　与甲状腺肿大致颈部增粗、甲亢所致突眼或手术引起的瘢痕有关。

2. 营养失调：低于机体需要量　与甲亢致代谢增高有关。

3. 活动无耐力　与甲亢致蛋白质分解增加、甲亢性心脏病、肌无力等有关。

4. 潜在并发症　甲状腺危象、黏液性水肿昏迷、呼吸困难、声嘶、吞咽困难等。

5. 知识缺乏　缺乏药物的使用及正确的饮食方法等知识。

三、护理目标

(1) 患者对疾病带来的变化能够适应和接受,并积极应对。

(2) 患者体重恢复,无明显消瘦。

(3) 患者能逐渐增加活动量,活动时无明显不适。

(4) 患者及家属了解避免应激的措施,一旦发生危重并发症可被及时发现并救治。

(5) 家庭成员能从各方面给予患者支持,积极配合医院治疗。

四、护理措施

(一) 一般护理

1. 活动与休息　保持居室安静和轻松的气氛,限制探视,避免外来刺激。室温凉爽而恒定,因甲亢患者基础代谢亢进,怕热,因此应安排通风良好、室温略低的房间,使患者得到充分的休息。甲减患者注意保温。白天适当活动,以不感到疲劳为度,夜间保证睡眠充足。

2. 饮食护理　应补充足够的营养,给予高热量、高蛋白、高维生素及矿物质丰富的饮食,限制碘的摄入。成人每日总热量应在 12 552~14 644 kJ,主食应足量,可以增加奶类、蛋类、瘦肉等优质蛋白,蛋白质每日 1~2 g/kg,以纠正体内的负氮平衡,两餐之间增加点心。多摄取蔬菜和水果,尤其是复合维生素 B。给予充足的水分,保证每天摄入 2 000~3 000 mL 水,以补充出汗、腹泻等丢失的水分。少食卷心菜、甘蓝等致甲状腺肿食物及含碘丰富的食物。禁忌摄入刺激性食物及饮料,如酒、浓茶、咖啡等,以免引起患者精神兴奋。忌食生冷食物,减少食物中粗纤维的摄入,以减少排便次数。

(二) 用药护理

1. 单纯性甲状腺肿大患者用药护理　注意观察甲状腺素药物的治疗效果及不良反应,如患者出现心动过速、食欲亢进、腹泻、出汗、呼吸急促等,应及时通知医生处理。结节性甲状腺肿患者避免大剂量碘的使用,以免发生碘甲亢。

2. 抗甲状腺药物(antithyroid drugs)

(1) 适应证:适用于病情轻、甲状腺轻度至中度肿大者,20 岁以下、孕妇或合并严重心、肝、肾疾病等不宜手术者,术前准备,甲状腺次全切除手术复发而不适宜 ^{131}I 治疗者,作为放射性 ^{131}I 治疗前后的辅助治疗。

(2) 常用药物及用法:常用药物有硫脲类和咪唑类。硫脲类有甲硫氧嘧啶(MTU)、丙硫氧嘧啶(PTU)等,咪唑类有甲巯咪唑(Mn)及卡比马唑(CMZ)等。用药后需经数日方可见效,当症状缓解、甲状腺功能恢复正常时开始减量,至最小维持量(即硫脲类 50~100 mg/d,或咪唑类 5~10 mg/d),继续服用 1.5~2 年,无反复可考虑停药。T_3 抑制试验和 TRH 兴奋试验正常后停药则更稳妥。

（3）不良反应：主要为粒细胞减少，在初用药2～3个月内多见，如白细胞$<3\times10^9/L$或中性粒细胞$<1.5\times10^9/L$，则应考虑停药；如伴发热、咽痛、皮疹等应警惕粒细胞缺乏症，须立即停药。此外，药疹较常见，可用抗组胺药控制，不必停药，但应严密观察。如发生中毒性肝炎，应立即停药抢救。

3. 抗甲状腺药物辅助药物

（1）β肾上腺素能受体阻滞剂：抗甲状腺药物并不能迅速控制患者的症状，尤其是交感神经兴奋性增高的表现，故在抗甲状腺药物开始治疗的1～2个月内可联合使用普萘洛尔10～20 mg，每日3次，用药过程中须观察心率，防止心率过于减慢。

（2）复方碘溶液：仅用于术前准备和甲状腺危象。

（3）甲状腺素片：如在抗甲状腺药物治疗过程中，症状虽缓解但出现甲状腺增大或突眼加重时，可酌减抗甲状腺药物剂量，并加服甲状腺素片，以稳定下丘脑-垂体-甲状腺轴的功能，避免T_4、T_3减少后对TSH反馈抑制的减弱。甲状腺素片须从小剂量开始，防止剂量过大引起心绞痛。

4. 甲减患者用药护理　对长期使用甲状腺素制剂的甲减患者应注意密切观察生命体征的变化，注意有无服药过量的症状，如脉搏>100次/min、多食、消瘦、血压升高、呕吐、发热、大量出汗等，发现应及时通知医生。

（三）放射性^{131}I治疗的护理

利用甲状腺高度摄^{131}I的能力，放射性^{131}I被甲状腺摄取后，放出β射线，照射、破坏甲状腺组织，从而减少甲状腺素的合成与释放，控制甲亢症状。主要适用于中度甲亢、年龄在25岁以上者；因抗甲状腺药物过敏而不能使用或长期治疗无效，或治疗后复发者；合并心、肝、肾等疾病不适合手术或术后复发，或不愿手术治疗者；某些高功能甲状腺结节者；非自身免疫性家族性毒性甲状腺肿者。禁忌证包括妊娠及哺乳期妇女，年龄在25岁以下者，严重心、肝、肾衰竭或活动性肺结核者，外周血白细胞$<3\times10^9/L$或中性粒细胞$<1.5\times10^9/L$，重度浸润性突眼者，甲状腺危象及甲状腺不能摄碘者。

患者进行^{131}I治疗时应做好以下护理：

（1）在治疗前和治疗后1个月内避免服用含碘的药物和食物。服药后第1周避免用手按压甲状腺，避免精神刺激和感染。

（2）主要并发症有甲状腺功能减退、放射性甲状腺炎、突眼恶化及个别因术前准备不充分而诱发甲状腺危象，故应密切观察病情。如有发热、心动过速、大量出汗、神经过度兴奋等，需考虑有甲状腺危象的可能，应及时与医生联系，并做好抢救准备。

（3）患者的排泄物、衣服、被褥、用具等须待放射作用消失后，再作清洁处理，以免污染环境。

（四）病情观察

观察患者甲状腺肿大的程度、范围、质地，有无结节及压痛，颈部增粗的进展情况。结节在短期内迅速增大，可疑为恶变。

（五）甲状腺危象的护理

防治感染和充分的术前准备是防治甲状腺危象发生的关键。一旦发生，主要抢救措施如下：

（1）迅速建立静脉通路，给予氧气吸入，有高热时应进行物理降温。

（2）遵医嘱使用丙硫氧嘧啶，以抑制甲状腺激素的合成和转化；使用复方碘溶液，以抑制甲状腺激素的释放；使用β肾上腺素能受体阻滞剂降低周围组织对甲状腺激素的反应；使用氢化可的松，以拮抗应激。

（3）保证病室环境安静，密切观察生命体征和意识状态并记录。昏迷者加强皮肤、口腔护理，定时翻身，以预防压疮和肺炎的发生。

（六）浸润性突眼的护理

（1）保护眼睛，防治结膜炎、角膜炎等。外出戴深色眼镜，减少光线和灰尘的刺激。睡前涂抗生素眼膏，眼睑不能闭合者覆盖纱布或眼罩。眼睛勿向上凝视，以免加剧眼球突出和诱发斜视。

（2）按医嘱使用药物。泼尼松10～20 mg，分次口服，至见效后减至维持量，以后逐渐停药。可酌情使用免疫抑制剂如环磷酰胺、环孢素等。可以甲状腺制剂与抗甲状腺药合用，以调整垂体-甲状腺轴。可采用球后放射治疗，以减轻眶内或球后浸润。

（3）指导患者减轻眼部症状。高枕卧位和限制钠盐摄入可减轻球后水肿，改善眼部症状。适量使用利尿剂也可减轻球后水肿。每日做眼球运动以锻炼眼肌，改善眼肌功能。

（4）定期眼科检查，以防角膜溃疡造成失明。

（七）黏液性水肿昏迷护理

（1）记录患者体重，观察全身黏液性水肿的变化情况，以及神志、体温、脉搏、呼吸、血压等生命体征的变化，若患者出现体温低于35℃、心动过缓、呼吸浅慢、血压降低等表现，或出现口唇发绀、喉头水肿、呼吸道阻塞等症状，应立即通知医生处理。

（2）避免受寒、感染、手术、使用麻醉或镇静剂、压力刺激等诱因。

（3）患者已发生黏液性水肿昏迷，应监测动脉血气的变化，记录液体出入量，避免水中毒。保持呼吸道通畅，吸氧，必要时气管切开。建立静脉通路，协助医生给药。

（八）心理护理

（1）解释情绪、行为改变原因，提高对疾病的认知水平，让患者及亲属了解敏感、急躁、易怒等是甲亢临床表现的一部分，可因治疗而得到改善，以减轻患者因疾病而产生的压力。

（2）以平和、耐心的态度对待患者，建立相互信任的关系，与患者共同探讨控制情绪和减轻压力的方法，指导和帮助患者处理突发事件。

五、护理评价

（1）患者有无明显消瘦，活动时有无明显不适。

（2）患者是否心态平和、情绪稳定，对疾病带来的变化是否能够适应和接受，并能采取恰当方式积极应对，例如，能否采取恰当方式修饰打扮，改善形象。

（3）患者及家属是否了解疾病的有关知识，是否了解避免应激的措施，一旦发生危重并发症能否被及时发现与救治。

（4）家庭成员能否从各方面给予患者支持，积极配合医院治疗。

【健康教育】

（1）指导甲亢患者保持身心愉快，避免精神受刺激，建立良好的人际关系并提供良好的社会支持。维持充足的睡眠时间，避免过于劳累，以免加重病情。指导患者合理饮食，以保证充足的营养摄入和合理的膳食结构，防止因营养不良造成的器官功能损害。

（2）向患者宣传有关甲状腺疾病的知识和眼睛的保护方法，使患者学会自我护理。指导患者衣领宜宽松，避免压迫肿大的甲状腺，严禁用手挤压甲状腺以免甲状腺激素分泌过多，加重病情。

（3）向患者解释长期服药的重要性，强调坚持按医嘱完成全疗程服药的重要性，指导患者按时服药，定期复查。服用抗甲状腺药物者应每周查血象一次，每隔 1~2 个月做甲状腺功能测定。每日清晨起床前自测脉搏，定期测量体重，脉搏减慢、体重增加是治疗有效的重要标志。如出现高热、恶心、呕吐、大汗淋漓、腹痛、腹泻、体重锐减、突眼加重等提示甲状腺危象的可能，应及时就诊。

（4）有突眼者应避免长时间过度用眼，外出时应戴深色眼镜，眼睛干涩的患者应定时滴人工泪液等眼药水以防角膜损伤的发生。

第四节　糖尿病患者的护理

糖尿病（diabetes mellitus，DM）是一组由多种病因引起以慢性高血糖为特征的代谢性疾病，因胰岛素分泌和（或）作用缺陷，引起糖、脂肪、蛋白质、水及电解质等一系列代谢异常。临床表现为多食、多饮、多尿、消瘦，长期可引起多系统损害，导致眼、肾、神经、心脏、血管等组织器官慢性进行性病变、功能减退，甚至衰竭；病情严重或应激时可发生急性严重代谢紊乱，如糖尿病酮症酸中毒（DKA）、高渗高血糖综合征。

【疾病概述】

一、病因、发病机制及分类

糖尿病的病因和发病机制复杂，至今未完全阐明。目前公认糖尿病不是唯一病因所致的单一疾病，而是复合病因所致的综合征，遗传因素及环境因素共同参与其发病。从胰岛细胞合成和分泌胰岛素，经血循环到达体内各组织器官的靶细胞，与特异受体结合，引发细胞内物质代谢效应，该过程中任何一个环节发生异常均可导致糖尿病。糖尿病的分类经多次修改，目前分成 4 大类型，即 1 型糖尿病（T1DM）、2 型糖尿病（T2DM）、其他特殊类型糖尿病和妊娠期糖尿病（GDM），以下主要阐述 1 型和 2 型糖尿病。

（一）1 型糖尿病

T1DM 绝大多数属于自身免疫疾病，其病因乃遗传和环境因素的共同参与，主要由于免疫介导的胰岛 β 细胞的选择性破坏和功能衰竭，导致胰岛素绝对缺乏。近年证实 T1DM 也存在胰岛素抵抗，在其病程发生发展过程中起到一定作用。

1. 遗传因素　T1DM 有一定的家族聚集性。有研究报告双亲有糖尿病史，其子女 1 型糖尿病发病率为 4%～11%；兄弟姐妹间 1 型糖尿病的家族聚集的发病率为 6%～11%；同卵双生子中 T1DM 同病率达到 30%～40%。T1DM 遗传易感性涉及多个基因，包括 HLA 基因和非 HLA 基因，目前尚未完全识别。

2. 环境因素　T1DM 发生常与某些病毒感染有关。常见的感染源有风疹病毒、腮腺炎病毒、柯萨奇病毒、脑心肌炎病毒和巨细胞病毒等。病毒感染后，糖尿病发生的易感性或抵抗性可能由先天决定。

3. 自身免疫　有关环境因素如何启动胰岛 β 细胞的自身免疫反应过程仍不完全清楚，一般情况下，T1DM 需要易感性的遗传背景，即一些环境物质诱发具有遗传易感性的个体 β 细胞发生自身免疫。

（二）2 型糖尿病

T2DM 目前病因不是十分明确，一般认为是由遗传因素及环境因素共同作用而形成的多基因遗传异质性疾病，环境因素有肥胖、活动量不足和老龄化等。

1. 遗传易感性　T2DM 有较强的遗传性，同卵双生子 T2DM 的同病率接近 100%，可由多基因变异引起，但起病和病程受环境因素影响较大，在病因和表现型上均有异质性。现有资料显示：遗传因素主要影响 β 细胞功能。

2. 环境因素　环境因素包括年龄增长、营养过剩、体力活动不足、现代都市化生活方式、子宫内环境以及应激、化学毒物等。在遗传因素和以上环境因素共同作用下引起的肥胖，特别是中心性肥胖，与胰岛素抵抗和 T2DM 发病密切相关。

3. 胰岛素抵抗和 β 细胞功能缺陷　胰岛素抵抗是指胰岛素作用的靶器官（主要是肝脏、肌肉和脂肪组织）对胰岛素作用的敏感性降低。现有研究认为胰岛素抵抗可能是 T2DM 的始发因素，且发生胰岛素抵抗的遗传背景也会影响 β 细胞对胰岛素抵抗的代偿能力。β 细胞功能缺陷在 T2DM 的发病中起到关键作用，β 细胞对胰岛素抵抗的失代偿是导致 T2DM 发病的最后共同机制，从糖耐量正常到 T2DM 发生的进程中，β 细胞功能呈现进行性减退。胰岛素抵抗可引起一系列后果，由于胰岛素对靶组织的生理效应降低，胰岛素介导下骨骼肌、脂肪组织对葡萄糖的摄取、利用和储存的效应减弱，同时对肝葡萄糖输出的抑制作用减弱，肝葡萄糖输出增加，为克服这种状况，胰岛 β 细胞代偿性分泌更多胰岛素以维持糖正常代谢。随着病情的进展及 β 细胞缺陷引起的胰岛素分泌量、质及分泌模式的异常，血糖无法恢复至正常水平，最终导致高血糖。

4. 糖耐量减低和空腹血糖调节受损　糖耐量减低是葡萄糖不耐受的一种类型，现普遍视为糖尿病前期。空腹血糖调节受损指非糖尿病性空腹高血糖，其血糖浓度高于正常，但低于糖尿病的诊断值。两者均代表了葡萄糖的稳态和糖尿病高血糖之间的中间代谢状态，表明其稳态(调节)受损。目前认为两者均为发生糖尿病的危险因素,是发生心血管病的危险标志。

二、临床表现

(一)代谢紊乱症候群

本病为慢性进行性疾病,早期可无症状。当疾病逐渐进展时,可出现“三多一少”,即多尿、多饮、多食、体重减轻的典型症状。常伴有软弱、乏力、女性外阴瘙痒等现象。

1. 多尿　因血糖升高,大量葡萄糖从肾脏排出致尿渗透压增高,阻碍肾小管对水的重吸收,大量水分随糖排出形成多尿。患者排尿次数和尿量明显增多,每日尿量可达 3 000～5 000 mL,甚至可达 10 000 mL。

2. 多饮　因多尿丢失大量水分而出现口渴、多饮。

3. 多食　因胰岛素不足,使体内葡萄糖不能充分利用而自尿中丢失。为了补偿损失的糖分,维持机体活动,患者多有饥饿感,从而导致食欲亢进、易饥多食。

4. 消瘦　患者体内葡萄糖不能充分利用,蛋白质和脂肪消耗增多,加之失水,引起体重减轻、乏力和消瘦。

(二)糖尿病慢性并发症

糖尿病慢性并发症可遍及全身各重要器官,主要累及大血管与微血管。T1DM 早期少见,T2DM 可在确诊糖尿病前已存在。

1. 心血管病变　主动脉、冠状动脉、脑动脉、肾动脉和肢体外周动脉等大、中动脉粥样硬化,引起冠心病、缺血性或出血性脑血管病、肾动脉和肢体动脉硬化。患者表现为心慌、心前区疼痛、水肿、腰痛等;下肢动脉硬化者可有下肢疼痛、感觉异常和间歇性跛行,严重供血不足可致肢端坏疽。目前冠心病和脑血管病是糖尿病的主要死因。

2. 糖尿病性肾病　包括毛细血管间肾小球硬化症、肾动脉硬化病和慢性肾盂肾炎。肾小球硬化症是糖尿病微血管病变之一,大多数患者糖尿病病史超过 10 年,典型表现为蛋白尿、水肿和高血压,晚期伴氮质血症,最终发生肾衰竭。

3. 眼部病变　病程超过 10 年的 DM 患者,50%以上可出现视网膜病变。早期为视网膜小静脉扩张和微血管瘤,随后可出现视网膜出血、水肿、微血栓、渗出等病变,后期因玻璃体积血和视网膜剥离而失明。还可引起白内障、青光眼、屈光改变、虹膜睫状体病变等。

4. 神经病变　多发性周围神经病变最常见,表现为对称性肢体隐痛、刺痛或烧灼痛,夜间及寒冷季节加重,通常下肢较上肢严重。肢痛发生前常有肢端感觉异常,呈袜子或手套状分布。后期累及运动神经,可出现肌力减退、肌萎缩和瘫痪;腱反射早期亢进,后期减弱或消失。自主神经病变也较常见,表现为瞳孔改变,排汗异常,腹泻或便秘,体位性低血压,持续心动过速及尿失禁、尿潴留、阳痿。

5. 感染　疖、痈等化脓性感染多见,可致败血症或脓毒血症。足癣、甲癣、体癣等皮肤真菌感染也较常见,女性患者常合并真菌性阴道炎。肺结核发病率高,进展快,易形成空洞。肾盂肾炎和膀胱炎为泌尿系最常见的感染,尤其多见于女性,常反复发作,易转为慢性肾盂肾炎。

6. 糖尿病足　指与下肢远端神经异常和不同程度周围血管相关的足部溃疡、感染和(或)

深层组织破坏。是糖尿病最严重和治疗费用最多的慢性并发症之一，是糖尿病非外伤性截肢的最主要原因。轻者表现为足部畸形、皮肤干燥和发凉、胼胝（高危足）；重者可出现足部溃疡（溃疡较深，无痛，不易愈合）及坏疽。

（三）糖尿病急性并发症

1. 酮症酸中毒（DKA） 糖尿病病情加重时产生大量脂肪分解代谢产物——酮体（包括乙酰乙酸、β-羟丁酸、丙酮酸），当酮体超过外周组织所能利用时，血中酮体升高、尿中出现酮体，临床上称为酮症。若代谢紊乱进一步加剧，血酮体浓度继续升高，超过体内酸碱平衡调节能力时，血 pH 下降，导致酸中毒，重者昏迷。

DKA 最常见的诱因是感染（以呼吸道、泌尿道感染最多见），其他诱因包括胰岛素治疗中断或不适当减量，各种应激、酗酒以及某些药物（如糖皮质激素、拟交感药物等）。DAK 多发生于 T1DM，T2DM 在一定诱因下也可发生 DKA。早期酮症阶段为原来糖尿病症状加重；当酸中毒出现时则表现为食欲减退、恶心、呕吐、极度口渴、尿量显著增多，常伴头痛、嗜睡或烦躁，呼吸加深、加快有酮味；后期严重脱水，尿量减少、皮肤黏膜干燥、眼球下陷、脉细速、血压下降、四肢厥冷，最终各种反射迟钝或消失，患者昏迷，甚至死亡。

2. 高渗性非酮症昏迷 多见于老年 T2DM 患者，发病前多无糖尿病病史或症状轻微，是一种极为严重的急症。常见诱因有感染、急性胃肠炎、胰腺炎、脑血管意外、严重肾脏疾患、血液或腹膜透析治疗，以及某些药物的使用（如糖皮质激素、免疫抑制剂、噻嗪类利尿剂等）。临床表现以严重高血糖、高血浆渗透压、脱水为特点，无明显酮症，可有不同程度的意识障碍（嗜睡、幻觉、定向障碍）或昏迷。病死率高。

三、辅助检查

1. 尿糖测定 尿糖阳性是诊断糖尿病的重要依据。轻症者尿糖可阴性但餐后尿糖均为阳性。尿糖阳性只提示血糖值超过肾糖阈（约 10 mmol/L），尿糖阴性不能排除糖尿病可能。并发肾脏病变时，肾糖阈升高，虽然血糖升高，但尿糖阴性。肾糖阈降低时，虽然血糖正常，尿糖也可阳性。每日 4 次尿糖定性检查和 24 h 尿糖定量可作为判断疗效指标及作为调整降血糖药物剂量的参考。尿糖定性目前多用尿糖试纸检测。

2. 血糖测定 空腹血糖≥7.0 mmol/L 和（或）餐后 2 h 血糖≥11.1 mmol/L 为诊断糖尿病的主要指标。

3. 口服葡萄糖耐量试验（OGTT） 本试验用于空腹血糖高出正常范围，但未达到诊断糖尿病标准者。口服 75 g 葡萄糖负荷后 2 h，血糖超过≥11.1 mmol/L，半小时或 1 h 血糖也超过≥11.1 mmol/L 即可诊断为糖尿病。如空腹血糖<7.8 mmol/L，2 h 血糖水平≥7.8 mmol/L，<11.1 mmol/L则为糖耐量降低。

4. 酮症酸中毒测定 尿糖强阳性、尿酮体强阳性；血糖增高，多为 16.7～33.3 mmol/L；血酮增高，重者可>4.8 mmol/L；二氧化碳结合力降低可至 13.5～9.0 mmol/L 以下，血 pH 降至 7.35 以下。

5. 高渗性非酮症昏迷测定 血糖常高至 33.3 mmol/L，血钠可在 155 mmol/L，血浆渗透压可达 320～430 mOsm/L。

6. 其他　未获控制的糖尿病患者血中三酰甘油和胆固醇多增高，高密度脂蛋白常降低，并发肾脏病变者可有肾功能改变。

四、治疗原则

目前强调糖尿病应坚持早期、长期、综合治疗及治疗方法个体化的原则，包括糖尿病健康教育、饮食疗法、运动疗法、药物治疗及自我监测血糖五个方面。通过控制饮食、运动疗法、使用口服降糖药物和胰岛素，达到控制高血糖、纠正代谢紊乱、消除糖尿病症状、防止和延缓并发症发生的目的。

【患者护理】

一、护理评估

1. 健康史　询问有无家族发病史。评估发病年龄、起病急缓、诱因等。T1DM 大多在青幼年发病，起病急，症状明显，常能较确切地说出症状产生发展的过程，发病前可有柯萨奇病毒、腮腺炎病毒和风疹病毒感染史。T2DM 则多在 40～60 岁起病，发病过程较缓慢，症状相对轻，常不能明确指出发病的时间。肥胖、体力活动减少、饮食结构不合理、感染、创伤、手术、精神刺激等都是 T2DM 的诱因。了解患者既往的饮食习惯、饮食结构和患病后进食情况。

2. 身体状况　评估患者是否出现代谢紊乱症候群，如多尿、多饮、多食、体重减轻等症状，评估有无出现急、慢性并发症及其程度。

3. 心理、社会评估

（1）询问患者及家属是否因病程漫长，反复发作，社会支持差，甚至发生并发症，以及胰岛素治疗带来的不便，增加了患者及其家属的经济负担。这些问题是否使患者产生焦虑、抑郁等情绪，对疾病缺乏信心。

（2）患病对患者的工作、交际和家庭生活带来的影响，尤其是心、脑、肾、眼病导致生活质量下降和精神负担，神经病变造成的痛苦，是否影响个人能力的发挥，自我评价是否改变。

（3）患者是否由于饮食控制而减少了生活乐趣，影响了社交活动。

（4）患者是否由于终身治疗而动摇对预后的信心。

（5）评估患者的认识及重视程度，家庭居住条件，家庭能否为患者提供照顾。

（6）社区卫生服务机构能否为患者提供服务。

4. 辅助检查　血糖、尿糖、口服糖耐量试验及其他相关检查有无上述异常变化。

病例：患者，男性，50 岁。乏力 2 年余，3 个月前常规体检时查空腹血糖 5.9 mmol/L，未确诊糖尿病。之后患者乏力逐渐加重，且以双下肢明显，休息后不能缓解。为求进一步治疗来我院就诊。既往体健，喜暴饮暴食。母亲是糖尿病患者。体格检查：身高 1.72 m，体重 90 kg。一般情况尚可，血压 130/85 mmHg，心、肺未见异常。糖耐量检查：空腹、餐后 1 h、餐后 2 h、餐后 3 h 血糖分别为 6.0 mmol/L、13.2 mmol/L、11.9 mmol/L、6.9 mmol/L。B 超示：中度脂肪肝。心电图示：心肌缺血。肝功能、肾功能、血脂、尿微量蛋白、血尿淀粉酶及眼底检查均未见异常。

请思考：该病例的护理诊断是什么？

二、护理诊断及合作性问题

1. 营养失调:低于机体需求量　与胰岛素分泌绝对或相对不足引起糖、蛋白质、脂肪代谢紊乱有关。

2. 有感染的危险　与血糖增高、脂质代谢紊乱、营养不良和微循环障碍有关。

3. 有皮肤完整性受损的危险　与感觉障碍、皮肤营养不良有关。

4. 潜在并发症　酮症酸中毒、低血糖、糖尿病足。

三、护理目标

(1) 患者症状缓解,体重增加,血糖控制良好。

(2) 患者尽可能不发生感染,如患者发生感染时能被及时发现和治疗。

(3) 患者尽可能不发生酮症酸中毒,如发生酮症酸中毒时能被及时发现和救治。

(4) 饮食合理,正确使用胰岛素,无低血糖发生。

(5) 学会足部护理的方法,尽可能不发生皮肤破损。

四、护理措施

(一) 饮食护理

对糖尿病患者实施饮食治疗是一项基础治疗措施。合理调节和控制饮食,可以减轻胰岛的负担,有利于控制病情。

(1) 主食提倡用粗制米、面和适量杂粮,忌食葡萄糖、蔗糖、蜜糖及其制品。每日摄取的蛋白质中,动物蛋白应占总热量的1/3,以保证必需氨基酸的供给。食用含不饱和脂肪酸的植物油,忌食动物脂肪以减少饱和脂肪酸的摄入,其量应少于总热量的10%,肥胖者予以低脂(<40 g/d)饮食。少食含胆固醇高的食物,胆固醇的摄入量应低于每日300 mg。饮食中应增加纤维的含量,纤维素可促进肠蠕动,防止便秘,同时可延缓食物的消化吸收,降低餐后血糖高峰,每日饮食中纤维素的含量不宜低于40 g。同时要注意补充B族维生素和维生素C。

(2) 每日热量计算:患者的性别、年龄、身高查表或计算理想体重[理想体重(kg)=身高(cm)-105],然后参照理想体重和活动强度计算每日所需总热量。成年人休息者每日每千克标准体重予热量105~126 kJ(25~30 kcal),轻体力劳动者126~146 kJ(30~35 kcal),中体力劳动者146~167 kJ(35~40 kcal),重体力劳动者167 kJ以上(40 kcal以上)。儿童、孕妇、乳母、营养不良或有慢性消耗性疾病者应酌情增加,肥胖者酌减,使患者体重恢复至理想体重的±5%左右。

(3) 蛋白质、脂肪、糖类分配:成人饮食中蛋白质含量按每日每千克标准体重0.8~1.2 g计算,儿童、孕妇、乳母、营养不良或有慢性消耗性疾病者可增至每日每千克体重1.2~1.5 g,脂肪每日每千克标准体重0.6~1.0 g计算,其余为糖类。按上述计算蛋白质量占总热量12%~15%,脂肪约占30%,糖类占50%~60%。三餐分配:按食物成分表将上述热量折算为食谱,三餐分配一般为1/5、2/5、2/5或1/3、1/3、1/3。三餐饮食食物成分要搭配均匀,每餐均有糖类、脂肪和蛋白质,且要定时定量,这样有利于减缓葡萄糖的吸收,增加胰岛素的释放。按此食谱食用 2~3 周，血糖可下降，如血糖控制不理想应作必要的调整。

（二）运动

运动可以增强胰岛素的作用，患者每天要有规律地进行中等量的体育锻炼，能显著改善体内脂肪和糖类的利用。根据年龄、体力、病情及有无并发症，指导患者进行长期规律体育锻炼。

1. 锻炼方式　步行、慢跑、骑自行车、健身操、太极拳及游泳等有氧运动，对糖尿病患者均适合。合适的活动强度为患者的心率应达到个体 50% 的最大耗氧量，个体 50% 最大耗氧量时心率 = 0.5×(个体最大心率 - 基础心率) + 基础心率，其中个体最大心率可用 220 - 年龄粗略估计，基础心率可以早晨起床前测得的脉率估计。活动时间为 20~40 min，可逐步延长至 1 h 或更久，每日一次，用胰岛素或口服降糖药物者最好每日定时活动，肥胖者可适当增加活动次数。

2. 注意事项　不恰当运动可诱发低血糖、酮症酸中毒、心脑血管意外或运动系统损伤等，为了防止其发生，在体育锻炼时要注意下列事项。

（1）血糖 >13.3 mmol/L 或尿酮阳性者不宜作上述活动。

（2）T2DM 有心、脑血管疾病或严重微血管病变者按具体情况妥善安排运动，收缩压 >180 mmHg 时停止活动，活动时间宜安排在餐后 1 h，活动要适量，T2DM 仅靠饮食控制者或口服降糖药物治疗者活动前通常不需添加额外食物。

（3）T1DM 患者活动时应把握好胰岛素剂量、饮食与活动三者间的关系，一般可在活动前少量补充额外食物或减少胰岛素用量，餐前腹壁下注射胰岛素可减慢活动时胰岛素的吸收速度，活动量不宜过大，时间不宜过长，以 15~30 min 为宜。

（三）药物应用及护理

1. 口服降糖药

（1）磺酰脲类（SUs）：主要作用机制是刺激胰岛素分泌，从而降低血糖。适用于新诊断的 T2DM 非肥胖患者、经饮食和运动治疗血糖控制不理想时。常有药物及用法如下：格列本脲（优降糖）一般剂量为 2.5~15.0 mg/d，分 1~2 次/天，餐前半小时口服；格列齐特（达美康）治疗剂量为 80~320 mg/d，分 1~2 次/天，餐前半小时口服。磺酰脲类药物的主要不良反应是低血糖反应，常发生于老年患者（60 岁以上）、肝肾功能不全或营养不良者；其他不良反应有体重增加、皮肤过敏反应、消化系统反应（上腹不适、食欲减退等，偶见肝功能损害及胆汁淤积性黄疸）及心血管系统反应。

（2）格列奈类：格列奈类为非磺酰脲类促胰岛素分泌剂，也作用于胰岛 β 细胞，但结合位点与 SUs 不同，具有吸收快、起效快和作用时间短的特点。适用于 T2DM 早期餐后高血糖阶段或以餐后高血糖为主的老年患者。常用药物有瑞格列奈，每次 0.5~4 mg，每日 3 次；那格列奈，每次 60~120 mg，每日 3 次；米格列奈，每次 10~20 mg，每日 3 次。常见的不良反应有低血糖和体重增加，但低血糖的风险和程度较 SUs 轻。

（3）双胍类：其作用机制是通过抑制肝葡萄糖输出，改善外周组织对胰岛素的敏感性、增加对葡萄糖的摄取和利用而降低血糖。作为 T2DM 治疗一线用药，可单用或联合其他药物；用于 T1DM，与胰岛素联合应用有可能减少胰岛素用量和血糖波动。目前应用广泛的是二甲双胍，500~1 500 mg/d，分 2~3 次口服，最大剂量一般不超过 2 g/d。主要不良反应为消化道反应、皮肤过敏反应，最严重的不良反应为乳酸性酸中毒，但较为罕见，单独用药极少引起低血糖。

2. 胰岛素

（1）适应证：适用于T1DM；各种严重的糖尿病急性或慢性并发症；手术、妊娠和分娩；新发病且与T1DM鉴别困难的消瘦糖尿病患者；新诊断的T2DM伴有明显高血糖；或在糖尿病病程中无明显诱因出现体重显著下降者；T2DM胰岛β细胞功能明显减退者；某些特殊类型糖尿病。

（2）制剂类型：根据胰岛素作用起效快慢和维持时间的不同，胰岛素可分为短效、中效、长效和预混胰岛素。T2DM可选用中效胰岛素，每天早餐前使用，开始剂量为4～8 U，根据尿糖和血糖测定结果，每隔数日调整剂量或剂型。T1DM患者多需强化胰岛素治疗，每日多次注射胰岛素，一般采用餐前注射。现有各种比例的预混制剂，常用的是含30%（或50%）短效或速效和70%（或50%）中效的制剂，使用方便，但由于其比例固定，仅适用于血糖波动性小且容易控制的患者。常见的几种胰岛素的作用特点见表7-1。

表7-1　胰岛素各制剂类型特点（皮下注射）

作用类别	起效时间（h）	峰值时间（h）	作用持续时间（h）
短效普通胰岛素（RI）	0.25～1	2～4	5～8
中效胰岛素（NPH）	2.5～3	5～7	13～16
长效胰岛素（PZI）	3～4	8～10	20
预混胰岛素（HI30R，HI70/30）	0.5	2～12	14～24

（3）使用方法：胰岛素的应用，除了解其适应证及各种胰岛素的作用时间外，尚需注意以下几点：① 熟悉剂型和每毫升所含胰岛素量。② 注射胰岛素的部位，以皮肤松弛处为宜，一般在上臂三角肌处或臀部，患者自己注射以股部或腹部比较方便，注射部位易出现红、肿、硬结和脂肪萎缩，故应经常更换，原则是2周内不要在同一点上注射2次以上。③ 注射胰岛素的时间，普通胰岛素在餐前20～30 min皮下注射，中效或长效胰岛素一般餐前1 h注射，混合胰岛素均在餐前30 min注射。④ 应用混合胰岛素时，应先抽速效后抽长效，摇匀药液。胰岛素制剂混合后，其作用时间有所改变。⑤ 胰岛素"笔"型注射器使用预先装满胰岛素（或胰岛素类似物）的笔芯，使用方便，便于携带，教会患者及家属使用方法。

（4）胰岛素治疗的不良反应

1）低血糖反应：与胰岛素使用剂量过大、饮食失调或运动过量有关。表现为头昏、心悸、多汗、饥饿，甚至昏迷，对低血糖反应者，及时检测血糖，根据病情进食糖类食物或静脉推注50%葡萄糖20～30 mL。确保胰岛素的有效使用剂量和时间、定时定量及适量运动是预防低血糖反应的关键，包括胰岛素贮存温度不可<2℃或>30℃，避免剧烈晃动。患者应学会定时定量进餐并合理安排每日的运动时间和运动量，若就餐时间推迟，可先进食少许饼干。

2）胰岛素过敏：主要表现为注射局部瘙痒、荨麻疹，全身性皮疹少见，罕见血清病、过敏性休克等过敏反应。

3）注射部位皮下脂肪萎缩或增生：可使胰岛素吸收不良，但临床少见。停止该部位注射后可缓慢恢复。经常更换注射部位，避免 2 周内在同一部位注射 2 次，可防止注射部位组织萎缩或增生。

（四）对症护理

1. 防治感染　合理控制饮食，增加机体抵抗力。应指导患者注意个人卫生，保持全身和局部清洁，尤其要加强口腔、皮肤和阴部的清洁，做到勤洗澡、勤换衣。注射胰岛素时局部皮肤严格消毒，以防感染。

2. 糖尿病足护理

（1）注意保护足部，不宜穿袜口弹性过紧的袜子，选择软底宽头的鞋子，并需保持清洁，每晚用 50～60℃ 温水洗足，保持趾间干燥。

（2）修剪趾甲略呈弧形，与脚趾等缘，不要修剪过短以免伤及甲沟。动态观察足部皮肤颜色、温度和湿度的变化，检查有无水肿、皮损、足病以及足背血管搏动、足部皮肤感觉异常等情况。有表皮破溃时应及时处理。

（3）手足冰冷需使用热水袋或用热水清洗时，应注意防止烫伤。戒烟以避免进一步加重血管损害和病变。进行适当的体育活动，可促进血液循环，改善神经营养供给。

3. 糖尿病酮症酸中毒的护理

（1）病情监测：在原有糖尿病临床表现基础上出现显著软弱无力、极度口渴、尿量增加伴纳差、呕吐、头痛及意识改变者应警惕酮症酸中毒的发生。

（2）酮症酸中毒紧急护理措施

1）正确执行医嘱，确保液体和胰岛素的输入，液体输入量应在规定的时间内完成，胰岛素用量必须准确和及时。

2）患者绝对卧床休息，注意保暖，预防压疮和继发感染，昏迷者按昏迷护理。

3）严密观察和记录患者神志变化、瞳孔大小和对光反射、呼吸、血压、脉搏、心率及每日出入液量等。

4）在输液和胰岛素治疗过程中，需每 1～2 h 留取标本送检尿糖、尿酮、血糖、血酮、血钾、血钠、二氧化碳结合力等。

4. 低血糖反应的护理

（1）病情监测：低血糖发生时患者常有饥饿感，伴软弱无力、出汗、恶心、心悸、面色苍白，重者可昏迷。睡眠中发生可突然觉醒，皮肤潮湿多汗，部分患者有饥饿感。

（2）低血糖急救及护理措施：包括：① 进食含糖的食物。② 静脉注射 50% 葡萄糖 40～60 mL，是紧急处理低血糖最常用和有效的方法。③ 胰高血糖素 1 mg 肌内注射，适用于难以建立静脉通道的院外急救或患者自救。

（五）病情观察

病情观察和监测是糖尿病治疗的重要内容。要定期测量血糖、血压、血脂、血黏度、肝肾功能、眼底、身高、体重等，以正确地判断病情。临床上常用血糖值判断 T2DM 是否控制在理想状态。糖尿病控制目标见表 7-2。此外，患者及家属应能及时发现糖尿病并发症的早期表现，以便及时处理或送往医院救治。

表 7-2 糖尿病控制目标

项目		理想	尚可	差
血浆葡萄糖(mmol/L)	空腹	4.4~6.1	≤7.0	>7.0
	非空腹	4.4~8.0	≤10.0	>10.0
糖化血红蛋白 A_{1c}(%)		<6.5	6.5~7.5	>7.5
血压(mmHg)		<130/80	>130/80~<140/95	>140/90
体重指数(BMI)(kg/m²)		男<25 女<24	男<27 女<26	男≥27 女≥26
总胆固醇(mmol/L)		<4.5	≥4.5	≥6.0
HDL - C(mmol/L)		>1.1	1.1~0.9	<0.9
三酰甘油(mmol/L)		<1.5	<2.2	≥2.2
LDL - C(计算法)(mmol/L)		<3.0	2.5~4.4	>4.0

亚洲-太平洋地区2型糖尿病政策组,2002年第3版

(六)心理护理

评估患者对疾病的反应,对健康和生活的信心。向患者及家属指出正确对待糖尿病的重要性。关心和理解患者,及时将糖尿病的基本知识和预后告知患者和家属,使他们了解糖尿病虽不能根治,但可通过饮食控制、终身治疗、规律生活和适当体育锻炼而避免并发症的发生;与患者及家属共同商讨饮食、运动计划,鼓励亲属和朋友多给予亲情和温暖,使其获得情感上的支持;鼓励患者参加各种糖尿病病友团体活动,增加战胜疾病的信心。

五、护理评价

(1) 血糖、体重等相关指标是否控制在合适范围。

(2) 感染的危险因素是否去除,采用的预防感染的措施是否有效,有无发生严重感染。

(3) 对自己的健康状况有无正确的认识,情绪是否稳定。

(4) 是否学会热量计算和饮食换算的方法及运动锻炼的方式,是否掌握注射胰岛素的技术,有无进行病情监测和自我防护并发症的能力。

【健康教育】

(1) 认识糖尿病是一种终身性疾病,目前尚不能根治,必须终身治疗。

(2) 了解饮食治疗在控制病情、防治并发症中的重要作用,掌握饮食治疗的具体要求和措施,长期坚持。

(3) 了解体育锻炼在治疗中的意义,掌握体育锻炼的具体方法、不良反应及注意事项,特别是运动时鞋袜要合适,以防足部损伤,外出时随身携带甜食和病情卡片以应急需,运动中感到头晕、无力、出汗时应立即停止运动。

(4) 了解情绪、精神压力对疾病的影响,指导患者正确处理生活压力。

(5) 学会正确注射胰岛素的方法,知道药物的作用,不良反应及使用注意事项。教会患者及家属胰岛素“笔”型注射器的使用方法。

(6) 学会尿糖定性测定,有便携式血糖测定仪者向患者说明并演示血糖仪的使用方法,同时患者应了解尿糖和血糖测定结果的意义及其评价。

(7) 生活规律,戒烟酒,注意个人卫生,预防各种感染。

(8) 指导患者认识糖尿病酮症酸中毒的诱因及提示酮症酸中毒的先兆症状,及时就医。

(9) 指导患者使其了解发生低血糖的常见诱因,如胰岛素应用不当、磺酰脲类口服降糖剂量过大、饮食不当等。按时按剂量应用口服降糖药或注射胰岛素,生活有规律定时定量进餐。教会患者识别低血糖反应的表现,掌握自救方法。

(10) 了解糖尿病治疗控制的要求,定期随访,以了解病情控制情况,及时调整用药剂量。每年定期全身检查,以尽早防治慢性并发症。

(李英丽)

第五节　痛风患者的护理

【疾病概述】

痛风(gout)是嘌呤代谢障碍引起的代谢性疾病,发病有明显的异质性,表现为高尿酸血症、急慢性关节炎、痛风石、关节畸形、慢性间质性肾炎和尿酸性尿路结石。高尿酸血症患者只有出现上述临床表现时,才称之为痛风。痛风临床上分为原发性和继发性两大类。

一、病因和发病机制

(一) 高尿酸血症的形成

尿酸作为嘌呤代谢的终产物,内源性来自细胞代谢产生的核酸和其他嘌呤类化合物的分解,外源性来自食物中的嘌呤经酶的作用的分解。高尿酸血症的形成与下面两个环节有关。

1. 尿酸排泄减少　尿酸排泄障碍是引起高尿酸血症的重要环节,80%~90%的高尿酸血症具有尿酸排泄障碍。包括肾小球滤过减少、肾小管重吸收增多、肾小管分泌减少以及尿酸盐结晶沉积。以肾小管分泌减少最为重要。

2. 尿酸生成增多　在嘌呤代谢的各个环节都有酶的调节与控制。当嘌呤核苷酸代谢出现酶缺陷或(和)功能异常时,就会引起嘌呤合成增加而导致血尿酸水平升高。

(二) 痛风的发生

只有高尿酸血症才可能发展为痛风。当血尿酸浓度过高和(或)在酸性环境下,尿酸可析出结晶,沉积在骨关节、皮下和肾脏等组织,造成组织病理学改变,导致痛风性关节炎、痛风石和痛风肾等。

二、临床表现

临床多见于40岁以上的男性,女性多在更年期后发病。部分患者有家族遗传史。

痛风分期包括:无症状期、急性关节炎期、间歇期、痛风石及慢性关节炎期。历时较久的痛风患者,约三分之一有肾脏病变。

痛风的主要临床表现有:

(一)关节病变

1. 痛风性急性关节炎　是痛风的首发症状。

(1)常由饮酒、高蛋白、高嘌呤饮食、受寒、劳累、外伤、手术、感染等诱发。

(2)一侧脚蹬趾及第1跖趾关节最常见,其余依次为踝、膝、腕、指、肘。

(3)多为午夜或凌晨足趾痛如刀割而惊醒,逐渐疼痛加剧,无法忍受。

(4)数小时内出现受累关节的红、肿、热、痛和功能障碍。

(5)秋水仙碱治疗有效,关节炎症状可以迅速缓解。

(6)初次发作常呈自限性,几天内自行缓解,此时受累关节局部皮肤出现脱屑和瘙痒。

(7)发热。

(8)可伴高尿酸血症。

(9)关节腔滑囊液抽取检查可见双折光的针形尿酸盐结晶,是确诊本病的依据。

2. 痛风性慢性关节炎及痛风石　尿酸盐在关节内沉积增多,炎症反复发作,使关节发生僵硬、畸形、活动受限,常为多关节受累。痛风石是痛风的特征性表现,常见于耳轮、跖趾、指间和掌指关节,严重时患处皮肤发亮、菲薄,破溃则有豆渣样的白色物质排出,可形成瘘管及慢性肉芽肿。

(二)肾脏病变

主要表现在以下两方面。

1. 痛风性肾病　尿酸盐结晶沉积于肾组织引起间质性肾炎,逐渐出现肾功能受损,不早期治疗可以导致肾功能不全。早期表现有间歇性蛋白尿,到持续性蛋白尿,可逐步出现夜尿增多、高血压,甚至血尿素氮及肌酸升高等。

2. 尿酸性肾石病　痛风患者尿中尿酸浓度增加,较小的结石随尿排出,但常无感觉,尿沉淀物中可见细小砂粒;较大的结石可梗阻输尿管而引起血尿及肾绞痛,因尿流不畅继发感染成为肾盂肾炎。

三、辅助检查

1. 血尿酸测定　男性血尿酸>420 μmol/L(7.0 mg/dl)、女性>350 μmol/L(5.8 mg/dl),可诊断为高尿酸血症。

2. 尿尿酸测定　限制嘌呤饮食5天后,每日尿酸排出量超过3.57 mmol/L(600 mg),可认为尿酸生成增多。

3. 滑囊液检查　急性关节炎期,抽取关节腔滑囊液,旋光显微镜下可见针形尿酸盐结晶。

4. X线检查　痛风的特征性改变是骨质的穿凿样、凿孔样、虫蚀样透亮缺损。

5. 电子计算机X线体层显像（CT）与磁共振显像（MRI）　检查可发现关节内的痛风石影像。

四、治疗原则

痛风的防治目的：① 迅速终止急性关节炎的发作；② 治疗高尿酸血症防止尿酸盐沉积；③ 预防尿酸结石形成和肾功能损害。

治疗痛风，需要避免诱发因素和积极治疗相关疾病等。

1. 急性痛风性关节炎期的治疗　选用合适的抗炎药，对抗急性痛风性关节炎。

（1）秋水仙碱：治疗急性痛风性关节炎的特效药物。迅速给秋水仙碱，越早用药疗效越好。通过抑制中性粒细胞、单核细胞释放一系列炎症因子，同时抑制炎症细胞的变形和趋化，从而缓解炎症。

（2）非甾体抗炎药：通过抑制花生四烯酸代谢中的环氧化酶活性，进而抑制前列腺素的合成而达到消炎镇痛。常用药物：① 吲哚美辛；② 双氯芬酸；③ 布洛芬；④ 罗非昔布。

（3）糖皮质激素：上述药物治疗无效或不能使用秋水仙碱和非甾体抗炎药时，可考虑使用糖皮质激素或ACTH短程治疗。

2. 高尿酸血症的治疗　通过抑制尿酸的生成，促进尿酸的排泄，碱化尿液来降低高尿酸血症、防尿酸结晶形成。

（1）抑制尿酸生成药物：别嘌呤醇通过抑制黄嘌呤氧化酶，使尿酸的生成减少，适用于尿酸生成过多或不适合使用排尿酸药物者。

（2）排尿酸药：抑制近端肾小管对尿酸盐的重吸收，从而增加尿酸的排泄，降低尿酸水平，适合肾功能良好者。代表药物有：① 苯溴马隆；② 丙磺舒。

（3）碱性药物：碳酸氢钠可碱化尿液，使尿酸不易在尿中积聚形成结晶。

【患者护理】

一、护理评估

1. 健康史

（1）病因、诱因：有无受寒、劳累、饮酒、高蛋白高嘌呤饮食等诱因。

（2）既往史：仔细询问患者既往体质如何，是否做过手术，是否有过外伤。还要询问疾病的发生及病情的进展情况，过去的治疗情况及疗效等。

（3）家族史和个人史：主要询问家族中有无痛风患者。询问患者有无烟酒嗜好。

2. 身体评估　评估患者是否有痛风急性关节炎、慢性关节炎、痛风石、痛风性肾病及结石的表现。

3. 心理、社会状况

（1）询问患者及家属患者对此病的了解情况，对治疗和预后是否有信心。

（2）是否因病程长，疼痛剧烈而出现烦躁、焦虑等心理反应。

（3）是否因本病反复发作，影响患者正常的生活、工作和社会活动。

4. 辅助检查

(1) 血、尿尿酸测定。

(2) 关节滑囊液检查:有无尿酸盐结晶。

(3) X 线、CT、MRI 等:有无痛风的异常改变。

病例:患者,男性,45 岁,生活在海边,嗜好饮酒,爱吃海鲜。常有夜间脚痛,拇趾关节疼痛明显,有时夜间痛醒。查体:体型较胖,耳轮皮肤菲薄隆起,检查血尿酸 440 μmol/L,诊断为痛风。

请思考:该病例的护理诊断是什么?该患者怎样护理?

二、护理诊断及合作性问题

1. 疼痛:关节痛　与尿酸盐结晶在关节引起炎症反应有关。

2. 潜在并发症　肾衰竭。

三、护理目标

(1) 关节痛减轻,关节炎症减轻。

(2) 保护肾功能,防止肾衰竭。

四、护理措施

1. 一般护理

(1) 休息:痛风急性发作时,必须绝对卧床休息,抬高患肢,避免压迫患肢。病情缓解后,患者可以适当活动,以减少胰岛素抵抗,减轻肥胖和超重。

(2) 饮食护理:

1) 限制高嘌呤类食物、戒酒:通过减少高嘌呤类食物,可降低血尿酸水平。患者要严格禁食海鲜(如沙丁鱼、凤尾鱼、鲤鱼、鱼卵、小虾等)、动物性食品(如鹅、鹧鸪、动物内脏等)。减少肉类、干豆类、菠菜、蘑菇等食品。

饮酒使体内乳酸堆积,竞争性抑制了尿酸的排泄,还增加了嘌呤的合成,使血尿酸水平增高。故痛风患者应禁酒。

2) 增加碱性食物、增加饮水量:碱性食物可碱化尿液,增加尿酸的可溶性,促进尿酸的排出。碱性食物包括牛奶、各种蔬菜、柑橘类水果等。应供给患者大量蔬菜和水果。多饮水可增加尿酸的排出,防止结石的形成。患者液体入量应达到 2 500~3 000 mL/d。可让患者睡前适量饮水,以防止夜间尿液浓缩。

3) 控制总热量、限糖、限脂、限蛋白:为减轻肥胖,总热量限定在 1 200~1 500 kcal/d。饮食总量要比正常饮食低 10%左右,不可过多吃零食,也不可每餐吃得过多、过饱。碳水化合物应占总热量的 50%~60%。尽量减少蔗糖和甜菜糖的摄入,因为代谢后可增加尿酸的生成。蛋白质限定在 1 g/(kg·d)。限制脂类摄入。

2. 对症护理:在急性痛风的发作期间,稍微触碰关节就剧痛。可以做一个保护框架,使床单及毛毯不致压到痛风疼痛的部位。保护好痛风石处的皮肤,避免溃疡和损伤。

3. 用药护理

（1）秋水仙碱：应及早用药。口服此药主要引起胃肠道反应，还可引起粒细胞减少等。静脉用药可引起骨髓抑制、肾衰竭、肝坏死、DIC 等严重不良反应，临床上极少选此给药途径。必须用药时放慢注射速度，至少 5 min 以上，严禁药液外渗。

（2）非甾体抗炎药：主要不良反应是胃肠道刺激和损伤。故活动性消化性溃疡、消化道出血为禁忌证。禁止同时服用两种以上非甾体抗炎药，否则会加重不良反应。应饭后服用，注意保护胃肠道。

（3）糖皮质激素：注意激素的副作用，防止停药后出现症状"反跳"。

（4）别嘌呤醇：不良反应有刺激胃肠道、皮疹、发热、肝损害、骨髓抑制等，肾功能不全者应剂量减半。

（5）排尿酸药：有胃肠道刺激、皮疹、发热等不良反应。用药时，让患者多饮水、服用碳酸氢钠等碱性药。

4. 心理护理　因疼痛严重，并有关节炎和肾功能损害，影响患者的工作和生活，会给患者带来心理压力，导致患者焦虑、抑郁等情绪。护士应给患者讲解痛风相关知识，使其了解经早期有效治疗可维持正常的生活和工作，从而减轻患者的心理负担。并鼓励患者通过倾诉和交流释放不良情绪，维持心理平衡，以积极乐观的心态对待疾病。

5. 病情观察

（1）生命体征的观察：常规监测生命体征，急性期发热的患者监测体温。

（2）症状：观察疼痛的部位、性质、时间，了解关节有无红、肿、热、痛、功能障碍等。有无痛风石的表现，局部皮肤的改变。了解有无结石的表现。

五、护理评价

（1）关节痛是否减轻，关节炎症是否得到控制。

（2）是否采取保护肾功能的护理措施，有效防止肾衰竭。

【健康教育】

（1）加强本病知识宣传教育，使患者积极应对，配合治疗护理。

（2）消除诱发因素：避免受寒、劳累、饮酒、高蛋白高嘌呤饮食、手术、外伤等诱因。

（3）合理进行饮食指导：指导患者控制饮食。限定总热量的摄入。低糖、低嘌呤饮食，戒酒。通过调节饮食，可减轻高尿酸血症。

（4）注意劳逸结合，避免过劳。

（5）正确指导患者服药指导患者遵医嘱服用药物。秋水仙碱、非甾体抗炎药、糖皮质激素等可减轻关节炎症；别嘌呤醇、排尿酸药等可治疗高尿酸血症。注意药物的不良反应。

（6）门诊随访定期监测血尿酸水平。

（李安安）

练　习　题

1. 患者女性，诊断为糖尿病，胰岛素治疗期间突然心悸、饥饿、出汗，随即意识不清。首要的措施为

A. 加大胰岛素剂量
B. 加用格列本脲
C. 静脉注射50%葡萄糖
D. 静脉滴注碳酸氢钠
E. 应用呼吸兴奋剂

2. 患者女性,14岁,甲状腺轻度肿大,甲状腺功能检查正常,应如何治疗
A. 甲状腺次全切除
B. 放射性碘治疗
C. 服用甲状腺素片
D. 无需治疗
E. 抗感染治疗

3. 患者女性,48岁,中等弥漫性甲状腺肿的同时伴有眼球突出、眼裂增宽等突眼征,患者孤独,有失落感,此时提出的护理问题是
A. 焦虑,恐惧
B. 自我形象紊乱
C. 营养失调
D. 潜在的并发症:甲状腺危象
E. 有感染的危险

4. 患者女性,36岁。诊断为甲亢,甲状腺肿大。近日怕热、多汗,食欲亢进,但体重减轻。此时提出的护理问题是
A. 焦虑恐惧
B. 自我形象紊乱
C. 营养失调:低于机体需要量
D. 知识缺乏
E. 潜在并发症:便秘

5. 患者女性,30岁,诊断为甲亢。血压140/70 mmHg,脉搏100次/min。性情急躁易激动,怕热、多汗,失眠,并且担心手术,此时的护理诊断是
A. 焦虑恐惧
B. 自我形象紊乱
C. 营养失调
D. 知识缺乏
E. 潜在并发症:甲状腺危象

6. 患者女性,37岁,诊断为席汗综合征。曾有剖宫产、产后大出血等病史。乳房萎缩、闭经、毛发脱落。引起本病最主要的病因可能是
A. 产后大出血
B. 剖宫产
C. 垂体瘤
D. 曾有感染病史,如肺结核
E. 长期使用糖皮质激素

7. 患者男性,68岁,发热腹泻5 d,伴意识障碍4 h,既往有糖尿病史多年,未系统治疗。目前患者可能出现了哪种并发症?
A. 糖尿病酮症酸中毒
B. 糖尿病高渗性昏迷
C. 糖尿病足
D. 尿路感染
E. 急性胃肠炎

8. 患者女性,38岁。甲状腺轻度肿大。近日怕热、多汗,食欲亢进,但体重减轻。下列哪项检查最为敏感?
A. T_3、T_4
B. TSH
C. TT_3、TT_4
D. FT_3、FT_4
E. 摄碘率

9. 患者女性,46岁,闭经17年,突发昏迷2 d。患者17年前曾产后大出血,而后无乳、闭经,曾确诊为"腺垂体功能减退症",间断服药。目前最主要的护理诊断为
A. 性功能障碍
B. 知识缺乏
C. 自我形象紊乱
D. 潜在并发症:垂体危象

E. 有感染的危险

10. 患者女性，42 岁。于 1 年前开始感疲乏无力，夜间失眠，怕热多汗，食欲亢进，眼球突出。3 日前因家庭纠纷与丈夫争吵后情绪不佳，次日出现恶心，呕吐，烦躁不安，心悸，发热，出汗更甚，即来院就诊。体格检查：T 39.3℃。目前最主要的护理诊断为

A. 体温升高
B. 活动无耐力
C. 自我形象紊乱
D. 潜在并发症：甲状腺危象
E. 营养失调：低于机体需要量

（11—12 题共用题干）

患者男性，55 岁。患 1 型糖尿病多年，体态肥胖，“三多一少”症不明显，血糖偏高。饮食控制、口服降糖药效果均不理想。

11. 刘先生向你咨询，宜建议他

A. 减少主食量
B. 静脉滴注胰岛素
C. 接受运动疗法
D. 增加降糖药剂量
E. 测血酮和尿酮

12. 有关刘先生自我保健的措施中哪项错误

A. 定时测血糖、尿糖
B. 保持情绪稳定
C. 经常温水洗脚
D. 戒烟、忌酒
E. 少吃粗纤维食物

13. 患者男性，查体发现血尿酸 420 μmol/L，诊断为高尿酸血症，为防止痛风，护士对其健康指导。告之痛风的首发表现是

A. 关节痛，可午夜痛醒
B. 痛风石
C. 慢性关节炎
D. 痛风肾病
E. 高尿酸血症

14. 患者男性，42 岁，血尿酸 450 μmol/L，拇趾关节疼痛及踝关节痛，指间见痛风石，诊断为痛风。患者的饮食不妥当的是

A. 控制总热量，尽量避免甜食
B. 限制高嘌呤类食物
C. 增加碱性食物
D. 多饮水
E. 可适当饮酒

15. 患者男性，44 岁，血尿酸 480 μmol/L，耳轮发现痛风石，诊断为痛风，该患者的治疗护理不妥当的是

A. 可使用秋水仙碱治疗
B. 痛风石局部的皮肤避免摩擦损伤
C. 可使用别嘌呤醇治疗
D. 增加酸性食物的摄入
E. 监测血尿酸水平

（李英丽　李安安）

第八章 风湿性疾病患者的护理

【学习要点】

掌握：系统性红斑狼疮、类风湿关节炎的病因、临床表现、护理措施、健康教育。

理解：风湿性疾病的发病机制、护理评估、辅助检查结果的意义、护理目标、治疗原则。

第一节 概 述

一、风湿性疾病的概念及临床特点

风湿一词是指关节、关节周围软组织、肌肉、骨出现的慢性疼痛。风湿性疾病（rheumatic diseases，简称风湿病）是一组以内科治疗为主的主要累及关节及周围软组织的肌肉骨骼系统疾病，它包括弥漫性结缔组织病（connective tissue disease，CTD）和各种病因引起的骨、关节和关节周围软组织（肌肉、肌腱、滑膜、韧带等）病变。

风湿性疾病的临床特点为：① 慢性病程，发作与缓解交替出现，反复发作可造成严重损害。② 病变累及多个系统。③ 同一疾病不同患者的表现和预后个体差异很大。④ 免疫学或生化异常。⑤ 糖皮质激素治疗有一定效果。

风湿性疾病分布广泛，目前美国有 3 300 多万人罹患风湿病。我国初步流行病学调查发现：16 岁以上人群中类风湿性关节炎患病率为 0.32%～0.36%，原发性干燥综合征约为 0.3%，强直性脊柱炎约为 0.25%，系统性红斑狼疮约为 0.07%。风湿病病因不明。可能与年龄、自身免疫、代谢性疾病、遗传因素、感染等因素有关。

二、常见症状、体征的护理

风湿性疾病患者常见症状、体征参见《健康评估》教材相关内容。

第二节 系统性红斑狼疮患者的护理

系统性红斑狼疮（systemic lupus erythematosus，SLE）是一种自身免疫性疾病，因体内有大量致病性自身抗体和免疫复合物，造成组织损伤，临床可出现皮肤、肾脏等多个脏器和系统损害的症状。我国本病患病率为 1/1 000。有色人种较白人发病率高。本病育龄妇女与同龄男性之比为 9∶1。

【疾病概述】

一、病因和发病机制

1. 病因　病因不明,可能与遗传、环境和性激素有关。

2. 发病机制　本病发病机制仍未完全清楚,可能是由于具有遗传素质者在各种致病因子(日光、紫外线、某些化学药品、食物成分、性激素)的影响下,促发异常的免疫应答,持续产生大量的免疫复合物和致病性自身抗体,引起组织损伤。

二、临床表现

病程迁延,临床表现复杂多变。

1. 全身症状　约90%的患者有不同程度的发热,可出现各种热型,常伴疲乏、体重减轻等。

2. 皮肤与黏膜　约80%患者有皮肤损害,表现多种多样。最具特征的为颊部蝶形红斑,主要位于两颊和鼻梁,可呈鲜红色或紫红色。还可表现为患者面部有盘状红斑、皮疹,有时红斑形状不规则。另外,可有手掌大小鱼际、指端、甲周的红斑、斑丘疹等。活动期可有口腔溃疡、脱发等,个别患者有雷诺现象。该病的特点之一是光过敏现象,阳光暴晒后皮肤过敏。

3. 骨关节和肌肉　关节痛是常见症状之一。关节痛可累及指、腕、膝等关节,呈间歇性。有的患者有肌痛,少数患者有肌炎。

4. 肾　几乎所有患者的肾组织都有病理变化,主要表现为肾小球肾炎或肾病综合征。其中75%患者有临床表现,如蛋白尿、血尿、管型尿、肾性高血压、肾功能不全等,早期患者以蛋白尿和尿中出现大量红细胞为多见。

5. 神经系统　神经系统损害以脑部损伤最常见,称为神经精神狼疮。表现为头痛、呕吐、偏瘫、癫痫、意识障碍或幻觉、妄想、猜疑等各种精神障碍。此外,少数患者可发生截瘫、二便失禁等脊髓损伤。

6. 心血管系统　以心包炎最常见,表现为心前区疼痛等,还可发生心肌炎、周围血管病变。

7. 呼吸系统　患者可表现为胸腔积液,少数患者可发生狼疮肺炎,偶见肺间质病变。

8. 血液系统　活动性SLE有慢性贫血、白细胞减少或淋巴细胞绝对数减少、血小板减少而出血,少数人有淋巴结肿大、脾大。

9. 消化系统　患者有食欲减退、腹痛、腹泻、腹水等消化道症状。

10. 干燥综合征　属继发性干燥综合征。

三、辅助检查

1. 免疫学检查　对该病诊断非常重要。有多种自身抗体阳性:如抗核抗体(ANA)、抗双链DNA(dsDNA)抗体、抗ENA抗体(包括抗Sm抗体等一系列抗体),其中抗双链DNA(dsDNA)抗体和抗Sm抗体属于诊断SLE的标志抗体;补体C3、C4、CH50(总补体)降低有助于SLE诊断,并提示狼疮活动;免疫病理学有肾穿刺活检和皮肤狼疮带试验,可帮助诊断。

2. 血液检查　血常规可全血细胞减少,红细胞沉降率增快;尿液检查尿中可出现蛋白、红细胞、管型等。

3. 影像学检查　头颅 CT 检查可见脑部出血性病灶；肺部 X 线检查可早期发现肺部浸润、胸膜炎等病变。

四、治疗原则

SLE 目前虽然没有根治的方法，但合理治疗可以缓解，尤其是早期患者。故应早期诊断、早期治疗。治疗原则是活动且病情重者，予强有力的药物控制，病情缓解后，则接受维持治疗。治疗时应根据病情严重程度来选择合适的方法。

【患者护理】

一、护理评估

1. 健康史

（1）病因、诱因：有无日光照射、妊娠、感染、过度劳累、精神刺激等环境因素影响。

（2）既往史：仔细询问患者既往体质如何，是否做过手术，是否用过与狼疮有关的药物如普鲁卡因胺、异烟肼、氯丙嗪等。疾病的发生及病情的进展情况，过去的治疗情况及疗效等。

（3）家族史和个人史：主要询问家族中有无红斑狼疮患者。询问患者有无烟酒嗜好。

2. 身体评估

（1）有无发热、乏力等全身症状，有无面部红斑、皮疹、光过敏、脱发、口腔溃疡等皮肤黏膜损害，有无关节痛、肌痛等。

（2）有无狼疮性肾炎、神经精神性狼疮等重要脏器损害，有无心血管、呼吸、消化、血液等系统损害。

3. 心理、社会状况　询问患者及家属：① 患者对此病的了解情况，对治疗和预后是否有信心。② 是否因病程漫长，临床症状复杂，受累脏器多，出现紧张、焦虑、忧郁、恐惧等心理反应。③ 是否因本病反复发作，影响患者正常的生活、工作和社会活动。④ 是否因反复住院、多种药物治疗造成沉重的经济负担。⑤ 家庭能否为患者提供支持，社区卫生服务机构能否为患者提供服务。

4. 辅助检查　包括：血、尿常规，免疫学检查：如抗体、补体、免疫病理学，CT、X 线、超声等有无上述异常改变。

病例：患者，女性，26 岁，系统性红斑狼疮病史 1 年，近日来持续低热，面部蝶形红斑明显加重，有光过敏现象，腕、膝关节疼痛，并有疲倦、乏力等表现。红细胞沉降率增快，免疫学检查：ANA 阳性，抗双链 DNA 抗体阳性，抗 Sm 抗体阳性，补体降低。

请思考：该病例的护理诊断是什么？

二、护理诊断及合作性问题

1. 皮肤完整性受损　与血管炎性反应、自身免疫反应等因素有关。

2. 疼痛　与关节炎性反应有关。

3. 焦虑　与病情反复发作、症状复杂等因素有关。

4. 潜在并发症　慢性肾衰竭。

三、护理目标

（1）患者皮肤清洁、完整，破损皮肤无感染。
（2）关节炎症反应消退，疼痛缓解。
（3）病情控制好，焦虑感减轻或消失，情绪稳定。
（4）无并发症发生，或一旦发生能及时发现和配合医生处理。

四、护理措施

1. 一般护理

（1）休息：活动期一定要卧床休息，缓解期可适当活动，但一定要避免劳累。病室应避免阳光直射床位，进行紫外线消毒时，患者应回避。避免狼疮的各种诱发因素。

（2）饮食：给高蛋白、高热量、富含维生素、易消化食物，避免刺激性饮食，忌食含有补骨脂素的食物如芹菜、无花果、香菜等。肾功能不全者要安排优质低蛋白、足够热量、高钙、低磷饮食。

2. 对症护理　皮肤损害处，可用30℃左右的温水冲洗，忌用碱性肥皂、化妆品等。有口腔溃疡者，漱口后可用中药锡类散或冰硼散涂敷。脱发者应避免过多的洗发、烫发、染发等，可每日按摩头皮。当患者表现肌肉、关节疼痛伴发热时，应帮助患者采取舒适功能体位，可通过听音乐、聊天转移注意力，用局部按摩等方法缓解疼痛。对肾功能不全的患者，应严格记录 24 h 出入量，补液量应量出为入，有适应证时，协助患者透析。当患者出现精神神经症状时，应注意安全，防止意外。

3. 药物应用及护理

（1）激素：是治疗 SLE 的主要药物。对于不很严重的患者，可先试用大剂量泼尼松或泼尼松龙每日 1 mg/kg，晨起顿服，根据疗效调整用药。对于急性暴发性危重 SLE，可用激素冲击疗法。

常见的不良反应有：满月脸、水牛背、血压升高、血糖升高、电解质紊乱、加重或引起消化性溃疡、骨质疏松、无菌性骨坏死，出现机会感染，诱发精神失常。服药期间应给低盐、高蛋白、富含钾、钙的食物，补充钙剂和维生素 D；定期测量血压、血糖、尿糖变化；做好皮肤和口腔护理；注意患者情绪变化；不能自行停药或减量过快。

（2）免疫抑制剂：主要用于活动程度高的 SLE，常与大剂量激素联合应用，常用的细胞毒药物有环磷酰胺和硫唑嘌呤。

不良反应主要是白细胞减少，也可引起胃肠道反应、出血性膀胱炎、脱发、畸胎等。应鼓励患者多饮水，观察尿液颜色，及早发现膀胱出血的情况；育龄女性服药期间应避孕；有脱发者，鼓励患者戴假发。

（3）其他：轻型 SLE ，以关节肌肉疼痛为主，可用非甾体抗炎药。以皮疹为主，可用抗疟药。重型 SLE，可加用环孢素或雷公藤总甙。

4. 心理护理

（1）告诉患者狼疮并非不治之症，积极配合治疗，可能达到病情缓解。

(2) 鼓励患者保持乐观向上精神，告知神经-免疫系统的联系，保持愉快的情绪可使免疫系统趋于正常，有利于疾病恢复。

(3) 劝说亲友对患者多关心，家庭的温暖对患者的康复有帮助。

5. 病情观察

(1) 观察面部各种红斑、皮疹的消长，观察手部红斑的变化，观察口腔溃疡是否减轻、脱发是否好转，了解光过敏现象是否减轻。了解关节痛、肌痛是否减轻。监测体温变化，了解有无发热。

(2) 了解患者有无蛋白尿、血尿、管形尿，定期测血压，了解有无肾性高血压，以便于及时发现狼疮性肾炎，并监测肾功能。观察患者有无头痛、呕吐、偏瘫、癫痫发作、意识障碍、幻觉等神经精神性狼疮的表现，一旦发现，及时报告医生。观察患者有无咳嗽、胸痛、呼吸困难等呼吸系统症状，有无食欲减退、恶心、呕吐、腹泻等消化系统症状，观察有无其他系统损害。

五、护理评价

(1) 皮肤清洁完好，破损处无感染。

(2) 患者关节炎症反应消退，疼痛减轻或缓解。

(3) 患者焦虑感减轻或消失，情绪稳定。

(4) 无并发症发生或及时发现并配合医生处理。

【健康教育】

1. 加强本病知识宣传教育　让患者了解本病并非不治之症，鼓励患者树立战胜疾病的信心，积极配合治疗。

2. 消除诱发因素　避免日光照射、妊娠、感染、过度劳累、精神刺激等环境因素影响。指导育龄妇女避孕。

3. 合理进行饮食指导　给予高热量、高蛋白、富含维生素饮食。忌食可增加光敏感的食物，如含补骨脂素的食物和含联胺基因的食物。

4. 注意劳逸结合　生活规律，急性活动期应卧床休息，病情缓解后，可正常工作、学习，但避免过劳。

5. 正确指导患者服药　告诉患者药物的种类、作用、剂量、服用方法、服用时间，并让其学会观察药物疗效和不良反应。指导患者坚持按医嘱服药，不可随意减药或突然停药。

6. 门诊随访　定期复查各免疫学指标，定期监测红细胞沉降率、尿常规、肾功能，了解病情变化，调整治疗方案。

第三节　类风湿关节炎患者的护理

类风湿关节炎(rheumatoid arthritis, RA)是一种累及周围关节为主的炎症性的自身免疫病，可侵犯多系统。以对称性、周围性多个关节慢性炎性病变为特征，主要表现为受累关节疼痛、肿胀、僵硬、功能下降，晚期关节结构破坏，导致关节畸形而致残。本病全球性分布，据统计，我国患病率为 0.32%~0.36%。本病可发生在任何年龄，女性为男性的 2~3 倍。

【疾病概述】

一、病因和发病机制

1. 病因　本病病因尚不清楚，可能与感染因子（如病毒、支原体、细菌等）及遗传倾向有关。

2. 发病机制　当抗原进入人体后首先被巨噬细胞吞噬，经消化和浓缩后与其细胞膜的HLA-DR分子结合成复合物，若该复合物被其T细胞的受体所识别，该T辅助淋巴细胞被活化，引起一系列免疫反应，产生大量免疫球蛋白，包括类风湿因子和其他抗体，使关节出现炎症反应和破坏。

二、临床表现

主要症状和体征

1. 关节表现　关节受累常为对称性。受累关节出现的部位最常见的是腕、掌指关节、近端指间关节，其次为足趾、膝、踝、肘、肩等关节，颞颌关节、髋关节和颈椎的可动小关节也可受累。

（1）痛与压痛：关节痛往往是最早的症状，多为持续性疼痛，可时轻时重。疼痛的关节往往伴有压痛。

（2）关节肿胀：受累关节均可肿胀，多因关节腔内积液、滑膜慢性炎症及周围软组织炎症引起。关节炎性肿大而附近肌肉萎缩，关节呈梭形如梭形指。

（3）晨僵：95%以上的患者均可出现此症状。病变关节夜间或日间静止不动后出现较长时间（至少1 h）的僵硬，如胶黏着样的感觉，活动受限，晨起时最为明显。晨僵持续时间和关节炎症的程度呈正比。常被作为反映病情活动的指标之一。

（4）关节畸形及功能障碍：由于关节、软骨、韧带等损害引起关节畸形，可出现手指的尺侧偏斜、天鹅颈畸形等。关节肿痛和畸形都可引起关节的活动受限，严重者并导致患者生活不能自理。

2. 关节外表现

（1）类风湿结节：为本病特异的皮肤表现。20%~30%患者的皮下及关节隆突部可出现类风湿结节，大小不一、无压痛、质硬。它的存在表示本病的活动。

（2）类风湿血管炎：可出现在患者的任何系统，如皮肤、肌肉、眼、肺、心等脏器。主要病理改变为坏死性血管炎，是引起关节外病变的主要病理基础。

（3）其他：多系统受累，较多见的有肺间质病变、胸膜炎等，再有心包炎。长期服用抗风湿药物可出现上腹不适、胃痛、恶心等胃肠道症状，若引起消化道出血，还可出现贫血。此外，30%~40%的患者还可出现干燥综合征。

三、辅助检查

1. 血液检查　有轻、中度贫血，活动期有红细胞沉降率增快、C反应蛋白增高。

2. 免疫学检查　70%患者的血清可测得类风湿因子（RF）阳性和各种类型的免疫复合物。

类风湿因子与本病的活动性和严重性成比例，但对本病特异性不理想，类风湿因子增高也可见于其他疾病。

3. 关节滑液检查　有炎症时关节腔内的滑液量增多(正常情况下不超过 3.5 mL)，滑液中的白细胞明显增多、含糖量低于血糖。

4. 关节 X 线检查　对本病的诊断、关节病变的分期、监测病变的演变都很重要，以手指及腕关节的 X 线片最有价值。

四、治疗原则

目前临床上尚无根治和预防本病的方法和措施。治疗目的主要有：① 减轻或消除关节或关节外症状；② 控制疾病发展，防止和减少关节骨的破坏；③ 促进已破坏关节骨的修复，改善其功能。治疗措施包括药物治疗、康复治疗和外科治疗。

药物治疗是最重要的治疗方法。

【患者护理】

一、护理评估

1. 健康史

(1) 病因、诱因：起病前有无细菌、支原体、病毒、原虫等感染。

(2) 既往史：仔细询问患者既往体质如何。疾病的发生及病情的进展情况，过去的治疗情况及疗效等。

(3) 家族史和个人史：主要询问家族中有无类风湿关节炎患者。询问患者有无烟酒嗜好。

2. 身体评估

(1) 评估患者的关节炎是否有慢性、对称性、周围性的特点，是否为多关节受累。评估患者受累的关节是否有晨僵、关节痛、关节肿胀、畸形。是否有功能障碍，并询问其严重程度。

(2) 了解患者是否有类风湿结节、类风湿血管炎，是否有肺、心、胃肠道等系统损害，是否有干燥综合征等。

3. 心理、社会状况　询问患者及家属：① 患者是否因病情反复发作、顽固性关节疼痛、疗效不佳、经济负担重等原因出现情绪低落、焦虑、悲哀、孤独等表现。② 家庭是否能为患者提供足够的支持和照顾。③ 有无其他社会支持力量。④ 社区能否提供治疗、康复等卫生服务。

4. 辅助检查　包括：① 血液检查：血常规、红细胞沉降率、类风湿因子、免疫复合物和补体；② 关节滑液检查；③ 关节 X 线检查等有无上述异常改变。

病例：患者，女性，72 岁，独居。双手腕、掌指、指间关节疼痛、肿胀，时轻时重，有晨僵，约 30 年，诊断为“类风湿关节炎”。护理体检发现患者双手天鹅颈样畸形，饮食起居困难。RF 阳性。

请思考：目前最主要的护理诊断是什么？怎样进行护理？

二、护理诊断及合作性问题

1. 疼痛　与关节炎性反应有关。

2. 自理缺陷　与关节疼痛、僵直、功能障碍有关。

3. 预感性悲哀　与疾病久治不愈、关节可能致残、影响生活质量有关。

4. 有废用综合征的危险　与关节炎反复发作、疼痛和关节骨破坏有关。

三、护理目标

（1）关节疼痛减轻。

（2）关节功能改善，能够自行料理部分或全部日常生活。

（3）能正确面对患病现实，情绪稳定，悲观失望情绪减轻或消失。

（4）关节无畸形、功能障碍，不发生废用综合征。

四、护理措施

1. 一般护理

（1）休息：① 嘱患者在急性期、发热或有内脏受累表现时，应卧床休息，保证有充足的睡眠时间。关节畸形、严重功能障碍者，可协助其洗漱、进食、大小便及个人卫生等。保护关节功能，保持关节功能位。② 不宜绝对卧床。待疼痛减轻后，鼓励患者床上活动肢体或及早下床活动，进行轻微的医疗体操，防止关节僵硬和肌肉萎缩。鼓励生活自理，可采用日常活动训练。

（2）饮食护理：给予高蛋白、高维生素、富营养、清淡的饮食，忌辛辣、刺激性食物。有贫血的增加含铁、叶酸的食物。补充以下食物：Omega 脂肪酸（鲑鱼、金枪鱼、鱼油等）和抗氧化维生素 A、C、E 等，对类风湿关节炎患者有益。

2. 对症护理

（1）关节护理：① 卧床休息应平卧硬板床，关节应取功能位；② 如能耐受，鼓励患者积极进行主动或被动锻炼，以保持关节的活动功能；③ 夜间睡眠戴手套、保暖，可减轻晨僵的程度。

（2）冷热疗法：可减轻僵硬、疼痛和肌肉痉挛。冷疗主要适用于急性炎症期。晨僵明显时，鼓励患者晨起行温水浴，或用热水浸泡僵硬的关节，而后活动关节。

（3）自理缺陷的护理：有自理缺陷的患者，给患者必要的协助，做好生活护理。鼓励患者用大肌群及大关节，以替代小关节的功能。

3. 用药护理　治疗本病的药物有非甾体抗炎药、慢作用抗风湿药、糖皮质激素等。

（1）非甾体抗炎药：作为一线药物被广泛应用，通过抑制环氧酶以减少花生四烯酸代谢为前列腺素，达到控制关节肿痛、晨僵和发热的目的。常用的非甾体抗炎药有布洛芬、萘普生、双氯酚酸、吲哚美辛等。长时间服此类药可出现胃肠道反应，并可引起胃黏膜损伤，应在饭后服用，同时服用胃黏膜保护剂、H_2 受体拮抗剂；神经系统不良反应有头痛、头晕、精神错乱等；久用还可出现肝肾毒性、抗凝作用及皮疹等。

（2）慢作用抗风湿药：起效时间长于非甾体抗炎药，可作用于不同免疫成分，并有控制病情进展的可能，同时兼有抗炎作用。常用的有甲氨蝶呤、金制剂、青霉胺、雷公藤总甙等。常见的不良反应有：胃肠道反应、脱发、肝损害、骨髓抑制等，用药期间严密观察，鼓励患者多饮水，饭后用药，有脱发者，建议患者戴假发。

（3）糖皮质激素：适用于有关节外症状者或关节炎明显或急性发作的患者，常用的为泼尼松。此类药物以口服为主，服药后可出现激素的一系列副作用（参见红斑狼疮一节），故用药期间要密切观察。

4. 心理护理　由于关节活动受限，长期不愈，部分或全部丧失劳动能力，患者易产生焦虑、抑郁或悲观心理。而不良的情绪又对免疫系统有负面影响，不利于疾病恢复。所以保持良好的心理状态非常重要。故与患者接触要用亲切和蔼的态度，使患者充分感受到亲友和医护人员的温暖。采取心理疏导、解释等方法释放、缓解患者不良情绪。并用安慰、鼓励的方法帮患者树立战胜疾病的信心。减少患者的依赖性，训练独立生活的能力。

5. 病情观察　观察关节病变的部位，观察关节症状的变化，如疼痛、肿胀、晨僵、畸形及功能障碍的程度和发作的时间。在病程中，关节症状是进展还是缓解。注意关节外症状，如胸闷、心前区疼痛、发热、咳嗽、呼吸困难、腹痛、消化道出血、头痛等，一旦出现，提示病情严重，应及时报告医生处理。

五、护理评价

(1) 关节疼痛减轻。

(2) 关节疼痛、僵直、功能障碍减轻，能够自行料理部分或全部日常生活。

(3) 能正确面对患病现实，情绪稳定，积极配合治疗和护理。

(4) 没有发生废用综合征。

【健康教育】

1. 加强本病知识宣传教育　帮助患者及家人了解类风湿是一种慢性自身免疫性疾病，病程漫长，治疗措施包括药物治疗、康复治疗和外科治疗。告知患者治疗方案，如前所述教会患者进行病情观察。

2. 消除诱发因素　避免感染、寒冷、潮湿、过劳、精神刺激等。

3. 进行合理饮食指导　给予高蛋白、高维生素、清淡、易消化的饮食，忌辛辣等刺激性食物。

4. 注意劳逸结合　急性期应注意休息，但不宜绝对卧床，强调休息和康复锻炼相结合。鼓励患者进行主动或被动锻炼，防止关节废用。

5. 正确指导患者服药　告知患者服药方法、用药注意事项及药物副作用。嘱患者坚持按医嘱服药，不要随便停药、换药、增减药量，坚持治疗，减少复发。一旦复发，及早就医。

6. 门诊随访　定期复查，了解病情变化，调整治疗方案。

练 习 题

1. 患者女性，32岁，疲劳后发热病史2年余，反复发作口腔溃疡，面部有不规则盘状红斑，有雷诺现象，诊断为系统性红斑狼疮。该患者治疗首选的药物是

A. 氯喹　　B. 硫唑嘌呤　　C. 环磷酰胺

D. 糖皮质激素　　E. 丙种球蛋白

2. 患者女性，29岁，1年来不规则发热，面部有蝶形红斑，手、腕关节间歇性肿痛，诊断为系统性红斑狼疮，此患者下述护理哪项不妥

A. 皮肤用温水湿敷　　B. 禁忌日光浴　　C. 禁用化妆品

D. 外出时戴遮阳帽、穿长裤长褂　　E. 每日用肥皂水洗脸

3. 患者女性，患系统性红斑狼疮，病史2年。长期不规律发热，有腹泻，反复发作口腔溃疡，蛋白尿，水

肿，高血压。此时患者的狼疮可能已侵犯哪个脏器

A. 肺　B. 心　C. 肾　D. 脑　E. 脾

（4—6题共用题干）

患者女性，75岁，患类风湿关节炎多年。双手腕、掌指、肘关节疼痛、肿胀、时轻时重，约30年。体检发现患者双手呈天鹅颈样畸形、尺侧偏斜，生活起居困难。

4. 该患者的护理措施不合适的为

A. 避免潮湿、寒冷的环境　B. 避免各种诱因

C. 坚持遵医嘱服药　D. 每日定时做全身与局部活动

E. 绝对卧床休息，由别人料理生活

5. 该患者的致病因素与下列哪项关系不大

A. 遗传因素　B. 寒冷潮湿的环境　C. 精神创伤

D. 自身免疫反应　E. 细菌感染

6. 该患者的治疗不正确的是

A. 使用阿司匹林等非甾体抗炎药　B. 注意保暖

C. 按医嘱选用免疫抑制剂　D. 注意活动关节

E. 长期坚持服用糖皮质激素

（李安安）

第八章 神经系统疾病患者的护理

【学习要点】

掌握：神经系统疾病常见症状、体征的护理，脑梗死、蛛网膜下腔出血、脑出血及癫痫的主要病因、临床特点、护理诊断和护理措施。

理解：周围神经疾病、急性脊髓炎、脊髓压迫症、短暂性脑缺血发作、帕金森病、重症肌无力及周期性瘫痪的病因、临床特点、护理诊断和措施。

神经科学是当今学术界公认的生命科学的前沿学科之一。神经科学作为一门统一的综合性学科，开始出现于20世纪50、60年代之交。它融合了神经解剖学、神经生理学、神经药理学、神经化学、神经生物物理学、心理学、神经病学以及精神病学等学科。1960年国际脑研究组织（International Brain Research Organization，IBRO）宣告成立，该组织的目的在于促进神经科学的发展和世界各国研究脑的工作者之间的交流。1962年美国麻省理工学院创建了“神经科学研究计划”（Neuroscience Research Program，NRP）这样一个跨学科、跨校、跨国的组织。1970年美国成立了神经科学协会（Society for Neuroscience）。美国神经科学协会是全球最大的神经科学协会，旨在促进大脑和神经系统的研究，并推动相关药物的开发。中国神经科学学会1995年10月在上海正式成立，并作为团体会员已加入了国际脑研究组织，促进了我国神经科学研究的发展。

第一节 概　　述

一、神经系统结构和功能

神经系统分为周围神经系统和中枢神经系统。由脑神经、脊神经组成的周围神经系统（PNS）和由脑、脊髓组成的中枢神经系统（CNS）组成了一个完整、统一、和谐的整体，指挥和协调躯体的运动、感觉和自主神经功能，感受机体内外环境传来的信息并做出反应，参与人的意识、学习、记忆、综合分析等高级神经活动。

二、常见症状、体征的护理

根据发病机制，神经系统症状可分为四类：① 缺损症状：指神经组织受损使正常神经功能减弱或缺失，如主侧半球脑梗死导致对侧肢体偏瘫、偏身感觉障碍和失语；② 刺激症状：指神经结构受激惹后产生的过度兴奋表现，如腰椎间盘突出引起坐骨神经痛等；③ 释放症状：指中枢神经系统受损使其对低级中枢的控制功能减弱，而使低级中枢的功能表现出来，如上运动神经元损害而出现的锥体束征;④ 休克症状:指中枢神经系统急性局部性严重病变,引起与之功能相关的远隔部位的神经功能短暂缺失,如急性脊髓横贯性病变时导致的脊髓休克。

神经系统疾病常见症状及体征包括头痛、意识障碍、言语障碍、感觉障碍、运动障碍等。

(一)头痛

1. 定义　头痛(headache)是指从眉以上至下枕部之间(包括额部、颞部、顶部和枕部)的疼痛,为临床常见的症状之一,各种原因刺激颅内外的疼痛敏感结构都可引起头痛。颅内的血管、神经和脑膜以及颅外的骨膜、血管、头皮、颈肌、韧带等均为疼痛的敏感结构,凡这些敏感结构受挤压、牵拉、移位、炎症以及血管的扩张或痉挛、肌肉的紧张性收缩等均可引起头痛。

2. 护理措施

(1)一般护理:避免各种诱发因素,如情绪紧张、过度疲劳、饮酒、喝咖啡或浓茶、噪声等。嘱患者充分休息,保持环境安静、舒适、光线柔和。

(2)对症护理:减轻头痛,环境宜安静、避光;指导患者缓慢深呼吸、听轻音乐、行气功、引导式想象、冷敷或热敷、理疗、按摩及指压止痛等方法减轻头痛。对器质性病变者应积极检查,尽早治疗。

(3)药物应用及护理:指导患者按医嘱服药,告知药物的作用、不良反应,让患者了解药物依赖的特点。如大量使用止痛药、滥用麦角胺咖啡因可致药物依赖。

(4)病情观察:观察患者头痛性质、部位、持续时间、频率及程度,如突发剧烈头痛可能为蛛网膜下腔出血;进行性加重的头痛可能为颅内进行性加重的疾病如颅内高压征等;发热伴剧烈头痛,可能为颅内炎症。对老年患者应注意观察血压变化。头痛伴有呕吐、视力减退、神志变化、肢体抽搐或瘫痪等多为器质性头痛,应及时与医生联系,针对病因进行处理。

(5)心理护理:对于出现焦虑、紧张心理的患者,医护人员应寻找并减少诱因,消除紧张情绪,理解、同情患者的痛苦,教会患者保持身心放松的方法,鼓励患者树立信心,积极配合治疗。

(二)意识障碍

1. 定义　意识障碍(disorders of consciousness)是指人对周围环境及自身状态的识别和觉察能力出现障碍。任何病因引起的大脑皮质、皮质下结构、脑干网状上行激活系统等部位的损害或功能抑制,均可出现意识障碍。临床上可通过患者的言语反应、对刺激的疼痛反应、瞳孔对光反射、吞咽反射、角膜反射等来判断意识障碍的程度。

2. 护理措施

(1)一般护理:病室环境应安静,减少声、光刺激。患者应取平卧位,昏迷时头偏向一侧,防止呕吐物被误吸入呼吸道,患者肩下垫高,使颈部伸展,防止舌根后坠阻塞气道。需约束的患者一定要使患者侧卧位,病床安装床挡,防止坠伤,制定必要的保护措施。如能进食,可给予高蛋白质、高维生素的半流质或流质饮食,昏迷患者应鼻饲蛋白质、维生素等营养丰富的流质饮食。

(2)对症护理:根据不同的意识障碍程度,进行相应的意识恢复训练。如对意识模糊患者,纠正其错误概念或定向错误、辨色错误、计算错误,提供他所熟悉的物品(如照片等),帮助患者恢复记忆力。对嗜睡患者避免各种精神刺激,协助指导患者完成各种细小的日常生活小事，保持床单清洁干燥，每 2~3 h 翻身 1 次，防止压疮及坠积性肺炎的形成。

（3）病情观察：严密观察生命体征及言语、疼痛的刺激、瞳孔对光反射、角膜反射、病理反射等变化来判断意识障碍程度，尤其应注意有无呼吸节律与频率的改变。观察有无肢体瘫痪、头颅外伤，耳、鼻、结膜有无出血或渗液，脑膜刺激征是否阳性。观察有无呕吐及呕吐物的性状与量，预防消化道出血和脑疝。随时分析病情进展，以便及时与医生协作进行治疗。

（4）药物应用及护理：遵医嘱应用脱水剂，使用脱水剂时应静脉推注或快速静脉滴注，同时注意观察有无水、电解质平衡紊乱。

（5）心理护理：对于意识清醒过来的患者，应消除紧张情绪，理解、同情患者的痛苦，教会患者保持身心放松的方法，鼓励患者树立信心，积极配合治疗。

（三）言语障碍

1. 定义　言语障碍（disorders of language）分为失语症（aphasia）和构音障碍（dysarthria）。失语症是脑损害导致的语言交流能力障碍，包括语言表达或理解能力受损或丧失。构音障碍是纯口语语音障碍，患者具有语言交流必备的语言形成及接受能力，听、理解、阅读和书写正常，只是由于发音器官神经肌肉病变导致运动不能或不协调，使言语形成障碍，表现为发音困难、语音不清、音调及语速异常等，见于上、下运动神经元病变所致的延髓麻痹、小脑病变、帕金森病、重症肌无力等。

2. 护理措施

（1）一般护理：保持环境安静舒适，保持充分的休息时间，给予营养丰富、易消化的食物，保证足够的热量。

（2）对症护理：由患者、家属及参与语言康复训练的医护人员共同制订语言康复计划，让患者、家属理解康复目标的设立既要考虑患者希望达到的主观要求，又要兼顾康复效果的客观可能性；根据病情选择适当的训练方法，原则上是轻症者以直接改善其功能为目标，而重症者则重点放在活化其残存功能或进行试验性的治疗。

1）对于运动性失语（Broca 失语）者，训练重点为口语表达。

2）对于感觉性失语（Wernicke 失语）者，训练重点为听理解、会话、复述。

3）对于传导性失语者，重点训练听写、复述。

4）对于命名性失语者，重点训练口语命名、文字称呼等。

5）对于完全性失语者，可根据患者情况选择其能够理解的语言进行训练，如一起唱歌、数数等。

6）失读、失写者，可将日常用语、短语、短句，或词、字写在卡片上，让患者反复朗读、背诵和（或）抄写、默写。

7）对于构音障碍的患者，训练越早，效果越好，训练重点为构音器官运动功能训练和构音训练。

8）根据患者情况，还可选择一些实用性的非语言交流，如手势的运用，利用符号、图画、交流画板等，也可利用电脑、电话等训练患者实用的交流能力。

语言的康复训练是一个由少到多、由易到难、由简单到复杂的过程，训练中应根据患者病情及情绪状态，循序渐进地进行训练。一般正确回答率约 80%时即可进入下一组训练课题，使其既有成就感,又有求知欲,而不至于产生厌烦或失望情绪。

(3) 病情观察:观察患者的定向力、注意力、记忆力和计算力;观察患者自发性谈话、命名及复述、音调、速度及韵律、对他人语言理解等,嘱患者按照检查者的指令有目的的动作、书写姓名、地址和辨词朗读,观察患者面部表情改变、流涎或口腔滞留食物等。观察患者发声、发音、音调、语速,言语交流、理解、阅读及书写能力,做到能预料患者的问题并能够解决和答复。

(4) 心理护理:体贴、关心、尊重患者,避免挫伤患者自尊心的言行;鼓励患者克服害羞心理,大声说话,当患者进行尝试和获得成功时给予表扬;鼓励家属、朋友多与患者交谈,并耐心、缓慢、清楚地解释每个问题,直至患者理解;营造一种和谐的亲情氛围和语言学习环境。

(四) 感觉障碍

1. 定义 感觉障碍(disorders of sensation)是指机体对各种形式的刺激(痛、温度、触、压、位置、振动等)感知缺失、减退或异常的综合征。感觉包括一般感觉和特殊感觉 2 类。一般感觉可分为 3 种:浅感觉(痛觉、温度觉及触觉)、深感觉(运动觉、位置觉和振动觉)、复合感觉(实体觉、图形觉、两点辨别觉和定位觉)。感觉障碍常见于脑血管病,如脑出血、脑梗死等,还可见于脑外伤、脑实质感染和脑肿瘤等。

2. 护理措施

(1) 一般护理

1) 对有浅感觉障碍的患者,应尽可能避免因感觉障碍导致的伤害。保持床单整洁、轻软,防止感觉障碍部位受压或机械性刺激。肢体可加盖毛毯等保暖,慎用热水袋或冰袋,以防烫伤、冻伤,如保暖需用热水袋时,水温不宜超过 50℃,且每 30 min 查看和更换部位。对感觉过敏者,尽量减少不必要的刺激。对感觉异常者应避免搔抓,以防皮肤损伤。

2) 对深感觉障碍的患者,要提供安全的活动环境,强调不要在黑暗处行走,活动过程中要注意保护,如病床要低,室内、走廊、卫生间都要有扶手,光线要充足,预防跌倒及外伤的发生。

(2) 对症护理

1) 进行知觉训练,每日用温水(40~50℃)擦洗感觉障碍的身体部位,以促进血液循环和感觉恢复。对无感知患者,用砂纸、毛线刺激触觉,冷水、温水刺激温觉,用针尖刺激痛觉等。

2) 全身或局部按摩:按摩可以促进血液和淋巴液回流,对患侧肢体有感觉刺激作用,还能防止或减少局部水肿,有利于机体的康复。按摩动作要轻柔、缓慢、有节律,切不可用粗暴的手法;按摩的顺序应该从肢体的远端到近端,以利于血液循环。在按摩的同时可配合穴位按压以增加疗效。

(3) 病情观察:观察患者的意识状态与精神状况,注意观察认知、情感或意识行为方面的异常;观察患者的全身情况及伴随症状,注意相应区域的皮肤颜色、毛发分布,有无烫伤或外伤瘢痕及皮疹、出汗等情况。观察并记录感觉障碍的分布范围,是否伴有运动功能障碍,注意意识、瞳孔、呼吸、血压等的变化。

(4) 心理护理:耐心听取患者对感觉异常的叙述,针对患者感觉障碍的程度、类型,详细讲述其病情变化,多与患者沟通,进行必要的解释,消除患者焦虑、烦躁的情绪,同时让家属了解护理中的注意事项。

（五）瘫痪

1. 定义 瘫痪（paralysis）指肢体因肌力下降而出现的运动障碍，是因上、下运动神经元病变所致随意运动功能的减低或丧失，是神经系统常见症状。按病变部位可分为上运动神经元性瘫痪及下运动神经元性瘫痪；不伴肌张力增高者称为弛缓性瘫痪（又称软瘫、周围性瘫痪），伴有肌张力增高者称为痉挛性瘫痪（又称硬瘫、中枢性瘫痪）。肌力完全丧失而不能运动者为完全性瘫痪，而保存部分运动者为不完全性瘫痪。按临床表现可分为偏瘫、交叉性瘫痪、四肢瘫、截瘫、单瘫及局限性瘫痪等。

2. 护理措施

（1）一般护理

1）生活护理：指导和协助患者洗漱、进食、如厕、穿脱衣服及个人卫生，帮助患者翻身和保持床单整洁，满足患者基本生活需要；指导患者学会配合和使用便器，要注意动作轻柔，勿拖拉和用力过猛。

2）安全护理：运动障碍的患者要防止跌倒，确保安全。床边要有护栏，走廊、厕所要装扶手，地面要保持平整干燥，防湿、防滑，去除门槛或其他障碍物。呼叫器应置于床头患者随手可及处。给患者穿着防滑的软橡胶底鞋。行走时不要在其身旁擦过或在其面前穿过，同时避免突然呼唤患者，以免分散其注意力。行走不稳或步态不稳者，选用三角手杖等合适的辅助工具，并有人陪伴，防止受伤。

（2）躯体移动障碍的护理：与患者、家属共同制订康复训练计划，并及时评价和修改。告知患者及家属早期康复锻炼的重要性，指导急性期患者患肢应摆放于功能位（肩外展外旋，前臂旋后，髋内旋、膝屈曲、踝背伸、指背伸），教会患者翻身及在床上上下移动的方法。协助和督促患者早期在床上进行桥式主动运动、Bobath 握手（十指交叉握手）、床旁坐起、下床及进行日常生活活动的主动训练。鼓励患者使用健侧肢体从事自我照顾的活动，并协助患肢进行主动或被动运动；教会家属协助患者锻炼的方法与注意事项，使患者保持正确的运动模式；指导和教会患者使用自助工具。必要时选择理疗、针灸、按摩等辅助治疗。

（3）失用综合征的分期护理：有失用综合征的危险是指由于医嘱规定的、或不可避免的因素使肌肉骨骼不能活动，而引起身体各系统发生退化或功能发生改变的状态。

1）意识障碍期（卧床期）的护理原则：注意保持瘫痪肢体的功能位：手握布卷，腕关节背屈 20°~25°，肘关节稍屈曲，臂外展位，稍高于肩部。下肢用夹板将足底垫起，使踝关节呈直角，膝下垫一小垫。此种体位可防止肘、腕关节屈曲痉挛，肩关节内收，下肢外旋和足下垂。同时应及早进行关节的被动运动及预防并发症。

2）恢复期的护理原则：关节运动由被动运动逐渐转为主动运动，包括床上动作训练、坐位训练，也可以同时做日常生活动作训练。运动动作训练可按照患者的病情和动作恢复进展的顺序及不同姿势的反射水平进行循序渐进、切实可行的训练。例如，翻身—坐起—坐位平衡—从坐位到站立—站立平衡—移动步行（借助辅助用具步行）等。一般可以根据患者的病情决定开始训练的阶段。

3）康复期的护理：康复期功能训练包括站立训练、移动训练、步行训练、日常生活动作训练（饮食动作训练、排泄动作训练、清洁动作训练、更衣动作训练）等，并配合针灸、理疗、推拿按摩等辅助治疗,以防肌萎缩和关节畸形。

(4)病情观察:观察患者营养、肌力、肌张力情况,肌萎缩及关节活动受限状况。观察患者步行的姿势、速度、节律和步幅,步行时身体各部位的运动及重心移动情况,步行时是否需要支持,有无病理步态;观察有无进食、构音、呼吸的异常以及抽搐和不自主运动等。注意观察生命体征、意识及瞳孔等的变化,注意检测腱反射、病理反射的情况,检查肌力并按0~5级分级并记录,见表9-1。

表9-1 肌力的分级

分级	临床表现
0级	肌肉无任何收缩(完全瘫痪)
1级	肌肉可轻微收缩,但不能产生动作(不能活动关节)
2级	肌肉收缩可引起关节活动,但不能抵抗地心引力,即不能抬起
3级	肢体能抵抗重力离开床面,但不能抵抗阻力
4级	肢体能作抗阻力动作,但未达到正常
5级	肌力正常

(5)心理护理:给患者提供有关疾病、治疗及预后的可靠信息,鼓励患者正确对待疾病,消除忧郁、恐惧心理或悲观情绪,摆脱对他人的依赖心理。关心、尊重患者,多与患者交谈,鼓励患者表达自己的感受;避免任何刺激和伤害患者自尊的言行,尤其在喂饭、帮助患者洗漱和处理大小便时不要流露出厌烦情绪;营造一种舒适的休养环境和亲情氛围。正确对待康复训练过程中患者所出现的诸如注意力不集中、缺乏主动性、情感活动难以自制等现象,鼓励患者克服困难,增强自我照顾能力与自信心。

第二节 周围神经疾病患者的护理

1820年,英国伦敦的Sir Charles Bell(1774—1842)发表了一篇著名的、有关面瘫的论文,从此,人们都认为,Bell最早介绍了特发性面瘫,这种面瘫也就被称为Bell(贝尔)面瘫。但是,Bell并不是第一个描述特发性面瘫的人。实际上,早在18世纪,Friedreich和Douglas都撰写过有关特发性面瘫的论文。如今,对Bell面瘫的编年史还要改写,因为,Van der wiel早在1683年就清楚地观察和记录了一例Bell面瘫。他描述了完全性周围性面瘫的绝大多数症状,典型的突然发病(外出遇寒),以及在数周内自然恢复过程。同时,Van der Wiel成功地应用抗风湿油膏和药物治疗面瘫。回顾历史,1797年,Friedreich最早应用电疗治疗Bell面瘫。1932年,Charles Ballance和Arther最早为Bell面瘫施行面神经减压术。

【疾病概述】

周围神经系统由除嗅神经与视神经以外的10对脑神经和31对脊神经及周围自主神经系统所组成,嗅神经与视神经是中枢神经系统的特殊延伸。周围神经疾病是指原发于周围神经系统结构或功能损害的疾病。周围神经疾病的原因很多,包括炎症、压迫、外伤、代谢、遗传、变性、免疫、中毒、肿瘤等。

一、三叉神经痛

三叉神经痛（trigeminal neuralgia）是一种原因未明的三叉神经分布区内闪电样反复发作的剧痛，又称原发性三叉神经痛。多见于中老年人，40 岁以上患者占 70%~80%，女性较多。

1. 病因及发病机制　本病病因不明，可能是致病因子使三叉神经脱髓鞘而产生异位冲动或伪突触传递所致。

2. 临床表现　疼痛局限于三叉神经某一分支，尤以第 2、3 支多见，可同时累及 2 支，多为一侧发作。表现为历时短暂的电击样、刀割样或撕裂样剧痛，每次数秒至 1~2 min。疼痛以面颊部、上下颌及舌部最明显；口角、鼻翼、颊部和舌等处为敏感区，轻触即可诱发，称为“扳机点”。严重者洗脸、刷牙、说话、咀嚼都可诱发，以致不敢做这些动作。发作时患者常双手紧握拳或用力按压痛处，以减轻疼痛。严重者伴面部肌肉反射性抽搐，口角牵向患侧，称为痛性抽搐。神经系统检查多无阳性体征。

3. 治疗原则　抑制神经元放电、迅速有效止痛是治疗本病的关键。

（1）药物治疗：常首选卡马西平，其次可选用苯妥英钠、氯硝西泮等，还可应用氯苯氨丁、大剂量维生素 B_6 和哌咪清。

（2）封闭疗法：服药无效者可用无水乙醇、甘油封闭神经分支或半月神经节。

（3）电凝疗法：经皮半月神经节射频电凝疗法。

（4）手术：以上治疗均无效时可考虑手术治疗。

二、特发性面神经麻痹

特发性面神经麻痹（idiopathic facial palsy）又称面神经炎（faicial neuritis）或贝尔麻痹（Bell palsy），是由茎乳孔内面神经非特异性炎症所致的周围性面瘫。任何年龄均可发病，以 20~40 岁最为多见，男性比女性略多。绝大多数为一侧性，双侧者甚少。

1. 病因及发病机制　面神经炎的病因与发病机制尚未完全阐明。由于骨性面神经管仅能容纳面神经通过，面神经一旦发生炎性水肿，就可导致面神经受压。风寒、病毒感染（如带状疱疹）和自主神经功能紊乱等可引起局部神经营养血管痉挛，导致神经缺血、水肿。

2. 临床表现　急性起病，1~3 d 内达高峰。病初可有麻痹侧乳突区、耳内或下颌角后疼痛。主要表现为患侧面部表情肌瘫痪，额纹消失，不能皱额蹙眉，眼裂增宽，眼睑不能闭合或闭合不全。闭眼时眼球向上外方转动，显露白色巩膜，称为 Bell 征。患侧鼻唇沟变浅，口角下垂，示齿时口角偏向健侧，不能吹口哨，不能鼓腮等。面神经病变在中耳鼓室段者可出现讲话时回响过度和患侧舌前 2/3 味觉丧失。病变累及膝状神经节者，除上述表现外，还出现患侧乳突部疼痛、耳郭与外耳道感觉减退、外耳道或鼓膜疱疹，称为 Hunt 综合征。病后 1~2 周内开始恢复，约 80%的患者在 1~2 月内基本恢复正常。

3. 治疗原则　治疗原则是改善局部血液循环，减轻面神经水肿，缓解神经受压，促进功能恢复。

（1）药物治疗：急性期应尽早使用糖皮质激素，大剂量维生素 B_1、维生素 B_{12} 肌内注射改善神经营养。如系病毒感染引起 Hunt 综合征，可口服阿昔洛韦。眼睑不能闭合者，可根据情况使用眼膏、眼药水，并用眼罩保护眼睛。

（2）理疗：急性期可用茎乳孔附近红外线照射或超短波透热疗法，恢复期可行碘离子透入疗法、针灸或电针治疗。

（3）康复治疗：患侧面肌活动开始恢复时应尽早进行功能训练，进行面肌的被动或主动运动。

（4）手术治疗：发病2年仍未恢复者，可考虑整容手术，或面-舌下神经或面-副神经吻合术。

三、急性炎症性脱髓鞘性多发性神经病

急性炎症性脱髓鞘性多发性神经病（acute inflammatory demyelinating polyneuropathies，AIDP）又称吉兰-巴雷综合征（Guillaim-Barrésyndrome，GBS），是可能与感染有关和免疫抑制参与的急性（或亚急性）特发性多发性神经病。各年龄组均可发病，以儿童和青壮年多见，一年四季均可发病。

1. 病因及发病机制　本病病因和发病机制尚未完全阐明。多数认为属神经系统的一种迟发性过敏性自身免疫性疾病。可发生于感染性疾病、疫苗接种或外科手术后，也可无明显诱因。与先期空肠弯曲菌感染有关，还可能与巨细胞病毒、EB病毒、肺炎支原体、乙型肝炎病毒和人类免疫缺陷病毒等感染有关。

分子模拟机制认为，GBS发病是由于病原体某些组分与周围神经组分相似，机体免疫系统发生错误的识别，产生自身免疫性T淋巴细胞和自身抗体，产生针对周围神经组分的免疫应答，引起周围神经脱髓鞘。

2. 临床表现　多数患者病前1~4周有上呼吸道、消化道感染症状或疫苗接种史。

（1）运动障碍：急性或亚急性起病，出现肢体对称性弛缓性瘫痪，通常自双下肢开始，多于数日至2周达到高峰。病情危重者在1~2 d内迅速加重，出现四肢完全性瘫痪、呼吸肌和吞咽肌麻痹，危及生命。腱反射减低或消失，发生轴索变性可出现肌萎缩。

（2）感觉障碍：比运动障碍轻，表现为肢体远端感觉异常和（或）手套袜子型感觉减退，也可无感觉障碍。某些患者可有肌肉疼痛和腓肠肌压痛。

（3）脑神经损害：以双侧周围性面瘫多见；偶可见舌咽和迷走神经麻痹。

（4）自主神经症状：可有发汗异常，皮肤潮红、发凉、发热，手足肿胀及营养障碍。严重患者可有心动过速、直立性低血压。

3. 辅助检查　脑脊液检查：典型的脑脊液改变为起病1周后蛋白质含量明显增高而细胞数正常，称蛋白-细胞分离现象，为本病的特征性表现，通常在起病后第3周最明显。

4. 治疗原则　本病的主要危险是呼吸肌麻痹，呼吸肌麻痹的抢救是增加本病治愈率、降低病死率的关键。

（1）病因治疗：血浆交换（PE）及免疫球蛋白静脉滴注是AIDP的一线治疗，可消除外周血免疫活性细胞、细胞因子和抗体等，减轻神经损害。此两种疗法的费用昂贵，且PE需在有特殊设备的医疗中心进行。通常认为糖皮质激素对本病无效，并有不良反应，故现多已不主张应用。免疫抑制剂（如环磷酰胺）对部分患者有效。

（2）辅助呼吸：呼吸肌麻痹是AIDP的主要危险，因此，应密切观察呼吸情况，对有呼吸困难者及时行气管切开及插管，使用呼吸机进行人工辅助呼吸。

【患者护理】

一、护理评估

1. 健康史 询问患者病史及起病原因，有无感冒、腹泻及病毒感染病史，有无高血压、糖尿病、心绞痛等病史，有无疫苗接种史。

2. 身体评估 详细询问患者疼痛的诱因，疼痛起病急缓、持续时间、部位、频率、严重程度与性质、加重、缓解或激发疼痛的因素等。有无“扳机点”或“触发点”。观察皱眉、举额、闭眼、露齿、鼓腮和吹口哨动作有何变化，瘫痪侧是否存留食物残渣，是否有味觉缺失，是否有乳突部疼痛、耳郭与外耳道感觉减退、外耳道或鼓膜疱疹。是否有肢体活动障碍和吞咽困难，尤其应评估是否出现呼吸困难等。

3. 心理、社会状况 了解患者是否因长期反复疼痛或行动不便等而出现恐惧、忧郁或焦虑心理，是否有活动程度减少、工作能力下降、精神状态不佳，是否有潜在的依赖止痛药的心理，家属及周围的人是否理解和支持患者。要耐心细致地做好患者的工作，让患者保持积极乐观的态度。

4. 辅助检查 脑脊液检查是否有异常。

病例：患者，男性，35 岁。入院前 2 周有发热和流涕症状，口服“退热片”后体温于 3 d 后恢复正常，但仍自觉四肢无力。入院前 4 d 患者症状加重，正常活动受限，并出现右上肢麻木感、胸闷、声嘶、吞咽困难、进食呛咳，遂来入院诊治。体格检查：神清，呼吸平稳，声嘶，双眼闭合差，眼球活动好，右侧额纹消失，右侧鼻唇沟浅，伸舌居中，四肢肌力 4 级，肌张力降低，腱反射迟钝，四肢呈手套袜子样感觉减退，双下肢病理征(-)，眼底(-)。辅助检查：心电图正常。血清钾、钠、氯正常。腰椎穿刺（病后 2 周余）CSF 呈现典型的蛋白-细胞分离现象。

请思考：1. 目前该患者存在哪些主要护理问题？

2. 应重点观察患者哪些病情变化？为什么？

二、护理诊断及合作性问题

1. 疼痛：面颊、上下颌及舌疼痛 与三叉神经受损害有关。下颌角或乳突部疼痛，与面神经病变累及膝状神经节有关。

2. 自我形象紊乱 与面神经受损而致面肌瘫痪、口角歪斜等有关。

3. 低效性呼吸型态 与呼吸肌麻痹有关。

4. 躯体移动障碍 与四肢肌肉进行性瘫痪有关。

5. 吞咽困难 与脑神经受损致延髓麻痹、咀嚼肌无力等因素有关。

三、护理目标

(1) 能复述引起头痛的因素并会设法避免，疼痛减轻或消失。

(2) 患者恢复活动功能，学会摆放瘫痪肢体的位置。

(3) 呼吸困难缓解、发绀减轻或消失。

(4) 患者能正确对待自己的形象，口眼歪斜逐渐恢复。

（5）吞咽困难减轻，了解进食的基本过程。

（6）家庭成员能从各方面给予患者支持，积极配合医院治疗。

四、护理措施

1. 一般护理

（1）急性期注意休息：AIDP 急性期应卧床休息，保持室内光线柔和，避免患者因周围环境刺激而产生焦虑。面神经炎患者应避免风寒，特别是患侧茎乳孔周围应加以保护，如出门穿风衣或系围巾等。

（2）饮食护理：饮食宜清淡，保证机体营养，避免粗糙、干硬、辛辣食物，严重者予以流质饮食。有味觉障碍的患者，应注意食物的冷热度，防止烫伤与冻伤口腔黏膜。AIDP 重症患者应在重症监护病房治疗，予高蛋白质、高维生素、高热量且易消化的食物，保证机体足够的营养，吞咽困难者予以鼻饲流质饮食，进食时和进食后 30 min 应抬高床头，防止窒息。

2. 对症护理

（1）疼痛的护理：观察患者疼痛的部位、性质，与患者进行交谈，帮助患者了解疼痛的原因与诱因；指导患者运用想象、分散注意力、放松、适当按摩疼痛部位等技巧减轻疼痛；生活有规律，保证充分的休息，鼓励患者参加一些娱乐活动如看电视、杂志，听音乐，跳交谊舞等，以减轻疼痛和消除紧张情绪；尽可能减少刺激因素如洗脸、刷牙、刮胡子、咀嚼等。

（2）低效性呼吸型态护理：鼓励患者咳嗽、深呼吸，出现明显肌无力、呕吐反射减弱及吞咽困难时立即通知医生，并给予吸氧，注意保持呼吸道通畅，定时拍背，稀释痰液，及时清除呼吸道分泌物。当患者出现缺氧症状、肺活量降低，血氧饱和度降低、血气分析动脉血氧分压 <9.3 kPa（70 mmHg）时，一般先给予气管内插管、给氧，如 1 日内无好转，则行气管切开，及早使用呼吸机。护士应熟悉血气分析正常值，随时调整呼吸机指标。

（3）其他护理：对不能闭眼者，应以眼罩加以保护，局部涂眼膏、滴眼药水，以防角膜感染。瘫痪侧食物残存者应漱口或行口腔护理，保持口腔清洁，预防口腔感染。面瘫者尽早加强面肌的主动和被动运动，可教患者对着镜子做皱眉、举额、闭眼、露齿、鼓腮和吹口哨等动作，每日数次，每次 5～15 min，并辅以面部肌肉按摩。

（4）肢体运动障碍的护理：参见本章第一节。

3. 药物应用及护理　应遵医嘱正确给药，熟知药物的作用、不良反应。告知患者不能轻易使用镇静安眠药，以免掩盖或加重病情。告知患者用卡马西平可致眩晕、嗜睡、恶心、步态不稳，多在数日后消失；出现皮疹、白细胞减少者必要时停药。使用糖皮质激素治疗的患者，应注意药物的不良反应，观察有无胃肠道出血、感染征象，并及时测量血压。

4. 病情观察　密切观察患者的生命体征，尤其是呼吸的变化，如有呼吸困难、烦躁、出汗、指（趾）甲及口唇发绀等缺氧症状，肺活量或动脉氧分压减低到危急值范围，应立即与医生联系，做好急救配合。

5. 心理护理　告诉患者疾病的过程、治疗手段及预后，列举恢复好的病例，以增强患者的信心，鼓励患者树立与疾病作斗争的勇气。及时了解患者的心理状况，积极主动关心患者，应鼓励患者表达自身的感受,给予正确指导。降低患者的焦虑、恐惧及失望感。允许患者家属或朋友参与患者的某些护理或娱乐活动,减轻患者的孤独感。强调对患者积极评价,鼓励患者进行放松运动,转移注意力,使患者保持愉快心情和乐观对待疾病的态度。

五、护理评价

(1) 患者疼痛是否减轻或消失,对引起疼痛的因素能否设法避免。

(2) 患者的感觉、运动功能是否逐渐恢复。

(3) 呼吸是否通畅,发绀是否减轻或消失。

(4) 患者能否正确对待自己的形象,情绪是否积极乐观。

(5) 有无并发症发生,能否及时发现并发症并配合医生治疗。

(6) 患者是否了解疾病的有关知识,能否积极配合。

【健康教育】

(1) 告诉患者和家属积极治疗原发病,预后大多良好,增强患者战胜疾病的信心,使其保持愉快的心情,减少自卑感。

(2) 给予高热量饮食,保证足够的营养。三叉神经痛患者宜进软食,禁食较硬的食物。

(3) 告知患者遵医嘱合理用药,不要随意更换药物或停药,学会识别药物的不良反应。告知患者激素治疗不能突然停药,应遵医嘱逐渐减量。

(4) 坚持适当的运动,增强机体抵抗力,避免受凉及感冒,注意保暖,如三叉神经痛患者洗脸、刷牙时动作轻柔,以免诱发疼痛。

(5) 帮助患者及家属掌握本病有关治疗和训练方法。加强面肌功能锻炼,肢体锻炼应持之以恒,防止肌肉失用性萎缩。

第三节 脊髓疾病患者的护理

夏尔-爱德华 · 布朗-塞卡尔(Charles-Édouard Brown-Séquard,1817-1894)是一位毛里求斯生理学家和神经学家。他对我们关于血液和动物体温的知识有许多贡献,同时发现了有关神经系统的许多重要事实。他是确定脊髓生理功能、演示能够带来疼痛和温度感觉的神经交叉发生在脊髓之内的首位科学家。他在观察了毛里求斯收割甘蔗的农民脊髓内的意外伤害后发生半切脊髓症状,并于 1850 年首次描述了现在以他的名字命名的脊髓半切综合征。脊髓半切综合征(Brown-Séquard Syndrome)指由于外部的压迫和脊髓内部的病变等原因引起的脊髓病损,导致病损平面以下同侧肢体上运动神经元瘫,深感觉消失,精细触觉障碍,血管舒缩功能障碍,对侧肢体痛温觉消失,双侧触觉保留的临床综合征。

【疾病概述】

急性脊髓炎(acute myelitis)是非特异性炎症引起脊髓白质脱髓鞘病变或坏死,导致急性横贯性脊髓损害,也称为急性横贯性脊髓炎,以病变水平以下肢体瘫痪、传导束性感觉障碍为临床特征。若病变迅速上升,波及高颈段脊髓或延髓,则称为急性上升性脊髓炎。

脊髓压迫症(compressive myelopathy)是各种原因的病变引起脊髓或供应脊髓的血管受压所出现的受累脊髓以下脊髓功能障碍的一组病症。病变呈进行性发展,最后导致不同程度的脊髓横贯损害和椎管阻塞。

一、病因及发病机制

1. 急性脊髓炎　确切的病因未明,大部分病例可能是因病毒感染或疫苗接种后引起自身免疫反应。脊髓血管缺血和病毒感染后,抗病毒抗体所形成的免疫复合物在脊髓血管内沉积也可能是本病的原因。本病可累及脊髓的任何节段,但以胸段($T_{3\sim5}$)最为常见,其次为颈髓和腰髓。

2. 脊髓压迫症　与以下因素有关。

(1) 肿瘤:常见,占 1/3 以上,绝大多数起源于脊髓组织及邻近结构,如神经鞘膜瘤、脊膜瘤、髓内恶性胶质瘤等。

(2) 炎症:脊髓非特异性炎症、结核性脑脊髓膜炎等可导致蛛网膜粘连或压迫血管,影响血液供应,引起脊髓、神经根受损症状。

(3) 脊柱外伤:如骨折、脱位及椎管内血肿形成。

(4) 脊柱退行性病变:如椎间盘突出等导致椎管狭窄。

(5) 先天性疾病:如脊髓血管畸形、硬脊膜外或硬脊膜下血肿。

脊髓受压早期可通过移位、排挤脑脊液和表面静脉血液得到代偿,外形虽有明显改变,但神经传导径路并未中断,不出现神经功能受损。晚期可出现骨质吸收,局部椎管扩大,临床出现明显的神经系统症状、体征。

二、临床表现

(一) 急性脊髓炎

1. 急性横贯性脊髓炎　任何年龄均可发病,以青壮年多见,无性别差异。急性起病,常在数小时至 2~3 d 发展至完全性瘫痪。病前 1~2 周常有发热、全身不适或上呼吸道感染症状,或有疫苗接种史,受凉、疲劳、外伤等常为发病诱因。首发症状多为双下肢麻木无力,病变相应部位有背痛、病变节段束带感。典型的临床表现为病变水平以下肢体瘫痪、感觉缺失和括约肌障碍。严重者常出现脊髓休克,即瘫痪肢体肌张力低、腱反射消失、病理征引不出、尿潴留等。脊髓休克期多持续 2~4 周,如合并肺及尿路感染和压疮等并发症,则可延长至数月。若无并发症,3~4 周后进入恢复期,表现为瘫痪肢体肌张力增高,腱反射亢进,出现病理征,肌力由远端逐渐恢复,感觉障碍的平面逐渐下降。

2. 上升性脊髓炎　起病急骤,病情发展迅速,出现吞咽困难、构音障碍、呼吸肌瘫痪,甚至死亡。

(二) 脊髓压迫症

脊髓压迫症的病因多样,故发病形式、临床表现差别很大。

1. 急性脊髓压迫症　发病及进展迅速,常于数小时至数日内脊髓功能完全丧失,多表现为脊髓横贯性损害,出现脊髓休克,病变以下呈弛缓性瘫痪。

2. 慢性脊髓压迫症　病情缓慢进展，通常可分为3期：根痛期，出现神经根痛及脊膜刺激症状；脊髓部分受压期，表现为脊髓半切综合征；脊髓完全受压期，出现脊髓完全横贯性损害。

（1）神经根症状：表现为根痛或局限性运动障碍。病变刺激后引起根分布区自发性疼痛，呈电击、烧灼、刀割或撕裂样疼痛，咳嗽、排便和用力时可使疼痛加剧，改变体位可使症状减轻或加重，有时出现相应节段束带感。随着病情加重，症状可由一侧、间歇性，转变为两侧、持续性。局部皮肤感觉过敏或痛觉减退。

（2）感觉障碍：脊髓丘脑束受损产生对侧躯体的痛、温觉减退或缺失，晚期表现脊髓横贯性损害，病变水平以下各种感觉缺失。

（3）运动障碍：一侧锥体受压引起病变以下对侧肢体痉挛性瘫痪，肌张力增高、腱反射亢进和出现病理征。脊髓前角及前根受压可引起病变节段支配肌群弛缓性瘫痪，伴肌束震颤和肌萎缩。

三、辅助检查

1. 实验室检查

（1）急性脊髓炎脑脊液压力正常，细胞数、蛋白含量正常或轻度增高；少数脊髓水肿严重者，脊髓腔可部分梗阻。

（2）脊髓压迫症脑脊液检查梗阻愈完全，蛋白含量则愈高，压颈试验可证实有无椎管梗阻，对脊髓压迫症的诊断有重要意义。

2. 影像学检查

（1）急性脊髓炎脊髓造影或MRI可见病变部位脊髓肿胀及异常信号等改变。

（2）脊髓压迫症脊柱X线平片可发现脊柱骨折、脱位、错位、结核病变、骨质破坏及椎管狭窄。CT和MRI检查对脊髓压迫症的定位、定性诊断有重要参考价值。

四、治疗原则

1. 急性脊髓炎　急性脊髓炎的治疗原则是减轻脊髓损害、防治并发症及促进功能恢复。急性期以糖皮质激素为主，可减轻脊髓水肿。急性期还可使用免疫球蛋白。维生素B族有助于神经功能恢复。为预防感染可选用适当的抗生素。早期康复训练对功能恢复及改善预后有重要意义，肢体被动活动与按摩可改善肢体血液循环，当患者部分肌力恢复时应鼓励其主动活动。

2. 脊髓压迫症　脊髓压迫症的治疗原则是尽快去除病因及尽早手术。如切除椎管内占位性病变、椎板减压术及硬脊膜囊切开术等。恶性肿瘤或转移瘤可酌情手术、放疗或化疗。急性脊髓压迫症更需抓紧时机，在发病6 h内减压。如硬脊膜外脓肿应紧急手术并给予足量抗生素。脊柱结核可在手术的同时实行抗结核治疗。手术后应对瘫痪肢体进行康复治疗，如积极进行功能锻炼及预防并发症。

【患者护理】

一、护理评估

1. 健康史　询问患者病史及起病原因，有无感冒病史、腹泻及病毒感染病史。发病前有无肿瘤、转移瘤(如来自肺、乳房、肾、胃肠道等的转移瘤)及接种史,有无炎性病变、先天畸形(如颅底凹陷症、寰椎枕化、颈椎融合畸形等)。

2. 身体评估　密切观察体温、脉搏、呼吸、血压及神志的变化,尤其应注意观察神志和呼吸的变化。了解患者排尿、排便状况。注意有无上升性脊髓炎的征象,如呼吸困难和吞咽困难。观察感觉平面的部位,下肢肌力、肌张力、腱反射的改变及异常感觉等。注意观察有无合并症,如肺炎、泌尿系感染、压疮、败血症及腹胀等。

3. 心理、社会状况　患者的心理活动对疾病的转归起重要的作用,脊髓疾病患者多有焦虑及恐惧心理,由于缺乏相关知识,患者多有过度紧张。评估内容主要包括患者及家属的既往心理状况,患病后的心理反应及应对方式,社会支持系统的完善程度等。要耐心细致地做好患者的工作,保持积极乐观的态度,故护理人员在救护的同时,应采取多种方式,积极开展健康宣传教育,尽量关心安慰患者,并同时做好家属的心理安抚工作,建立良好的护患关系,架起护士与患者之间沟通的桥梁。

4. 辅助检查　腰穿脑脊液压力是否正常,细胞数、蛋白含量有无异常。压颈试验有无椎管梗阻。脊髓造影、脊柱 X 线平片、CT 和 MRI 检查是否异常。

病例:患者,男性,32 岁。入院前 4 天因流涕发热等症状在当地医院拟诊"上呼吸道感染",予青霉素钠 640 万 U 治疗。因突发双下肢无力,行走、排尿困难 3 h 急诊入院。体格检查:T 39.3℃,P 112 次/min,R 23 次/min,BP 120/82 mmHg。脑神经(-),双上肢肌力正常,双下肢肌力减退,左下肢肌力 1 级,右下肢肌力 2 级,腱反射迟钝,针刺痛觉存在,病理征(-)。4 h 后检查:左侧 T_3 以下,右侧 T_4 以下针刺痛觉减退,并出现尿潴留。辅助检查:脑脊液检查显示白细胞数稍增多,蛋白含量轻度增高,糖和氯化物正常。

请思考:1. 该患者的护理诊断是什么?

2. 应重点观察该患者哪些病情变化?为什么?

二、护理诊断及合作性问题

1. 躯体移动障碍　与脊髓病变所致截瘫有关。
2. 排尿异常　与自主神经功能障碍有关。
3. 低效性呼吸型态　与高位脊髓病变所致呼吸肌麻痹有关。
4. 感知障碍　与感觉缺失有关。

三、护理目标

(1) 患者感觉障碍部分不发生损伤,能用其他方法感知食物。
(2) 能有意识排尿,取得患者满意的干燥清洁状况。
(3) 呼吸困难缓解,发绀减轻,情绪稳定。
(4) 恢复活动功能,学会摆放瘫痪肢体位置,感觉逐渐恢复。

四、护理措施

1. 一般护理　急性期卧床休息,有呼吸困难者应抬高床头。予以高营养且易消化的食物，多食瘦肉、豆制品，多饮水，多食新鲜蔬菜、水果及含纤维素多的食物，以刺激肠蠕动，减轻便秘及肠胀气。避免厚棉被等重物压迫肢体，瘫痪肢体应保持功能位，每日给予肢体按摩，防止肢体痉挛和关节挛缩。定时翻身，保持床单清洁、干燥，预防压疮。若排尿困难，可留置导尿，注意无菌操作，每 4 h 放尿一次，以训练膀胱排尿功能。

2. 对症护理

(1) 躯体移动性障碍护理：参见本章第一节。

(2) 低效性呼吸型态护理：参见本章第二节。

(3) 排尿型态改变护理：记录摄入液体的时间和量，注意观察尿量、颜色及性质。鼓励患者多饮水，每天 2 000~3 000 mL，训练患者排尿。给予针灸及双侧足三里穴位封闭注射，促进膀胱收缩。若排尿困难，可留置导尿，注意无菌操作，每 4 h 放尿一次，以训练膀胱排尿功能，定期更换导尿管及无菌接尿袋，保持会阴部清洁。活动锻炼时取坐位，以利于膀胱功能恢复。

(4) 感觉障碍护理：参见本章第一节。

3. 药物应用及护理　大剂量使用糖皮质激素时，注意观察有无消化道出血倾向，观察大便颜色，必要时作大便隐血试验。

4. 病情观察　密切观察呼吸的频率、节律变化，及时发现上升性脊髓炎的征兆，如瘫痪从下肢迅速波及上肢或延髓支配肌群，出现吞咽困难、构音障碍、呼吸无力等，应立即报告医生并做好相应护理和急救准备。

5. 心理护理　患者常因卧床、生活不能自理而焦虑，心理负担重，护理人员应以高度的同情心和责任心加强与患者沟通，解释疾病的过程和预后，帮助患者渡过难关。

6. 康复护理　肢体功能锻炼及感觉功能训练参见本章第一节。

五、护理评价

(1) 患者能否进行有效呼吸，皮肤、黏膜是否无发绀。

(2) 经鼻饲等方法进食，患者是否可获得足够的营养。

(3) 瘫痪肢体是否得到良好护理，无压疮及肢体挛缩畸形等发生，运动功能是否逐渐恢复。

(4) 能否维持正常心肺功能，有无并发症发生。

【健康教育】

(1) 告诉患者及家属急性脊髓炎若无严重并发症，常可在 3~6 个月恢复到生活能够自理。如发生压疮、肺部及泌尿系感染则往往影响康复，或留有不同程度的后遗症，部分患者可死于并发症，故应积极预防并发症。

(2) 指导患者按高热量、高蛋白质、高维生素、易消化的饮食原则摄入营养，忌烟酒。坚持进行肢体锻炼，锻炼时要加以保护，以防跌伤等意外。

(3) 注意防寒、保暖，避免上呼吸道、肺部、泌尿系感染及压疮的发生。

(4) 向患者及家属说明药物的不良反应及使用时的注意事项，告知应用糖皮质激素必须严格按医嘱用药，不可随意增减剂量或停药。

第四节 脑血管疾病患者的护理

2004 年 6 月 24 日,在加拿大温哥华召开的第 5 届世界卒中大会上,来自世界各地的神经病学专家代表发表一份宣言,呼吁设立“世界卒中日”。为了唤起公众对脑血管疾病及其危险因素的关注,世界卒中组织从 2004 年开始将每年的 10 月 29 日确立为“世界卒中日”,每年设定一个主题,全世界各国都围绕这个主题开展各种相关活动。2012 年世界卒中日主题是“关注脑卒中,立即行动”;2013 年世界卒中日主题是“预防脑卒中,从今天开始”。世界卒中日宣言着重阐述 6 项主要目标:充分调动各界力量预防卒中,把预防卒中和预防心血管病、认知障碍的工作结合起来;建立跨学科卒中医疗队伍;把知识转化为行动;开发新的研究方法;教育公众主动参与;建立全球合作。

【疾病概述】

脑血管疾病(cerebrovascular disease,CVD)是由于各种脑部血管病变引起的脑功能缺损的一组疾病的总称。脑血管疾病是神经系统的常见病及多发病,其致死、致残率高,是目前人类疾病的三大死亡原因之一。年发病率为(109.7~217)/10 万,男∶女为(1.3~1.7)∶1,我国存活的脑血管疾病患者 600 万~700 万,社会和家庭的负担严重。

1. 脑的血液供应 脑部的血液供应主要来自颈内动脉系统和椎-基底动脉系统,见图 9-1。

(1) 颈内动脉系统:颈内动脉主要分支包括眼动脉、脉络膜前动脉、后交通动脉、大脑前动脉和大脑中动脉,主要供应眼部和大脑半球前 3/5 部分的血液。

(2) 椎-基底动脉系统:两侧椎动脉经枕骨大孔入颅后汇合成为基底动脉基底动脉在脑干头端腹侧面分为两条大脑后动脉,供应大脑半球后 2/5 的血液。椎基底动脉在颅内依次分出小脑下后动脉、小脑下前动脉、脑桥动脉、内听动脉、小脑上动脉等,供给脑干和小脑的血液。

(3) 脑底动脉环:又称为 Willis 环,由前交通动脉、双侧大脑前动脉、颈内动脉、大脑后动脉和后交通动脉组成,使两侧大脑半球、一侧大脑半球的前后部形成丰富的侧支循环。Willis 环对大脑的血液供应发挥重要作用,当此环内某一处血管狭窄或闭塞时,可通过此环调节血液供应。

2. 脑血管疾病的分类 脑血管疾病常用的临床分类方法有:① 根据神经功能缺失症状持续时间,将不足 24 h 者称为短暂性脑缺血发作,超过 24 h 者称为脑卒中。② 根据发病机制脑卒中又分为缺血性卒中和出血性卒中。前者又称为脑梗死,包括脑血栓形成和脑栓塞;后者包括脑出血和蛛网膜下腔出血。

3. 脑血管疾病的危险因素

(1) 可干预的危险因素:高血压、糖尿病、高脂血症、心脏病、高同型半胱氨酸血症、短暂性脑缺血发作或脑卒中病史、肥胖、无症状性颈动脉狭窄、酗酒、吸烟、抗凝治疗、脑动脉炎等。其中高血压是脑卒中最重要的独立的危险因素。在众多可干预的危险因素中,高血压、心脏病、糖尿病和短暂性脑缺血发作是脑血管病发病的最重要的四大危险因素。

(2) 不可干预的危险因素:年龄、性别、种族、遗传因素等。

脑血管病迄今仍无有效的治疗方法,故预防尤为重要。对存在可干预的危险因素的高危

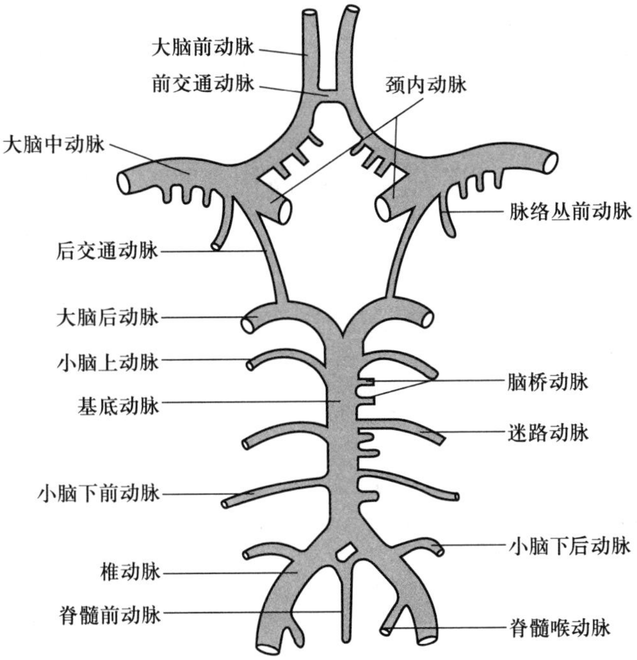

图 9-1 脑底动脉环及其分支

人群应进行积极干预，对脑卒中宜早期诊断，早期治疗，防治并发症，减少致残率，提高患者生活质量，预防复发。

一、短暂性脑缺血发作

短暂性脑缺血发作（transient ischemic attack，TIA）是颈动脉系统或椎-基底动脉系统历时短暂但反复发作的供血障碍，导致供血区局限性神经功能缺失症状。一般每次发作持续数分钟至数十分钟，通常在 1 h 内完全恢复，最长不超过 24 h。TIA 是公认的缺血性脑卒中最重要的独立危险因素。近期频发 TIA 是脑梗死的特级警报，应予以高度重视。

（一）病因及发病机制

TIA 的病因与发病机制尚不完全清楚。多数认为是由动脉粥样硬化、动脉狭窄、心脏疾病、血液成分改变及血流动力学变化等多种因素导致微栓子阻塞脑血管，促成痉挛的临床综合征。

（二）临床表现

TIA 多发于 50~70 岁中老年人，男性较多。突然起病，迅速出现局限性神经功能症状与体征，数分钟达到高峰，持续数分钟或十余分钟缓解，不遗留后遗症；可反复发作，症状相似。临床上常将 TIA 分为颈内动脉系统 TIA 和椎-基底动脉系统 TIA 两大类。

1. 颈内动脉系统 TIA　持续时间短，发作频率少，易发生脑梗死。常见症状有对侧单肢无力或轻度偏瘫，感觉异常或减退，病变侧单眼一过性黑蒙是颈内动脉分支眼动脉缺血的特征性症状，优势半球受累可出现失语症。

2. 椎-基底动脉系统 TIA　持续时间长，发作频率快，发生脑梗死机会少。常见症状有眩晕、平衡障碍，不伴耳鸣。其特征性症状为跌倒发作（患者转头或仰头时下肢突然失去张力而跌倒，无意识丧失）和短暂性全面性遗忘症（发作性短时间记忆丧失，持续数分钟至数十分钟）。还可出现复视、眼震、构音障碍、共济失调和吞咽困难等。

（三）辅助检查

血常规及生化检查有助于病因明确，头颅 CT 或 MRI 检查大多正常。数字减影血管造影（DSA）可见动脉粥样硬化斑块、狭窄等。彩色经颅多普勒（TCD）脑血流检查可显示血管狭窄、动脉粥样硬化斑块。

（四）治疗原则

TIA 的治疗以去除病因、减少和预防复发、保护脑功能为主，对有明确的动脉硬化斑块引起明显狭窄或闭塞者可选用手术治疗。

1. 病因治疗　病因明确者应针对病因进行治疗，如动脉粥样硬化、高血压、心脏病、糖尿病、高脂血症，消除微栓子的来源和血流动力学障碍。

2. 药物治疗　应用抗血小板聚集药，如阿司匹林、氯吡格雷可减少微栓子及 TIA 复发。预防脑卒中，通常双嘧达莫与阿司匹林合用，也可应用肝素静脉滴注或口服华法林等抗凝药。应用钙通道阻滞剂可扩张血管，防止脑血管痉挛，抑制血小板聚集，常用药物有氟桂利嗪、尼莫地平等。应用血管扩张药和扩容药低分子右旋糖酐静脉滴注。

3. 手术治疗　血管成形术和血管内支架植入术对颈动脉狭窄的疗效正在评价中。

二、脑梗死

脑梗死（cerebral infarction，CI）是指局部脑组织由于血液供应中断而发生的缺血性坏死或脑软化。脑梗死发病率为 110/10 万，占全部脑卒中的 60%～80%。本病好发于中老年人，男性多于女性。临床最常见的类型为脑血栓形成和脑栓塞。

脑血栓形成（cerebral thrombosis，CT）为脑血管疾病中最常见的一种，常指颅内外供应脑部的动脉血管壁因各种原因而发生狭窄或闭塞，在此基础上形成血栓，引起该血管供血范围内的脑组织梗塞性坏死，出现相应的神经系统症状和体征。

脑栓塞（cerebral embolism）是指各种栓子随血流进入颅内动脉系统使血管腔急性闭塞引起相应供血区脑组织缺血坏死及脑功能障碍。

（一）病因及发病机制

脑血栓形成最常见的病因是脑动脉硬化，由于其动脉粥样硬化斑导致颈内动脉和椎-基底动脉系统的任何部位管腔狭窄和血栓形成而发病，其次为各种病因所致的脑动脉炎、红细胞增多症、弥散性血管内凝血的早期等。

脑栓塞的栓子来源不同，可分为心源性（多见于风湿性心瓣膜病）、非心源性（多为主动脉弓及其发出的大血管的动脉粥样硬化斑块和附着物脱落）、来源不明 3 大类，其中心源性为最常见的原因，占脑栓塞的60%~75%。

（二）临床表现

1. 脑血栓形成　好发于中年以后，多见于50岁以上。多数患者起病较缓，常在安静休息时或睡眠中发病。部分患者在发作前有头晕、头痛、肢体无力等前驱症状，约1/3患者发病前曾有TIA史。神经系统局灶性表现多在数小时或1~2日内达到高峰，一般无意识障碍或意识障碍相对较轻、出现较晚。

颈内动脉闭塞可出现病灶侧单眼一过性黑蒙或病灶侧Horner征，大脑中动脉主干闭塞时出现三偏征和不同程度的意识障碍，大脑前动脉主干闭塞时可出现对侧中枢性面瘫及偏瘫、尿潴留或尿急、精神障碍等。依据症状和体征的进展速度可分为完全性卒中（complete stroke）、进展性卒中（progressive stroke）、可逆性缺血性神经功能缺失（reversible ischemic neurological deficit，RIND）3种临床类型。

2. 脑栓塞　任何年龄均可发病，以青壮年多见。常在活动中突然发病，起病急骤是本病的主要特征，局限性神经缺失症状多在数秒至数分钟内发展到高峰，为脑血管疾病中起病最快的一种。常见的脑部症状为局限性抽搐、偏盲、偏瘫、失语等，意识障碍较轻，个别患者在发病后数天内呈进行性加重，多因栓塞反复发生或继发出血所致。大多数患者有栓子来源的原发疾病，部分患者有其他部位血管栓塞的表现。

（三）辅助检查

1. 脑脊液检查　脑脊液检查多正常，大面积梗死时压力可增高。

2. 血液检查　脑血栓形成患者血液流变学检查，可发现血黏度及血小板聚集性增高。

3. 超声检查　彩色多普勒超声检查（TCD）可发现颈动脉及颈内动脉狭窄、动脉粥样硬化斑或血栓形成。超声心动图检查可发现心腔内附壁血栓，有助于证实心源性栓子的存在。

4. CT和MRI　头颅CT扫描在发病24~48 h后可见低密度梗死灶（图9-2）。MRI可在发病数小时内检出脑梗死病灶（图9-3）。

（四）治疗原则

脑血栓形成的治疗原则是改善脑血液循环，增进缺血区的血液灌流，挽救缺血半暗带的脑细胞。治疗目的是减少脑组织损伤，消除脑水肿，防止并发症，降低病死率和致残率。

脑血栓形成的治疗以挽救生命、降低病残、预防复发为目的，除应及时进行病因治疗外，常选用阿司匹林、噻氯匹定、低分子右旋糖酐等疏通微循环和抗血小板的聚集；应用尼莫地平、尼卡地平、氟桂利嗪等钙拮抗剂，以降低钙离子向细胞内转移，减轻脑血管痉挛；根据病情适当采用脑保护治疗、抗凝治疗，必要时外科手术治疗。尤其应强调，在脑血栓形成的超早期（起病6 h内），具备溶栓适应证的条件下，宜选用尿激酶、重组组织型纤溶酶原激活剂（rt-PA）等药物溶栓治疗，迅速溶解血栓，使缺血区血液再灌注，挽救缺血半暗带，防止脑细胞进一步发生不可逆性损伤。

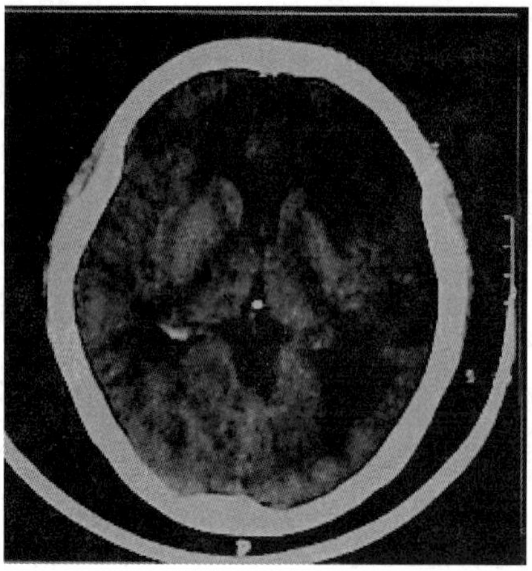

图 9-2 脑梗死 CT 检查

（左侧额颞叶梗死灶）

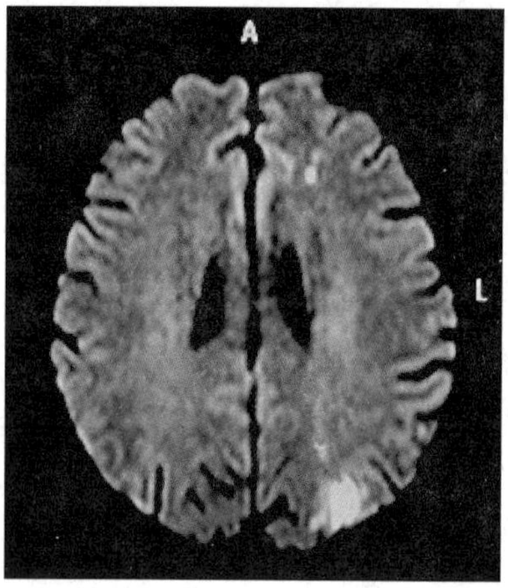

图 9-3 脑梗死 MRI 检查

（右侧额叶、侧脑室旁、枕叶梗死灶）

脑栓塞的治疗包括脑部病变和原发病的治疗两方面，脑部病变的治疗与脑血栓形成基本相同，但部分心源性栓塞的患者可选用较强的血管扩张药，如罂粟碱、亚硝酸异戊酯等治疗。

附：溶栓治疗的适应证、禁忌证

溶栓治疗的适应证：① 年龄 18~80 岁。② 发病在 6 h 以内。③ 脑功能损害的体征持续存在超过 1 h，且比较严重（NIHSS 7~22 分）。④ 脑 CT 已排除颅内出血，且无早期脑梗死低密度改变及其他明显早期脑梗死改变。⑤ 患者或家属签署知情同意书。

溶栓治疗的禁忌证：① 近 3 个月有脑卒中、脑外伤、心肌梗死史。近 3 周内有胃肠或泌尿系统出血；近 2 周内接受较大的外科手术；近 1 周内有不可压迫部位的动脉穿刺的病史。② 严重心、肾、肝功能不全或严重糖尿病者。③ 体检发现有活动性出血或外伤（如骨折）的证据。④ 已口服抗凝药，且 INR>1.5；48 h 内接受过肝素治疗（APTT 超出正常范围）。⑤ 血小板计数<100 000/mm^3，血糖<2.7 mmol/L。⑥ 血压：收缩压>180 mmHg，或舒张压>100 mmHg。⑦ 妊娠。⑧ 不合作。

三、脑出血

脑出血（intracerebral hemorrhage，ICH）是指原发性非外伤性脑实质内出血。脑出血发生于大脑半球者占 80%，在脑干或小脑者约占 20%。豆纹动脉自大脑中动脉近端呈直角分支，受高压血流冲击最大，是脑出血最好发部位，故脑出血多发生于基底节、内囊和丘脑附近。脑出血的致残率和病死率均较高，脑水肿、颅内压增高和脑疝形成是导致患者死亡的主要原因。

（一）病因及发病机制

（1）高血压和脑动脉粥样硬化：是最常见的病因，尤其是高血压合并脑的小动脉硬化，使脑小动脉形成微小动脉瘤，微动脉瘤可破裂引起脑出血。

（2）颅内动脉瘤：主要是先天性动脉瘤，少数是动脉硬化性动脉瘤和外伤性动脉瘤。动脉瘤受血流漩涡和血压的冲击，常在其顶端增大、破裂。

（3）脑内动静脉畸形、脑动脉炎、血液病及抗凝、溶栓治疗并发脑出血。

（二）临床表现

脑出血好发于50~70岁的中老年人。多在体力活动、情绪激动或酒后突然起病，往往在数分钟至数小时内病情发展到高峰。患者先有进行性加重的头痛、头晕、呕吐，随即出现意识障碍，颜面潮红、呼吸深沉而有鼾声，脉搏缓慢有力、血压升高、全身大汗、大小便失禁。根据出血部位的不同，出现不同的神经定位体征。

1. 内囊出血　又称基底节区出血，可分为轻症和重症。除脑出血的一般症状外，此类患者常有头和眼转向出血病灶侧，呈双眼“凝视病灶”状。同时可有典型的“三偏”症状，即出血灶对侧偏瘫、偏身感觉障碍和对侧同向偏盲。如出血灶在优势半球，可伴有失语。轻症患者多意识清楚，而重症患者的临床特点为发病急，昏迷快而深，反复呕吐。如呕吐物为咖啡样液体，多系丘脑下部功能障碍引起应激性溃疡而致上消化道出血。如有两侧瞳孔不等大，出血侧瞳孔散大或先缩小后散大，多为脑疝的征象。

2. 脑桥出血　少量出血可无意识障碍，表现为交叉性瘫痪，头和眼转向非出血侧，呈“凝视瘫肢”状。大量出血常破入第四脑室，患者迅即进入昏迷、双侧瞳孔缩小呈针尖样、呕吐咖啡样胃内容物、中枢性高热、中枢性呼吸障碍，病情常迅速恶化，多数在48 h内死亡。

3. 小脑出血　起病突然，数分钟内出现枕部剧烈头痛、眩晕、频繁呕吐和平衡障碍，但无肢体瘫痪。当出血量较多时，可有脑神经麻痹、两眼向病变对侧同向凝视，肢体瘫痪及病理反射阳性。

4. 脑室出血　多数病例为少量出血，表现为头痛、呕吐、脑膜刺激征阳性，一般无意识障碍和神经定位体征，预后良好。大量脑室出血时，患者迅速出现昏迷、频繁呕吐、针尖样瞳孔、四肢弛缓性瘫痪及去皮质强直，预后不良。

（三）辅助检查

1. 血液　血常规检查可发现外周血白细胞暂时性增高。

2. 脑脊液　脑脊液检查可呈均匀血性，压力升高。

3. CT和MRI　头颅CT扫描是临床疑诊脑出血的首选检查，可准确显示出脑出血灶的部位、范围，并可据此计算出血量及判断其预后，早期呈高密度出血影，1周后呈现低密度影或囊性变（图9-4、图9-5）。MRI检查有助区别陈旧性脑出血和脑梗死。

（四）治疗原则

脑出血急性期的治疗原则是：防止再出血、控制脑水肿、减低颅内压、维持生命体征和防治并发症。

1. 控制脑水肿、降低颅内压　脑出血后48 h脑水肿达高峰，脑水肿可使颅内压增高和导致脑疝。常用20%甘露醇125~250 mL快速静脉滴注,30 min内滴完,每6~8 h一次;也可用复方甘油和呋塞米等。

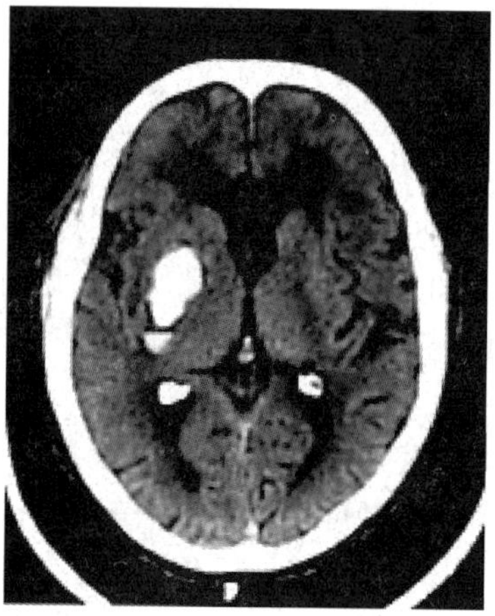

图9-4 内囊出血CT检查

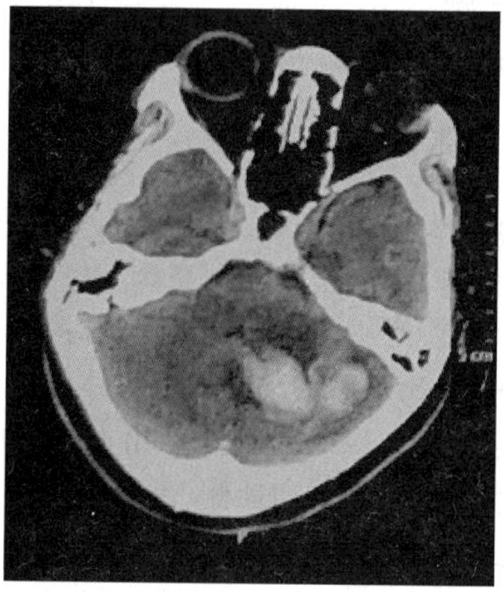

图9-5 小脑出血CT检查

2. 平稳降压 根据患者年龄、病前有无高血压及病后血压情况酌情调节血压。降压不宜过快、过低,以免影响脑血流量,导致脑梗死,一般将舒张压降至100 mmHg水平为宜。一般应用卡托普利、美托洛尔等控制血压在较理想水平。

3. 维持生命体征 保持水、电解质和营养的平衡,患者每日的入液量按尿量+500 mL计算。对感染、中枢性高热等行对症治疗。

4. 防治并发症 消化道出血者可选用氨基己酸(EACA)、氨甲苯酸。也可经胃管注入冰盐水、云南白药、氢氧化铝凝胶等止血,近年来用奥美拉唑、巴曲酶等治疗消化道出血效果较好。

5. 手术治疗 对大脑半球出血量在30 mL以上和小脑出血量在10 mL以上者,均可考虑手术治疗,可采用开颅血肿清除术、钻孔微创颅内血肿清除术、立体定向血肿引流术、脑室引流术等手术方法治疗。

四、蛛网膜下腔出血

蛛网膜下腔出血(subarachnoid hemorrhage,SAH)通常为脑底部动脉瘤或脑动静脉畸形破裂,血液直接流入蛛网膜下腔所致。SAH约占急性脑卒中的10%,占出血性卒中的20%。

(一)病因及发病机制

蛛网膜下腔出血最常见的病因是先天性颅内动脉瘤和动静脉畸形,可能与遗传和先天性发育缺陷有关,多见于青少年。当重体力劳动或情绪变化、血压突然升高或酗酒时,脑表面及脑底部血管破裂,血液流入蛛网膜下腔。

(二)临床表现

1. 症状与体征 多见于20~40岁的青壮年。发病前多有明显诱因,如剧烈运动、过劳、激动、用力、排便、咳嗽及饮酒等。1/3患者发病前数日或数周有头痛、恶心、呕吐等“警告性渗漏”症状。

2. 临床特点　起病急骤，突然发生剧烈头痛、呕吐等颅内高压表现，最具有特征性的颈项强直等脑膜刺激征；少数患者可有短暂或持久的局限性神经体征，如偏瘫、偏盲、失语、共济失调和癫痫发作等，脑神经受损最常见的为一侧动眼神经麻痹，其他脑神经亦偶有受累。个别重症患者可很快进入深昏迷，出现去皮质强直，因脑疝形成死亡。老年 SAH 患者表现常不典型，而意识障碍和脑实质损害症状较重。

3. 常见并发症　① 再出血：是 SAH 主要且致命的急性并发症，多发生在病后 10~14 d。患者在病情稳定后突然再次出现剧烈头痛、呕吐、昏迷等，脑膜刺激征明显加重，脑脊液再次呈鲜红色。② 脑血管痉挛：脑血管痉挛导致脑实质缺血，引起轻偏瘫等局灶性体征。病后 10~14 d 为迟发性血管痉挛高峰期，是死亡和伤残的重要原因。③ 脑积水：分别发生于发病当日或数周后，患者出现嗜睡、近记忆损害、脑神经瘫痪等。

（三）辅助检查

颅脑 CT 是确诊 SAH 的首选诊断方法，可见蛛网膜下腔高密度出血征象（图 9-6）。脑脊液（CSF）是最有诊断价值和特征性的检查，颅内压常>200 mmH_2O，外观呈均匀一致的血性，镜检可见大量的红细胞。最初 CSF 中红、白细胞数比例与外周血一致，约为 500∶1，数天后白细胞数增加。发病 12 h 后脑脊液出现黄变，如无再出血，2~3 周后 CSF 中红细胞和黄变现象消失。确定蛛网膜下腔出血的病因，脑血管造影是最有意义的检查。目前多采用数字减影血管造影（DSA），见图 9-7。

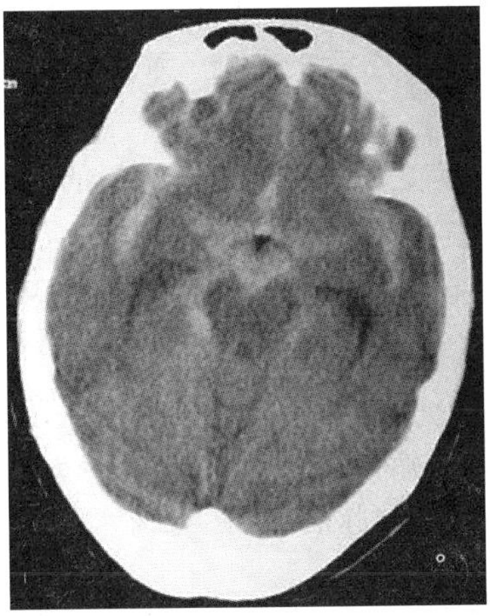

图 9-6　蛛网膜下腔出血 CT 检查

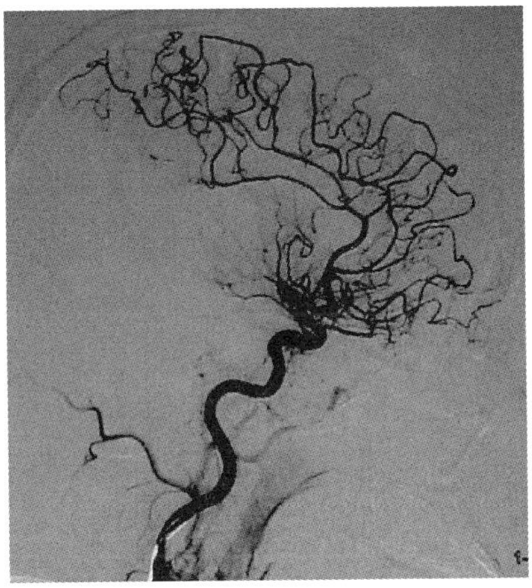

图 9-7　脑血管 DSA 检查

（四）治疗原则

SAH 的治疗原则是控制继续出血、防治迟发性脑血管痉挛、去除病因和防止复发。

1. 一般处理　对头痛和烦躁不安者适当给予止痛镇静药如布桂嗪、地西泮和苯巴比妥，保持大便通畅，如可用缓泻剂和大便软化剂（如麻仁润肠丸等）。

2. 降低颅内压　SAH 可引起脑水肿及颅内压升高，严重者出现脑疝，应积极进行脱水降低颅内压，可用20%甘露醇、呋塞米、白蛋白等。药物脱水效果不佳并有脑疝可能时，可采用颞下减压术和脑室引流，以挽救患者生命。

3. 防治再出血　用抗纤维蛋白溶解药抑制纤维蛋白溶解酶原的形成，推迟血块溶解再出血的发生。常用的药物有 EACA、氨甲苯酸，还可用巴曲酶、酚磺乙胺、卡巴克洛、氨甲环酸及维生素 K_3 等。

4. 防治脑血管痉挛　钙通道拮抗剂，可减轻血管痉挛引起的临床症状，常用尼莫地平、氟桂利嗪、法舒地尔、罂粟碱等。

5. 脑脊液置换疗法　腰椎穿刺放脑脊液可降低颅内压，减轻头痛，放出血液及分解产物，可降低迟发性血管痉挛。

6. 手术及介入治疗　对于颅内动静脉畸形，可采用手术切除、血管内介入治疗和 γ 刀治疗，颅内动脉瘤可行切除术或血管介入治疗。

【患者护理】

一、护理评估

1. 健康史　应向患者询问既往有无动脉粥样硬化、高血压、糖尿病、高脂血症、心脏病史及上述疾病的家族史，患者的生活习惯、年龄、烟酒嗜好、体重等。本次起病的形式及症状持续时间，发病前有无精神紧张、情绪激动、劳累或用力排便等诱因存在。

2. 身体评估　应注意评估患者的意识状态、有无脑膜刺激征、偏瘫、偏盲、失语等。病前是否有先兆表现及起病的形式，病后主要症状的特点，如肢体是否灵活，言语是否清晰，大小便情况、目前的治疗和用药情况等。尤其应重点评估患者的神志、瞳孔和生命体征情况，以及有无“三偏征”等。

3. 心理、社会状况　观察神志清楚的患者是否存在焦虑、紧张、恐惧、绝望的心理。对意识障碍的患者，应向家属了解患者的上述情况。是否因偏瘫、失语等影响工作、生活而出现焦虑、自卑、依赖、悲观失望等心理反应。有无患者长期住院而加重家庭经济负担，或由于长期照顾患者而致家属身心疲惫。

4. 辅助检查

（1）CT 或 MRI 检查：是否有异常，如有异常，是低密度影还是高密度影。

（2）脑血管造影：是否发现血管狭窄及闭塞、斑块形成、动脉瘤、血管畸形等。

（3）DSA 或 TCD：是否发现血管狭窄、动脉粥样硬化斑。

（4）脑脊液检查：应注意脑脊液变化，如腰椎穿刺脑脊液压力是否增高，外观是否呈均匀红色。镜检脑脊液内是否有红细胞、白细胞等。

病例：患者，男性，57 岁。有高血压病史 10 年，晨起时发现左侧肢体无力，持物困难，站立不稳，自感头痛、头晕，无大小便失禁。2 h 后由家属护送来院就诊，头颅 CT 检查未见明显异常。体格检查：T 36℃，P 78 次/min，R 20 次/min，BP 160/95 mmHg。神清，言语含糊，左侧鼻唇沟变浅，左侧上、下肢肌力 3 级，左侧 Babinski 征（+）。

请思考：1. 目前该患者主要存在哪些护理问题？应采取哪些护理措施？

2. 待患者病情平稳后，护理人员应如何开展康复护理？

二、护理诊断及合作性问题

1. 躯体移动障碍　与脑血管闭塞、脑组织缺血缺氧、脑血管破裂形成的血肿使锥体束受损，导致肢体瘫痪有关。

2. 意识障碍　与脑部受损有关。

3. 吞咽困难　与意识障碍或延髓麻痹有关。

4. 语言沟通障碍　与病变累及大脑优势半球，语言中枢受损有关。

5. 疼痛：头痛　与颅内压增高、血液刺激脑膜或继发性脑血管痉挛有关。

6. 有失用综合征的危险　与意识障碍、偏瘫、长期卧床有关。

三、护理目标

(1) 患者能掌握各种运动锻炼及语言康复训练方法，情绪稳定。

(2) 患者意识障碍程度逐渐减轻或神志恢复正常。

(3) 不发生脑疝、消化道出血、感染及压疮等并发症。

(4) 躯体活动能力、语言表达能力逐渐恢复正常。

(5) 头痛减轻或消失。

四、护理措施

1. 一般护理

(1) 休息：脑梗死、脑出血、蛛网膜下腔出血急性期应绝对卧床，蛛网膜下腔出血急性期应绝对卧床休息 4~6 周。

(2) 体位：脑梗死患者取平卧位，避免搬动，以使有较多血液供给脑组织。头部禁用冰袋或冷敷，以免血管收缩，血流缓慢而使脑血流量减少。及时测量血压，以发现血压的变化，若血压过高或过低应及时通知医生并配合治疗。脑出血、蛛网膜下腔出血患者取侧卧位，头部抬高 15~30°，以利颅内血液回流，减轻脑水肿。尤其是发病后 48 h 内避免搬动。头置冰袋或冰帽，以减少脑细胞耗氧量。病室应保持安静，避免声、光刺激，限制亲友探视。保持患者情绪稳定，避免情绪激动、剧烈咳嗽、打喷嚏和用力排便等，以防止颅内压和血压增高。各项护理操作如翻身、吸痰、鼻饲等动作均需轻柔，必须搬动患者时需保持身体的长轴在一条直线上。

(3) 饮食：低盐低脂饮食，多食含纤维素丰富的水果蔬菜，保持大便通畅，如有吞咽困难、呛咳者，可予糊状流质或半流质小口慢慢喂食，必要时给予鼻饲。急性脑出血患者在发病 3 d 内禁食。发病 3 d 后，如不能进食者，给予鼻饲流质饮食，以保证营养供给。入液量应适当控制，一般每日不超过 1 500~2 000 mL。

(4) 排泄：保持大便通畅，防止用力排便而导致颅内压增高，必要时按医嘱给予缓泻药，禁止大量不保留灌肠。对尿失禁或尿潴留患者应及时留置导尿，留置导尿者用 1∶5 000 呋喃西林液膀胱冲洗，每日 1~2 次，防止泌尿系统感染。

2. 对症护理

(1) 呼吸道护理：保持呼吸道通畅，昏迷较深患者，口腔放置通气管或用舌钳将舌头外拉，以防舌后坠造成窒息。随时给患者吸痰、翻身、拍背,做好口腔护理,清除呼吸道分泌物,以防误吸。准备好气管切开包或气管插管包,必要时配合医生进行气管切开或气管插管,做好相应的术后护理。

(2) 皮肤护理:保持皮肤清洁和干燥,及时更换衣服、床单。急性期患者绝对卧床休息,每2 h 翻身一次,以免局部皮肤长时间受压引起压疮,翻身后保持肢体于功能位置。

(3) 意识障碍护理:参见本章第一节。

(4) 颅内压增高的护理

1) 密切观察生命体征、意识状态、瞳孔大小、抽搐等。如发现烦躁不安、频繁呕吐、意识障碍呈进行性加重、两侧瞳孔大小不等、血压进行性升高、脉搏加快、呼吸不规则等脑疝前驱症状时,应立即联系医生,迅速降低颅内压。

2) 清除口鼻分泌物和呕吐物,保持呼吸道通畅,及时吸氧。

3) 迅速建立静脉通路,遵医嘱使用降颅内压的药物,如快速静脉滴注 20% 甘露醇 250 mL。

4) 避免引起颅内压升高的各种因素(剧咳、打喷嚏、躁动、用力排便、大量输液等)。

(5) 躯体移动障碍、语言障碍、头痛护理:参见本章第一节。

(6) 上消化道出血护理:急性期注意观察患者有无呕血、便血,及时发现有无消化道出血。每次鼻饲前要抽吸胃液,若发现胃液呈咖啡色或患者大便为黑色,应立即协助医生处理。

(7) 其他护理:帮助患者寻找和去除自身的危险因素,积极治疗相关疾病,改变不良生活方式,养成良好的生活习惯,防止发生高血压和动脉粥样硬化。避免一切可以使颅内压增高的因素。协助卧床患者完成日常活动(如穿衣、洗漱、淋浴、大小便),对有意识障碍和躁动不安的患者,床周应加护栏,以防坠床,对步行困难、步态不稳的运动障碍患者,地面要保持干燥平整,以防跌倒,走廊和卫生间等患者活动场所均应设置扶手。

3. 药物应用及护理

(1) 按医嘱使用脱水药,在使用 20% 甘露醇脱水时,甘露醇应在 15~30 min 内滴完,注意防止药液外渗,以防组织坏死,注意有无电解质的变化,尤其应注意有无低钾血症发生。

(2) 按医嘱使用止血药,在使用抗血纤溶芳酸(PAMBA)时,静脉滴注速度应缓慢,以免导致血压下降。肾功能障碍者慎用氨基己酸,并应特别注意深部静脉血栓形成。

(3) 在抗凝药物治疗期间,如服用阿司匹林后出现黑粪,使用抗凝药和溶栓药期间,有全身皮肤黏膜出血时,应立即报告医生予以治疗。

(4) 遵医嘱用药,并注意药物的副作用。静脉滴注扩血管药物时,滴速宜慢,并随时观察血压的变化,根据血压情况调整滴速。

(5) 应用低分子右旋糖酐时,可出现发热、荨麻疹等过敏反应,应注意观察,必要时须做过敏试验。

4. 病情观察　密切观察生命体征、意识、瞳孔变化等情况,及时判断患者有无病情加重及并发症的发生,并做好详细记录。如出现持续高热,应给予头部置冰袋或冰帽物理降温,并予以氧气吸入。密切注意观察脑疝及上消化道出血的先兆及症状。蛛网膜下腔出血初次发病 2 周内最易发生再出血。如患者再次出现剧烈头痛、呕吐、昏迷、脑膜刺激症状等,应及时报告医生予以急救。

5. 心理护理　向患者解释疾病知识，帮助患者消除恐惧心理。脑血管患者急性期后常因遗留后遗症，肢体功能和语言功能恢复慢，且易产生烦躁、抑郁情绪，影响治疗、护理及患者的生活质量，因此，应鼓励患者增强生活的勇气与信心，消除不良心理。加强与患者交流，尤其对失语患者，应鼓励并指导患者用非语言方式来表达自己的需求及情感。指导家庭成员积极参与患者的康复训练，鼓励或组织病友之间康复训练的经验交流，帮助患者树立恢复生活自理的信心，积极配合治疗。在康复护理时首先要求患者达到心理康复，告知病情稳定后即尽早锻炼，越早疗效越好。告诉患者只要坚持功能锻炼，许多症状体征可在 1~3 年内逐渐改善，以免因心理压力而影响脑功能的恢复。

6. 康复训练　神经系统症状稳定 48~72 h 后，患者即应开始早期康复训练，包括肢体功能康复训练，可对瘫痪肢体关节进行按摩和被动运动，防止肢体肌肉失用性萎缩。早期进行语言功能康复训练。

(1) 告知患者康复训练应在病情稳定、心功能良好、无出血倾向时及早进行，给患者及家属讲解早期活动的必要性及重要性，并指导功能训练。

(2) 训练时不可操之过急，要循序渐进，活动量应由小渐大，时间由短到长，被动与主动运动相结合，床上与床下运动相结合，语言训练与肢体锻炼相结合。

(3) 教会患者及家属保持关节功能位置：上肢，手关节保持轻微背屈，手中可握一手帕，肘关节微屈曲，上臂高于肩部水平，避免关节内收、下垂，可采用夹板或三角巾托起；下肢，足底垫起，使足背与小腿呈 90°角，防止足下垂；预防膝关节伸展性挛缩，将膝关节下放一小枕垫起，使腿微屈，外侧放枕头垫好，以防止下肢外旋。

(4) 教会患者及家属锻炼和翻身技巧，训练患者平衡和协调能力，在训练时保持环境安静，使患者注意力集中。

(5) 鼓励患者做力所能及的活动，培训患者日常生活基本技能，如穿脱衣服、扣纽扣、洗脸、漱口，自己动手吃饭，使用各种餐具等。指导患者调动健侧肢体的能动性，辅助患侧肢体进行运动。

(6) 鼓励患者多与家人沟通交流，语言的康复训练是一个由少到多、由易到难、由简单到复杂的过程，训练中应根据患者病情及情绪状态，循序渐进地进行训练。

五、护理评价

(1) 生命体征是否稳定，患者意识障碍是否减轻，或神志渐清醒。

(2) 是否未发生或控制减轻脑疝和上消化道出血。

(3) 是否无感染、压疮发生。

(4) 患者情绪是否稳定，能否积极配合休息和治疗要求。

(5) 头痛是否已减轻，有无发生再出血。

(6) TIA 发作次数是否减少。

(7) 患者是否学会摆放瘫痪肢体的位置，保持身体平衡，躯体活动能力是否增强。

(8) 生活自理能力是否逐步提高或恢复至原来日常生活自理水平。

(9) 能否用简短文字或其他方式有效地表达基本需要，保持沟通能力。

(10) 是否坚持进行肢体功能训练，有无并发症的发生。

（11）患者家人和亲属是否关心支持患者配合治疗。

【健康教育】

1. 避免诱发因素　告知患者劳逸结合。避免精神紧张、情绪激动、用力排便及过度劳累等诱发因素，指导患者自我控制情绪、保持乐观心态。

2. 日常生活指导　老年人晨间睡醒时不要急于起床，最好安卧 10 min 后缓慢起床，以防直立性低血压致脑血栓形成。女性 SAH 患者 1～2 年应避免妊娠及分娩。

3. 饮食指导　饮食宜清淡，摄取低盐、低胆固醇食物，避免刺激性食物及饱餐，多吃新鲜蔬菜和水果，矫正不良的生活方式，戒除烟酒。

4. 积极治疗原发病　积极治疗原发性高血压、糖尿病、心脏病等原发病。按医嘱服药，将血压控制在适当水平，防止脑血管疾病的再发。

5. 疾病知识指导　详细告知患者脑血管疾病的病因、常见症状、预防及治疗知识，嘱患者定期到医院复查。向患者及家属介绍脑出血的先兆症状，当出现严重头痛、眩晕、肢体麻木、活动不灵、口齿不清时应及时就诊。教会家属当患者再次发生脑出血时现场的急救措施。告知患者熟悉蛛网膜下腔再出血的症状，如有头痛、头晕等症状应及时就诊。对 TIA 频繁发作的患者应尽量减少独处时间，避免意外。

6. 用药指导　嘱患者按医嘱服药，不要随意更改药物及停药；告知患者药物的作用、不良反应及用药注意事项。

7. 坚持康复训练　让患者及家属明白功能锻炼开始越早疗效越好，向患者及家属介绍康复功能训练的具体操作方法，尽量使患者做到日常生活自理。康复训练时注意克服急于求成的心理，做到循序渐进，持之以恒。

第五节　癫痫患者的护理

我们都清楚 2 月 14 日是情人节，很少有人知道这天还是世界癫痫病日。2002 年，国际癫痫署、国际抗癫痫联盟和世界卫生组织共同发起了“全球抗癫痫运动”来纪念意大利一位著名癫痫病治疗专家，而这位癫痫病专家 Valentine 恰好与情人节 Valentine's Day 同名，因此宣布 2 月 14 日为“世界癫痫日”。

【疾病概述】

癫痫（epilepsy）是一组由大脑神经元异常放电所引起的暂时性中枢神经系统功能障碍的慢性脑部疾病，具有突然发生、反复发作的特点。临床上可表现为运动、感觉、意识、行为和自主神经等不同程度障碍，可为一种或同时几种表现发作。1981 年，国际抗癫痫联盟根据临床和脑电图特点，将癫痫分为部分性发作、全面性发作和不能分类的癫痫发作 3 大类。

癫痫为神经系统最常见的疾病之一，一般人群的癫痫年发病率为（50～70）/10 万，患病率约为 0.5%。癫痫是可治性疾病，大多数患者预后较好。

一、病因及发病机制

1. 病因　癫痫按病因可分为原发性癫痫和继发性癫痫2类。原发性癫痫也称特发性癫痫,病因尚不清楚,与遗传因素有密切关系。继发性癫痫也称症状性癫痫,常继发于颅脑外伤、颅脑肿瘤、颅内感染、脑血管病、缺氧、代谢疾病、内分泌疾病、心血管疾病、中毒性疾病、血液系统疾病、风湿性疾病等。

2. 发病机制　痫性发作的机制十分复杂,影响因素颇多。癫痫特征性脑电图改变如棘波、尖波、棘-慢或慢波等,推测为异常神经元集合体高度同步化电活动的结果。

二、临床表现

癫痫的临床表现极多,但均有短暂性、刻板性、间歇性、反复发作性的特征。

1. 部分性发作　为最常见的类型。根据患者的表现可分为以下3型。

(1) 单纯部分性发作:多为症状性癫痫,发作时程较短,一般不超过1 min,无意识障碍。痫性发作的起始症状常提示痫性灶在对侧脑部,临床表现不同,可分为部分性运动性发作、特殊感觉性发作、自主神经性发作和精神性发作4种亚型。常以发作性一侧肢体、局部肌肉感觉障碍或节律性抽动为特征,或表现为特殊感觉性发作。如抽搐按大脑皮质运动区的分布顺序扩延,发作自一侧拇指、脚趾、口角开始,渐传至半身,称为Jackson发作。

(2) 复杂部分性发作:又称精神运动性发作,其主要特征是意识障碍,常出现精神症状及自动症。病灶多在颞叶,故又称颞叶癫痫。患者可有吸吮、咀嚼、舔唇、摸索等动作的重复;有错觉、幻觉等,有挪动桌椅、游走、奔跑、乘车、上船、自言自语、叫喊、唱歌等似有目的的行为。

(3) 单纯或复杂部分性发作继发全面性强直-阵挛发作:脑电图改变快速发展为全面性异常,大发作后如可回忆起部分发作时的情景即称先兆。

2. 全面性发作

(1) 全面性强直-阵挛发作(generalized tonic-clonic seizure,GTCS):又称为大发作,是最常见的发作类型之一,以意识丧失和全身抽搐为特征。发作前可有前驱症状,如头晕、气血上涌、上腹部异常感、幻觉等。发作可分3期:① 强直期,患者突然意识丧失,跌倒在地,全身骨骼肌呈持续性收缩,表现为眼球上翻、喉部痉挛发出尖叫、口先强张而后突闭、颈部和躯干先屈曲后反张、上肢屈曲、双拇指对掌握拳、下肢伸直、呼吸暂停、瞳孔扩大及对光反射消失,此期持续10~20 s,可有跌倒、外伤、尿失禁。② 阵挛期,全身肌肉节律性一张一弛地抽动、阵挛频率由快变慢,松弛期逐渐延长,最后一次强烈阵挛后抽搐突然终止,此期持续约1 min。③ 惊厥后期,抽搐停止后患者生命体征逐渐恢复正常,患者进入昏睡,然后逐渐清醒,清醒后常感头晕、头痛、全身酸痛和疲乏无力,对发作过程全无记忆,个别患者在完全清醒前可有自动动作或情感变化。自发作开始至意识恢复历时5~10 min。

(2) 失神发作:又称为小发作,多见于儿童,表现意识短暂中断,持续3~15 s,患者停止当时的活动,呼之不应,两眼瞪视不动,一般不会跌倒,手中持物可坠落,事后立即清醒,继续原先的活动,但对发作无记忆。

(3) 肌阵挛发作:多为遗传性疾病,表现为突然、快速、短暂的肌肉或肌群收缩,一般无意识障碍。

(4) 阵挛性发作:仅见于婴幼儿,表现为全身重复性阵挛性抽搐,恢复较 GTCS 快。

(5) 强直性发作:常在睡眠中发作,表现为全身强直性肌痉挛。

3. 癫痫持续状态(status epilepticus) 是指一次癫痫发作持续 30 min 以上,或连续多次发作、发作间期意识或神经功能未恢复至正常水平。任何类型癫痫均可出现癫痫持续状态,但通常是指全面强直-阵挛发作持续状态。多由于突然停用抗癫痫药或因饮酒、合并感染、孕产等所致,常伴有高热、脱水和酸中毒。

三、辅助检查

1. 脑电图检查 对本病诊断有重要价值,且有助于分型、估计预后及手术前定位。脑电图检查对本病有重要价值,约半数以上癫痫患者在发作的间歇期亦可出现各种痫样放电,如棘波、尖波、棘-慢波等病理波。脑电图正常或非特异性改变不能排除癫痫。

2. 影像学检查 头颅 X 线、脑血管造影、头颅 CT 及 MRI 检查有助于发现继发性癫痫的病因。

3. 实验室检查 血常规、血糖、血寄生虫检查可了解患者有无贫血、低血糖、寄生虫病等。

四、治疗原则

1. 病因治疗包括:低血糖、低钙血症等代谢紊乱需要加以调整;颅内占位性病变首选手术治疗,但术后残余病灶或手术瘢痕仍可使约半数患者继续发作,故还需要药物治疗。

2. 药物治疗

(1) 确定是否用药:偶然发病或首次发病患者在查清病因前不宜用药。

(2) 正确选择用药:根据癫痫发作类型、患者对药物治疗的反应及患者的年龄、全身状况、耐受性等合理选择药物,注意药物毒性。特发性 GTCS 首选丙戊酸钠,次选苯妥英钠。特发性失神发作首选乙琥胺,次选丙戊酸钠。单纯部分性发作首选卡马西平,次选苯妥英钠。复杂部分性发作首选卡马西平,次选苯妥英钠。症状性或性质不明的 GTCS 首选卡马西平,次选苯巴比妥。青春期肌阵挛发作首选丙戊酸钠,次选氯硝西泮。Lennox-Gastaut 综合征首选丙戊酸钠,次选氯硝西泮。对婴儿痉挛首选 ACTH,次选泼尼松。癫痫持续大发作首选地西泮,次选苯妥英钠。

(3) 尽量单药治疗:大部分患者可用单药治疗取得疗效。单药应自小剂量开始,缓慢增量至能最大限度地控制发作而无不良反应或反应很轻的最低有效剂量。一种药物增加到最大且已达有效血药浓度,而仍不能控制发作者,可再加用第 2 种药物。

(4) 坚持长期规律治疗:癫痫治疗是一个长期过程,部分患者需终生服药,千万不能自行停药。药物减量或停用都必须遵循缓慢和逐渐减量的原则,一般在完全控制发作 4~5 年后,可考虑停药,但停药的时间须半年至 1 年。如减量后有复发趋势或脑电图有明显恶化,则应再恢复原剂量。间断、不规则地用药不利于癫痫控制,且易发生癫痫持续状态。

3. 癫痫持续状态的治疗 迅速控制发作是治疗癫痫持续状态的关键,否则可危及生命。

(1) 控制发作:迅速给予有效的控制发作的药物:地西泮为最有效的首选药物。苯妥英钠注射、异戊巴比妥钠、10%水合氯醛 20~30 mL 保留灌肠、副醛肌内注射或用植物油稀释保留灌肠。

(2) 对症治疗:防治脑水肿可给予20%甘露醇静脉注射。保持呼吸道通畅,给氧,必要时可气管切开。控制感染或预防性应用抗生素,防治并发症。高热患者可给予物理降温,纠正酸碱平衡和电解质紊乱。

【患者护理】

一、护理评估

1. 健康史　应询问患者发病前身体的健康情况,包括有无脑部疾病、药物中毒史、代谢障碍病史、癫痫家族史等;询问患者的年龄、有无妊娠或正在行经期;发作前有无睡眠不足、疲乏、饥饿、饮酒、便秘、感情冲动、过度换气、过度饮水等诱发因素。有无在某种特定条件下(如闪光、音乐、下棋、刷牙等)发作的情况。

2. 身体评估　了解患者发作时有无前驱症状,发作的频率、时间和地点;着重注意发作类型,观察发作的时间及次数,发作时呼吸频率、血压、心率及有无意识障碍,发作后是否可以回忆(如单纯部分性发作无意识障碍,其他类型癫痫发作时均有意识障碍)。了解患者抽搐持续时间、发作顺序、瞳孔变化、对光反应及有无舌咬伤、尿失禁、外伤等。

3. 心理、社会状况　某些类型癫痫发作有损自身形象,尤其是发作时伴尿失禁,常严重挫伤了患者的自尊心。此外,癫痫反复发作影响正常生活与工作,使患者终日忧心忡忡,害怕及担忧发作,对生活缺乏自信。如家庭、社会对患者抛弃、隔离,则更可使其出现自卑、孤独离群的异常心态。

4. 辅助检查　脑电图检查是否有异常,常见痫样放电有尖波、棘波、尖-慢波或棘-慢波等。脑电图正常或非特异性改变不能排除癫痫。神经影像学、血常规、血糖、血寄生虫检查是否有异常。

病例:患者,男性,33岁。发作性四肢抽搐18年,走路不稳伴呕吐3 d入院。患者18年前无明显诱因下出现反复发作性四肢抽搐,伴意识不清,口吐白沫,小便失禁,每次发作持续5~10 min,抽搐后昏睡1~2 h自行恢复。每月发作2~3次,长期服用苯妥英钠治疗。入院前1周,因其母亲病故,情绪不稳定而发作频繁,自行加药,苯妥英钠每日3次,每次2片。3天前出现头晕,走路不稳,呕吐等症状。

请思考:1. 考虑该患者所患何种疾病?

2. 该患者的护理诊断是什么?

3. 如何指导患者正确服药?如何进行健康指导?

二、护理诊断及合作性问题

1. 有窒息的危险　与癫痫发作时喉头痉挛、气道分泌物增多有关。

2. 有受伤的危险　与癫痫发作时全身肌肉抽搐发作及突然意识丧失有关。

三、护理目标

患者发病时不受伤或受伤的危险减小。

四、护理措施

1. 一般护理 病室环境应安静,温度、湿度要适宜。保证患者充分休息,癫痫持续状态的患者,应专人守护,床旁加床挡,极度躁动患者必要时给予约束带,但注意约束带切勿过紧,以免影响血液循环。给予富营养、易消化饮食。

2. 对症护理

(1) 发现发作先兆时,迅速将患者就地平放,避免摔伤。将患者的头放低,偏向一侧,使唾液和呼吸道分泌物由口角流出。解松领扣和裤带,摘下眼镜、义齿,将手边的柔软物垫在患者头下,移去患者身边的危险物品,以免碰撞。

(2) 床边备吸引器,并及时吸除痰液,不可强行喂食。对精神运动性发作的患者,防止其自伤、伤人或走失。

(3) 防止咬伤舌头及颊部,用牙垫或厚纱布包裹垫在上、下磨牙间,但不可粗暴硬塞。抽搐发作时,切不可用力按压肢体,以免造成肌肉撕裂、关节脱位及骨折。

(4) 发作后患者可有短期的意识模糊,禁用口表测量体温。

3. 药物治疗及护理 遵医嘱使用抗癫痫药物、脱水药,护士应熟悉常用抗癫痫药物的用药方法及不良反应,监测血象、肝肾功能,使用地西泮、巴比妥类药物静脉注射时观察呼吸变化。对癫痫持续状态患者在给氧、防护的同时,应从速制止发作,可选用地西泮、异戊巴比妥、苯妥英钠等静脉注射。

在用药时应注意:指导患者遵医嘱正确服药,不可随意增减剂量或撤换药物。可根据患者易发作的时间,适当调整给药时间,宜分次餐后口服,减少胃肠反应。向患者及家属说明抗癫痫药的不良反应,出现异常及时就医。应定期抽血做肝功能、肾功能检查,必要时做血药浓度的测定,以防药物毒、副作用。常用抗癫痫药(AEDs)见表 9-2。

表 9-2 常用抗癫痫药物

药物	适应证	不良反应	特异反应
苯妥英钠(phenytoin,PHT)	GTCS,单纯或复杂性部分性发作	胃肠道反应,毛发增多,齿龈增生,面容粗糙,小脑征,复视,精神症状	骨髓、肝、心损害,皮疹
卡马西平(carbamazepine,CBZ)	部分性发作,GTCS	胃肠道反应,小脑征,复视,嗜睡,体重增加	骨髓与肝损害,皮疹
苯巴比妥(phenobarbitone,PB)	GTCS,单纯或复杂性部分性发作	嗜睡,小脑征,复视,认知与行为异常	甚少见
丙戊酸钠(valproate,VPA)	全面性发作(尤其 GTCS 合并失神发作),部分性发作	肥胖,震颤,毛发减少,踝肿胀,嗜睡,肝功能异常	骨髓与肝损害,胰腺炎
乙琥胺(ethosuximide,ESM)	单纯失神发作和肌阵挛发作	胃肠道反应,嗜睡,小脑症状,精神异常	少见,骨髓损害

续表

药物	适应证	不良反应	特异反应
拉莫三嗪（lamotrigine，LTG）	部分性发作，GTCS，Lennox-Gastaut 综合征	头晕，嗜睡，恶心，神经症状	儿童多见
托吡酯（topiramate，TPM）	难治性部分性发作，GTCS，Lennox-Gastaut 综合征，婴儿痉挛症	震颤，头痛，头晕，小脑征，肾结石，胃肠道反应，体重减轻，认知或精神症状	

4. 病情观察　监测患者生命体征、神志变化，尤其是呼吸频率、节律的变化。监测抽搐持续时间、发作频率、发作顺序、瞳孔变化等，一旦发现有癫痫持续状态发作，要及时报告医生，配合抢救治疗。

5. 癫痫持续状态患者的护理

（1）立即按医嘱缓慢静脉注射地西泮、苯妥英钠等抗癫痫药：地西泮 10～20 mg 缓慢静脉推注，速度每分钟不超过 2 mg，用药过程中应密切观察患者呼吸、心率、血压的变化，如出现呼吸变浅、昏迷加深、血压下降，应暂停注射。

（2）严密观察病情变化：做好患者生命体征、意识、瞳孔等方面的监测，及时发现并处理高热、周围循环衰竭、脑水肿等严重并发症。

（3）防止并发症：连续抽搐者应控制入液量，按医嘱快速静脉滴注脱水药，并给氧气吸入，以防缺氧所致脑水肿。注意保持呼吸道通畅，备好气管切开包。保持口腔清洁，防止继发感染。

（4）一般护理：保持病室环境安静，避免外界各种刺激，应设专人守护，床周加设护栏以保护患者免受外伤。

6. 心理护理　癫痫患者常因反复发作、长期服药而精神负担加重，护理人员应了解患者的心理状态，鼓励患者正确认识疾病，向患者解释所患癫痫的类型、临床特征及可能的诱发因素，帮助患者正确面对现实，对待自己的疾病；克服自卑心理，努力消除诱发因素，以乐观心态接受治疗。鼓励家属向患者表达不嫌弃和关爱的情感，解除患者的心理负担，增强其自信心。督促其与社会接触、交往，积极主动地参与各种社交活动，在自我实现中体现自身的价值。

五、护理评价

（1）患者呼吸道是否通畅，有无发生窒息情况。

（2）家属能否说出发作时的处理措施，受伤的危险是否减小甚至不受伤。

（3）患者是否学会适当的心态调整，能否保持良好的心态，参与正常的社交活动。

【健康教育】

1. 避免诱发因素　向患者及家属介绍本病基本知识及发作时家庭紧急护理方法。养成良好的生活习惯，注意劳逸结合，避免过度疲劳、睡眠不足、便秘、感情冲动等诱发因素，反射性癫痫还应避免突然的声光刺激、惊吓等。

2. 饮食指导　养成良好的饮食习惯，食物应清淡且富营养，避免进食辛、辣、咸食物，不宜进食过饱，多吃蔬菜、水果，戒除烟酒。

3. 鼓励患者参加有益的社交活动　适当参与体力和脑力活动，以减轻心理负担，保持心情愉快、情绪平稳。

4. 注意安全　禁止从事具有危险的活动，如攀高、游泳、驾驶、带电作业等，以免发作时对生命有危险。平时应随身携带简要的病情诊疗卡，注明姓名、地址、病史、联系电话等，以备发作时及时得到有效的处理。

5. 用药指导　应向患者及家属说明遵守用药原则的重要性，不可随意增减药物剂量，不能随意停药或换药，要坚持长期、正规、按时服药，注意药物不良反应，一旦发现不良反应立即就医。

第六节　帕金森病患者的护理

帕金森病是由詹姆士·帕金森（James Parkinson）于 1817 年在英国发现，他在一篇名为《震颤麻痹论文》（Essay on the Shaking Palsy）的论文中描述了该病症状：行动迟缓、肌肉僵直、四肢颤抖、步伐拖曳、忧郁及痴呆等。一提到帕金森病，很多人就会想起不少世界名人，如美国前总统里根、我国数学家陈景润、文学巨匠巴金、一代领袖邓小平、拳王阿里、美国影星米高·福克斯、谷歌创始人塞吉·布林等。那么多名人得了帕金森病，帕金森病是如何形成的，我们又该如何治疗、如何护理呢？

【疾病概述】

帕金森病（Parkinson disease，PD）又称震颤麻痹（paralysisagitans），是中老年人常见的神经元变性疾病，以静止性震颤、运动迟缓、肌强直和姿势步态异常等为主要临床特征。患病率随年龄增长而升高，男性稍多于女性。

一、病因及发病机制

本病的病因未明，目前认为非单因素引起，可能为多因素共同参与所致。一般认为与下列因素有关。

1. 年龄老化　PD 主要发生于中老年人，40 岁以前发病十分少见，提示年龄老化与发病有关，但老年人患病仅是少数。单纯老年化并非本病病因，但年龄老化是 PD 发病的促发因素。

2. 环境因素　研究认为，环境中与一种吡啶类衍生物[1-甲基-4-苯基-1,2,3,6-四氢吡啶（MPTP）]分子结构类似的工业或农业毒素可能是 PD 的病因之一。长期接触杀虫剂、除草剂或某些工业化学品等可能是导致 PD 的危险因素。

3. 遗传因素　PD 在一些家族中呈聚集现象，约 10%的患者存在家族史，呈不完全外显的常染色体显性遗传或隐性遗传。

二、临床表现

本病起病隐匿，进展缓慢，逐渐加剧。主要症状如下。

1. 震颤　为静止性震颤，常为首发症状，多由一侧上肢远端开始，典型表现为有规律的“搓丸样”动作。震颤逐渐扩展到同侧下肢及对侧肢体，下颌、唇、舌及头部通常最后受累。活动和睡眠时减轻或消失，情绪紧张时加重。少数患者，尤其是70岁以上发病者可不出现震颤。

2. 肌强直　多从一侧的上肢或下肢近端开始，逐渐蔓延至远端、对侧和全身的肌肉。表现屈肌与伸肌的肌张力同时增高，若被动运动关节阻力均匀一致，似弯曲软铅管，称铅管样强直；若肌强直与静止性震颤叠加，可感觉在均匀阻力中有断续的停顿，似转动齿轮，称齿轮样强直。患者出现特殊的屈曲体姿。

3. 运动迟缓　随意动作减少、减慢。常表现为开始的动作困难和缓慢，如行走时起动和终止均有困难，起动后则呈慌张步态。精细动作如扣纽扣、系鞋带等困难；书写时字越写越小，呈现“写字过小征”。

4. 其他症状　以自主神经功能障碍较普遍，如汗液、唾液及皮脂分泌过多，顽固性便秘，直立性低血压。部分患者可出现精神症状和认知功能障碍，以情绪不稳、抑郁、视幻觉、记忆减退多见。随病程进展可发生肺部感染、骨折、压疮、抑郁症、痴呆等并发症，影响患者生活质量，并可能威胁患者生命。

三、实验室及其他检查

1. 生化检测　采用高效液相色谱(HPLC)可检出脑脊液中多巴胺代谢产物高香草酸(HVA)水平降低。

2. 基因检测　采用DNA印迹技术、聚合酶链反应技术(PCR)、DNA序列分析等可发现帕金森病易感基因。

3. 功能影像学检测　采用正电子发射计算机断层扫描(PET)、单光子发射计算机断层扫描(SPECT)进行脑功能显像检测，可发现脑内多巴胺转运蛋白(DAT)功能显著降低，多巴胺递质摄取减低，多巴胺受体早期超敏、后期低敏。功能影像学检测对PD的早期诊断及监测病情进展有一定价值。

4. 头颅CT、MRI　缺乏特征性改变，可显示脑沟增宽、脑室扩大。

四、治疗原则

1. 药物治疗　PD的治疗原则为提高脑内多巴胺的含量及其作用，降低乙酰胆碱的活力，恢复纹状体内多巴胺与乙酰胆碱递质系统平衡。目前仍以药物治疗为主，但药物只能改善症状，不能阻止病情发展，故需终身服用。药物治疗应坚持“low”和“slow”的原则，即尽可能地维持低剂量，缓慢增剂量，强调治疗的个体化。常用抗帕金森病药物见表9-3。

(1) 抗胆碱能药物：可以协助维持纹状体的递质平衡，对震颤和强直有部分改善。常用药物有苯海索(安坦)，1~2 mg口服，每日3次，其他如甲磺酸苯扎托品、丙环定等。

(2) 金刚烷胺：此药促进神经末梢释放DA，并阻止其再吸收，从而使少动、震颤、强直减轻。可单独或与抗胆碱能药合用，100 mg口服，每日2~3次。

(3) 左旋多巴及复方左旋多巴：左旋多巴是治疗PD最有效的药物。由于多巴胺不能透过血-脑脊液屏障，对脑部多巴胺缺乏的替代疗法需应用其先驱物左旋多巴。为增强疗效，将左旋多巴与外周多巴脱羧酶抑制剂制成复方左旋多巴，用量较左旋多巴减少3/4。常用的复方左旋多巴有美多芭和帕金宁,分别由左旋多巴加苄丝肼和卡比多巴组成。

(4) 多巴胺受体激动药:疗效不如复方左旋多巴,常用药物有培高利特和溴隐亭。

表 9-3 常用抗帕金森病药物

类型	药物	不良反应	注意事项
抗胆碱能药物	苯海索(trihexyphenidyl)	口干、便秘、尿潴留、瞳孔扩大、视力模糊	青光眼及前列腺肥大者禁用
	丙环定(kemadrin)		
	苯扎托品(benztropinum)		
多巴胺能药	左旋多巴(L-dopa)	胃肠道反应、失眠、幻觉等精神症状、体位性低血压、心律失常及不自主运动等;"开关"现象;"剂末"效应等	闭角型青光眼、精神病患者禁用
	美多芭(madopar)	与左旋多巴类似,相对轻微	
	帕金宁(sinemet)		
多巴胺受体激动剂	培高利特(pergolide)	恶心、呕吐、头晕、幻觉、不自主运动、体位性低血压、嗜睡等	精神病患者禁用
	溴隐亭(bromocriptine)		
	麦角乙脲(lisuride)		
单胺氧化酶抑制剂	司来吉兰(selegiline)	恶心、心律失常、精神症状、骨骼肌不适感	胃溃疡患者慎用
儿茶酚氧位甲基转移酶抑制剂	托卡朋(tolcapone)	运动障碍、恶心、睡眠障碍、厌食、腹泻、转氨酶升高	肝损害患者慎用
	金刚烷胺(amantadine)	下肢网状青斑、踝部水肿、抑郁、食欲减退等	肾功能不全、癫痫、胃溃疡慎用

2. 外科治疗　苍白球、丘脑底核毁损术或切除术对运动迟缓和震颤有效。也可采用脑深部电刺激术,刺激靶点主要是苍白球或丘脑底核,可改善症状。

【患者护理】

一、护理评估

1. 健康史　应询问患者发病前身体的健康情况、有无家族史、从事职业,是否长期接触杀虫剂、除草剂或某些工业化学品。

2. 身体评估　注意评估患者随意运动减少、动作缓慢,语音单调、低沉,进食、饮水呛咳,冻结发作。评估体位不稳、碎步、慌张步态、易倾倒跌伤的程度,是否需要有家人照顾。二便及生活自理能力状况。

3. 心理、社会状况　震颤、流涎、面肌强直等身体形象改变有碍自身形象,常严重挫伤了患者的自尊心。活动不便,常需他人照顾,使患者终日忧心忡忡、烦躁不安,对生活缺乏自信。

有无家属因长期照顾患者而身心疲惫。

病例:患者,男性,65岁。4年前开始自觉右上肢动作不如从前灵活,出现不自主抖动并伴有僵硬感,情绪紧张时症状加重,睡眠时症状消失,半年后左上肢亦出现类似症状,并逐渐出现起身落座动作困难,行走时前冲,易跌倒,步态幅度小,转身困难,近1年来记忆力明显减退,情绪低落。体格检查:神志清楚,面具脸,面部油脂分泌较多,伸舌居中,鼻唇沟对称,四肢肌张力呈齿轮样增高,双侧腱反射正常,四肢肌力均为5级,双手放置时呈搓丸样不自主震颤,双侧病理征(-),交谈时语音低沉,写字时可见字越写越小。辅助检查:头颅MRI显示轻度脑萎缩。

请思考:1. 该患者的护理诊断是什么?

2. 如何指导患者正确服药?如何进行健康指导?

二、护理诊断及合作性问题

1. 躯体移动障碍　与肌肉受损,运动减弱有关。
2. 语言沟通障碍　与喉肌及面部肌肉强直有关。
3. 营养失调:低于机体需要量　与吞咽困难有关。
4. 生活自理缺陷　与震颤、肌强直、运动减少有关。

三、护理目标

患者及家属能复述疾病相关知识及饮食、用药、康复训练等知识。

四、护理措施

1. 一般护理　保持病室安静、舒适,注意适当的活动和休息,给予高热量半流饮食,少量多餐,多食水果及蔬菜。对于流涎过多的患者,鼓励患者细嚼慢咽,亦可使用吸管。

2. 对症护理　躯体及语言障碍等的护理参考本章第一节相关内容。

3. 药物治疗及护理　指导患者掌握正确服药方法及注意事项,密切观察病情变化及药物的不良反应。

(1) 服左旋多巴应注意有无消化道反应、心血管系统的副作用,精神症状及运动障碍等。餐后服药、加服多潘立酮对减轻消化道症状有帮助。在服药期间忌服维生素 B_6,以免加重副作用。

(2) 抗胆碱能药物的不良反应为口干、肠鸣音减弱、排尿困难及视力模糊等,青光眼或前列腺肥大者禁用。

(3) 金刚烷胺的不良反应有不宁、神志模糊、踝部水肿等。肾功能不全、癫痫、严重胃溃疡、肝病患者慎用,哺乳期妇女禁用。

(4) 多巴胺受体激动剂不良反应及左旋多巴类剂量过大时,可有错觉和幻觉等精神症状及直立性低血压,有精神病史患者禁用。一般从小量开始,逐步增加剂量。告诉患者在服用此类药物时,不宜站立过久,改变体位时动作应缓慢。

4. 病情观察　密切观察患者及家属对本病病情进展、预后及常用药物名称、用量、主要不良反应的了解情况。

5. 心理护理　帕金森病患者因迟钝笨拙、表情淡漠、语言断续、流涎、丧失劳动能力、生活自理能力下降等而产生自卑、忧郁心理,甚至恐惧绝望。护理人员应鼓励患者及家属正确面对形象改变,反复讲解本病相关知识,如起病缓慢,为渐进性,治疗的目的是减轻症状,预防并发症。消除其心理障碍,同时对患者的用药、治疗应做好解释和说明,以取得其合作。

6. 康复训练 加强肢体运动锻炼,经常活动躯体的各个关节,尽量参与各种形式的活动,如散步、打太极拳等,目的在于防止和推迟关节强直与肢体挛缩。鼓励患者进行面肌训练,如撅嘴、鼓腮、示齿、伸舌、吹吸等训练,以改善面部表情和吞咽困难现象,协调发音,保持呼吸平稳通畅。

五、护理评价

(1) 患者心理状态是否稳定,是否认识并正视疾病。

(2) 是否积极加强肢体和面肌训练,防止和推迟关节强直与肢体挛缩,面部表情和吞咽困难是否改善。

【健康教育】

(1) 保持健康心态和规律的生活,均衡饮食,少量多餐,多食水果及蔬菜,鼓励患者细嚼慢咽,积极预防便秘。忌烟酒,在家属陪同下适当地进行运动锻炼,经常活动躯体的各个关节,防止强直与僵硬。

(2) 注意防寒保暖,预防上呼吸道及肺部感染,不要独自外出,以防跌倒摔伤。

(3) 在医生指导下根据病情选用药物,按时服药。告诉患者常用药物的不良反应,要求患者定期到医院复查。

第七节 神经-肌肉接头与肌肉疾病患者的护理

英国医生 Willis 最早在 1672 年描述了一例肢体及延髓肌极度无力的患者。约 200 年后法国医生 Herard 描述了该病肌无力的波动性。Erb(1878)和 Goldflam(1893)明确阐述了本病的特点,并指出可发生延髓肌麻痹。Jolly(1895)首次将该病命名为重症肌无力(myasthenia gravis,MG),并建议用毒扁豆碱治疗该病而未被重视,直到 Reman(1932)及 Walker(1934)证实此药的治疗价值。Compbell 和 Bramwell(1900)及 Oppenheim(1901)提出了 MG 是由于神经肌肉传导障碍所致,明确了 MG 的临床概念。1901 年 Laquer 和 Weigert 首次注意到 MG 与胸腺瘤的关系。1949 年 Castleman 和 Noris 首次详细描述了 MG 胸腺瘤的病理改变。1905 年 Buzzard 发表了 MG 临床病理的详细分析,指出了胸腺异常以及肌肉淋巴细胞浸润。1960 年 Simpson 和 Nastuk 等各自独立从理论上阐述了 MG 的自身免疫机制。自 1973 年以来,MG 的自身免疫机制通过 Patrick、Lindstrom、Fambrough、Lennon 及 Engel 等一系列研究者的杰出工作得到确立。目前该病已经成为一种可以治疗的疾病,致残率和病死率明显下降。

【疾病概述】

一、重症肌无力

重症肌无力是乙酰胆碱受体抗体(AChR-Ab)介导的、细胞免疫依赖及补体参与的神经-

肌肉接头(NMJ)处传递障碍的自身免疫性疾病。病变主要累及 NMJ 突触后膜上的乙酰胆碱受体(AChR)。一般人群中发病率为(8~20)/10 万,患病率约为 50/10 万。估计我国有 60 万 MG 患者,南方发病率较高。

1. 病因及发病机制　MG 的病因可能与遗传因素有关。诱因多为感染、精神创伤、过度疲劳、妊娠、分娩等。在 MG 的患者中 70%以上有胸腺肥大,10%~15%的患者合并胸腺肿瘤。切除胸腺后肌无力缓解,伴有甲亢的患者在控制甲亢后肌无力也可得到缓解。以上均提示本病与自身免疫异常有关。

实验研究表明,MG 的发病机制为体内产生的 AChR-Ab,在补体参与下和 AChR 发生免疫应答,破坏了大量的 AChR,引起突触后膜传递障碍而产生肌无力。

2. 临床表现　任何年龄均可发病,一般呈两个发病高峰年龄。第 1 个高峰为 20~30 岁,以女性为多,常伴胸腺增生;第 2 个高峰为 40~50 岁,以男性和伴发胸腺瘤者较多。

(1) 本病大多起病隐袭,首发症状多为一侧或双侧眼外肌麻痹,引起上睑下垂、斜视和复视,重者眼球运动明显受限,但瞳孔括约肌不受累;其次为构音不清、吞咽困难、四肢无力。

(2) 通常从一组肌群首先出现无力,逐步累及其他肌群,受累肌群均有“晨轻暮重”的趋势,疲劳后加重,休息后缓解等现象为本病的主要临床特征。

(3) 患者如急骤发生呼吸肌严重无力,难以维持换气功能即为危象,多由感染、手术、精神刺激等因素诱发。危象是引起 MG 死亡的主要原因。心肌亦可受累,易引起突然死亡。

(4) 临床分型,目前国内外广泛采用 Osserman 分型。

Ⅰ:眼肌型,仅眼肌受累。多见于儿童。

ⅡA:轻度全身型,四肢肌群轻度受累,可合并眼肌受累,生活能自理。

ⅡB:中度全身型,骨骼肌和延髓肌严重受累,出现咀嚼、吞咽及构音困难,但无呼吸肌麻痹。生活自理有一定的困难。

Ⅲ:重度急进型,累及全身骨骼肌群和呼吸肌,症状危重,进展迅速,在数周至数月内达到高峰,生活不能自理,病死率高。

Ⅳ:迟发重症型,症状同Ⅲ型,但由Ⅲ型经 2 年以上逐渐发展而来,预后较差。

Ⅴ:伴肌萎缩型,少数患者于发病后半年出现肌萎缩。

3. 辅助检查　胸部 CT 可发现胸腺瘤,常见于年龄大于 40 岁的患者,电生理检查有助于诊断,全身型 MG 患者 AChR 抗体检测阳性率为 85%~90%。肌纤蛋白抗体可见于 85%胸腺患者,抗核抗体、类风湿因子、甲状腺抗体增高也较正常者多见。

4. 治疗原则

(1) 抗胆碱酯酶药物:常用新斯的明、溴吡斯的明、安贝氯铵,一般从小剂量开始,以防止发生胆碱能危象。给药时间和次数因病情而定。

(2) 肾上腺皮质激素类:对所有年龄的中度至重度 MG 患者,特别是 40 岁以上的成年人有效,常同时合用抗胆碱酯酶药。目前多采用小剂量递增隔日疗法。

(3) 其他:在上述治疗无效时可选用免疫抑制剂,如硫唑嘌呤,亦可用环磷酰胺、血浆置换、免疫球蛋白及行胸腺切除术。

(4) 危象的处理:危象包括肌无力危象、胆碱能危象和反拗危象。一旦发生危象,出现呼吸肌麻痹,应立即气管切开,用人工呼吸机辅助呼吸,同时应保证气管切开护理的无菌操作，雾化吸入、及时吸痰，保持呼吸道通畅，防止肺不张、肺部感染等并发症是抢救成功的关键。

1）肌无力危象：最常见，多在肺部感染或大手术（包括胸腺切除术）后发生，为抗胆碱酯酶药物用量不足所致，常累及呼吸肌而出现呼吸困难，是重症肌无力致死的主要原因。治疗应加大抗胆碱酯酶药物的剂量，维持呼吸功能、预防感染。

2）胆碱能危象：因服用抗胆碱酯酶药物过量所致，表现为患者肌无力加重，出现肌束震颤及毒蕈碱样反应。治疗应立即停用抗胆碱酯酶药，待药物排出后重新调整剂量或改用其他方法。

3）反拗危象：抗胆碱酯酶药不敏感所致。依酚氯铵试验无反应。应停用抗胆碱酯酶药物而用输液维持或改用其他方法治疗。

二、周期性瘫痪

周期性瘫痪（periodic paralysis）旧称周期性麻痹，是以反复发作的突发的骨骼肌弛缓性瘫痪为特征的一组疾病，发病时大多伴有血清钾的改变，以低钾型最常见。任何年龄均可发病，以20~40岁青壮年多见，男性多于女性。

1. 病因及诱因

（1）病因：低钾性周期性瘫痪（HOPP）属常染色体显性遗传性疾病，家族性HOPP是人类周期性瘫痪的最常见类型，但我国以散发居多。

（2）诱因：包括饱餐（特别是过量进食糖类）、酗酒、过劳、剧烈运动、寒冷和情绪激动及注射胰岛素和葡萄糖等。

2. 临床表现　周期性瘫痪多在夜晚或晨醒时发病，一般从下肢开始，后延及上肢，两侧对称，近端重于远端。肌肉为弛缓性瘫痪，腱反射正常或减弱，持续数小时或数天可自行恢复。肌力恢复往往是瘫痪最早的肌肉先恢复，发作间期完全正常，但可反复发作。

3. 辅助检查　发作时血钾可降到3.5 mmol/L或以下。心电图可出现明显U波，Q-T间期延长。肌电图电位幅度降低或消失，严重者电刺激无反应。

4. 治疗原则　周期性瘫痪的治疗主要是补充钾盐，轻者口服，重者从静脉滴入，补钾时应注意观察尿量、心率及肌力。对甲亢性周期性瘫痪患者还应积极治疗甲亢。

【患者护理】

一、护理评估

1. 健康史　应询问患者发病前身体的健康情况，有无家族史，发病前有无感染、精神创伤、过度疲劳、妊娠、分娩等。有无包括饱餐（特别是过量进食糖类）、酗酒、过劳、剧烈运动、寒冷和情绪激动的诱因。

2. 身体评估　评估患者肌无力发作特点，是否与时间有关，发作有无先后顺序，肌力恢复顺序。肌无力状态是否休息后可好转。密切注意观察患者的吞咽困难，饮水呛咳和肌力改变情况，注意减少患者重复运动，以免成为发病的诱因。根据本病晨轻暮重的特点，在上午能完成的护理治疗尽量上午完成，以免加重肢体疲劳感，使病情加重。评估是否有发生肌无力危象的可能。

3. 心理、社会状况　因病程长、病情重又常有反复,常影响患者的面部表情、视觉、吞咽、发育等,患者是否因此而产生自卑、焦虑情绪,是否对生活缺乏自信。

4. 辅助检查　胸部CT、ACh抗体检测、血清钾、肌电图电位检测等检查有无异常。

病例:患者,男性,37岁。出现双侧眼睑下垂,视物成双,晨轻暮重2年,后逐渐累及四肢肌肉,感觉全身乏力,在劳动后及傍晚时更明显,清晨及休息后可以减轻,曾做新斯的明试验(+)。5 d前,患者出现发热、咳嗽,呼吸困难,言语声低,吞咽困难。体格检查:T 38℃,P 82次/min,R 30次/min,BP 130/75 mmHg。神清,重病容,抬头无力,音语声低尚清晰,呼吸急促、浅弱,口唇及四肢末端有青紫。双侧眼睑下垂,遮盖瞳孔约1/2,伸舌居中。四肢肌力Ⅲ级,肌张力减低,双侧下肢病理征(-),深浅感觉正常。辅助检查:血常规WBC 15.6×10^9/L,N:0.87。依氛氯铵试验:注射依氛氯铵4 mg后,患者呼吸好转。X线胸片:两侧肺纹理增多,心影大小正常。

请思考:1. 目前该患者考虑什么疾病?主要存在哪些护理问题?应采取哪些护理措施?

2. 如何指导患者正确服药?如何进行健康指导?

二、护理诊断及合作性问题

1. 生活自理缺陷　与全身肌无力、不能行动有关。

2. 语言沟通障碍　与肌无力有关。

三、护理目标

(1) 患者生活自理能力逐步提高。

(2) 不发生危象,发生危象时能及时发现和处理。

四、护理措施

1. 一般护理　保持环境安静,使患者得到充分休息。早期或缓解期让患者取主动舒适体位,鼓励患者在能耐受的范围内参与适当活动,如有明显心功能损害时,限制活动量,需卧床休息,以防心肌受损。

2. 对症护理

(1) 自理能力缺陷护理:协助患者的生活护理,鼓励家属关心爱护患者,配合医护人员共同帮助患者做力所能及的事情,鼓励患者尽量生活自理。

(2) 营养失调护理:如患者吞咽能力较差时,安排在用药后15~30 min药效较强时进餐。对咀嚼无力者应嘱其缓慢进食。进食呛咳、吞咽动作消失、气管插管或气管切开患者可予以鼻饲流质饮食,必要时遵医嘱给予肠道外营养。周期性瘫痪患者给予含钾、蛋白质、维生素丰富的饮食,限制钠盐,忌高糖、高糖类饮食。

(3) 重症肌无力危象护理:应避免感染、外伤、过度紧张等,以免诱发肌无力危象。做深呼吸和咳嗽训练,适当做呼吸操,但不要过度疲劳。备好气管切开包、气管插管和呼吸机。密切观察病情,若突然出现肌无力加重,应立即通知医生,配合抢救。遵医嘱吸氧,注意气管切开护理的无菌操作,雾化吸入,及时吸痰,保持呼吸道通畅,防止并发症(如肺不张、肺部感染等)是抢救成功的关键。

(4) 语言沟通障碍护理:参见本章第一节相关内容。

3. 药物治疗及护理　告知患者正确的服药方法、不良反应及注意事项,如抗胆碱酯酶药物宜自小剂量开始,以防发生胆碱能危象;若患者出现呕吐、腹泻、腹痛、出汗、流涎、支气管分泌物增多、瞳孔缩小等毒蕈碱样副作用,可用阿托品拮抗,或遵医嘱对症处理;抗胆碱酯酶药物必须按时服用,有咀嚼和吞咽无力者应在餐前30 min给药;使用大剂量激素期间,应严密观察病情变化,尤其是呼吸变化,同时应遵医嘱补充钾盐。症状缓解后按医嘱逐渐减量至最小剂量维持治疗,长期应用者,应严密观察是否有消化道出血、骨质疏松、股骨头坏死等并发症。服用免疫抑制剂应定期检查血象和肝肾功能,白细胞低于$3.0\times10^9/L$应停用。周期性瘫痪患者口服补充钾盐时,应注意胃肠道反应,反应明显者宜饭后服用;静脉补钾时注意输液速度,同时观察尿量。

4. 病情观察　密切观察病情,如肌张力、呼吸频率、节律改变等。若有突然出现的肌无力加重,特别是肋间肌、膈肌和咽喉肌无力,可导致肺通气明显减少、呼吸困难、发绀、喉头分泌物增多,患者咳嗽无力、痰无法咳出,易造成缺氧、窒息而死亡。故一旦出现上述情况,应立即通知医生,配合抢救。对有呼吸困难者应适当抬高床头,及时吸痰,清除呼吸道分泌物,以利于呼吸道通畅,必要时行气管切开术或人工呼吸机辅助呼吸。

5. 心理护理　患者因病程长、病情重又常有反复,影响面部表情、视觉、吞咽、发育等而产生自卑情绪,常为自己的病情担忧、焦虑。因此,护理工作中必须经常巡视,观察病情,告知患者过分忧郁及情绪波动可能造成中枢神经功能紊乱、免疫功能减退,不利于疾病的恢复;同时开导患者,使其保持最佳状态,树立战胜疾病的信心,提高治疗效果。嘱家属对患者的自理活动提供一定的帮助。

五、护理评价

(1) 患者能否积极参与生活自理活动,生活自理能力是否提高。

(2) 患者吞咽能力是否改善,患者及家属能否描述饮食注意事项。

(3) 有无并发症发生,能否及时发现并发症并配合医生处理。

(4) 患者是否了解疾病的有关知识,并能积极配合。

(5) 家庭成员是否给予了患者很大的支持和帮助。

【健康教育】

(1) 告知患者疾病有关特点,不同的临床类型,预后不一样。鼓励患者树立战胜疾病的信心。

(2) 叮嘱患者摄入高维生素、高蛋白质、高热量、含钾丰富、易消化的营养食品,周期性瘫痪患者要限制钠盐,忌高糖类饮食。忌烟酒,注意休息,可进行适当的活动,但应避免过劳。

(3) 避免受凉感冒及各种感染;避免外伤、精神创伤,保持情绪稳定;育龄妇女应避免妊娠、人工流产等。

(4) 遵医嘱用药,指导患者用药注意事项。重症肌无力患者忌用有神经-肌肉传递阻滞作用的药物,如氟喹诺酮类、氨基糖苷类、多黏菌素类、四环素类、奎宁、普鲁卡因胺、普萘洛尔、氯丙嗪以及各种肌肉松弛剂等。

练　习　题

1. 患者男性，35岁，发热2天伴意识改变半天入院。入院体检发现患者体温39.8C，不认识自己的亲人，烦躁不安，有幻觉。请问该患者状态是

A. 意识模糊　　B. 昏迷　　C. 昏睡

D. 谵妄　　E. 浅昏迷

2. 患者男性，66岁，晨起时发现右侧肢体瘫痪，感觉减退，不能说话，送医院诊治，经治疗后肢体瘫痪和感觉障碍有所好转，但患者不能说话，或者只能讲一、二个简单的字，且不流畅，常用错词；对别人的语言能理解，对书写的词语、句子也能理解，但读出来有困难。请问患者是哪种言语障碍

A. 运动性失语　　B. 感觉性失语　　C. 传导性失语

D. 命名性失语　　E. 完全性失语

3. 患者女性，50岁，右下肢体无力、疼痛半年余，体检发现右下肢皮肤予以轻微的针刺就感觉疼痛非常明显，请问患者属于

A. 感觉过度　　B. 感觉过敏　　C. 感觉异常

D. 感觉倒错　　E. 感觉分离

4. 患者男性，50岁，今晨突发左侧肢体无力伴语言障碍入院，体检发现患者左侧肢体能够在床面上移动，但是不能抬起。请问患者左侧肢体肌力目前是

A. 0级　　B. 1级　　C. 2级

D. 3级　　E. 4级

（5—6题共用题干）

5. 患者男性，54岁，高血压10年，脑出血导致右侧肢体偏瘫和偏身感觉障碍入院。患者的体位摆放中你认为不正确的是

A. 患者卧位时床应放平

B. 避免半卧位

C. 患手应握拳

D. 手中不要放置任何东西

E. 不在足部放置坚硬的物体以避免足跖屈畸形

6. 关于患者体位变化你认为不妥的是

A. 病情稳定后，要经常变换体位

B. 患侧卧位是最重要的体位

C. 仰卧位尽量少用

D. 偏瘫、截瘫患者每6 h翻身一次

E. 不正确的卧位会影响患者肢体的功能恢复

（7—8题共用题干）

7. 患者男性，55岁，有高血压病史10年，患者大量饮酒后突然出现右侧肢体瘫痪，感觉障碍，左侧额纹消失，眼不能闭，口角下垂，鼻唇沟消失，患者入院考虑为脑出血。请问患者的出血部位很可能在

A. 左侧内囊　　B. 右侧内囊　　C. 右侧中脑

D. 左侧脑干　　E. 左侧小脑

8. 患者的右侧肢体很可能出现

A. 肌张力增高　　B. 腱反射消失　　C. 病理反射消失

D. 较容易出现肌肉萎缩　E. 肌电图显示神经传导速度减慢

（9—10 题共用题干）

患者女性，50 岁，因腰椎穿刺术后出现头痛，立位时加重卧位时减轻。

9. 请问你考虑患者头痛为

A. 高颅压性头痛　B. 低颅压性头痛　C. 蛛网膜下腔出血

D. 偏头痛　E. 紧张型头痛

10. 患者的护理措施错误的是

A. 指导患者多饮水　B. 延长卧床休息时间　C. 滴生理盐水

D. 采取去枕平卧位　E. 高枕卧位

11. 患者女性，63 岁，5 年来阵发性右侧面部剧烈疼痛，每次持续 10～20 s，每日发作数十次，常因说话、进食、刷牙而诱发，不敢洗脸、说话或吃饭。最可能的诊断是

A. 偏头痛　B. 面神经炎　C. 三叉神经痛

D. 丛集性头痛　E. 混合性头痛

12. 患者女性，20 岁，咽痛、咳嗽、发热 38.6℃，3 d 后好转，2 周后出现四肢末端麻木、无力，逐渐加重，3 d 后四肢完全性下运动神经元瘫痪，呼吸困难，双眼闭不严，面无表情，不能吞咽，构音障碍。首先应想到的诊断是

A. 脑炎　B. 急性脊髓炎　C. 吉兰-巴雷综合征

D. 周期性瘫痪　E. 急性脊髓灰质炎

13. 患者女性，35 岁，因四肢无力 3 日伴吞咽困难、呼吸困难 1 日入院，入院后发现患者除四肢对称性肌力减退，感觉障碍呈手套、袜套样分布外还有面部鼻唇沟变浅，露齿困难，伸舌困难。患者一般不可能出现的体征是

A. 右侧舌前 2/3 味觉减退　B. 左侧舌前 2/3 味觉减退

C. 双侧表情肌瘫痪　D. 仅右侧额纹消失

E. 伸舌困难

14. 患者男性，19 岁，咽痛、咳嗽、发热 38.6℃，5 天后好转，2 周后出现四肢末端麻木、无力，逐渐加重，3 日后四肢完全性下运动神经元瘫痪，呼吸困难，双眼闭不严，面无表情，不能吞咽，构音障碍。入院治疗过程中出现痰液黏稠、咳不出、呼吸肌麻痹，应立即采取的抢救措施是

A. 肾上腺皮质激素肌内注射　B. 抗生素和气管扩张剂雾化吸入

C. 吸痰和吸氧　D. 口对口人工呼吸

E. 气管切开、吸痰及辅助机械呼吸

（15—16 题共用题干）

患者女性，50 岁，高血压史 10 年，清晨洗脸、漱口时发现右口角流口水，右眼闭合不全，口角偏左，右额纹消失伴右耳疼痛。

15. 患者的护理错误的是

A. 进食清淡饮食，避免粗糙、干硬、辛辣食物

B. 有味觉障碍的患者应注意食物的冷热度，以防烫伤口腔黏膜

C. 指导患者用冷水洗脸，锻炼耐寒能力，增强抵抗力

D. 指导患者保持口腔清洁，预防口腔感染

E. 指导患者尽早开始面肌的主动与被动运动

16. 护理上应防止发生

A. 面肌萎缩　B. 面肌痉挛　C. 下颌关节脱位

D. 上颌窦感染　　E. 角膜溃疡

（17—18 题共用题干）

患者女性，63 岁，5 年来阵发性右侧面部剧烈疼痛，每次持续 10～20 秒，每日发作数 10 次，常因说话、进食、刷牙而诱发，不敢洗脸、说话或吃饭。

17. 患者最主要的护理问题是

A. 焦虑　　B. 沟通障碍　　C. 疼痛

D. 吞咽困难　　E. 生活自理缺陷

18. 其首选的治疗是

A. 泼尼松　　B. 免疫球蛋白　　C. 封闭治疗

D. 射频电凝治疗　　E. 卡马西平

（19—20 题共用题干）

患者女性，38 岁，四肢无力伴手套、袜套样感觉减退 1 周入院，入院后体检发现患者上肢下肢肌力减退，肌张力减低，入院诊断为末梢神经炎。

19. 请问患者入院后的辅助检查哪项不可能

A. 脑脊液蛋白-细胞分离　　B. 脑脊液正常

C. 神经传导速度减慢　　D. 肌电图显示神经元性损害

E. 神经活检见周围神经轴突变性

20. 首要的治疗是

A. 病因治疗　　B. 大剂量 B 族维生素

C. 神经生长因子　　D. 神经营养药物如辅酶 A、ATP

E. 卡马西平或苯妥英钠

21. 患者男性，28 岁，1 周前头痛、鼻塞、流鼻涕和全身酸痛，3 天前出现颈背疼痛，伴四肢无力，肌张力低，腱反射消失，病理征（-），C_4平面以下痛觉减退，尿潴留。应考虑的诊断是

A. 吉兰-巴雷综合征　　B. 急性脊髓灰质炎　　C. 重症肌无力

D. 急性脊髓炎　　E. 脊髓压迫症

22. 患者女性，55 岁，因双下肢无力、感觉障碍 3 天，尿潴留半天入院治疗，诊断为急性脊髓炎。4 周后体检一般不会出现的体征是

A. 肌力自远端开始恢复　　B. 感觉障碍的平面逐渐下降

C. 瘫痪肢体肌张力增高　　D. 腱反射减弱

E. 病理反射引出

23. 患者女性，25 岁，因急性脊髓炎入院治疗，关于该患者护理错误的是

A. 早期就要大量的功能锻炼　　B. 注意肺部感染

C. 下肢静脉血栓形成的预防　　D. 卧床期间应定时翻身，预防压疮

E. 肌力开始恢复后应加强肢体功能训练

24. 患者女性，21 岁，双下肢无力，腰部束带感入院，入院诊断为急性脊髓炎，患者一般不会有的临床表现是

A. 急性起病　　B. 运动障碍　　C. 感觉障碍

D. 自主神经功能障碍　　E. 双眼视力急剧下降

25. 患者男性，35 岁，因急性脊髓炎入院，治疗后病情好转出院。给患者做健康指导时下列哪项是不正确的

A. 告知患者及家属患者卧床期间应定时翻身

B. 卧床期间可以给其做下肢被动运动

C. 患者肌力开始恢复后也要尽量帮助患者做所有的日常生活护理

D. 注意增强体质，避免受凉、感染

E. 注意会阴部干燥清洁，预防尿路感染

（26—28题共用题干）

26. 患者女性，33岁，因双下肢无力、感觉障碍3天，进行性加重伴吞咽困难，呼吸困难、排尿困难1天，入院后诊断为急性脊髓炎，立即给予呼吸机辅助呼吸。除此之外，治疗应当首选

A. 抗生素　　B. 维生素　　C. 糖皮质激素

D. 神经生长因子　　E. 血管扩张剂

27. 该药物使用的过程中有可能影响下列几项，除外

A. 血钾　　B. 血钠　　C. 血钙

D. 消化道黏膜出血　　E. 皮肤破溃

28. 患者入院后因尿潴留予以留置尿管，其护理错误的是

A. 严格无菌操作，定期更换尿管和无菌接尿袋

B. 每天进行尿道口的清洗、消毒

C. 观察尿的颜色、性质与量

D. 每天开放尿管2次，以训练膀胱充盈与收缩功能

E. 鼓励患者多喝水，以稀释尿液，并促进代谢产物的排泄

29. 患者男性，55岁。1年内出现3次突然说话不流利，每次持续30分钟左右，第3次伴右侧肢体麻木，神经系统检查正常，有动脉硬化病史。最可能的诊断是

A. 癫痫部分性发作　　B. 偏头痛　　C. 颈椎病

D. 顶叶肿瘤　　E. 短暂性脑缺血发作

30. 患者女性，70岁。原发性高血压史30年，剧烈头痛，喷射性呕吐5 h急诊入院。体格检查：意识不清，脉搏细速，呼吸不规则，双侧瞳孔不等大。应首先考虑

A. 脑梗死　　B. 脑疝　　C. 脑血栓形成

D. 高血压脑病　　E. 脑出血

31. 患者女性，38岁，既往体健。2 h前在提取重物后突然剧烈头痛，伴喷射性呕吐、呼吸减慢、心率减慢、血压升高。提示

A. 急性颅脑感染　　B. 颅神经受刺激　　C. 牵涉性头痛

D. 颅内压增高　　E. 神经官能症

32. 患者男性，30岁。因突然头痛、呕吐，脑膜刺激征阳性入院，初诊蛛网膜下腔出血。病因诊断主要依靠

A. 脑脊液检查　　B. CT检查　　C. MRI检查

D. 脑血管造影　　E. 脑超声检查

（33—35题共用题干）

患者女性，65岁。高血压病史15年，糖尿病10年。突发右侧肢体无力，说话不流利，逐渐加重2日。体格检查：神志清楚，血压正常，混合性失语，右侧鼻唇沟浅，伸舌右偏，饮水自右侧口角漏出，右侧上下肢肌力0级，肌张力低，腱反射低下，右下肢病理征阳性。头颅CT未见异常。

33. 最可能的临床诊断是

A. 脑膜炎　　B. 脑栓塞　　C. 脑血栓形成

D. 脑出血　　E. 蛛网膜下腔出血

34. 最主要的护理诊断及合作性问题是

A. 躯体移动障碍　　B. 语言沟通障碍　　C. 吞咽困难
D. 焦虑　　E. 潜在并发症:颅内压增高

35. 防止脑缺血加重的护理措施,不正确的一项是
A. 平卧位
B. 头部热敷
C. 急性期绝对卧床,避免搬动
D. 遵医嘱用药,将血压维持在略高于病前的水平
E. 监测生命征、意识状态、瞳孔变化等

(36—38 题共用题干)

患者男性,69 岁。原发性高血压史 25 年,今晨发现患者昏迷不醒,呕吐咖啡样物,急送入院。体格检查:深昏迷,双侧瞳孔呈针尖样,交叉性瘫痪,体温 39.8℃。

36. 该患者的病情应考虑为
A. 内囊出血　　B. 小量脑桥出血　　C. 大量脑桥出血
D. 小脑出血　　E. 蛛网膜下腔出血

37. 目前患者最主要的护理诊断及合作性问题是
A. 疼痛:头痛　　B. 躯体移动障碍
C. 生活自理缺陷　　D. 有受伤的危险
E. 潜在并发症:脑疝

38. 护士应重点观察
A. 体温　　B. 肢体瘫痪情况　　C. 呕吐量及性质
D. 血压　　E. 瞳孔

39. 患儿男,6 岁,突然发作瞪视不动,呼之不应,继而两手不断摸索,历时 2 分钟缓解,事后不能回忆,脑电图示双侧颞区慢波,杂有棘波、尖波。应诊断为
A. 精神分裂症　　B. 癔症发作　　C. 精神运动性发作
D. 失神发作　　E. 强直性发作

40. 患者女性,16 岁,1 年来每于激动后出现四肢抽动,呼之不应,无尿便失禁,未曾咬伤,每次持续 2~3 min,共发作 5 次。神经系统检查无异常发现。为明确诊断,首要的辅助检查是
A. 脑电图　　B. 腰椎穿刺　　C. 头颅 CT
D. 大便查虫卵　　E. 肌电图

41. 14 岁男孩,无故停用抗癫痫药 2 天后发作性双眼上翻,口吐白沫,四肢抽搐发作多次来院急诊,缓解期间伴意识不清,此时最佳的处理是
A. 静脉注射地西泮　　B. 口服地西泮　　C. 口服苯妥英钠
D. 静脉注射地塞米松　　E. 口服苯巴比妥钠

42. 患者男性,20 岁,反复发作四肢抽搐伴意识丧失 2 年,脑电图示有痫波发放。下列不正确的说法是
A. 应立即开始治疗　　B. 用药从小剂量开始
C. 大剂量联合用药　　D. 开始先单独应用一种药物治疗
E. 用药后定期检查肝、肾功能

(43—45 题共用题干)

患者男性,24 岁,某天突然出现意识丧失,全身抽搐,两眼上翻,瞳孔散大,牙关紧闭,大小便失禁,持续约 2 分钟,清醒后对抽搐全无记忆。

43. 下列检查对诊断最具特异性的是

A. 头颅 CT　　B. 脑血流图　　C. 脑电图
D. 心电图　　E. 脑脊液检查

44. 对该患者的急救处置首先是
A. 遵医嘱从速给药,控制发作
B. 注意保暖,避免受凉
C. 急诊做 CT,查找病因
D. 安全护理,防止患者受伤
E. 保持呼吸道通畅,防止窒息

45. 经治疗未再次发作,护士在对患者指导时错误的是
A. 睡眠要充足　　B. 暂停服药　　C. 饮食宜清淡
D. 注意安全　　E. 心情愉快

(46—48 题共用题干)

患者男性,23 岁,在校大学生,上课时突然倒地,意识丧失,全身抽搐,口吐白沫,尿失禁,约 15 min 后逐渐清醒,对所发生的事情全无记忆。

46. 该患者最可能的诊断是
A. 低血糖昏迷　　B. 癔症　　C. 晕厥
D. 癫痫　　E. 短暂性脑缺血发作

47. 发作后患者最可能的心理反应是
A. 自卑　　B. 焦虑　　C. 兴奋
D. 恐惧　　E. 紧张

48. 发作时不正确的护理措施是
A. 使患者就地平卧　　B. 磨牙间塞入牙垫
C. 用力按压肢体,制止抽搐发作　　D. 不喂食、喂水
E. 移去身边危险物品

49. 55 岁男性,表情呆板,运动减少,右手不自主震颤,呈搓丸状。其临床表现还应包括
A. 意识障碍　　B. 肌张力低下　　C. 肌束颤动
D. 肌张力呈齿轮样增强　　E. 肌肉萎缩

50. 患者女性,60 岁,右侧肢体震颤,表情淡漠,步态不稳 3 个月。体格检查:双侧上肢静止性震颤,右侧肢体铅管样肌强直,慌张步态。以下哪种药物不宜服用
A. 美多巴　　B. 左旋多巴　　C. 安坦
D. 利血平　　E. 溴隐亭

51. 患者男性,68 岁,渐起四肢抖动伴行动迟缓 2 年。查体:面具脸,慌张步态,下颌及四肢静止性震颤,四肢呈齿轮样强直。治疗首选
A. 左旋多巴　　B. 溴隐亭　　C. 金刚烷胺
D. 外科治疗　　E. 细胞移植

52. 55 岁男性,2 年前出现右上肢震颤,紧张时加剧,运动时减轻,睡眠时消失,近 1 月来行动明显迟缓,步行时呈小步前冲。其一般不应出现的临床表现是
A. 面具脸　　B. 小写征　　C. Babinski 征
D. 直立性低血压　　E. 痴呆

(53—55 题共用题干)

患者男性,65 岁,渐起四肢抖动 3 年,既往无高血压病史。查体:面具脸,慌张步态,四肢肌力正常,肌张

力齿轮样增高,静止性震颤。

53. 以下最有助于明确诊断的检查是

A. 脑脊液检查　　B. 头颅 MRI　　C. 脑电图

D. 诱发电位　　E. 功能影像学检测

54. 最可能的诊断

A. 腔隙性脑梗死　　B. 帕金森病　　C. Alzheimer 病

D. 小舞蹈病　　E. 脑寄生虫病

55. 该患者经治疗 4 年,出现不自主舞蹈样动作,常在用药后 1~2 h 出现,可能的原因是

A. 药物剂量不足　　B. 未规律服药　　C. 药物耐受

D. 药物过量　　E. 患小舞蹈病

(56—58 题共用题干)

患者男性,50 岁。因渐发双上肢震颤,活动不利半年首次来院就诊。体格检查:表情呆滞,四肢肌张力齿轮样增高,双上肢平伸时见静止性震颤,双手指鼻试验正常。头颅 MRI 无异常发现。

56. 体检时不可能发现的征象是

A. 搓丸样动作　　B. 路标手现象　　C. 写字过小征

D. "开-关"现象　　E. 慌张步态

57. 该疾病的神经生化改变是

A. 5-羟色胺降低　　B. 多巴胺减少　　C. 去甲肾上腺素减少

D. 乙酰胆碱减少　　E. 脑啡肽减少

58. 上述患者首选治疗药物为

A. 多巴胺　　B. 纳洛酮　　C. 苯妥英钠

D. 溴隐亭　　E. 左旋多巴

59. 患者女性,27 岁,3 月来出现左上睑下垂,继之左眼球活动受限,症状下午加重,休息后减轻,住院治疗中出现呼吸困难,瞳孔缩小,唾液增多,腹痛,大汗,紧急抢救应首选

A. 静脉注射阿托品并大量静脉补液

B. 立即停用抗胆碱酯酶剂,静脉补液

C. 立即停用抗胆碱酯酶剂,静脉注射阿托品

D. 大量静脉补液,补充氯化钾

E. 静脉滴注糖皮质激素

60. 患者女性,35 岁,反复四肢无力 3 个月,咳嗽 3 天。肢体无力在午后和活动后加重,休息后或清晨起床时减轻。体格检查:双肺少量啰音,右侧上睑下垂,双瞳等大,四肢反射正常,感觉正常,肌疲劳试验阳性。以下哪项处理是错误的

A. 溴化新斯的明　　B. 肾上腺皮质激素

C. 卡那霉素　　D. 硫唑嘌呤

E. 胸腺切除术

61. 患儿男,10 岁,1 周前下午家人发现左眼裂变小,晨起时正常。体格检查:双上睑轻下垂,瞳孔等大,对光反射正常,令其反复做睁闭眼动作后,上睑下垂加重,最可能的诊断是

A. 动眼神经麻痹　　B. 先天性眼睑下垂

C. 周期性瘫痪　　D. 重症肌无力

E. 多发性硬化

62. 患者男性,33 岁,诊断重症肌无力,因肺部感染应用卡那霉素治疗,3 天后发生危象,这时首先应

A. 鉴别危象类型,给予针对性治疗　　B. 停用卡那霉素
C. 保证呼吸道通畅和正常换气　　D. 积极治疗肺部感染
E. 肌内注射阿托品 1 mg

(63—65 题共用题干)

患者女性,24 岁,眼睑下垂、四肢乏力 1 年余。1 天前感冒后出现吞咽费力,呼吸困难。体格检查:双眼睑下垂,眼球各向运动均受限,四肢肌力减低,呼吸活动度明显减弱,新斯的明试验阳性。

63. 最可能的诊断是
A. 重症肌无力　　B. 急性脊髓炎　　C. 格林-巴利综合征
D. 桥脑肿瘤　　E. 周期性瘫痪

64. 最重要的辅助检查是
A. 肌电图　　B. 头颅 CT　　C. 脑脊液检查
D. 血生化检查　　E. 头颅正侧位片

65. 处理上最重要的是
A. 大剂量激素的使用　　B. 大剂量维生素治疗
C. 抗生素使用　　D. 补钾
E. 维持呼吸功能

(66—68 题共用题干)

患者女性,30 岁,20 多天前出现双眼睑下垂,症状下午比早上明显,休息后减轻,新斯的明试验阳性,入院后第 5 天突然病情加重,出现发热、咳嗽、呼吸困难。

66. 根据临床征象,护士评估患者可能出现了
A. 急性左心衰竭　　B. 肌无力危象　　C. 胆碱能危象
D. 反拗危象　　E. 进行性肌营养不良

67. 该危象的预防下列不对的是
A. 合理使用抗胆碱酯酶药　　B. 遵医嘱定时正确服药
C. 育龄妇女做好避孕工作　　D. 避免手术、外伤、过劳、精神创伤
E. 可用链霉素、新霉素、卡那霉素等药物治疗

68. 患者出现呼吸肌麻痹时的紧急处理不正确措施是
A. 改善通气,纠正缺氧　　B. 保持呼吸道通畅
C. 及时正确使用人工呼吸器　　D. 严密观察呼吸困难的程度
E. 立即高浓度、高流量给氧

(张兰青)

第十章　传染病患者的护理

【学习要点】

掌握：常见传染病的基本特征、临床特点及预防、隔离与消毒方法。流行性感冒、病毒性肝炎、流行性乙型脑炎、艾滋病、细菌性痢疾、流行性恼脊髓膜炎等疾病的流行病学特征、临床特点、护理诊断和措施。

熟悉：手足口病、伤寒、霍乱的流行病学特征、临床特点、护理诊断和措施。

理解：钩端螺旋体、血吸虫病、钩虫病的流行病学特征、临床特点、护理诊断和措施。

第一节　概　　述

传染病(communicable diseases)是由某种特殊病原体引起的具有传染性的一组疾病。病原体包括病毒、细菌、衣原体、支原体、立克次体、螺旋体、真菌、寄生虫(原虫和蠕虫)等。由原虫和蠕虫感染人体引起的疾病称寄生虫病。

传染病护理是传染病防治工作的重要组成部分，不仅关系到患者能否早日恢复健康，而且对终止传染病在人群中的传播具有十分重要的意义。

一、感染与免疫

感染(infection)是各种病原体对人体的一种寄生过程，也是人体与病原体相互作用、相互斗争的过程。当人体的免疫功能正常时，机体有足够的防御能力，将病原体消灭并排出体外；当人体的防御功能下降时，病原体便在人体内生长繁殖，对机体造成一定的损伤而出现相应的临床表现，即发生了传染病。

(一) 感染

病原体通过各种途径进入人体，就开始了感染过程。由于病原体的致病力和人体的免疫机能的不同，产生不同的感染过程。

1. 病原体被清除　当病原体侵袭人体后，可被人体的非特异性免疫屏障所清除，也可以由存在于体内的特异性免疫而清除，不产生病理变化，也不引起任何临床症状。

2. 隐性感染(covert infection)　又称亚临床感染(subclinical infection)，是指病原体侵入人体后，仅引起机体产生特异性免疫应答，不引起组织损害或病理损伤轻微，临床上多无症状、体征，只有经免疫学检查才发现已被感染。大多数隐性感染者，病原体被清除后可获得免疫，使免疫人群扩大。但少数人未能形成足够的免疫力，则转变为病原携带者，成为传染源。

3. 显性感染(overt infection)　又称临床感染(clinical infection),是指病原体侵入人体后,不但引起机体产生免疫应答,而且通过病原体本身的作用或机体的变态反应,导致组织的损伤,引起病理改变,出现临床表现而发病。显性感染过程结束后,多数感染者体内的病原体被清除,并获得巩固免疫而不易再感染。有些传染病的感染者在患病后免疫并不巩固,容易再感染而发病。

4. 病原携带状态(carrier state)　病原体在人体内生长、繁殖,并不断排出体外,而人体不出现任何临床表现,也不引起机体产生免疫应答。按病原体种类不同可分为带菌者、带病毒者、带虫者。由于病原携带者持续排出病原体而不表现临床症状,不易被人们注意,故成为许多传染病的重要传染源。

5. 潜伏性感染(latent infection)　指病原体感染人体后,寄生在机体某一部位,由于机体的免疫功能足以将病原体局限化,而不出现临床表现,但又不足以将病原体清除,病原体可以长期潜伏起来,一旦机体免疫功能下降时,就会引起显性感染。常见的潜伏性感染如单纯疱疹、带状疱疹、疟疾、结核等。潜伏性感染期间,病原体一般不排出体外,这是与病原携带状态不同之处。

以上五种传染过程的表现,不同的传染病可有所不同,在一定条件下可以互相转化或同时存在。病原体侵入人体后,以隐性感染最为多见,其次为病原携带状态,而显性感染表现最少,但最易识别。

（二）免疫

免疫是机体的一种保护性反应,通过识别和排除病原体和抗原性异物,达到维护机体的生理平衡和内环境的稳定。传染过程中,人体的免疫反应分为非特异性和特异性免疫两种。

1. 非特异性免疫　是先天就有的,非针对某一特定抗原物质的免疫应答。主要表现三方面的功能。

(1) 免疫屏障:包括皮肤黏膜屏障、血-脑脊液屏障、胎盘屏障。

(2) 吞噬作用:肝脏、脾脏、骨髓、淋巴结、肺泡等组织中的巨噬细胞和血液中的单核细胞、中性粒细胞等,均具有强大的吞噬作用。

(3) 体液作用:血液、各种分泌液与组织液含有补体、溶菌酶、备解素、干扰素等杀伤物质。

2. 特异性免疫　又称获得性免疫,具有特异性,能够抵抗同一种病原微生物的重复感染,不能遗传。分为细胞免疫与体液免疫两类。

(1) 细胞免疫:T淋巴细胞参与细胞免疫,受到抗原刺激后,转化为致敏淋巴细胞,并表现出特异性免疫应答。免疫应答只能通过致敏淋巴细胞传递,故称细胞免疫。

(2) 体液免疫:B淋巴细胞参与体液免疫。在抗原刺激下转化为浆细胞,合成免疫球蛋白,能与靶抗原结合的免疫球蛋白就是抗体。免疫球蛋白(immunoglobulin,Ig)分为五类,即IgG、IgM、IgA、IgE和IgD。

二、传染病的基本特征及临床特点

（一）基本特征

1. 病原体（pathogen） 每一个传染病都有其特征的病原体，包括微生物与寄生虫。目前并非所有传染病的病原体都已得到充分认识。

2. 传染性（infectivity） 这是传染病与其他感染性疾病的主要区别，但不同的传染病其传染性大小不同。

3. 流行病学特征（epidemiologic feature） ① 流行性（epidemic）：按传染病流行过程的强度和广度可分为散发、暴发、流行和大流行。② 地方性：由于中间宿主、地理条件、气温条件，人民生活习惯等原因，使某些传染病仅局限于一定的地区内发生，如血吸虫病仅发生在长江以南地区。③ 季节性：其原因主要与气温的高低和昆虫媒介繁殖情况有关。

4. 免疫性 传染病痊愈后，可产生不同程度的特异性免疫，在一定的时间内，不再受该疾病的感染，称为免疫。不同传染病免疫力各不相同，如麻疹、水痘一次患病后，几乎不再感染。

（二）临床特点

1. 病程发展的阶段性 急性传染病的发生、发展和转归，通常可分为 4 个阶段。

（1）潜伏期：从病原体侵入人体起，至开始出现临床症状的时期，称为潜伏期。潜伏期是确定传染病检疫期限的重要依据。

（2）前驱期：从起病至症状明显开始为止的时期称为前驱期。此期出现传染病所共有的一般症状，如发热、头痛、疲乏、食欲减退、肌肉酸痛等。一般无特异性表现，对诊断帮助不大。起病急骤者，则无前驱期。

（3）症状明显期：此期病情发展达高峰，不同传染病各自出现其具有特征性的症状、体征及实验室检查。此期易产生并发症、甚至死亡。

（4）恢复期：机体免疫力增长至一定程度，体内病理生理过程基本终止，患者症状及体征基本消失，临床上称为恢复期。此期病原体还没有完全消除（如霍乱、痢疾），此时患者称为恢复期病原携带者，传染性还要持续一段时间。

2. 临床类型 传染病根据其病程长短可分为急性、亚急性和慢性；根据病情严重程度可分为轻型、中型、重型及暴发型。

三、传染病的流行过程及影响因素

（一）传染病的流行过程

传染病的流行过程是指传染病在人群中发生、发展和转归的过程。构成流行过程必须具备的三个基本条件即传染源、传播途径和易感人群。流行过程亦受到社会因素和自然因素的影响。

1. 传染源（source of infection） 是指病原体已在体内生长繁殖并能排出病原体的人或动

物。包括患者、隐性感染者、病原携带者、受感染的动物等。

2. 传播途径(route of transmission) 是指病原体由传染源排出后，侵入易感者所经过的途径。

(1) 呼吸道传播：主要通过污染的空气、飞沫、尘埃传播，如流行性感冒等。

(2) 消化道传播：又称粪-口传播，主要通过污染的手、水、食物传播，苍蝇是重要的传播媒介，如伤寒、痢疾等。

(3) 接触传播：性接触传播，如艾滋病；日常生活接触传播，通过污染的手、用物、玩具传播的消化道传染病(如痢疾)、呼吸道传染病(如白喉)；通过污染的土壤传播，如破伤风等。

(4) 虫媒传播：以吸血节肢动物(蚊子、跳蚤、白蛉、恙螨等)为中间宿主的传染病如疟疾、斑疹伤寒等。

(5) 血液/体液传播 如乙型肝炎、丙型肝炎、艾滋病等。

以上传播途径属于水平传播。病原体通过母亲的胎盘、产道及哺乳方式传染给胎儿或婴儿的途径称为母婴传播，属于垂直传播。

3. 人群易感性(susceptible) 人群对某种传染病容易感染的程度称为人群易感性，取决于人群中每个人的免疫状态。易感者在人群中达到一定数量时，则易发生传染病流行。自动免疫可降低人群易感性，对控制传染病的流行起一定作用。

(二) 影响流行过程的因素

1. 自然因素 主要是气候、地理、生态等因素，对流行过程的发生和发展有重要的影响，如冬季寒冷、干燥有利于呼吸道传染病的流行；炎热的夏天气温高、雨水多，有利于蚊、蝇滋生，可促使肠道传染病及虫媒传染病发病率呈季节性升高。又如南方江河湖多、水草丛生，有利于钉螺的滋生，易发生血吸虫病。

2. 社会因素 包括社会制度、风俗习惯、经济、生活条件以及文化水平等，对传染病的流行过程起决定性的影响。

四、传染病的预防

针对传染病流行的三个环节采取综合措施以达到消灭和预防传染病的目的。

(一) 管理传染源

1. 对传染病患者的管理 关键在于早发现、早诊断、早报告、早隔离、早治疗。

对疑似及确诊的传染病患者，应按《传染病防治法》的规定迅速、全面、准确地上报，这是每位医疗、防疫人员应尽的职责。

2. 对传染病密切接触者的管理 接触者是指曾与传染源密切接触而可能受到传染并处于潜伏期的人，为了防止传染病继续传播，管理措施应根据不同的传染病，分别进行医学观察、留验、集体检疫、卫生处理、预防接种和预防服药等。

3. 对病原携带者的管理 对病原携带者，主要通过病原学检查来发现，如对密切接触者的检查，对出院传染患者的追踪，对疫区人群的普查，尤其是对饮食、保育、供水等行业的工作人员应定期普查,发现病原携带者应给予治疗、教育及随访观察,并调整工作岗位。

4. 对动物传染源的管理　属于有经济价值的家禽、家畜,应尽可能加以隔离、治疗;对无经济价值且对人类危害较大动物,则采取杀灭、焚烧或深埋等方法处理。患病动物的分泌物、排泄物要彻底消毒。对健康的禽畜进行预防接种。

(二) 切断传播途径

应根据传染病的不同传播途径采取不同的措施。如消化道传染病,应着重加强饮食卫生、个人卫生及粪便管理,保护水源,消灭苍蝇、蟑螂、老鼠等。对呼吸道传染病,应着重进行空气消毒,加强通风,保持空气新鲜,提倡外出时戴口罩,流行期间避免大型集会等。对虫媒传染病,应大力开展爱国卫生运动,采用药物等措施进行防虫、杀虫、驱虫。对血源性传染病应加强血制品管理、防止医源性传播。

(三) 保护易感人群

1. 增强非特异性免疫力　包括良好的卫生习惯、改善人民的生活居住条件、增加营养、锻炼身体等,以增强人群对传染病的抵抗力。

2. 提高特异性免疫力　通过有计划的预防接种,使机体对传染病产生特异性免疫力,从而提高人群的免疫水平,是预防传染病流行的有力措施。

3. 药物预防　对某些尚无特异性免疫方法或免疫效果尚不理想的传染病,在流行期间可给易感者口服预防药物,对于降低发病率和控制流行有一定作用。如口服磺胺嘧啶预防流行性脑脊髓膜炎,口服乙胺嘧啶预防疟疾等。

五、隔离与消毒

(一) 传染病的隔离

1. 隔离的定义　将传染病患者或病原携带者安置在指定的地方,与健康人和非传染患者分开,便于集中治疗和护理,防止传染和扩散。

2. 隔离管理制度

(1) 凡传染病医院、综合医院的传染病科室必须划分清洁区、半污染区及污染区,隔离单位应有标记,病室门口挂隔离衣,走廊设消毒液,门口要有消毒脚垫及门把套。

(2) 各类患者均应在指定的各自范围内活动,不得请假外出。如需去其他科室检查应由医护人员陪同,并采取相应的隔离措施。

(3) 按不同病种使用医疗器械,如体温表、叩诊锤、听诊器等。

(4) 住院传染病患者不准家属陪护,甲类传染病患者禁止探视,其他患者可定时在指定地点隔离探视或电视探视。对必须探视及陪护的人员应指导他们执行隔离制度。

(5) 患者出院、转科、死亡,应进行终末消毒。病床、被褥、家具等用消毒水擦洗,消毒后才能给其他人使用。

(6) 医务人员必须严格遵守消毒隔离制度,做到在病区内不吸烟、不进食,双手接触患者或污染物后必须消毒,不倚靠墙壁,不坐患者床凳,巡视患者不带病历卡等,要定期体检并接受有关的预防注射或服药。

3. 隔离的种类及要求

(1) 呼吸道隔离(蓝色标志):适用于由呼吸道分泌物经空气传播的呼吸道传染病,如流行性感冒、流行性脑脊髓膜炎等。

隔离要求:① 相同病种可同住一室,床间距至少 2 m,必要时置屏风;② 患者一般不能外出,如必须外出,应戴口罩;③ 接近患者时,应戴口罩,必要时穿隔离衣、戴手套;④ 患者的呼吸道分泌物应先消毒后弃去,痰具每日消毒;⑤ 病室每日通风至少 3 次,空气紫外线消毒,每日 2 次。室内保持适宜温、湿度。

(2) 消化道隔离(棕色标志):适用于由患者排泄物污染食物或餐具的消化道传染病,如伤寒、细菌性痢疾、甲型、戊型肝炎等。

隔离要求:① 同病种患者可同住一室,若条件不允许,不同病种患者也可同住一室,但患者之间必须实施床边隔离,床间距离应在 2 m 以上;② 接触患者时穿隔离衣,护理不同病种患者要更换隔离衣,接触患者或被污染物品后,以及护理下一个患者前应严格消毒双手;③ 患者的生活用具专用,用后要消毒。患者的呕吐物及排泄物应随时消毒,然后弃去;④ 室内保持无苍蝇、蟑螂。

(3) 严密隔离(黄色标志):用于甲类传染病或有高度传染性及致死性的传染病,如霍乱、非典型肺炎等。

隔离要求:① 患者应住单间病室,无条件时,同病种患者可住同一病室,房内物品专用,门窗关闭并禁止随意开放,门外应有"严密隔离"标志,门口应设置用消毒液浇洒的门垫,门把手包有消毒液浸湿的布套,禁止探视和陪住;② 凡入室者必须戴帽子、口罩,穿隔离衣、隔离鞋,戴手套。接触患者及污染敷料后、护理下一个患者前应严格消毒双手;③ 污染敷料要装袋,贴签,消毒处理。患者的分泌物、排泄物及污染品应及时严格消毒处理;④ 病室每日消毒,患者出院或死亡后,应进行终末消毒。

(4) 接触隔离(橙色标志):适用于病原体经体表或感染部位排出,与破损皮肤或黏膜接触感染的传染病,具有高度传染性,但不要求严格隔离的疾病。如婴幼儿中的急性呼吸道感染、新生儿感染、大面积烧伤等。

隔离要求:① 接触患者时戴口罩、手套、穿隔离衣;② 接触患者或污染物品后及护理下一个患者前要洗手;③ 污染物品要弃去,需装袋、贴签,送消毒处理。

(5) 血液/体液隔离(红色标志):防止直接或间接接触感染的血液及体液引起的传染病。如乙型肝炎、丙型肝炎、钩端螺旋体病、疟疾、艾滋病等。

隔离要求:① 接触患者或其血液/体液时要戴手套、穿隔离衣;若皮肤沾染其血液/体液后应立即清洗;② 工作中注意避免损伤皮肤,用过的针头、注射器浸入消毒液后送中心消毒室做毁形处理;③ 污染物装袋、贴标签后送出销毁或消毒处理;④ 血液污染室内物品表面时,要立即用次氯酸钠溶液清洗消毒。

(6) 脓汁/分泌物隔离(绿色标志):防止因直接或间接接触感染部位的脓汁或分泌物引起的传染病。适用于轻型皮肤和伤口感染、溃疡、脓肿、小面积烧伤感染等。隔离要求同接触隔离。

(7) 结核菌隔离(AFB 隔离)(灰色标志):用于肺结核患者痰涂片结核菌阳性者或阴性,

X 线检查证实为活动性结核者。

隔离要求：① 隔离室有特别通风设备，关闭门窗，同疗程者可同住一室；② 医护人员接触患者时应戴口罩，穿隔离衣，患者咳嗽时应戴口罩；接触患者或污染物品后、护理下一个患者之前要洗手；③ 污染物品要彻底清洗、消毒或弃去。

（二）传染病的消毒

1. 消毒的目的　消毒就是消除或杀灭由传染源排到外界环境中的病原体，从而切断传播途径，防止院内交叉感染及传染病继续播散。

2. 消毒的种类

（1）疫源地消毒：是指对有传染源存在或曾经有过传染源的地方进行的消毒。按时间又可分为随时消毒和终末消毒。随时消毒是指对传染病患者的排泄物、分泌物以及被污染的物品随时进行的消毒，以便及时杀灭从传染源排出的病原体，防止传播。终末消毒是指传染病患者出院、转科或死亡后，对患者及其所住的病室与用物进行一次彻底的消毒，以便杀灭残留在疫源地内各种物体上的病原体。

（2）预防性消毒：是对疑有传染源存在或可能被病原体污染的场所和物品所进行的消毒，以预防传染病的发生，如医院环境日常卫生处理，餐具及饮用水消毒，饭前便后洗手等。

3. 消毒的方法

（1）物理消毒法：是指利用物理因素作用于病原体，将其消除或杀死的方法，包括机械、热、光、电、微波、辐射等。物理消毒法经济简便，应用广泛。

（2）化学消毒法：是指应用化学消毒剂使病原体蛋白质凝固、变性或使其失去活性而将其杀死的方法。根据化学消毒剂的消毒性能将其分为：① 高效消毒剂，能杀灭包括细菌芽孢、真菌孢子在内的各种病原微生物，如 2.5%碘酊、戊二醛、过氧乙酸、甲醛、环氧乙烷等，含氯制剂和碘伏属于高、中效消毒效能剂；② 中效消毒剂，能杀灭除细菌芽孢以外的各种病原微生物，如乙醇、部分含氯制剂、氧化剂、溴剂等；③ 低效消毒剂，只能杀死细菌繁殖体和亲脂类病毒，对真菌也有一定作用，如汞、氯己定及某些季胺类消毒剂等。消毒具体方法参见《护理学基础》。

第二节　病毒感染患者的护理

【疾病概述】

一、流行性感冒

流行性感冒（influenza）简称流感，是由流感病毒引起的急性呼吸道传染病。主要临床表现为急起高热、全身酸痛、乏力和轻度呼吸道症状。

1. 病原学及发病机制　流感病毒属正黏液病毒，呈球形，含单股 RNA。根据核心抗原的不同分为甲型、乙型和丙型。甲型流感病毒的抗原变异较快，2~3 年可发生一次小变异，十几年发生一次大变异，变异后可发生一次世界性大流行。乙型流感病毒的抗原变异很慢，丙型流感病毒尚未发现抗原变异。

流感病毒对热较敏感，加热 65℃持续 30 min 或煮沸（100℃）2 min 以上可灭活，但对低温及酸性环境抵抗力较强。紫外线直接照射和常用消毒剂可迅速破坏其活性。

流感病毒经呼吸道吸入后，侵犯气管、支气管、细小支气管及肺泡，引起上皮细胞坏死脱落、黏膜下层出血、肺泡纤维蛋白渗出等。

2. 流行病学　传染源主要是患者和隐性感染者，患者自潜伏期末到发病后 5 d 内均有病毒排出，以病初 2~3 d 传染性最强。流行以冬春季节为多。主要经飞沫传播，也可通过污染的茶具、食具、毛巾等间接传播。人群普遍易感，感染后对同一抗原型可获不同程度的免疫力，型与型之间无交叉免疫性。

3. 临床表现　潜伏期为 1~3 d。

（1）单纯型流感：最常见。急起畏寒高热，显著乏力，头痛，全身酸痛，轻度咽干、咽痛，少数患者有轻度鼻塞、流涕，面颊潮红，结膜及咽部轻度充血。也有少数病例出现水样腹泻。发热 3~5 d 后消退，患者仍感明显乏力。

（2）肺炎型流感：主要发生于老年、幼儿或体质较差的慢性心肺疾病患者。初起如单纯型流感，1~2 d 后病情迅速加重，出现高热不退、剧烈咳嗽、血性痰液、呼吸急促、发绀，重者呼吸循环衰竭而死亡。

4. 辅助检查

（1）血常规：白细胞总数正常或减少。重症患者多有白细胞总数及淋巴细胞减少，并有血小板降低。继发细菌感染时白细胞总数明显增高。

（2）病毒分离及核酸检验：自咽拭子标本中分离到流感病毒及病毒核酸检测阳性。

（3）血清学检查：血清流感病毒的特异性中和抗体水平呈 4 倍或 4 倍以上升高。

（4）X 线检查：肺炎型流感肺部可有阴影。

5. 治疗原则　早期应用金刚烷胺、奥司他韦等抗病毒药物对甲型流感有一定的疗效，能缩短临床发热时间、减轻症状、加速疾病的恢复。若有高热可采用物理降温、或药物降温、或两者合并使用，使体温降至正常。

附一：人禽流感

人禽流感是由禽甲型流感病毒某些亚型中的一些毒株引起的急性呼吸道传染病。

1. 病原学　禽流感病毒属甲型流感病毒，有多个亚型的禽流感病毒能感染人，其中感染 H5N1 的患者病情重，病死率高。

2. 流行病学　患禽流感或携带禽流感病毒的鸡、鸭、鹅等禽类为其主要传染源。主要是病禽或带毒禽类的分泌物和排泄物污染空气、水源、食物等后通过呼吸道、消化道、皮肤伤口进入人体。一般认为，人类对禽流感病毒并不易感，但病毒变异后有可能使人类的易感性增加。

禽流感一年四季均可发病，冬春季易引起暴发流行。从事家禽业、接触禽流感病毒感染材料的实验室工作人员、与禽流感患者有密切接触史的人员为高危人群。

3. 临床表现　潜伏期一般为 1~7 d，通常为 2~4 d。早期表现类似普通型流感。发热为主要表现，体温大多持续在 39℃以上，可伴呼吸道症状和非特异性中毒症状如流涕、鼻塞、咳嗽、咽痛、头痛、肌肉酸痛和全身不适。部分患者出现恶心、腹痛、腹泻、稀水样便等消化道症状。

重症患者可出现高热、多脏器功能衰竭等多种并发症。查体可有肺部实变体征。

4. 辅助检查

(1) 外周血象:同流感。

(2) 病毒抗原及基因检测:取患者呼吸道标本采用免疫荧光法(或酶联免疫法)检测甲型流感病毒抗原。还可用RT-PCR法检测禽流感病毒亚型特异性H抗原基因。

(3) X线检查:H5N1亚型病毒感染者可出现肺部浸润。重症患者肺内病变进展迅速,呈大片状毛玻璃样影及肺实变影像,病变后期为双肺弥漫性实变影,可合并胸腔积液。

5. 治疗原则 治疗原则与流感治疗基本相同,有指征时及时应用抗生素。在发病48 h内用抗病毒药物(如奥司他韦、金刚烷胺)效果较好。

附二:甲型H1N1流感

甲型H1N1流感是甲型(A型)流感病毒引起的猪或人的一种急性、人畜共患呼吸道传染性疾病。

1. 病原学 甲型H1N1流感病毒,为A型流感病毒,是一种新型变异株,该毒株包含有甲型H1N1流感、禽流感和人流感3种流感病毒的基因片断。

2. 流行病学 患者为主要传染源,病毒携带者、病猪和携带病毒的猪是否可传染,仍在证实中。传播途径主要为呼吸道传播,也可通过接触传播。人群普遍敏感。

3. 临床表现 潜伏期一般为1~7 d,通常为2~4 d。人感染甲型H1N1流感后的早期症状与普通人流感相似,部分患者可出现腹泻、呕吐、眼睛发红等症状。少数患者病情可迅速进展,突然出现高热、体温超过39℃,甚至继发严重肺炎、急性呼吸窘迫综合征、肾衰竭而死亡。但病死率远远低于非典型肺炎、人禽流感。

患者的肺部体征常不明显,部分患者可闻及湿啰音或有肺部实变体征等。

4. 辅助检查

(1) 病毒分离及核酸检验:自咽拭子标本中分离到甲型H1N1流感病毒及病毒核酸检测阳性。

(2) 血清学检查:血清甲型H1N1流感病毒的特异性中和抗体水平呈4倍或4倍以上升高。

5. 治疗原则 早发现、早诊断是治疗的关键,对疑似和确诊患者应进行就地隔离治疗,治疗原则与人禽流感治疗基本相同。

附三:传染性非典型肺炎

传染性非典型肺炎(infectious atypical pneumonia)又称严重急性呼吸综合征(SARS),是由SARS相关冠状病毒引起的急性呼吸系统传染病。SARS患者是最主要传染源,飞沫传播是本病的主要传播途径。病毒侵入呼吸道黏膜后引起病毒血症,可直接损害或经免疫作用损伤肺组织,导致弥漫性肺泡损伤。临床上以发热、头痛、肌肉酸痛、乏力、干咳少痰为特征,严重者出现气促、呼吸窘迫、快速进展的呼吸衰竭。

治疗原则为卧床休息,尽早隔离,及时氧疗和抗病毒治疗,根据病情应用中药辨证治疗。

有下列指征之一者可考虑应用糖皮质激素的治疗：① 有严重中毒症状，高热持续3日不退；② 48 h内肺部阴影面积扩大超过50%；③ 有急性肺损伤（ALI）或出现ARDS。

二、病毒性肝炎

病毒性肝炎（viral hepatitis）是由各种肝炎病毒引起的以肝脏损害为主的全身性传染病。病毒性肝炎包括甲型肝炎（hepatitis A）、乙型肝炎（hepatitis B）、丙型肝炎（hepatitis C）、丁型肝炎（hepatitis D）、戊型肝炎（hepatitis E）等。以乏力、食欲减退、恶心、厌恶油腻、肝区疼痛、肝大、肝功能损害为临床特征，部分患者可出现黄疸。甲型和戊型肝炎主要表现为急性感染，乙、丙、丁型肝炎主要表现为慢性感染，部分可发展为肝硬化及肝细胞癌。

（一）病原学

1. 甲型肝炎病毒（HAV） 属于小RNA病毒科的嗜肝病毒属。感染后在肝细胞内复制，直径27～32 nm，无包膜，呈球形。此病毒对外界抵抗力较强，耐酸碱，对紫外线、甲醛敏感。

2. 乙型肝炎病毒（HBV） 属嗜肝DNA病毒科，直径为42 nm。完整的HBV颗粒（丹氏颗粒）分为包膜及核心部分，即乙肝病毒表面抗原（HBsAg）存在于包膜上，本身并无传染性，但有抗原性，为制备血源性乙肝疫苗的成分。核心抗原（HBcAg）和e抗原（HBeAg）存在于病毒的核心，是病毒复制的主体。HBV抵抗力很强，对低温、干燥、紫外线及一般化学消毒剂均能耐受，煮沸10 min、高压蒸汽、0.5%过氧乙酸、2%戊二醛和含氯消毒剂均可使其灭活。

3. 丙型肝炎病毒（HCV） 为单股正链RNA病毒，直径为55 nm。用一般化学消毒剂和100℃加热5 min可灭活。

4. 丁型肝炎病毒（HDV） 为单股环状闭合RNA病毒，是一种缺陷病毒，以HBsAg作为病毒外壳。

5. 戊型肝炎病毒（HEV） 为单股正链RNA病毒，直径为32～34 nm。可在戊型肝炎患者潜伏期末和急性期之初的粪便中检出HEV。

目前病毒性肝炎的发病机制尚未完全明确。各型肝炎病毒侵入人体后，引起病毒血症，然后定位于肝脏，可能通过病毒的直接损伤或通过免疫反应引起肝细胞损伤。

（二）流行病学

1. 甲型肝炎和戊型肝炎 其传染源是急性患者和隐性感染者。以粪-口传播为主，水源污染和水生贝类（如毛蚶）受污染可致暴发流行。日常生活接触可导致散在发病。初次接触的儿童易感，其次为青年人，以隐性感染为主，感染后可产生持久免疫。

2. 乙型肝炎、丙型肝炎和丁型肝炎 其传染源分别是急性和慢性（含肝炎后肝硬化）患者和病毒携带者。主要通过血液传播，母婴传播也是重要途径，包括经胎盘、产道、哺乳等方式，日常生活密切接触、性接触也是传播途径之一。

（三）临床表现

潜伏期：1～3个月不等。按临床发病过程可以分为以下5型。

1. 急性肝炎 各型肝炎病毒均可引起急性肝炎，但以甲型肝炎和戊型肝炎多见。

（1）急性黄疸型肝炎：临床分 3 期。

1）黄疸前期：常见症状为显著乏力、食欲减退、厌恶油腻、恶心、呕吐、腹胀、右季肋部疼痛等，可有腹泻或便秘，尿色逐渐加深，至本期末呈浓茶色。少数病例以发热、头痛、上呼吸道感染症状为主要表现。本期平均持续 5~7 d。

2）黄疸期：发热消退，但尿色更黄，巩膜、皮肤出现黄染，约于 1~2 周内达高峰。有些患者可有大便颜色变浅、皮肤瘙痒等梗阻性黄疸表现。多有肝大，一般在肋缘下 1~3cm，有压痛及叩击痛，可有轻度脾大。此期约持续 2~6 周。

3）恢复期：黄疸逐渐消退，症状减轻以至消失，肝、脾逐渐恢复正常大小，肝功能逐渐恢复正常。此期持续 2 周至 4 个月，平均 1 个月。

（2）急性无黄疸型肝炎：远较急性黄疸型肝炎常见，占急性肝炎病例的 90%以上。症状较轻，整个病程不出现黄疸，仅表现为乏力、食欲减退、腹胀、肝区痛等症状，肝脏多有肿大，脾肿大少见。肝功能呈轻、中度异常。由于症状较轻且无特征性，一般不易诊断，病程约 3 个月。乙型、丙型、丁型无黄疸型肝炎患者易转为慢性。

2. 慢性肝炎　病程超过半年者，多见于乙型肝炎、丙型肝炎和丁型肝炎。

慢性肝炎病情较轻，自觉症状不明显，或虽有症状但生化指标仅 1~2 项轻度异常者。严重者有明显乏力、纳差、腹胀等症状，肝病面容、蜘蛛痣、肝掌、肝脾肿大，皮肤、巩膜出现黄染等体征。

3. 重型肝炎（肝衰竭）　是病毒性肝炎中最严重的一种类型，各型肝炎均可引起重型肝炎。

（1）主要临床表现有：① 黄疸迅速加深，血清胆红素高于 171 μmol/L；② 肝脏进行性缩小、有肝臭；③ 出血倾向，凝血酶原活动度<40%；④ 腹水、中毒性鼓肠；⑤ 精神神经系统症状有定时、定向障碍，计算能力下降，精神异常，可出现扑翼样震颤；⑥ 功能性衰竭，出现少尿，甚至无尿等。

（2）重型肝炎分型

1）急性重型肝炎：又称暴发型肝炎，病后 10 d 内出现上述重型肝炎主要临床表现，尤其是较早出现Ⅱ度以上肝昏迷。本型病死率高，病程不超过 3 周。

2）亚急性重型肝炎：又称亚急性肝坏死，以急性黄疸型肝炎起病，出现上述重型肝炎主要临床表现 10 d 以上，肝性脑病多出现在疾病的后期。此型病程常超过 3 周，可达数月，易发展为坏死性肝硬化。

3）慢性重型肝炎：指在慢性肝炎或肝硬化基础上发生的重型肝炎。临床表现同亚急性重型肝炎。

4. 瘀胆型肝炎　亦称毛细胆管型肝炎，主要表现为较长期（3 周以上）肝内梗阻性黄疸，可有皮肤瘙痒、粪便颜色变浅呈白陶土样、肝大以及梗阻性黄疸的化验结果。

5. 肝炎肝硬化　出现有肝硬化的临床表现，根据肝炎病理情况，分为活动性肝硬化和静止性肝硬化两型。如未达到肝硬化的诊断标准，而肝纤维化明显者，称为肝炎肝纤维化。

（四）并发症与预后

甲型与戊型肝炎并发症少见，预后较好，很少转化为慢性肝炎、肝硬化等。部分乙型、丙型、丁型肝炎容易转为慢性肝炎，慢性乙型肝炎可出现多个器官损害，如胆道系统炎症、糖尿病、再生障碍性贫血、心肌炎、肾小球肾炎等；也可发生重型肝炎，引起肝性脑病、继发感染、出血、电解质紊乱及肝肾综合征等并发症；还可并发肝炎后高胆红素血症、肝炎后脂肪肝、门脉性肝硬化，肝硬化者可继发肝细胞癌。重叠感染其他肝炎病毒后均可使病情加重。

（五）辅助检查

1. 肝功能检查

（1）血清酶检测：丙氨酸转氨酶（ALT）是目前临床上反映肝细胞功能最常用的指标。急性肝炎在黄疸出现前 3 周 ALT 即开始升高，直至黄疸消退后 2~4 周恢复正常。慢性肝炎患者病情活动进展时 ALT 也升高。重型肝炎由于大量肝细胞坏死，ALT 随黄疸迅速加深反而下降，出现酶-胆分离现象。血清碱性磷酸酶（ALP）、γ 谷氨酰转肽酶（γ-GT）升高提示胆汁排泄不畅。血清胆碱酯酶（CHE）活性明显降低常提示肝损害严重。

（2）血清白蛋白检测：慢性肝炎和肝硬化时常表现为血清白蛋白（A）减少，球蛋白（G）升高，形成 A/G 比值下降，甚至倒置，反映肝功能损害严重。

（3）血清和尿胆色素检测：黄疸型肝炎时血清直接和间接胆红素均升高。尿三胆检测黄疸期尿胆红素及尿胆原均增加。

（4）凝血酶原时间（PT）及凝血酶原活动度（PTV）检测：凝血酶原及多种凝血因子主要由肝脏合成，肝病时 PT 延长，并与肝损害程度呈正比。PTV <40%提示重型肝炎。

（5）血氨检测：血氨升高提示肝性脑病。

2. 肝炎病毒标记物检测

（1）甲型病毒性肝炎：甲型病毒性肝炎患者在起病开始至 12 周内血清抗-HAV-IgM 均呈阳性，此抗体检测具有诊断意义。血清抗-HAV-IgG 出现稍晚，为保护性抗体，见于疫苗接种后或既往感染 HAV 的患者。

（2）乙型病毒性肝炎：HBV 的抗原有 3 种：表面抗原（HBsAg）、核心抗原（HBcAg）和 e 抗原（HBeAg），分别诱导机体产生特异性的抗体：抗-HBs、抗-HBc 和抗-HBe。

1）HBsAg 与抗-HBs：HBsAg 阳性表示 HBV 感染。抗-HBs 为保护性抗体，提示可能通过预防接种或过去感染产生对 HBV 的免疫力。

2）HBeAg 与抗-HBe：HBeAg 阳性是病毒复制活跃与传染性强的指标之一。抗-HBe 是 HBV 感染时间较久、病毒复制减弱与传染性减低的指标。

3）HBcAg 与抗-HBc：HBcAg 阳性意义同 HBeAg，但用一般方法不能在血液中检出。抗-HBc-IgM阳性表示 HBV 的急性感染。低滴度抗-HBc-IgG 是过去 HBV 感染的指标。

4）HBV-DNA：阳性提示 HBV 有活动性复制、传染性较大。

（3）丙型病毒性肝炎：检测血清中抗-HCV 和 HCV-RNA 阳性，提示具有传染性，抗-HCV 无保护性。

（4）丁型病毒性肝炎：血清中除丁型肝炎抗原（HDVAg）和抗-HDV、抗-HDV-IgM、抗-HDV-IgG 阳性外，尚可检出 HBV 感染的标记物阳性。

（5）戊型病毒性肝炎：HEV 感染者血清中抗-HEV 呈阳性，抗-HEV 具有保护性。

（六）治疗原则

病毒性肝炎目前缺乏可靠的特效治疗。

1. 急性肝炎　急性肝炎应卧床休息，适当补充 B 族维生素、维生素 C 和维生素 E，进食量过少时可由静脉补充葡萄糖和维生素 C。

2. 慢性肝炎　可应用以下药物治疗。

（1）保肝药：如各种维生素、肌苷等。

（2）降转氨酶药：如甘草酸（强力宁）、垂盆草制剂、五味子制剂等。

（3）抗病毒药：如干扰素等。

（4）免疫调节药：如胸腺素等。

（5）中医中药：根据表现辨证施治。

3. 重型肝炎　在上述治疗的基础上，及时防治并发症，有条件者采用人工肝支持系统治疗和肝移植。

三、流行性乙型脑炎

流行性乙型脑炎（epidemic encephalitis B）简称乙脑，是由乙脑病毒引起的中枢神经系统急性传染病。以起病急、高热、意识障碍、抽搐为特征，重症者常发生中枢性呼吸衰竭。

（一）病原学及发病机制

乙脑病毒又称日本脑炎病毒（Japanese encephalitis virus，JEV），病毒颗粒呈球形，表面有血凝素。核心由单股 RNA 和核心蛋白（C 蛋白）组成。病毒抵抗力不强，易被常用消毒剂杀灭，56℃ 加热 30 min 即可灭活，但能耐受低温和干燥。

病毒侵入机体，可在单核/巨噬细胞内繁殖，随后进入血液循环引起病毒血症，当机体免疫功能低下或病毒量多、毒力强时，病毒可以通过血-脑脊液屏障进入中枢神经系统引起脑炎。

（二）流行病学

乙脑是人畜共患的自然疫源性疾病，人和动物均可成为传染源，幼猪是本病的主要传染源。主要通过蚊虫叮咬而传播（故本病流行 80%～90% 集中于 7、8、9 三个月），其中以三带喙库蚊为主，蚊还可带病毒越冬或经卵传播，成为乙脑病毒的长期宿主。人对乙脑病毒普遍易感，尤以 2～6 岁儿童发病率最高。感染后可获较持久的免疫力。

（三）临床表现

乙脑的潜伏期 4～21 d，一般 10～14 d。典型临床经过分为 4 期。

1. 初期　病程第 1～3 d，起病急，体温在 1～2 d 内达 39～40℃，伴头痛、恶心和呕吐，可有不同程度的精神倦怠或嗜睡，或颈部抵抗和抽搐。

2. 极期　病程第 4～10 d。高热、抽搐、呼吸衰竭是乙脑极期的严重表现，三者互为因果，相互影响。尤其呼吸衰竭是导致乙脑死亡的主要原因。

（1）高热：体温高达 39～40℃，典型患者呈稽留热型。

（2）意识障碍：患者出现嗜睡、谵妄、定向力障碍，直至深昏迷。

（3）抽搐：是乙脑病情严重的表现，多见于重症小儿患者。抽搐可以是面部、眼肌、口唇的局部性抽搐，也可为肢体抽搐、强直性痉挛，重症者全身强直性抽搐，历时数分钟至数十分钟，均伴有意识障碍。

（4）呼吸衰竭：主要为中枢性呼吸衰竭，表现为呼吸节律不规则及幅度不均，如叹息样呼吸、潮式呼吸、呼吸暂停等，严重者甚至呼吸骤停。

（5）其他神经系统表现：有浅反射减弱或消失，深反射先亢进后消失。病理征如巴宾斯基征等呈阳性。部分患者出现痰鸣、吞咽困难、大小便失禁、尿潴留和肢体瘫痪等，常出现脑膜刺激征和颅内压增高的表现。

3. 恢复期　体温逐渐下降，各种症状一般在 14 d 左右完全恢复。重症患者表现有低热多汗、痴呆、失语、吞咽困难、颜面瘫痪、四肢强直性瘫痪等。经积极治疗后大多数患者于 6 个月内恢复。

4. 后遗症期　少数重症患者（5%～20%）6 个月后仍留有精神神经症状者，称为后遗症。主要表现有失语、智力障碍、精神症状、肌肉痉挛或肢体瘫痪等。经积极治疗，可有不同程度恢复。

（四）辅助检查

1. 外周血象　白细胞总数常在 $(10\sim20)\times10^9/L$，发病初期中性粒细胞占 80% 以上，随后以淋巴细胞占优势，嗜酸粒细胞减少。

2. 脑脊液检查　压力增高，外观无色透明或微浊，白细胞计数多在 $(50\sim500)\times10^6/L$。分类早期以中性粒细胞为主，后以淋巴细胞为主，蛋白定量轻度增高。

3. 血清学检查　患者初次感染后第 4 日即可出现特异性 IgM 抗体，在病程第 2 天即可从脑脊液中测到，2 周内达高峰，可作早期诊断的依据。

（五）治疗原则

目前无特效的抗病毒药物，主要是采取对症治疗，做好高热、抽搐、呼吸衰竭、颅内高压与脑水肿的处理。有后遗症者，可采用高压氧、针灸、按摩、推拿等康复治疗，同时要注意进行吞咽、语言和肢体功能锻炼等。

四、狂犬病

狂犬病（rabies）又称恐水症（hydrophobia），是由狂犬病毒所致的人兽共患传染病。临床表现为特有的高度兴奋、恐惧不安、恐水、怕风、流涎、咽肌痉挛和进行性瘫痪。病死率几乎达 100%。

（一）病原学及发病机制

狂犬病毒属 RNA 病毒，形似子弹，病毒中心为单股负链 RNA，表面有脂蛋白及糖蛋白包膜，具有免疫原性。从自然条件下感染的人或动物体内分离的病毒称为野毒株，其致病力强，潜伏期较长。野毒株连续在家兔脑内多次传代获得的病毒株称为固定毒株，其毒力减弱，潜伏期短，对人或犬失去致病力，但仍保持其免疫原性，可供制备疫苗。

病毒对外界抵抗力不强，100℃、2 min 或 60℃、30 min 即失去活力，易被日光、紫外线、甲醛、升汞等灭活，对苯酚等则有高度抵抗力。

狂犬病毒侵入人体后首先在伤口的横纹肌细胞内繁殖，3 d 或更久后病毒沿周围神经、经背根神经节到达脊髓和整个中枢神经系统，主要侵犯脑干和小脑等处的神经细胞。由于迷走神经核、舌咽神经核和舌下神经核受损，导致吞咽肌及呼吸肌痉挛。交感神经受损时致唾液分泌增加和多汗。也可因交感神经节、迷走神经节和心脏神经节的损害，产生心血管功能紊乱和猝死。

（二）流行病学

带狂犬病毒的动物是本病的传染源（占 80%～90%），尤其是病犬，其次为猫、狼、狐狸等动物。咬伤、抓伤、舔舐损伤为主要的传播途径。人对狂犬病毒普遍易感。

人被咬伤后发病与否与动物种类、咬伤部位、创伤程度、被咬处衣着厚薄和咬伤后局部处理情况及有无及时接种疫苗等有关。

（三）临床表现

潜伏期长短不一，短者数日，长者数年至数十年。一般为 30～90 d，典型临床经过分 3 期。

1. 前驱期　常有低热、头痛、倦怠、周身不适、食欲减退、恶心、烦躁、恐惧不安，继之对声、光、风等刺激敏感而有咽喉紧缩感。已愈合的伤口附近及其神经支配区有麻木、瘙痒、疼痛及蚁走感等异常感觉，具有早期诊断意义。本期持续 2～4 d。

2. 兴奋期

（1）高度兴奋，表情极度恐怖，恐水为本病的特征，典型患者虽极渴而不敢饮水，见水、闻流水声、饮水或仅提及饮水时均可引起咽喉肌严重痉挛。此外，风、光、声等刺激也可激发躁动，引起咽喉肌痉挛，严重发作时可出现全身肌肉阵发性抽搐，因呼吸肌痉挛致呼吸困难和发绀。

（2）体温升高达 38～40℃。

（3）交感神经功能亢进，表现为大量流涎，大汗淋漓，心率加快，血压上升。

（4）多数患者神志清晰，少数患者可出现幻听、幻觉等精神失常症状。本期约 1～3 d。

3. 麻痹期　患者肌肉痉挛停止，全身迟缓性瘫痪，由安静进入昏迷状态，最后因呼吸、循环衰竭死亡。该期持续时间较短，一般为 6～8 h。

（四）辅助检查

1. 血常规及脑脊液检查　白细胞总数轻至中度增多，分类以中性粒细胞占优势。脑脊液细胞数稍增多，以单个核细胞增多为主，蛋白质正常亦可轻度增高，葡萄糖及氯化物正常。

2. 抗原检查　应用荧光抗体法或酶联免疫技术可以检测患者唾液、咽部或气管分泌物中的病毒抗原，具有高度的敏感性和特异性。

3. 病毒分离　患者唾液、脑脊液或死后脑组织可做动物接种或组织培养来分离病毒，再经中和试验鉴定。

4. 内基小体检查　取死者脑神经细胞，在胞质中可见嗜酸性包涵体即内基小体可确诊。

（五）治疗原则

目前仍无特效药物，病死率近 100%。发病后以对症治疗为主，尽量减少患者的痛苦，如痉挛时用镇静剂，有脑水肿时给予脱水剂，对呼吸衰竭者可用人工呼吸机，必要时可作气管切开。

五、获得性免疫缺陷综合征

获得性免疫缺陷综合征（acquired immune deficiency syndrome，AIDS）简称艾滋病，是由人类免疫缺陷病毒（human immunodeficiency virus，HIV）引起的慢性传染病。临床上以明显的获得性免疫缺陷表现和发生各种严重的机会性感染及肿瘤为特征。

（一）病原学及发病机制

HIV 为单链 RNA 病毒，圆形或椭圆形。对热敏感，80℃、30 min 灭活，70%乙醇、5%~8%的甲醛及 0.2%次氯酸钠和漂白粉等可灭活病毒。但对紫外线和 γ 射线不敏感。

HIV 既有嗜淋巴细胞性，又有嗜神经性。此病毒侵入机体后引起多种细胞功能受损和大量破坏，导致细胞免疫缺陷，促使机体并发各种严重的机会性感染和肿瘤。

（二）流行病学

艾滋病患者和无症状病毒携带者是本病的传染源。主要通过性接触传播、血液传播和母婴传播。感染 HIV 的母亲，母婴传播发生率为 20%~40%。多性伴侣、静脉药瘾者、多次输血者以及父母为 HIV 感染者的儿童均为高危人群。

HIV 不会通过空气、一般的社交接触或公共设施传播，如握手、拥抱、共同进餐、共用工具和办公用具不会传播艾滋病。

（三）临床表现

本病临床经过可分为 4 期。

1. 急性感染期　感染 HIV 后，部分患者出现血清病样症状，如发热、全身不适、头痛、厌食、肌肉关节痛、淋巴结肿大，此时血液中可检出 HIV，血小板减少，持续 3~14 d 后自然消失。

2. 无症状感染期　由原发感染或急性感染症状消失后延伸而来，临床上无任何症状。血清学检查可有 HIV 阴性。此期可持续 2~10 年或更长。

3. 持续性全身淋巴结肿大综合征　主要表现为除腹股沟淋巴结以外，全身其他部位两处或两处以上淋巴结肿大。其特点是淋巴结肿大直径在 1cm 以上，部分患者淋巴结肿大 1 年多后逐渐消散，亦有再次肿大者。

4. 艾滋病期　艾滋病患者常见各系统的临床表现如下。

(1) 呼吸系统疾病:包括肺部卡波西肉瘤和多种病原体引起呼吸系统感染,艾滋病肺部感染肺孢子虫肺炎占70%~80%,是艾滋病的主要致死原因。主要临床表现是慢性咳嗽及短期发热,呼吸困难和发绀,血气分析动脉血氧分压降低。此外结核杆菌、鸟分枝杆菌等也可引起肺炎。

(2) 消化系统病变:主要由念珠菌、疱疹病毒、鸟分枝杆菌等感染引起的炎症和溃疡。表现为吞咽疼痛、胸骨后烧灼感、腹泻、体重减轻以及肝大和 ALT 升高。

(3) 神经系统:本病出现神经系统临床表现者占30%~70%。包括机会性感染、恶性肿瘤和中枢神经系统 HIV 感染。表现为头痛、痴呆、癫痫、脑神经炎、肢体瘫痪、痉挛性共济失调等。

(4) 眼:常见有巨细胞病毒性视网膜炎、弓形虫视网膜脉络膜炎,眼底棉絮状白斑,眼卡波西肉瘤常波及眼睑、泪腺、结膜、虹膜等。但易被忽略,须引起重视。

(5) 血液和心血管系统:血液系统出现贫血、粒细胞和血小板减少及非霍杰金淋巴瘤;心血管系统有心肌炎、心内膜炎、心包炎及动脉瘤形成等病变。

(6) 皮肤黏膜:艾滋病患者多有疱疹病毒或白色念珠菌感染引起的皮肤黏膜病变,卡波西肉瘤常侵犯皮肤和口腔黏膜,表现为紫红色或深蓝色浸润斑或结节,可融合成大片状,表面出现溃疡并向周边扩散。

(四) 实验室及其他检查

1. 外周血象　常有不同程度的贫血、白细胞减少,淋巴细胞明显减少,血小板减少。

2. 病原学检查　取患者血液、脑脊液、精液或其他体液分离 HIV 病毒,阳性率高。

3. 免疫学检查　测定 HIV 血清抗体,是目前确诊 HIV 感染的主要方法。另外 T 细胞绝对计数下降及 CD4 T 细胞计数下降。

(五) 治疗原则

目前艾滋病尚无特效的方法。早期抗病毒治疗对缓解病情、预防和延缓艾滋病相关症状的出现、减少机会性感染和恶性肿瘤有重要意义。同时注意并发症的防治。

六、手足口病

手足口病(hand-foot-mouth disease,HFMD)是由多种肠道病毒引起的常见传染病,以婴幼儿发病为主。大多数患者症状轻微,以发热和手、足、口腔等部位的皮疹或疱疹为主要特征。少数患者可并发无菌性脑膜炎、脑炎、急性弛缓性麻痹、呼吸道感染和心肌炎等。此病传染性强,传播途径复杂,流行强度大,传播快,在短时间内即可造成暴发或大流行。少年儿童和成人感染后多不发病,但能够传播病毒。

(一) 病原学及发病机制

引起手足口病的肠道病毒包括肠道病毒71型(EV71)和A组柯萨奇病毒(CoxA)、埃可病毒(Echo)的某些血清型。其中以 EV71 和 CoxA16 型最为常见。此类病毒主要为小 RNA 病毒科。

病毒适合在湿、热的环境下生存与传播,对紫外线及干燥敏感,各种氧化剂(高锰酸钾、漂白粉等)、甲醛、碘酒都能灭活病毒。病毒在50℃可被迅速灭活,在外环境中病毒可长期存活。

(二) 流行病学

传染源是患者和隐性感染者。主要是呼吸道飞沫和(或)粪-口传播,亦可通过人群间的密切接触传播。患者在发病1~2周自咽部排出病毒,3~5周从粪便中排出病毒,疱疹液中含大量病毒,破溃时病毒即溢出。咽喉分泌物及唾液中的病毒可通过空气飞沫传播;唾液、疱疹液、粪便污染的手、毛巾、牙刷、玩具、食具、奶具以及床上用品、内衣等通过日常接触传播;接触被病毒污染的水源(消化道)可传播并常造成流行;门诊交叉感染和口腔器械消毒不严也可造成传播。感染人群主要为学龄前儿童,4岁以内占发病数85%~95%。

手足口病分布极广泛,无严格地区性。四季均可发病,以夏秋季多见,冬季发病较为少见。

(三) 临床表现

潜伏期一般3~7 d,没有明显的前驱症状,多数患者突然起病。

1. 病毒感染症状 约半数患者于发病前1~2 d有轻度呼吸道或消化道感染症状,如低热、咳嗽、流涕、恶心、呕吐等。体温多在38℃左右。

2. 皮肤、黏膜病损 主要侵犯手、足、口三个部位。

口腔黏膜疹出现比较早,起初为粟米样斑丘疹或水疱,周围有红晕,主要位于舌及两颊部,唇齿侧也常发生。当出现口腔溃疡时患儿因疼痛而出现流涎、拒食等。

手、足等远端部位出现或平或凸的班丘疹或疱疹,皮疹不痒,斑丘疹在5 d左右由红变暗,然后消退;疱疹呈圆形或椭圆形扁平凸起,内有混浊液体,如黄豆大小,一般无疼痛及痒感,愈合后不留痕迹。

3. 合并症 病情严重时,病毒可侵犯心、脑、肾、肺等重要器官。若患者出现高热、呼吸困难、头痛、颈部僵硬、呕吐、易烦躁、睡眠不安稳、甚至点状出血点、白细胞不明原因增高而查不出其他感染灶时,应警惕出现合并症。

(四) 实验室及其他检查

1. 外周血象 病程初期血细胞计数正常或下降,淋巴细胞减少,部分病例血小板减少。出现合并症者白细胞计数升高。

2. 病毒分离及核酸检验 自咽拭子或咽喉洗液、粪便或肛拭子、脑脊液或疱疹液以及脑、肺、脾、淋巴结等组织标本中分离到肠道病毒或检测到病原核酸。

3. 血清学检验 患者血清中特异性IgM抗体阳性,或急性期、恢复期血清IgG抗体有4倍以上的升高。

(五) 治疗原则

治疗手足口病采用中药效果最好,一般用内服药和口腔涂药相结合,无并发症者1周左右即可治愈,预后良好。也可采用抗病毒药物治疗。

【患者护理】

一、护理评估

1. 流行病学资料　包括年龄、性别、籍贯、职业、发病季节、居住与旅游地点、个人及周围卫生情况、吸烟及饮酒嗜好、手术输血史、传染病史、密切接触史、动物咬伤史及预防接种史等，如流感流行以冬春季节为多，主要经飞沫传播；甲型和戊型肝炎以粪-口传播为主，有水源污染史和生吃污染的水生贝类史，多发生于夏季；乙肝、丙肝和丁肝有输血及注射史；乙脑主要通过蚊虫叮咬而传播，故本病流行 80%~90%集中于 7、8、9 三个月；狂犬病有被病兽（狗、猫）直接咬伤、抓伤、舔舐损伤史；艾滋病有不洁性生活史或输血、静脉吸毒史等。

2. 身体评估　系统而细致的体格检查，了解传染病起病方式，潜伏期长短、发热规律、尤需注意各种传染病特有的症状和体征，如乙脑以高热、抽搐、意识障碍、呼吸衰竭为特征性表现；狂犬病特有的表现为高度兴奋、恐惧不安、恐水、怕风、流涎、咽肌痉挛和进行性瘫痪；艾滋病以明显的获得性免疫缺陷表现和发生各种严重的机会性感染及肿瘤为特征；手足口病以发热和手、足、口腔等部位的皮疹或疱疹为主要特征等。

3. 心理、社会状况　主要包括患者及家属的既往心理状况，患病后的心理反应及应对方式，社会支持系统的完善程度等。

4. 辅助检查　主要包括血液、尿液、粪便常规检查、生化检查、病原学检查、免疫学检查、影像学检查等有无异常改变。

病例：患者，女性，35 岁。2002 年 10 月 7 日行阑尾炎手术，手术时输血 800 mL。手术后 6 个月，患者出现低热、全身乏力、食欲减退、恶心等症状没有引起足够重视，又过半个月上述症状明显加重，出现食后即吐，尿呈浓茶色，体重较前减轻 3kg 而入院就诊。身体评估：T 37.8℃，肝大，ALT 升高，血清白蛋白降低，球蛋白升高。实验室检查：甲肝抗体（-），HBsAg（+），抗 HBe（+），抗 HCV（+）。

请思考：该病例的护理诊断是什么？

二、护理诊断及合作性问题

1. 体温过高　与病毒感染、频繁抽搐、体温调节中枢受损有关。
2. 皮肤完整性受损　与皮肤瘙痒、出血、动物咬伤有关。
3. 营养失调：低于机体需要量　与摄入不足和（或）呕吐有关。
4. 急性意识障碍　与脑组织受损、血氨增高有关。
5. 组织灌流量改变　与内毒素致微循环障碍有关。
6. 低效性呼吸型态　与中枢神经系统受损、呼吸肌痉挛有关。
7. 有感染的危险　与机体抵抗力低下有关。
8. 潜在并发症：呼吸衰竭　与脑水肿、脑疝有关。
9. 焦虑　与医学知识缺乏、经济状况难以承担治疗费用有关。

三、护理目标

（1）体温正常。
（2）皮肤完整无损害。
（3）食欲恢复，可保持正常体重。
（4）意识清醒。
（5）血压正常、四肢温暖、尿量正常。
（6）呼吸正常、无发绀。
（7）机体抵抗力正常。
（8）有自主呼吸。
（9）能表达焦虑情绪，能主动陈述不适。

四、护理措施

（一）一般护理

1. 隔离与消毒　针对不同疾病采取相应的隔离与消毒措施。

（1）流感和非典型肺炎：应执行呼吸道隔离，流行期间应暂停集会及大型集体活动，外出或到公共场所应戴口罩，居室内要注意通风换气，也可用乳酸或食醋熏蒸。

（2）甲型和戊型肝炎：采用消化道隔离，自起病日起隔离 3 周；乙型、丙型、丁型肝炎要采用血液、体液隔离和接触隔离，由急性期隔离至病毒消失。从事餐饮、托幼、自来水等工作的肝炎患者和病毒携带者，应暂时调离原工作。各型肝炎患者及病毒携带者严禁献血。防止血液和体液传播措施包括：① 加强血源管理保证血液、血制品及生物制品的安全生产与供应；② 医疗及预防用的注射器应实行“一人一针一管”制，各种医疗器械应进行严格消毒；③ 加强托幼单位和服务行业的食品及饮食卫生管理，洗漱用具专用，公用茶具、面巾、理发用具应按规定进行消毒处理。

（3）乙脑：患者应住院隔离，病室应安静、清洁，备有防蚊、通风、降温设备。

（4）艾滋病：患者应安置在安静、舒适的隔离病房，对艾滋病晚期的患者在执行血液/体液隔离的同时，还要实施保护性隔离治疗，以防止各种机会性感染。

（5）狂犬病：患者应单室隔离，患者的分泌物或排泄物须严格消毒。

2. 休息与活动　休息可减少机体能量消耗，利于疾病恢复，急性期应卧床休息；恢复期的患者应逐渐增加活动量，以增加机体的耐受力与抵抗力。休息时要保持病室通风、整洁、安静和舒适，尤其应特别关注狂犬病患者：① 将患者置于单人房间，房间要求安静、温暖，并悬挂深色窗帘；② 避免一切不必要的刺激，如声、光、风和触摸等；③ 各项治疗及护理操作应在使用镇静剂后集中进行，动作要轻、快；④ 病床应加设床挡或给予约束；⑤ 遵医嘱给镇静药物。

3. 饮食与营养　根据病情及患者饮食习惯，保证足够的营养供给，发热患者一般给予高热量、高维生素易消化的流质或半流质饮食，供给足够的水分。重症者和昏迷者行鼻饲，必要时按医嘱静脉输液。应特别注意肝炎患者的饮食护理：① 早期应进高热量、高维生素、低脂、易消化、清淡、适合患者口味的饮食，应保证足够热量，每日碳水化合物保证在 200～400 g，入量过少者可进食糖水、果汁，仍不足者静脉输入10%葡萄糖溶液及维生素C等；② 蛋白质每日1～1.5 g/kg，并鼓励多吃水果、蔬菜等含维生素丰富的食物，随着病情好转，食欲改善，食量增加，则应防止营养过剩；③ 应严禁饮酒，因酒精能严重损害肝脏，使肝炎加重或使病程迁延而变成慢性肝炎。

（二）对症护理

1. 发热护理

（1）向患者解释发热的原因，嘱多休息，并指导家属配合护理。

（2）鼓励患者多饮水，能进食的患者，应给予清淡流质易消化的饮食，并做好口腔护理。

（3）应密切监测其生命体征，评估发热程度和热型，观察是否有并发症的出现。

（4）体温超过38.5℃应予降温，以物理降温为主，但要避免持续长时间冷敷同一部位，以免局部冻伤；退热时患者常大汗淋漓，应及时擦干汗液，更换衣物及被褥。

（5）持续高热物理降温效果欠佳者，可配合药物降温，如安乃近、对乙酰氨基酚等；热性惊厥者，可遵医嘱采用亚冬眠疗法。

（6）观察药物的副作用及降温效果；注意周围循环状态，有脉搏细速、面色苍白、四肢厥冷者禁用冷敷和酒精擦浴；年老者尤应注意观察血压、脉搏的变化，以防发生虚脱；有皮肤出血者禁用酒精擦浴降温。

2. 皮肤的护理

（1）每2 h为患者翻身1次，按摩骨隆处皮肤，改善血液循环。

（2）床褥保持清洁、平整，衣裤应柔软、宽松、勤换洗，防止大小便后浸渍。

（3）每日用温水擦拭全身皮肤1次，不用有刺激性的肥皂与化妆品。

（4）及时修剪指甲，避免搔抓，瘙痒明显者可给予局部涂擦止痒剂，也可口服抗组胺药。

（5）皮肤有溃破者及时处理，可用无菌盐水清洗，继而涂以抗生素软膏，防止继发感染。

附：狂犬咬伤后伤口的护理

（1）咬伤后立即（尽可能2h内）用20%肥皂水、清水或用0.1%苯扎溴铵（不可与肥皂水合用）彻底清洗伤口，深部伤口应插管反复冲洗，至少30 min。

（2）冲洗后用75%乙醇溶液或3%～5%碘酊反复烧灼伤口，伤口一般不予缝合或包扎。

（3）伤口周围浸润注射狂犬病免疫血清，注射前作皮肤过敏试验，皮试阳性者行脱敏疗法。

（4）可酌情应用抗生素及破伤风抗毒素或类毒素。

3. 意识障碍的护理

（1）昏迷患者应取头高足低位，头部抬高15～30°，以利于脑水肿消退，头偏向一侧，以防舌后坠阻塞呼吸道，定时吸痰保持呼吸道通畅。

（2）昏迷不能进食者可行鼻饲或肠道外营养。

（3）对兴奋、躁动患者，应加床挡，约束带等安全防范措施，预防患者坠床，必要时给予镇静处理。

（4）协助做好生活护理，为防止压疮形成，定时洗身擦体、更换衣服，勤翻身、拍背、皮肤按摩;及时清理大小便;做好眼、鼻、口腔的清洁护理.

(5) 有肢体瘫痪者,应将肢体放于功能位,并进行肢体按摩,防止肌肉萎缩和功能障碍,恢复期患者神志清醒后仍留有后遗症者,应进行针灸、理疗、按摩、功能锻炼、语言训练等,配合药物治疗,帮助患者尽快康复。

4. 呼吸困难的护理

(1) 指导协助患者正确有效咳嗽与排痰,取舒适的半卧位。

(2) 根据患者的病情程度,适时给予吸氧治疗,以缓解患者的缺氧症状。

(3) 病情需要时,给患者进行合理的机械通气,向患者说明治疗的注意事项和正确使用方法,以得到患者的理解和积极配合。

(4) 遵医嘱应用药物治疗,观察药物疗效及副作用。

(5) 密切观察患者呼吸频率、节律、意识状态等变化,发现患者有胸闷、剧烈咳嗽、血性痰液、呼吸急促、发绀者立即报告医生。

5. 继发感染的护理

(1) 及时发现感染征象,注意观察体温、血象变化及各个器官、腔道感染的相应症状及体征。

(2) 加强对感染的预防,保持病室空气流通,减少探视;做好病室环境消毒,防止交叉感染;做好口腔护理,定时翻身,及时清除呼吸道分泌物,防止口腔及肺部感染;注意饮食卫生及餐具的清洁和消毒,防止肠道感染;患者的衣服、被褥保持清洁,防止皮肤感染.

(3) 发生感染时及时按医嘱应用抗感染药物。

6. 惊厥、抽搐的护理

(1) 患者应卧床休息,保持病室安静,防止强声、强光刺激;集中进行各种检查、治疗和护理操作,尽量减少对患者的刺激,避免惊厥、抽搐的发生。

(2) 一旦发现惊厥或抽搐,应及时处理:清除呼吸道分泌物,保持呼吸道通畅;吸氧以改善脑缺氧;用开口器置于患者的上下臼齿之间,防止舌咬伤;用舌钳将舌头拉出,以防舌后坠阻塞呼吸道。

(3) 加用床架护栏,以防患者坠床受伤。

(4) 遵医嘱使用止惊药物。

(5) 因高热引起的惊厥、抽搐者,给予降温处理;由脑水肿、颅内压增高引起者给脱水剂治疗。

(三) 药物应用及护理

(1) 用退热药时,防止用药过量致大量出汗而引起虚脱。

(2) 应用镇静药物如地西泮、苯巴比妥时,必须注意此类药物的呼吸抑制作用。

(3) 患者服用抗病毒药物金刚烷胺时应注意以下不良反应:① 注意力不集中、眩晕、嗜睡等中枢神经系统的副作用;② 恶心、呕吐、腹痛、食欲减退等消化系统的表现;③ 肾功能不全者应减量应用。

(4) 应用治疗艾滋病的核苷类反转录酶抑制剂如齐多夫定(AZT)时,应注意其严重的骨髓抑制作用,早期可表现为巨细胞性贫血,晚期可为中性粒细胞和血小板减少,可出现恶心、头痛等症状。要让患者知道坚持长期治疗的必要性，如果能坚持长期用药，这些不良反应会有所缓解。

（四）病情观察

由于传染病病情重，变化快，护理人员应深入病房，严密观察病情的变化。

1. 流感患者　注意观察患者的热型、热度和发热持续时间，发现高热不退、剧烈咳嗽、血性痰液、呼吸急促、发绀者考虑可能并发肺炎，应立即报告医生。

2. 肝炎患者　重点观察消化道症状、黄疸、体力与耐力、精神状况等。当出现性格改变、行为异常、狂躁不安、意识障碍提示肝性脑病；出现牙龈出血、鼻出血、皮肤瘀斑、呕吐咖啡样液体或柏油样大便应考虑出血倾向；出现少尿、无尿、尿素氮升高则为肝肾综合征。

3. 乙型脑炎患者　注意疾病本身高热、意识障碍、抽搐及呼吸衰竭的表现，早发现、早报告、早处理，以减少病死率。

4. 狂犬病患者　密切观察生命体征及有无兴奋、狂躁、幻觉等精神异常表现。注意呼吸频率及节律的变化，避免呼吸抑制。观察患者的意识状态及有无痉挛或弛缓性瘫痪出现。

5. 艾滋病患者　应观察感染部位、性质与程度，特别注意肺部、皮肤黏膜、胃肠道、神经系统的感染情况，发现问题及时向医生汇报，积极治疗，并采取相应护理措施。定期检查血象，中性粒细胞 $<0.5\times10^9/L$ 时，应报告医生。

6. 手足口病患者　应注意观察手、足、口皮疹的形状、大小及伴随症状；特别注意是否有高热、呼吸困难、头痛、颈部僵硬、呕吐、易烦躁、睡眠不安稳、甚至点状出血点、白细胞不明原因增高而查不出其他感染灶等，应警惕合并心、脑、肾、肺等重要器官损伤。

（五）心理护理

传染病患者由于对隔离消毒与治疗不理解，会产生被束缚感或冷落感，因此，护理人员应关心体贴患者，向患者介绍隔离消毒的目的与做法，介绍医院的环境及规章制度，以帮助患者能迅速适应，并树立起战胜疾病的信心。耐心向患者解释病情，消除其心理紧张和顾虑，使其能积极配合治疗和得到充分的休息；多陪伴患者，主动与患者多交流，了解患者的心理状况并设法解决实际问题，减轻其焦虑情绪；指导患者应对焦虑的方法，如转移注意力或采取放松技巧；与患者家属、朋友及单位取得联系，争取他们的帮助，以使患者顺利完成治疗。鼓励患者在身体条件、病情条件允许的情况下，参加社会活动，维持正常的社会交往和社会关系。

五、护理评价

（1）体温是否恢复正常。

（2）皮肤有无损害。

（3）营养是否改善。

（4）意识是否清醒。

（5）血压是否恢复正常、四肢是否变温暖、尿量是否恢复正常。

（6）呼吸是否正常、有无发绀。

（7）机体抵抗力是否正常。

(8) 有无并发症的发生。

(9) 是否能表达焦虑情绪,能否主动陈述不适。

【健康教育】

向患者、家属及其社区广泛宣传传染病的有关知识,重点包括流行病学及预防措施等内容。

1. 预防呼吸道病毒传染病　在流感、SARS 等疾病流行期间暂停集会和集体活动。到公共场所应戴口罩。室内应保持空气新鲜,可用过氧乙酸熏蒸。患者用过的物品应消毒或阳光暴晒 2 h。对易感者可服用金刚烷胺或甲基金刚烷胺;亦可采用中草药预防。疫苗接种是预防流感的最有效方法,但 12 岁以下儿童不能使用流感全病毒灭活疫苗。

科学饲养家禽、家畜,开展动物禽流感、猪流感监测与预防,严防禽流感、猪流感传入人群。减少人与动物的不必要接触,尤其是与病、死动物的接触。职业暴露人员要做好防护工作。动物禽、猪流感发生后,要按照规定的程序,及时、准确地公布疫情,按照防疫工作要求,坚决捕杀,彻底消毒,严格隔离,强制免疫,坚决防止疫情扩散。对密切接触者按有关要求进行检疫和预防性服药。注意饮食卫生,不喝生水,不吃未熟的肉类及蛋类等食品;勤洗手,养成良好的个人卫生习惯。

2. 预防病毒性肝炎的知识教育

(1) 告之患者所患肝炎的类型、传播途径、隔离期、隔离措施、消毒方法及预防措施等。

(2) 对于甲型肝炎和戊型肝炎应预防消化道传播,患者和健康人之间应作好生活隔离,食具、茶具、生活用具严格分开;注意个人卫生,做到饭前、便后用肥皂和流动水洗手。

(3) 对于乙型、丙型、丁型肝炎应预防以血液为主的体液传播,凡接受输血、应用血制品、接受大手术等患者,应定期检测肝功能及病毒标记物,以便及时发现病情。

(4) 对患者用物及排泄物进行消毒。

(5) 密切接触者进行肝炎疫苗的预防接种,如乙肝接触者应接种乙肝疫苗,甲肝接触者应接种甲肝疫苗。

(6) 介绍各型病毒性肝炎的预后及诱发因素,一般甲型、戊型肝炎不会发展为慢性肝炎,而其余各型肝炎部分患者可反复发作,发展为慢性肝炎、肝硬化,甚至肝癌。反复发作的诱因为过度劳累、暴饮暴食、酗酒、不合理用药、感染、不良情绪等,应帮助患者分析复发原因,予以避免。

(7) 介绍肝炎与婚育的关系。急性肝炎患者病情稳定 1 年后方可结婚;已婚者 1 年内应节制性生活;慢性肝炎患者应节制性生活,女性患者不宜妊娠。

3. 预防乙脑的知识教育　对乙脑患者讲解防蚊、灭蚊工作的重要性,加强家畜的管理,尤其是幼猪,可在流行季节前对猪进行疫苗接种,可降低发病率。

4. 宣传预防狂犬病的知识

(1) 严格犬类管理,禁养、限养犬类能使发病率明显降低。捕杀野犬,对家犬要进行登记并注射疫苗。狂犬应立即击毙,焚烧或深埋。

(2) 应早期彻底处理伤口,全程足量预防接种疫苗对防止发病有肯定效果。目前多采用地鼠肾疫苗 5 针免疫方案,即咬伤后 1、3、7、14 和 30 日各肌内注射 1 针(2 mL),严重咬伤者

(如伤口在手指、头颈部或多处受伤)疫苗可加用全程 10 针,即当日至第 6 日各 1 针,后于 10、14、30、90 日再各注 1 针,并联合使用狂犬病免疫血清或免疫球蛋白。

(3) 对野外工作人员、兽医、捕狗者和洞穴探险者等特殊人群,应实施疫苗预防注射,每次 1 针(2 mL)肌内注射,共 3 次。

5. 预防艾滋病的知识教育 使广大群众了解艾滋病的病因和传播途径,自我采取有效措施进行预防。

(1) 加强道德教育,严禁卖淫、嫖娼和吸毒。

(2) HIV 感染者的生活用品应专用并定期消毒,应避免不安全的性行为,性生活时应使用避孕套,就诊时应主动申明自己的病情。

(3) 加强对高危人群的检测和国际检疫,及时隔离治疗,对 HIV 无症状携带者,应定期进行临床和免疫检测,密切注意病情变化,出现症状及时治疗。

6. 预防手足口病的知识教育 手足口病传播途径多,婴幼儿和儿童普遍易感。做好儿童个人、家庭卫生是预防本病感染的关键。

(1) 本病流行期间不宜带儿童到人群聚集、空气流通差的公共场所,注意保持家庭环境卫生,居室要经常通风,勤晒衣被。

(2) 看护人每日对玩具进行清洗消毒,接触儿童前、后均要用肥皂或洗手液洗手,并妥善处理污物。

(3) 婴幼儿使用的奶瓶、奶嘴使用前后应充分清洗、消毒。

(4) 儿童饭前便后、外出后要洗手,不喝生水、吃生冷食物,避免接触患病儿童。

第三节 细菌感染患者的护理

【疾病概述】

一、伤寒

伤寒(typhoid fever)是由伤寒杆菌引起的急性肠道传染病,典型病例以持续性发热、全身中毒症状及消化道症状、相对缓脉、肝脾大、玫瑰疹及白细胞减少等为临床特征。

(一) 病原学及发病机制

伤寒杆菌属沙门菌属中的 D 群,革兰染色阴性,有鞭毛。伤寒杆菌具有菌体“O”抗原、鞭毛“H”抗原和表面“Vi”抗原,感染后机体产生相应的抗体。

伤寒杆菌在自然环境中的抵抗力较强,在水中可存活 2~3 周,在粪便中可存活 1~2 个月,能在牛奶等食物中生长繁殖。日光照射数小时、60℃加热 15 min 或煮沸均可灭活。对一般消毒剂(如含氯消毒剂)等均敏感。

内毒素是伤寒杆菌主要的致病物质。伤寒杆菌进入人体后,正常情况下细菌被胃酸杀灭,人体不发病。当胃酸缺乏或侵入的细菌数量较多时,未被胃酸杀灭的细菌通过胃进入小肠,侵入肠黏膜,经淋巴组织入血,引起第一次菌血症;细菌随血流进入肝、脾、骨髓、胆囊等组织器官内继续生长繁殖，再次进入血流释放内毒素，引起毒血症，影响多脏器的功能并出现相应的临床症状；在胆囊繁殖的大量细菌随胆汁进入肠道，部分细菌又可再次侵入小肠黏膜，使原已致敏的肠道淋巴组织发生严重变态反应，形成溃疡；若波及病变部位血管可引起肠出血，若侵入肌层和浆膜层可引起肠穿孔。病程第4~5周溃疡愈合，愈后不留瘢痕。

（二）流行病学

患者和带菌者是本病的传染源。主要经粪-口途径传播，其中水源、食物被污染常可引起暴发流行，以夏秋季多见。人群对伤寒杆菌有普遍易感性，儿童和青壮年多见，患病后可获持久免疫力。

（三）临床表现

伤寒的潜伏期10 d左右。典型的临床经过可分为4期。

1. 初期（病程第1周） 缓慢起病，发热是最早出现的症状，常伴有全身不适，食欲减退，四肢酸痛等。体温呈阶梯形上升，于3~7 d内达39~40℃。

2. 极期（病程2~3周） 常有伤寒的典型表现。

（1）发热：以稽留热为主，持续10~14 d。

（2）消化道症状：食欲减退，腹部不适，腹胀，多有便秘，少数则以腹泻为主，右下腹可有轻度压痛。

（3）神经系统症状：表情淡漠，呆滞，反应迟钝，听力减退，重者可有谵妄、昏迷或出现脑膜刺激征，此症状多随体温下降逐渐恢复。

（4）循环系统症状：常有相对缓脉。

（5）肝脾大：病程第1周末开始，常可触及肝脾大、质软伴压痛，部分患者并发中毒性肝炎。

（6）皮疹：部分患者在胸、腹、背及四肢的皮肤分批出现玫瑰疹（淡红色充血性小丘疹），直径2~4 mm，压之褪色，多在10个以下，2~4 d内消失。

3. 缓解期（病程第3~4周） 体温逐渐下降，食欲好转，腹胀逐渐消失，肿大的肝脾开始回缩。仍有发生肠出血和肠穿孔的危险。

4. 恢复期（病程第5周） 体温恢复正常，临床症状消失，1个月左右完全康复。

（四）并发症

以肠出血、肠穿孔多见，多发生于病程第2~3周。

1. 肠出血 为最常见的并发症。诱因为饮食不当、腹泻等。可有大便潜血，严重者大量便血，大量出血时，体温骤降后很快回升，脉搏增快，严重时可出现休克。

2. 肠穿孔 为最严重的并发症。好发于回肠末端，饮食不当常为诱因。穿孔时患者突然右下腹剧痛，伴恶心、呕吐、脉细速、呼吸急促、体温与血压下降，不久体温又迅速上升，出现腹膜炎征象。

3. 其他 可并发中毒性心肌炎、支气管炎、中毒性肝炎、急性胆囊炎、中毒性脑病等。

（五）辅助检查

1. 外周血象 白细胞及中性粒细胞减少，嗜酸粒细胞减少或消失。

2. 细菌培养 血培养为本病最常见的确诊依据。病程1~2周血细菌培养阳性率最高；骨髓细菌培养阳性率高于血培养，阳性持续时间亦较长；粪便细菌培养于病程第3~4周阳性率最高，常用于判断带菌情况。

3. 肥达反应（伤寒血清凝集反应） 具有辅助诊断价值。伤寒抗体通常在病后1周左右出现，第3~4周阳性率最高，并可持续数月。“O”抗体凝集效价在1∶80及“H”抗体在1∶160或以上时，可确定为阳性，5~7 d复验一次，效价上升4倍以上方有诊断价值。“Vi”抗体的检测可用于慢性带菌者的调查，效价在1∶32以上有意义。

（六）治疗原则

针对病原菌和并发症的治疗为重点。喹诺酮类药物为伤寒治疗的首选药物，对非多重耐药伤寒杆菌所致的伤寒散发病例也可选择氯霉素。

二、细菌性痢疾

细菌性痢疾（bacillary dysentery）简称菌痢，是由痢疾杆菌引起的肠道传染病。临床上以畏寒、高热、腹痛、腹泻、排黏液脓血便及里急后重等为主要表现，严重者可出现感染性休克和（或）中毒性脑病。

（一）病原学及发病机制

痢疾杆菌属与肠杆菌科志贺菌属，革兰染色阴性。按其抗原结构和生化反应的不同，可将志贺菌属分为痢疾志贺菌、福氏志贺菌、鲍氏志贺菌和宋内志贺菌4群及43个血清型，各群、各型间多无交叉反应。

痢疾杆菌在外界环境中的生存力较强，在瓜果、蔬菜及污染物上一般可生存1~3周；对加热、日光照射等理化因素敏感，苯扎溴铵、过氧乙酸等容易使其灭活。

痢疾杆菌进入人体后，大部分可被胃酸杀死。少数情况当机体抵抗力低下时，可借助菌毛的黏附力侵入结肠黏膜上皮细胞，经基底膜进入固有层，并在其中繁殖、释放毒素，引起肠黏膜的炎症、坏死及溃疡。重者可引起急性微循环障碍，进而导致感染性休克、DIC以及重要脏器功能衰竭，出现昏迷、抽搐与呼吸衰竭等。

（二）流行病学

传染源为急、慢性菌痢患者和带菌者。粪-口传播是主要的传播途径。人群普遍易感，病后可获得一定的免疫力，但是持续时间较短，且不同菌群和血清型之间无交叉免疫，故易于反复感染。

（三）临床表现

细菌性痢疾的潜伏期一般1~3 d（数小时~7 d）。

1. 急性菌痢

（1）普通型（典型）：患者起病急，常有畏寒、发热，体温可达39℃，伴头痛、乏力、纳差，继而出现腹痛、腹泻及里急后重，每日排便十余次至数十次不等，初为稀便或水样便，1～2 d后可转为黏液脓血便。查体左下腹有压痛和肠鸣音亢进。一般多于1周左右痊愈，少数可转为慢性。

（2）轻型（非典型）：全身毒血症状轻微，每日数次腹泻，稀便中有黏液无脓血，可有轻微腹痛和左下腹压痛。多数患者3～6 d后可自愈，少数患者亦可转为慢性。

（3）中毒型：多见于2～7岁的儿童。起病急骤，突起畏寒、高热，一般起病后数小时即迅速发生循环衰竭或呼吸衰竭，临床上以严重全身毒血症、休克和中毒性脑病为主要表现，而消化道症状多不明显。此型病死率高。

2. 慢性菌痢　急性菌痢病程超过2个月以上者，即为慢性菌痢。根据临床表现可分为3型，其中以慢性迁延型最常见。

（1）慢性迁延型：发生率约10%。急性菌痢发作后长期反复出现轻重不等的腹痛、腹泻、排黏液便或脓血便。长期腹泻者可有营养不良、贫血等表现。

（2）急性发作型：发生率约5%。一般半年内有菌痢病史或复发史，常因进食生冷食物、受凉或劳累等因素而诱发急性菌痢样症状，但发热等全身毒血症状不明显。

（3）慢性隐匿型：发生率2%～3%。无明显腹痛、腹泻等临床症状，但乙状结肠镜检查有肠黏膜炎症甚至溃疡等病变，粪便培养可检出痢疾杆菌。

（四）辅助检查

1. 外周血象　急性期白细胞总数和中性粒细胞增高。慢性患者可有轻度贫血。

2. 粪便检查　典型病例粪便次数多量少，外观多为黏液脓血便而无粪质。镜检可见满视野散在的红细胞以及大量成堆的白细胞，查出吞噬细胞有辅助诊断价值。粪便培养检出痢疾杆菌是菌痢的确诊依据。

（五）治疗原则

1. 急性菌痢　以病原治疗和对症治疗为主，喹诺酮类为首选药物；高热予物理降温为主；腹痛剧烈者可用颠茄浸膏片或阿托品等解痉止痛；毒血症状严重者可给予小剂量肾上腺糖皮质激素。

2. 中毒型菌痢　因病情凶险、变化迅速，故须密切观察病情变化，采取以对症治疗（如降温、镇静、抗休克、降颅压）为主的综合抢救措施。

3. 慢性菌痢　根据病原菌药敏结果选用有效抗菌药物，通常宜联用两种不同类型的药物，疗程须适当延长。

三、霍乱

霍乱（cholera）是由霍乱弧菌所致的一种烈性肠道传染病。临床上，大多数病例仅有轻度腹泻，少数重症患者出现剧烈呕吐、腹泻，排泄大量米泔样粪便，严重脱水，肌肉痉挛及周围循环衰竭等。

（一）病原学及发病机制

霍乱弧菌为革兰染色阴性菌，菌体弯曲成逗号状，有鞭毛，活动力甚强，在悬滴镜检时呈穿梭状运动，粪便直接涂片并染色可见霍乱弧菌呈鱼群样排列。霍乱弧菌在碱性肉汤或蛋白胨中繁殖迅速，对干燥、日光、热、酸及一般消毒剂均敏感，煮沸后可立即将其杀死。

霍乱弧菌经口进入胃内后，多被胃酸杀死。胃酸分泌减少或入侵菌量很多时，未被杀死的霍乱弧菌即可进入小肠，黏附于肠上皮细胞表面并在此大量繁殖，同时产生霍乱肠毒素，使小肠黏膜上皮细胞分泌增强，吸收减少。大量肠液积聚于肠腔，导致剧烈的水样腹泻。腹泻导致失水使胆汁分泌减少，大便可呈“米泔水”样。

（二）流行病学

患者和带菌者是霍乱的主要传染源。主要经粪-口途径传播，经水传播作用最为突出，日常生活接触和苍蝇也可传播。人群对霍乱弧菌普遍易感，病后可获得一定的免疫力，但持续时间短，可再次感染。

（三）临床表现

霍乱的潜伏期一般为 1 ~3 d。典型霍乱的病程可分 3 期。

1. 泻吐期　本期持续数小时或 1~2 d，多数以剧烈腹泻开始，继之呕吐。多无腹痛，亦无里急后重。起初大便含粪质，后为黄色水样，继之为水样，最后为特征性的“米泔水”样便，有肠道出血者排出洗肉水样便，无粪臭，每天大便数次甚至数十次。呕吐常为喷射性，少有恶心，先为胃内容物，后为水样，严重者“米泔水”样。

2. 脱水虚脱期　由于严重泻吐引起水、电解质丧失，可出现脱水、酸中毒、低钾等。患者烦躁不安，口渴，声音嘶哑，眼窝深陷，皮肤湿冷且弹性丧失，指纹皱瘪，手指发绀，酷似“洗衣妇”手，腓肠肌及腹直肌痉挛，血压下降，尿量减少，以至尿闭等症状。

3. 恢复及反应期　脱水纠正后，症状逐渐消失，体温、脉搏、血压恢复正常。少数患者可有反应性低热，可能是循环改善后肠毒素吸收增加所致。

若患者尚未出现腹泻和呕吐症状，即迅速出现中毒性休克，甚至死亡者称为干性霍乱，临床上罕见。

（四）辅助检查

1. 血液检查　血浆比重与血细胞比容升高，白细胞可达 $(10\sim30)\times10^9/L$，中性粒细胞及单核细胞增多。

2. 细菌学检查　确诊霍乱的重要依据，粪便标本直接接种于碱性蛋白胨水中，增菌后于碱性琼脂培养基上进行分离培养。

（五）治疗原则

严密隔离，及时补液，辅以抗菌和对症治疗。补液原则是：早期、迅速、足量，先盐后糖，先快后慢,纠酸补钙,见尿补钾等。

四、流行性脑脊髓膜炎

流行性脑脊髓膜炎(epidemic cerebrospinal meningitis)简称流脑,是由脑膜炎球菌引起的一种经呼吸道传播的化脓性脑膜炎。主要临床表现是突起高热、头痛、呕吐,皮肤黏膜淤点、淤斑及脑膜刺激征,脑脊液呈化脓性改变。

(一)病原学及发病机制

脑膜炎球菌为革兰阴性双球菌,呈豆形或肾形,直径 0.6~1.0 μm,凹面相对成双排列,具有多糖荚膜。可分 13 群、20 多个血清型,我国目前流行的主要菌群是 A 群,占 90%以上。

内毒素为其致病的重要因素。脑膜炎球菌感染人体后,少数患者因免疫功能低下或细菌毒力较强,细菌从鼻咽部进入血循环,形成短暂菌血症,可无明显症状或有轻微症状(如皮肤出血点)而自愈。仅少数人发展为败血症,其内毒素损害血管内皮出现血管壁炎症、坏死、血栓形成等。脑膜炎球菌破坏血-脑脊液屏障的完整性,引起脑膜和脊髓膜化脓性炎症、颅内压升高、脑疝,甚至迅速致死。

(二)流行病学

带菌者和患者是本病的传染源。主要经飞沫传播,但密切接触如同睡、怀抱、哺乳、接吻等对 2 岁以下婴幼儿的发病有一定意义。人群普遍易感,感染后产生持久免疫力,各群间有不持久的交叉免疫。

(三)临床表现

流脑的潜伏期为 1~10 d,一般为 2~3 d。

1. 普通型　最常见,占全部病例的 90%以上。

(1) 前驱期(上呼吸道感染期):持续 1~2 d,多数患者无此期表现,部分患者有低热、咽痛、咳嗽或鼻炎等上呼吸道感染症状。

(2) 败血症期:突发寒战、高热,伴头痛、肌肉酸痛、全身不适及精神萎靡等毒血症症状。70%~90%患者可在发病后数小时出现皮肤黏膜淤点、淤斑,其出现速度、范围、大小及颜色与病情有关,严重者瘀斑迅速扩大,出现紫黑色坏死或大疱形成。

(3) 脑膜炎期:此期症状多与败血症期症状同时出现,往往在前驱期症状基础上出现剧烈头痛、频繁呕吐、狂躁以及脑膜刺激征,血压可升高而脉搏减慢,重者有意识障碍及抽搐,多于 2~5 d 进入恢复期。

(4) 恢复期:体温逐渐下降至正常,皮肤淤点及淤斑消失。大瘀斑中央坏死部分可形成溃疡,后结痂而愈,症状逐渐好转,神经系统检查正常,患者在 1~3 周内痊愈。

2. 暴发型　少数患者起病急骤,病情凶险,在短期内出现感染性休克、脑实质严重损害、中枢性呼吸衰竭等,病死率高。此型多发于儿童。

3. 轻型　多见于本病流行后期,表现轻微,可有较轻的上呼吸道感染症状,皮肤出现少量出血点及脑膜刺激征。脑脊液多无明显改变。咽培养可有病原菌。

（四）辅助检查

1. 外周血象　白细胞总数和中性粒细胞明显升高，并发 DIC 者血小板减少。

2. 脑脊液检查　典型患者脑脊液压力增高，外观混浊，白细胞数明显升高（$>1.0\times10^9/L$），蛋白增高，糖及氯化物明显降低。

3. 细菌学检查　是确诊的重要方法。皮肤淤点、淤斑处组织液涂片染色镜检，阳性率达80%左右；脑脊液沉淀后涂片，阳性率为60%～70%。细菌培养查到细菌对确诊和指导用药价值更高。

（五）治疗原则

普通型就地住院隔离治疗，密切监护，预防并发症，尽早应用细菌敏感并能透过血-脑脊液屏障的抗菌药物，如头孢噻肟、头孢曲松等。

休克型在迅速纠正休克、抗 DIC 的基础上尽早联合使用有效抗菌药物，如青霉素和头孢噻肟。

脑膜脑炎型在减轻脑水肿、防治脑疝和呼吸衰竭的基础上应尽早使用有效抗菌药物。

【患者护理】

一、护理评估

1. 流行病学资料　尤其注意流行季节、传播途径等，如流脑流行以冬、春季为多，主要经飞沫传播；伤寒、菌痢、霍乱等以粪-口传播为主，多发生于夏季。

2. 身体评估　尤其需要注意各种传染病特有的症状和体征，如伤寒以持续性发热、全身中毒症状及消化道症状、相对缓脉、肝脾大、玫瑰疹及白细胞减少等为主要表现；菌痢以畏寒、高热、腹痛、腹泻、排黏液脓血便及里急后重等为主要表现；重症霍乱患者可出现剧烈泻吐，排泄大量米泔样粪便，甚至脱水，肌肉痉挛及周围循环衰竭等主要表现；流脑患者以突起高热、头痛、呕吐，皮肤黏膜淤点、淤斑及脑膜刺激征等为主要表现。

3. 心理、社会状况　评估患者及家属的既往心理状况，患病后的心理反应及应对方式，社会支持系统的完善程度。

4. 辅助检查　血液、尿液、粪便常规检查及生化检查、病原学检查、免疫学检查、影像学检查等有无异常改变。

病例：患者，男性，35岁。持续高热、腹胀、听力下降2周，咳嗽5天。体格检查：T 40℃，表情淡漠，巩膜可疑黄疸。前胸可见5～6个充血性皮疹，心肺（-），脾脏轻度肿大。实验室检查：外周血白细胞 $4.1\times10^9/L$，中性粒细胞50%，血红蛋白121 g/L，尿蛋白阳性。

请思考：该患者的护理诊断是什么？

二、护理诊断及合作性问题

1. 体温过高　与伤寒杆菌、痢疾杆菌、脑膜炎球菌等细菌感染，释放大量致热原有关。

2. 腹痛、腹泻　与胃肠道炎症、肠毒素作用于肠道或广泛浅表性溃疡形成导致胃肠蠕动增强等有关。

3. 营养失调:低于机体需要量　与高热、食欲减退、腹胀和腹泻有关。

4. 有感染的危险　与长期卧床、营养失调、机体抵抗力降低有关。

5. 组织灌注量改变　与发热、呕吐、腹泻及毒素导致微循环障碍有关。

6. 有皮肤完整性受损的危险　与内毒素作用于皮肤小血管导致淤点、淤斑,局部受压或皮肤不清洁有关;与昏迷及长期卧床有关。

7. 潜在并发症　伤寒患者可并发肠出血、肠穿孔,与溃疡较深、饮食不当及便秘、腹泻、腹胀处理不当有关。流脑患者可并发颅内压增高、脑疝,与细菌感染和脑组织炎症有关。

三、护理目标

(1) 体温正常。

(2) 无腹痛、腹泻,感觉舒适。

(3) 食欲恢复,可保持正常体重,营养状态良好。

(4) 机体抵抗力正常。

(5) 血压正常、四肢温暖、尿量正常。

(6) 皮肤黏膜完整,无损害。

(7) 无并发症发生。

四、护理措施

(一) 一般护理

1. 隔离与消毒　针对不同疾病采取相应的隔离与消毒措施。

(1) 伤寒:应按消化道隔离至热退后 15 d,或每隔 5 d 粪便培养 1 次,连续 2 次阴性后解除隔离。

(2) 菌痢:应按消化道隔离至临床症状消失,大便培养连续 2 次阴性。

(3) 霍乱:应按甲类传染病进行严密隔离。确诊患者和疑似患者应分别隔离,患者排泄物应彻底消毒。

(4) 流脑:应按呼吸道隔离。流行期间应暂停集会及大型集体活动,外出或到公共场所应戴口罩,居室内要注意通风、换气,也可用乳酸或食醋熏蒸。

2. 休息与活动　休息可减少机体能量消耗,利于疾病恢复,发热期应卧床休息,体质虚弱者协助床边排便,减少患者体力消耗,且便于对排泄物进行观察和处理;恢复期的患者应逐渐增加活动量,以增加机体的耐受力与抵抗力。休息时要保持病室通风、整洁、安静和舒适。呕吐患者休息时取头侧位,以防呕吐物误吸,呕吐后协助患者用温水漱口。昏迷患者头偏向一侧。有脑水肿时头部抬高 35°~55°。

3. 饮食与营养　根据病情及患者饮食习惯,保证足够的营养供给,发热患者一般给予高热量、高维生素易消化的流质或半流质饮食,供给足够的水分。重症者喂养、昏迷者鼻饲、不能进食者按医嘱静脉输液。应特别注意伤寒患者的饮食护理:① 发热期间,应给予富含维生素的清淡饮食,尽量少吃产气性的食物,如豆浆、牛奶等。鼓励患者多饮水和果汁,有利于通便。

② 退热 1 周后,可吃低渣半流质或软饭。③ 恢复期,可适量增加富含膳食纤维的食物,如新鲜水果和蔬菜;切忌暴饮暴食,以免引发肠道并发症,向患者和家属说明情况,以便取得合作。

4. 协助检查

(1) 伤寒患者做细菌培养时应注意,在病程第 1~2 周做血培养,第 2~3 周做尿培养,第 3~4 周做粪便培养,血培养阴性或已接受药物治疗的患者宜做骨髓培养。

(2) 为提高菌痢患者细菌培养阳性率,采集粪便标本应在抗菌药物使用之前,取新鲜脓血部分及时、反复多次送检。

(3) 脑膜炎球菌可产生自溶酶,在体外存活力及抵抗力很弱,极易自溶,故在进行病原学检测时标本采集后必须保温并立即送检。

(二) 对症护理

1. 发热的护理、皮肤的护理、继发感染的护理　见本章第二节。

2. 腹痛、腹泻的护理

(1) 加强饮食护理,同本节饮食与营养。

(2) 加强肛周皮肤护理。每日用 1∶5 000 高锰酸钾溶液坐浴,以保持肛周皮肤清洁,防止感染,肛周涂以凡士林,防糜烂。伴明显里急后重者,嘱患者排便时不要过度用力,以免脱肛。

(3) 腹痛剧烈者,可予热水袋热敷,或遵医嘱使用阿托品或颠茄制剂等药物止痛。

(4) 遵医嘱使用有效抗菌药物。

(5) 准确记录 24 h 的出入液量,注意维持水和电解质平衡。

3. 肠出血、肠穿孔的预防与护理

(1) 常规为患者检查血型,做好抢救用品的准备。

(2) 注意观察有无肠出血、肠穿孔的诱因,一旦发现尽快处理。

(3) 指导患者控制饮食及排便方法,减少并发症的发生。

(4) 密切观察患者的生命体征、神志、面色变化;观察大便颜色、有无血便,有无腹痛、腹肌紧张等,一旦发现,马上报告并组织抢救。

4. 休克的护理

(1) 患者绝对卧床休息。每 0.5~1 h 监测生命体征、神志、尿量一次,如出现面色苍白、四肢湿冷、脉细速、血压下降、尿少等休克征象,应及时报告医生。

(2) 患者应置于平卧或休克体位,尽量减少搬动患者,集中安排各种检查、治疗、护理操作。

(3) 注意保暖,可适当调高室温,加盖棉被,保持呼吸道通畅,必要时吸氧。

(4) 迅速建立静脉通路以便及时用药,记录 24 h 出入水量。

(5) 遵医嘱给予扩容、纠酸等抗休克治疗。扩容时,应根据血压、尿量随时调整输液速度,注意有无呼吸困难、吐泡沫痰及肺底湿啰音,防止肺水肿及左心衰竭的发生。应用血管活性药物,应维持适当的浓度和速度。

5. 颅内压增高、脑疝的护理

(1) 密切观察病情,如生命体征、意识障碍情况、瞳孔大小改变、抽搐等。一旦发现颅内高压、脑疝的症状、体征，及时通知医生。

（2）保持呼吸道通畅，及时吸氧。

（3）遵医嘱降低颅内压，可使用脱水剂、肾上腺糖皮质激素等以减轻脑水肿。呼吸衰竭在应用脱水治疗无缓解者，可用洛贝林等呼吸兴奋剂。

（4）若有颅内高压者，应首先降低颅内压，再行腰椎穿刺，以免诱发脑疝。

（5）遵医嘱使用有效抗生素。

（三）药物应用及护理

细菌感染性疾病常用抗菌药物杀灭病原菌，在使用过程中要注意疗效、不良反应等。

1. 喹诺酮类药物　常为治疗伤寒、菌痢的首选药物，如诺氟沙星，成人每次口服 0.2～0.3 g，每日 3～4 次，疗程 3～5 d。此类药物能影响骨髓发育，使用中要密切观察血象变化，注意有无胃肠不适、失眠等。特别是儿童、孕妇及哺乳期妇女不宜使用，可选择其他抗菌药物。

2. 青霉素治疗　应注意给药次数、间隔，疗程及青霉素过敏反应。用前应做过敏试验，试验阴性者方可使用。

3. 磺胺类药物治疗　应注意是否过敏，且定时复查尿常规。鼓励患者多饮水、遵医嘱使用碱性药物以碱化尿液，避免出现肾损害。

4. 氯霉素治疗　应注意是否有胃肠道反应、骨髓抑制现象等。

（四）病情观察

由于传染病病情重，变化快，护理人员应深入病房，严密观察患者的病情变化。

1. 观察伤寒患者　注意观察全身中毒症状、消化道症状，有无相对缓脉、肝脾大、玫瑰疹等表现。尤其要注意大便颜色，有无血便，有无腹痛、腹肌紧张等肠出血、肠穿孔等并发症的发生。

2. 观察菌痢患者　注意观察有无畏寒、高热、腹痛、腹泻、排黏液脓血便以及里急后重等，密切注意有无休克和呼吸衰竭的发生。

3. 观察霍乱患者　观察生命体征、神志、皮肤黏膜弹性、尿量改变等，结合实验室检查如血钠、钾、氯、钙、CO_2CP、尿素氮等，评估水、电解质和酸碱平衡情况，为治疗提供依据。观察记录呕吐物及排泄物的颜色、性状、次数、量，并严格消毒后弃去。及时采集泻吐物送检。

4. 观察流脑患者　密切观察患者的生命体征及神志、面色、皮温、淤点、淤斑、瞳孔大小、尿量等，若出现头痛、频繁呕吐、意识障碍加重、血压升高等，提示颅内压持续增高；出现抽泣样呼吸，瞳孔缩小或散大或忽大忽小等，提示已经发生脑疝；若淤点、淤斑不断增多、扩大等出血倾向加重，则提示 DIC 发生。

（五）心理护理

心理护理同本章第二节的心理护理外，尤其特别关注霍乱患者的心理护理，因本病属于烈性肠道传染病，必须实施严密肠道隔离；同时患者出现剧烈泻吐导致体液大量丢失，机体状况迅速恶化等，给患者带来极度焦虑和恐惧。故应与患者进行有效的沟通，向患者及家属说明严密隔离的重要性以消除恐惧、孤独、惊恐等不良情绪。

五、护理评价

(1) 体温是否恢复正常。
(2) 腹痛、腹泻是否消失。
(3) 血压是否恢复正常、四肢是否变温暖、尿量是否恢复正常。
(4) 营养是否改善。
(5) 机体抵抗力是否正常。
(6) 皮肤有无损害。
(7) 呼吸是否正常、有无发绀。
(8) 有无并发症的发生。

【健康教育】

向患者、家属及其社区广泛宣传传染病的有关知识,重点包括流行病学特点及预防措施等内容。

1. 对肠道传染病患者的健康教育　对伤寒、菌痢、霍乱患者开展有针对性的卫生防病宣传及健康教育工作,利用多种形式向群众宣传预防肠道传染病的知识,积极杀蛆灭蝇,加强对饮水卫生消毒和水源的监测,严格食品卫生监督,加强对海产品的卫生监测和管理,把好"病从口入"关。养成良好的个人卫生习惯,饭前便后洗手,不吃不洁的食物和生水。遵医嘱规律服药。排泄物、分泌物随时消毒。慢性患者避免进食生冷食物、暴饮暴食、过度紧张和劳累等引起急性发作的因素。加强体育锻炼,保持生活规律。

2. 对流脑患者的健康教育　普及流脑的基本常识,宣传本病的传播方式、流行特点、临床表现,患病后用药的注意事项、皮肤自我护理方法等。注意个人和环境卫生,房间经常通风换气,衣被勤洗勤晒。流脑流行期间不带儿童到公共场所,外出时戴口罩。如儿童出现感冒症状且高热、头痛、呕吐、皮肤出现淤点时,应立即到医院就诊。

第四节　钩端螺旋体病患者的护理

【疾病概述】

钩端螺旋体病(leptospirosis)简称钩体病,是致病性钩端螺旋体引起的动物源性传染病。鼠类和猪是其主要传染源。临床以早期的钩端螺旋体败血症,中期的各器官损害和功能障碍,以及后期的各种变态反应后发症为特点,重者并发肺出血、肝衰竭、肾衰竭或脑膜脑炎,常危及生命。

一、病原学与发病机制

病原体为革兰阴性菌,菌体细长,螺旋紧密,一端或两端有钩,扭转运动,穿透能力强。钩端螺旋体可分为23个血清群、223个血清型。在自然界中存活能力强,对日光、干燥、酸碱、消毒剂敏感。

钩端螺旋体穿过黏膜或受损的皮肤侵入人体后,经淋巴系统或直接进入血液进行繁殖,产生毒素，引起患者早期感染中毒症状及脏器损害症状。

二、流行病学

传染源主要是鼠类和猪，其次为犬。传播方式为直接接触传播。人类感染除极个别来自实验室感染外，均因接触受染动物排泄到环境中的钩体所致，如接触疫水，钩体侵入皮肤黏膜而受染。人群普遍易感，多发生于农民、渔民、屠宰工人、野外工作者等。病后对同型钩体有较强的免疫力，不同型间无交叉免疫力，新入疫区的人易感性高且易发展为重型。

本病遍布世界各地，以热带和亚热带为主要流行区。多于夏秋季(6~10月)发病，常为散发。

三、临床表现

钩端螺旋体病潜伏期一般7~14 d，平均10 d。起病急，典型病程分3期。

（一）感染毒血症期（早期）

多在起病3 d内出现，为钩体败血症的早期表现。此型主要表现有3个症状及3个体征。

1. 症状　① 发热：以稽留热为主；② 全身肌肉酸痛：以小腿肌为甚；③ 乏力：全身乏力、肢体软弱，难以下床站立和行动。

2. 体征　① 眼结膜充血；② 腓肠肌压痛，重者拒压；③ 表浅淋巴结肿大、触痛，以腹股沟和腋下淋巴结群常见。

（二）内脏损害期（中期）

一般在起病后的3~10 d，为钩体败血症的极期表现。根据脏器损害不同可分为4型。

1. 肺出血型　经早期败血症后3~4 d，病情加重，出现不同程度的肺出血。轻者咳嗽、痰中带血，重者肺弥漫性出血，是患者常见的死因。

2. 黄疸出血型　初期发热等表现与感染中毒型相同，于病程第4~5天后出现进行性加重的黄疸，皮肤黏膜广泛出血、肝肾功能损害，以及不同程度的神经精神症状。轻型患者以黄疸为主，无明显出血倾向及肾功能损害，一般在短期内痊愈恢复；严重病例可因肾衰竭、肝衰竭、大出血而死亡，其中肾衰竭为主要死亡原因。

3. 肾衰竭型　各型钩体病都可有不同程度肾损害的表现，但仅少数患者出现少尿、氮质血症与尿毒症等肾衰竭表现。肾衰竭常与黄疸出血型合并存在，少数可单独出现。

4. 脑膜脑炎型　少见。患者发热3~4 d后出现头痛、呕吐、神志不清、颈抵抗等表现。病情较重时，可因脑水肿、脑疝、呼吸衰竭而死亡。

（三）恢复期（后期）

少数患者感染钩体后诱发变态反应，即在发热消退的恢复期可再次出现发热、眼部症状和中枢神经系统症状，称为钩体病后发症。多在病后2周至6个月出现。

四、辅助检查

1. 常规检查　血白细胞总数和中性粒细胞增高或正常；轻度蛋白尿，尿中可见红细胞、白细胞或管型。

2. 血清学检查　起病第7~8天抗体效价大于1：400，或早期及恢复期双份血清抗体效价增加4倍以上有诊断意义。

3. 脑脊液检查及培养　约70%的脑膜脑炎型病例颅内压增高，白细胞数增多，以淋巴细胞为主，蛋白含量轻度增高，糖和氯化物正常。约50%病例可培养分离出钩体。

五、治疗原则

对钩体病各型均应特别强调“三早一就地”的治疗原则，即早期发现、早期诊断、早期治疗及就地治疗。抗感染治疗最重要，青霉素为首选药物，对青霉素过敏者可考虑选用四环素、庆大霉素、吉他霉素等，均有很好疗效。当发生肺、肾及大脑症状者可做好相应的对症处理。

【患者护理】

一、护理评估

1. 流行病学资料　主要询问有无密切接触鼠类、猪、犬等感染的动物，有无接触疫水，或实验人员保护措施不当等，尤其要询问疫区的农民、渔民、屠宰工人、野外工作者等。

2. 身体评估

(1) 有无发热、肌肉酸痛、全身乏力、眼结膜充血、腓肠肌压痛、表浅淋巴结肿大、触痛等感染中毒型表现。

(2) 有无咳嗽、咳痰、呼吸困难等肺出血表现。

(3) 有无黄疸、少尿、氮质血症与尿毒症等肾衰竭表现。

(4) 有无头痛、呕吐、神志不清、颈抵抗等脑膜炎及脑炎的表现。

3. 心理、社会状况

(1) 询问患者及家属是否因需要隔离治疗、各种损伤性检查、经济的承受力及缺乏关爱等而出现孤独、焦虑等心理反应。

(2) 患病对工作、交际和家庭生活带来的影响，是否影响个人能力的发挥，自我评价是否改变。

(3) 患者对疾病的认识及重视程度，家庭居住条件，家庭能否为患者提供照顾及对治疗护理的要求和对疾病预后的信心。

(4) 社区卫生服务机构能否为患者提供服务。

4. 辅助检查　血液学检查、病原学检查、免疫学检查和脑脊液检查等有无异常改变。

病例：患者，男性，31岁，某县小学教师。因发热、畏寒、全身肌肉酸痛、乏力5 d，咯血2 h，于2008年9月12日入院。体格检查：T 38.6℃，P 112次/min，R 28次/min，BP 105/60 mmHg，腹股沟淋巴结肿大，双眼结膜充血明显，双肺可闻及湿啰音，腹平软，肝脾未扪及。实验室检查：血白细胞11.1×10^9/L，中性粒细胞75%，血红蛋白100 g/L，血小板152×10^9/L。X线检查显示肺纹理增加，有散在片状阴影。病史：发病前10 d曾参加收割水稻劳动3 d。

请思考：此病例的护理诊断是什么？

二、护理诊断及合作性问题

1. 体温过高　与钩体毒血症有关。

2. 疼痛　与钩体毒血症和肌肉损害有关。

3. 有组织完整性受损的危险　与全身毛细血管感染中毒性损伤有关。

4. 有窒息的危险　与肺出血有关。

5. 活动无耐力　与全身肌肉酸痛,软弱无力有关。

三、护理目标

(1) 体温正常。

(2) 无全身不适、疼痛等,感觉舒适。

(3) 皮肤完整性无损害。

(4) 无并发症发生。

四、护理措施

1. 一般护理

(1) 休息:急性期各型患者均应卧床休息,直至临床症状体征完全消失后(恢复期)再下床活动,应逐渐增加活动量和延长活动时间,以避免诱发大出血、休克等。环境整洁,空气清新,温度、湿度适宜,经常通风换气。

(2) 饮食护理:给予患者清淡、易消化的高热量、高维生素、适量蛋白、低脂肪饮食,保证充足的营养,增强机体抵抗能力。摄入足够的水、盐和维生素,以补充出汗等消耗,维持水、电解质平衡。

2. 对症护理

(1) 发热的护理:同本章第二节。

(2) 疼痛的护理:向患者解释疼痛原因,指导患者深呼吸或分散注意力,以缓解疼痛。严重头痛伴全身肌肉酸痛者,可遵医嘱给予镇静剂、止痛剂。局部肌肉疼痛严重者,可给予热敷,每次 15~20 min,每日 3~4 次,以松弛肌肉,促进血液循环,缓解疼痛。

(3) 肺出血的护理:严密观察病情,注意生命体征的变化及出血量。一旦出现肺出血应注意以下护理。

1) 绝对静卧,避免一切不必要的检查、操作或搬动,并立即遵医嘱给予哌替啶、苯巴比妥钠等镇静止痛剂。

2) 给予氧气吸入,保持侧卧位。如患者出现呼吸困难、烦躁、发绀等呼吸道阻塞征象,应及时吸出血块;如积血已堵塞气道,应配合医生施行紧急气管切开,以保持呼吸道通畅。

3) 遵医嘱使用止血药、氢化可的松等。如出血严重或有失血性休克者,应及时配血,争取少量多次输新鲜血,并用低分子右旋糖酐或平衡盐液等补足血容量,纠正循环衰竭。

4) 静脉滴注时速度不宜过快,以免增加心肺负担。

3. 药物应用及护理　病原治疗首选青霉素 G,首剂 40 万 U 肌内注射,病情严重者可在 2 h 后追加 40 万 U,每6~8 h给药 1 次,每日总剂量 160 万~240 万 U。用至热退后 3 d,一般全疗程 5~7 d。

应用青霉素治疗时,使用前应作皮试,阴性者方可使用。注意给药次数、间隔时间、疗程、疗效及有无过敏反应，尤其首剂用药后必须严密观察病情，随时询问患者感觉，一旦发生赫克斯海默尔反应（赫氏反应），应遵医嘱协助处理。

赫氏反应：部分患者接受青霉素 G 首剂注射后 2~4 h，可因短时间内大量钩体被杀死而释放毒素，引起临床症状加重，如突然出现寒战、体温升高或体温骤降，严重者出现低血压、休克等。

赫氏反应的预防：可采用小剂量与分次给药的方案，即青霉素首剂 5 万 U，4 h 后 5 万 U，再 4 h 后 20 万~40 万 U，每 6~8 h 一次。

赫氏反应处理：立即建立静脉通道，按医嘱使用镇静剂、激素、碱性药、洋地黄制剂、呼吸兴奋剂等。

4. 病情观察　密切观察病情变化，当患者突然面色苍白、烦躁不安、呼吸急促、心率加快、肺部出现湿啰音、痰中带血，是肺出血的先兆表现，应及时通知医生；若患者出现性格改变、行为异常及智力障碍，应警惕并发肝性脑病；若出现少尿或无尿则提示肾功能损害。

5. 心理护理　同本章第二节相关内容。

五、护理评价

（1）体温是否正常。

（2）有无全身不适、疼痛等，感觉是否舒适。

（3）皮肤是否完整无损害。

（4）有无并发症发生。

【健康教育】

1. 宣传钩体病的预防知识　重点内容为管理好猪、犬、牛、羊等家畜，消灭田鼠，加强疫水、粪便管理，防止食物被污染。从事污水作业的人员尤应加强防护。

2. 疫苗接种　在疫区流行季节前 1 个月，可行钩体多价菌苗预防接种：一般成人第 1 针 1 mL皮下注射，间隔半个月皮下注射第 2 针 2 mL。7~13 岁用量减半，7 岁以下酌减量注射。浓缩菌苗用量为普通菌苗的一半。疫苗接种后当年保护率可达 95%。

3. 药物预防　采用多西环素 200 mg，在接触疫水期间每周口服一次。亦可有 80%以上的保护率。对高度怀疑已受钩体感染者，可用青霉素 20 万~40 万 U 肌内注射，每日 2~3 次，连用 2~3 d，或给予多西环素 200 mg 口服 2~3 d，可预防本病。

4. 出院健康教育　患者出院后仍需避免过劳，加强营养。如有视力障碍、发音不清、肢体运动障碍，可能是钩体病的“后发症”，患者应及时就诊。

第五节　疟疾患者的护理

【疾病概述】

疟疾（malaria）是由疟原虫引起的传染病。临床特点为周期性发作的寒战、高热，继以大汗而缓解，多有脾大与贫血。

一、病原学与发病机制

疟原虫有间日疟、三日疟、恶性疟及卵形疟4种。疟原虫的生活周期可分为在雌蚊体内的有性生殖和在人体内的无性增殖2个阶段。在人体内的生活阶段又分为肝细胞内发育和红细胞内发育2个时期。间日疟原虫和卵形疟原虫在肝细胞内有迟发型子孢子，故有复发的可能。这4种疟原虫感染都有由裂殖子引起的近期复发的可能性。

在人体血液的红细胞内，疟原虫的发育需经历小滋养体、大滋养体、裂殖体、裂殖子4个阶段。被感染的红细胞破裂时，释出的大量裂殖子又重新侵入别的红细胞，继续其红细胞内的发育。经过数次于红细胞内繁殖后，部分疟原虫裂殖子发育为可感染雌性按蚊，并能在其体内进行有性繁殖的雌性配子体与雄性配子体。在按蚊吸血时被吸入蚊体，形成偶合子。经动合子发育成熟为囊合子，继续发育为孢子囊，其内含成千上万个具感染性的子孢子逸出，穿过体腔入涎腺，等待时机输入人体。4种疟原虫的生活史相似（图10-1）。

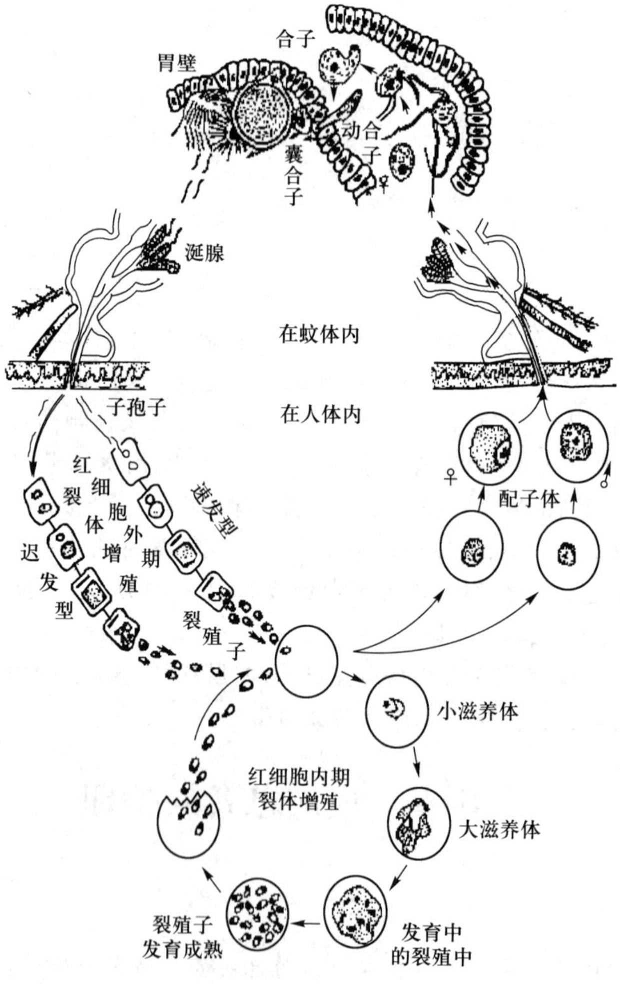

图10-1 疟原虫生活史

疟原虫在人肝细胞内与红细胞内增殖时，并不引起症状。当红细胞被裂殖子胀破后，大量的裂殖子、疟色素和代谢产物及变性血红蛋白进入血液，引起寒战、高热、大汗，进入血中的裂殖子部分可被单核-吞噬细胞系统吞噬消灭，部分可再进入其他红细胞，又进行新一轮裂体增殖，不断如此循环，引起本病间歇性的临床发作。因各种疟原虫裂殖体成熟所需时间不同，故发作的周期性也随之而异。反复多次发作，可因大量红细胞破坏而出现贫血。

疟原虫在人体内增殖引起强烈的吞噬反应，以致全身单核-吞噬细胞系统显著增生、肝脾大、周围单核细胞增多。

二、流行病学

传染源为患者及无症状带虫者。以雌性按蚊为常见传播媒介，含有子孢子的蚊虫叮咬皮肤为主要传播途径；此外，输入带有疟原虫的血液或经母婴传播也可发病。人群对疟疾普遍易感，感染后可产生一定的免疫力，但维持时间不长。疟原虫有种与株的特异性，故可反复感染。多次发作或感染后，再次感染症状较轻或无症状，故疟区儿童和外来人口发病率高。

三、临床表现

潜伏期间日疟 13~15 d，长者 6 个月以上；三日疟 24~30 d；恶性疟 7~12 d；卵形疟 13~75 d。

（一）典型发作症状

1. 间日疟　寒战、高热、出汗，常呈间日发作。

（1）寒战期：多数患者突起发病，先有畏寒、寒战，面色苍白，唇指发绀，持续 10 min 至 2 h。

（2）高热期：体温迅速上升至 39~40℃，伴头痛、全身肌肉酸痛、乏力、恶心、口渴、烦躁不安甚至谵妄、面色潮红、皮肤干热、脉搏有力，本期持续 2~6 h。

（3）大汗期：高热后期全身大汗淋漓，体温骤降至正常，上述自觉症状明显缓解，但可有乏力，本期持续 1~2 h。

2. 三日疟　发作的表现与间日疟相同，3 d 发作 1 次。

3. 卵形疟　与间日疟相似，病情较轻，复发率低，治愈率高。

4. 恶性疟　起病急缓不一，热型多不规则，可有稽留热、弛张热、间歇热。每日或隔日发作，但常无明显的缓解间歇，重者可致脑型疟疾。

（二）典型体征

肝、脾轻度肿大。多次发作后常有贫血，以恶性疟较为显著，三日疟较轻。

（三）重型疟疾

重型疟疾主要为缺乏免疫力的小儿或初次进入疫区的外来人口。

1. 脑型疟疾　最为严重，病死率高，90%为恶性疟原虫感染所致。表现为急起高热，体温 39~40℃，伴剧烈头痛、呕吐、谵妄、昏迷、抽搐，抽搐可呈全身性、局部性或癫痫大发作。体格检查可见贫血、脑膜刺激征及病理性神经反射。血涂片中易找到疟原虫。如治疗不及时，发展成脑水肿、脑疝，可致呼吸、循环衰竭而死亡。

2. 过高热型　急起持续性高热，体温可达42℃。皮肤发红，干燥无汗，呼吸急促，谵妄，抽搐，昏迷，可在数小时内死亡。

3. 胃肠型　以腹泻为主，常伴恶心、呕吐、腹痛等消化道症状。吐泻严重者可导致休克、肾衰竭等。

（四）并发症

1. 黑尿热　为急性血管内溶血。表现为急起寒战、高热、腰痛、呕吐、腹痛、贫血、排酱油色尿，重者出现急性肾衰竭。其发生可能由于：① 红细胞中葡萄糖-6-磷酸脱氢酶缺乏；② 抗疟药，特别是奎宁与伯氨喹啉；③ 疟原虫释放出的毒素；④ 人体过敏反应。

2. 肾炎　包括急性肾小球肾炎和肾病综合征。

四、辅助检查

1. 外周血象　红细胞与血红蛋白在多次发作后可下降，恶性疟的贫血尤明显。白细胞总数一般正常，但大单核细胞增高。

2. 疟原虫检查　血液涂片染色后查到疟原虫可确诊。骨髓涂片的阳性率稍高于外周血液涂片。

3. 血清学检查　抗疟原虫抗体在感染后3～4周才明显出现，4～8周达高峰，以后逐渐下降。因检测价值较小，主要用于流行病学调查。

4. 诊断性检查　可疑病例可用氯喹3 d治疗方案行诊断性治疗，24～48 h后症状被控制不再发作者，可诊断本病。

五、治疗原则

抗疟原虫治疗，如氯喹可对红细胞内的裂殖体有迅速杀灭作用，可控制发作。伯氨喹能杀灭红外期的迟发型子孢子和配子体，有病因预防和防止复发的作用。乙胺嘧啶对红细胞内期未成熟的裂殖体有抑制作用，因而有防止传播的作用，主要用于预防。当出现并发症时应及时处理。

【患者护理】

一、护理评估

1. 流行病学资料　主要判断本地区是否有大量的疟疾患者、是否有大量的蚊虫，本季节是否为疟疾的流行季节等，是否有从高疟区来的人员引起的输入性病例，是否注射过疟疾疫苗等。

2. 身体评估

（1）主要询问有无寒战、发热、头痛、全身肌肉酸痛、乏力、恶心、口渴、烦躁不安甚至谵妄等疟疾的典型症状；有无肝脾大、贫血的典型体征。

（2）有无高热、剧烈头痛、呕吐、谵妄、昏迷、抽搐等脑型疟疾的表现。

(3) 有无恶心、呕吐、腹痛、腹泻等胃肠型疟疾的表现。

(4) 有无寒战、高热、腰痛、呕吐、腹痛、贫血、排酱油色尿、急性肾衰竭等黑尿热表现。

3. 心理、社会状况　参见本章第二节相关内容。

4. 辅助检查　血液学检查、疟原虫检查、血清学检查等有无异常改变。

病例:患者,女性,家住北京。2007 年 9 月 20 日发病,表现为寒战、发热、出汗后缓解,隔日发作 1 次已 1 周。体格检查:T 39℃,P 112 次/min,R 24 次/min,BP 120/80 mmHg,面色苍白,肝脾轻度肿大,心肺(-)。实验室检查:白细胞 5.0×10^9/L,中性粒细胞 0.68,淋巴细胞 0.32,血红蛋白 90 g/L,血液涂片染色后发现间日疟原虫滋养体。病史:患者同年 6 月曾往海南旅游 15 d。

请思考:此病例的护理诊断是什么?

二、护理诊断及合作性问题

1. 体温过高　与疟原虫感染、大量致热源释放入血有关。
2. 活动无耐力　与反复发热和红细胞大量破坏导致贫血有关。
3. 焦虑　与反复发作或担心预后不良有关。
4. 潜在并发症　颅内压增高、脑疝、肾病综合征等。

三、护理目标

(1) 体温正常。

(2) 无全身不适,感觉舒适,体力正常。

(3) 情绪稳定,沟通正常。

(4) 无并发症发生。

四、护理措施

1. 一般护理

(1) 休息:发作期应卧床休息,减少机体能量消耗。患者应行虫媒隔离。保持环境整洁,空气清新、适宜的温度和湿度。

(2) 饮食:发作期能进食者,给予流质饮食并补充足够的水、盐和维生素,以补充出汗等消耗,维持水、电解质平衡。早期寒战患者,可给予温热流质饮食如糖水、果汁等,有呕吐、不能进食者,静脉补充液体。发作停止后,给予高热量、高蛋白、高维生素及含丰富铁质食物,以补充消耗、纠正贫血。

2. 对症护理

(1) 发热的护理:参见本章第二节相关内容。

(2) 黑尿热的护理:密切观察黑尿热的临床表现。立即停用可能诱发溶血反应的药物,如奎宁、伯氨喹、阿司匹林等。严格记录 24 h 出入水量,保证尿量每天不少于 1 000 mL。遵医嘱使用氢化可的松、5%碳酸氢钠等药物,以减轻溶血和肾功能损害。贫血严重者,可少量多次输新鲜全血,输血过程中注意防止输血反应。

3. 药物应用及护理　氯喹为控制发作的首选药物,磷酸氯喹 1 g(基质 0.6)口服,6~

8 h后再服0.5 g(基质0.3),第2天、3天再各服0.5 g,3天总量2.5 g。服药后24~48 h热退,48~72 h血中疟原虫消失。本药口服可引起食欲减退、恶心、呕吐、腹泻、头晕及皮肤瘙痒等,少数患者可出现心律失常。嘱患者饭后服用,以减少对胃肠道的刺激。

4. 病情观察　定时监测患者生命体征、面色、意识状态、尿色、尿量等,以便及早发现脑型疟疾、黑尿热等。

5. 心理护理　告诉患者通过避免诱因,合理用药可以控制病情,缓解症状。

五、护理评价

(1) 体温是否正常。

(2) 有无全身不适、疼痛等,感觉是否舒适。

(3) 有无情绪波动,沟通是否正常。

(4) 有无并发症发生。

【健康教育】

1. 宣传预防疟疾的知识　以防蚊、灭蚊为主,对高疟区的健康人群及外来人群进行预防性服药以防止发生疟疾。

2. 宣传疟疾相关治疗知识　患者常用氯喹与伯氨喹联合治疗,应坚持服药,以求彻底治愈。出院后仍应避免劳累,定期随访。如有寒战、发热、大汗消退后反复发作者,应速到医院复查。

3. 预防复发及复诊　对于2年内有疟疾发作史及血中查到疟原虫者,在春季或流行高峰前1个月行抗复发治疗,以根治带虫者。以后每3个月随访1次,直至2年内无复发为止。

第六节　血吸虫病患者的护理

【疾病概述】

血吸虫病(schistosomiasis)是指由血吸虫寄生在门静脉系统所引起的疾病。病变主要由虫卵引起,以肝脏和结肠的病变最为显著。急性期主要表现为发热、肝大、腹泻或痢疾样大便,血中嗜酸粒细胞显著增多;慢性期可有腹泻、肝脾大;晚期发展为门静脉高压,巨脾和腹水。

一、病原学与发病机制

寄生于人体的血吸虫主要有日本血吸虫、埃及血吸虫、曼氏血吸虫、间插血吸虫、湄公血吸虫5种。在我国流行的主要为日本血吸虫病。

日本血吸虫成虫雌雄异体,常雌雄合抱寄生于人体门静脉系统(主要在肠系膜下静脉),雌虫在肠壁黏膜下层末梢静脉产卵,一条雌虫每天可产卵1 000个左右,虫卵破坏肠黏膜而进入肠腔,随粪便排出,不能排出的虫卵沉积在局部组织中逐渐死亡钙化。含卵粪便入水后在适宜温度孵出毛蚴，毛蚴又侵入中间宿主钉螺体内发育成尾蚴。尾蚴不断从螺体逸出，常分布在水的表层。人畜接触疫水时，尾蚴迅速从皮肤和黏膜钻入体内，弃去尾部而转变为童虫，童虫随血液循环流经肺之后达肝，发育为成虫，再逆血流移行到肠系膜下静脉中产卵。从尾蚴经皮肤感染至成虫交配产卵一般约为 30 d。

尾蚴钻入皮肤，可引起局部发生红色丘疹，称“尾蚴性皮炎”，是一种速发型和迟发型变态反应。幼虫随血液入右心而达肺，引起肺点状出血和细胞浸润，此与虫体代谢产物或崩解物引起的变态反应有关。

虫卵沉积于肠壁黏膜下层，顺门静脉血流至肝内分支，故病变以肝脏和结肠最为显著。在严重感染情况下，童虫可达异常部位成熟产卵，产生异位损害，以肺部与脑部多见。

慢性血吸虫病的主要病变是由虫卵诱发的变态反应，形成虫卵幼芽肿。虫卵幼芽肿反应是本病的基本病理改变。

二、流行病学

造成血吸虫病传播必须具备 3 个环节：即带卵的粪便入水、钉螺的存在、人畜接触疫水。患者和保虫宿主（牛、羊、猪、马、犬、猫、鼠类等）为主要的传染源。传播途径为接触传播。人群普遍易感，以男性青壮年农民和渔民等水上作业者为多，感染后有部分免疫力。该病在我国主要分布于长江流域及以南地区，夏秋季多见。

三、临床表现

血吸虫病的潜伏期一般为 30~60 d，平均 40 d。我国将血吸虫病分为以下 4 型。

（一）急性血吸虫病

起病较急，以全身症状为主。发生于夏秋季。

1. 尾蚴性皮炎　在接触疫水后数小时至 2~3 d 内出现尾蚴性皮炎。局部皮肤可见粟粒大的红色丘疹或疱疹，奇痒。

2. 发热　以间歇型最多见，亦可呈弛张热，体温早晚波动大，下午或晚上较高，可达 39~40℃，清晨热退时出汗，发热可持续数日至 2 个月以上。病情重者可有神志淡漠，听力减退，甚至谵妄、昏迷，病程长者常有消瘦、贫血、营养不良性水肿等表现。

3. 过敏反应　以荨麻疹多见，此外尚可有淋巴结肿大及压痛、血管神经性水肿等，持续数日至 2 周。

4. 消化道症状　腹痛、腹泻多见，腹泻每天 3~5 次，偶有 10 次以上，大便稀烂，少数排脓血便。

5. 腹部体征　肝大、有压痛，以左叶明显。半数以上有轻度脾大。腹部压痛，有柔韧感，重者可有腹水形成。

（二）慢性血吸虫病

少量多次感染后而形成慢性血吸虫病，慢性血吸虫病亦可由急性发展而来。多数患者无明显症状，仅在普查时被发现，少数患者有轻度肝大、腹痛、腹泻、偶尔便中带血，重者可排脓血便，伴里急后重，类似慢性菌痢。主要体征有肝、脾肿大。

（三）晚期血吸虫病

晚期血吸虫病由慢性血吸虫病发展而来，表现为血吸虫病肝纤维化，根据主要临床表现分为以下 4 型。

1. 巨脾型　最常见，脾大可超过脐平线或腹中线，均伴有脾功能亢进。

2. 腹水型　是严重肝硬化的重要标志。腹部极度膨隆，下肢极度水肿，呼吸困难，难以进食，腹壁静脉怒张，脐疝和巨脾。常因上消化道出血、肝性脑病或感染而死亡。

3. 结肠肉芽肿型　以结肠病变为突出表现。病程 3～6 年以上，亦有十年者。患者常腹泻、便秘或二者交替出现，有时出现腹胀、肠梗阻。左下腹可触及肿块，有压痛。纤维结肠镜下可见黏膜苍白、增厚、溃疡和息肉，易癌变。

4. 侏儒型　极少见，为幼年反复感染使肝脏生长素介质减少，影响生长发育而引起，表现为身材矮小，第二性征缺乏，但智力发育正常。

（四）异位血吸虫病

虫卵沉积在门静脉系统以外脏器所引起的损害，以脑型和肺型的异位损害多见，患者可出现脑膜脑炎症状或癫痫发作，以及肺间质性病变。

（五）并发症

1. 上消化道出血　肝硬化晚期食道下端或胃底静脉曲张者，由饮食不当、腹压增加、用力过度等诱发上消化道大出血。

2. 肝性脑病　多由于大出血、大量放腹水，过度利尿等诱发。

3. 肠道并发症　血吸虫的严重结肠病变可引起肠腔狭窄而致肠梗阻，以乙状结肠、直肠多见，常与网膜粘成团，可扪及腹内包块。

四、辅助检查

1. 外周血象　急性期白细胞总数在（10～30）$\times 10^9$/L 之间，嗜酸粒细胞在 20%以上，偶有高达 90%以上者。慢性期嗜酸粒细胞仍可增高，晚期可因脾功能亢进而出现全血细胞减少。

2. 肝功能检查　急性血吸虫病患者血清中球蛋白显著增高，血清丙氨酸转氨酶轻度增高。晚期患者血清白蛋白明显降低，并常有白/球比值下降或倒置。

3. 粪便检查　粪便中查到虫卵或孵出毛蚴可确诊血吸虫病，急性期患者阳性率高，晚期患者阳性率低。

4. 免疫学检查　包括皮内试验、环卵沉淀试验、ELISA 试验等，其敏感度和特异度高。

5. 结肠镜及直肠黏膜活组织检查　慢性血吸虫病乙状结肠镜检查见肠黏膜充血水肿，并可见黄斑、息肉、溃疡及瘢痕，自病灶处取米粒大小黏膜压于两玻片之间，在显微镜下查找血吸虫卵。

6. 肝影像学检查　B 超可诊断肝纤维硬化的程度，CT 扫描可显示晚期患者肝包膜增厚钙化等特异图像。

五、治疗原则

急性血吸虫病患者应住院治疗，吡喹酮是目前治疗首选药物，可用于各期各型血吸虫病患者。晚期按肝硬化治疗，采取内外科结合、病原治疗与对症治疗结合以及中西医结合的原则。

【患者护理】

一、护理评估

1. 流行病学资料　主要判断本地区是否有大量的血吸虫病患者、水源是否丰富，水中是否有大量的钉螺的存在，本季节是否是血吸虫病的流行季节，感染人群是否直接接触疫水等。

2. 身体评估

(1) 有无发热、肝大、腹泻或痢疾样大便等血吸虫病的主要表现。

(2) 有无咳嗽、咳痰、脑膜刺激征等异位血吸虫病的临床表现。

(3) 有无呕血、黑便等消化道出血的表现。

(4) 有无意识丧失、扑翼样震颤等肝性脑病的表现。

(5) 有无腹痛、呕吐、腹胀、停止排便排气等肠梗阻的表现。

3. 心理、社会状况　参见本章第二节相关内容。

4. 辅助检查　血液检查、肝功能检查、粪便检查、免疫学检查、结肠镜及直肠黏膜活组织检查以及肝影像学检查等有无异常改变。

病例：患者，男性，38 岁，北京人。发热、腹痛、腹泻、皮疹并有痒感 2 周，用青霉素治疗 1 周无效于 2008 年 8 月 12 日入院。体格检查：T 39℃，BP 120/80 mmHg，一般情况良好，下肢皮肤可见较多荨麻疹，有搔抓痕迹，腋窝及腹股沟可触及肿大的淋巴结，心肺(−)，肝肋下 3 cm，质软，脾不大。病史：病前曾去江西出差 1 个月，有下河游泳史。

请思考：此病例的护理诊断是什么？

二、护理诊断及合作性问题

1. 体温过高　与血吸虫急性感染后虫卵和毒素作用有关。

2. 腹泻　与病变累及直肠、结肠，导致局部黏膜充血、水肿、溃疡形成有关。

3. 营养失调：低于机体需要量　与肝功能损害导致营养代谢障碍有关。

4. 活动无耐力　与长期发热、肝脏病变使体力明显降低有关。

5. 潜在并发症　消化道出血、肝性脑病、急性肾功能不全。

三、护理目标

(1) 体温正常。

(2) 无腹痛、腹泻，感觉舒适。

(3) 食欲增加、体重恢复，体力增加。

(4) 无并发症发生。

四、护理措施

1. 一般护理

(1) 休息:急性期应卧床休息,减少机体消耗。慢性患者可适当活动,避免劳累。保持环境安静、整洁、舒适、通风良好。

(2) 饮食与营养:急性期能进食者,给予高热量、高蛋白、高维生素易消化饮食。避免煎炸、油腻、产气食物,减少脂肪摄入,保证供给足够水分,维持水、电解质的平衡。不能进食者遵医嘱给予静脉输液。慢性患者可予营养丰富易消化食物,少量多餐,避免进食粗硬、过热、含多纤维刺激性食物。

2. 对症护理

(1) 发热的护理:参见本章第二节相关内容。

(2) 腹泻的护理:观察腹泻的次数、大便性状,有无伴腹痛等。向患者解释腹泻、腹痛原因,指导患者合理休息和饮食。尽量避免腹部受凉及进食高脂饮食。若有消瘦、贫血、营养不良性水肿等表现,可遵医嘱静脉补充血浆、白蛋白,输新鲜血等。

(3) 上消化道出血的护理:嘱绝对卧床休息,取平卧位并下肢略抬高。迅速建立静脉通道,配合医生准确地实施救治措施。严密观察病情变化,并观察治疗效果及不良反应。

3. 药物应用及护理 目前治疗血吸虫病的首选药物是吡喹酮,可用于各期各型血吸虫病患者。

(1) 急性血吸虫病:成人总剂量为 120 mg/kg(儿童 140 mg/kg),4~6 d 分次服完,每天分 2~3 次服用。

(2) 慢性血吸虫病:成人总剂量为 60 mg/kg,儿童为 70 mg/kg,分 1~2 d 服用,每天 3 次。

应指导患者按时、按量坚持服药,本药毒性小,个别患者服用后有头晕、头痛、腹痛、恶心、乏力等,于服药后 0.5~1 h 出现,不需处理,数小时内便可消失。晚期血吸虫病患者如用药剂量偏大或过量,可引起严重心律失常,应立即停药,报告医生,及时处理。

4. 病情观察

(1) 急性期:主要观察体温、皮疹形态、每日腹泻次数及大便性状、肝/脾大小等。

(2) 晚期:观察腹围、体重、下肢有无水肿、肝脾大小、肝功能状况。观察患者有无呕血及柏油样便,及早发现上消化道出血。观察有无性格、行为异常及智力障碍,警惕肝性脑病的发生。

5. 心理护理 参见本章第二节相关内容。

五、护理评价

(1) 体温是否正常。

(2) 有无腹痛,感觉是否舒适。

(3) 食欲有无增加,体重是否恢复,体力是否增加。

(4) 有无并发症发生。

【健康教育】

1. 开展卫生宣教,预防血吸虫病　以杀灭钉螺与治疗患者、病畜为重点,防止人粪与畜粪污染水源,提倡饮用开水。在流行区尽量避免与疫水接触,必须接触时应涂擦防护剂,或用1%氯硝柳胺碱性溶液浸湿衣裤对尾蚴有预防作用。

2. 开展血吸虫病的相关知识宣传　如血吸虫病的传染源、传播途径、临床表现、治疗、常见并发症及其表现等。急性患者应及早就医,争取彻底治愈。慢性患者应注意安排规律生活,保证充分的睡眠,防止合并感染,增加饮食营养,限制吸烟、饮酒,以免加重肝损害。定时复查,一旦发生并发症应及时就医。

第七节　钩虫病患者的护理

【疾病概述】

钩虫病(ancylostomiasis)是由十二指肠钩虫和(或)美洲钩虫寄生于人体小肠所引起的肠道寄生虫病。主要临床特征是贫血、胃肠功能紊乱及营养不良,严重者可引起心功能不全及发育障碍。

一、病原学与发病机制

钩虫生活史包括虫卵、幼虫(可分为杆状蚴和丝状蚴)、成虫几个阶段。

成虫形态细长,长约1 cm(如绣花针),淡红色(死虫灰白色),半透明,寄生于小肠上段,以空肠为主。成熟的雌性十二指肠钩虫,每天平均产卵10 000个以上;美洲钩虫每天产卵约为5 000个。

虫卵随宿主粪便排出,在温暖、潮湿的土壤中经24~48 h发育为杆状蚴,杆状蚴在5~7 d内经两次蜕皮发育为具感染性的丝状蚴。当接触人体皮肤、黏膜时,可侵入人体经局部微血管或淋巴管进入右心至肺,穿破肺微血管进入肺泡,沿支气管上行至咽部,随吞咽活动经食管、胃达小肠,经3~4周发育为成虫,并附着于肠黏膜。从感染至粪便中排出钩虫卵,一般需4~7周。成虫的寿命为2~5年,但大多数在1~2年内被排出体外。

长期严重贫血与缺氧可引起心、肝、肾等重要脏器出现不同程度的脂肪变性及退行性变。儿童期严重感染可导致生长发育障碍。

二、流行病学

钩虫病患者和带虫者为主要的传染源。含钩虫卵的粪便未经处理就当肥料应用,使农田成为重要的感染场所。接触传播为主要的传播途径,如赤足行走、下田劳动时接触污染的土壤,钩虫的幼虫(丝状蚴)经皮肤或黏膜侵入人体;亦可因进食含有丝状蚴的蔬菜或生水,直接经口感染。任何性别和年龄段人群均可被感染,但以青壮年农民为多。

三、临床表现

临床表现包括幼虫和成虫两个阶段。大多数为轻度感染者,无临床症状,约 10%较重感染者出现较大差异的临床症状。

(一)幼虫所致的临床表现

1. 钩蚴性皮炎　俗称“粪毒”或“地痒疹”。皮炎多发生于手指或足趾间、足背、足踝等部位。当丝状蚴侵入人体皮肤时,可导致局部皮肤充血、水肿、中性与嗜酸性粒细胞浸润,在局部有烧灼感或针刺感,继之出现充血性斑点或丘疹,奇痒,于 1~2 d 后变成疱疹。一般 4~10 d 症状消失,皮损愈合。如继发细菌感染,可形成脓疱。

2. 钩蚴性肺炎　感染后 3~7 d 内出现,患者出现咽部发痒、咳嗽、咳痰等症状,严重者可有剧烈干咳、哮喘、畏寒、发热、痰中带血等,主要原因是大量钩蚴同时移行至肺部,导致广泛性炎性反应所至,同时可有过敏反应参与。持续数日至 1 个月症状可消失。

(二)成虫寄生所致的临床表现

主要包括慢性失血所致的贫血症状和肠黏膜创口引起的多种消化道症状。

1. 贫血症状　是钩虫病的主要特征。表现面色苍白,四肢乏力,精神不振,劳动力减退和不同程度的头晕等。严重者出现心悸、气促、面部及下肢水肿,甚至心功能不全的表现等。贫血的主要原因是慢性失血,慢性失血是钩虫成虫借口囊咬附在肠黏膜上,以摄取血液,同时分泌抗凝物质,使被咬附的黏膜伤口不断渗血所致。

2. 消化系统症状　多在感染后 1~2 个月逐渐出现上腹隐痛不适、食后腹胀、便秘或腹泻、大便中隐血等。少数患者出现喜食生米、生豆、甚至泥土、煤渣等“异嗜症”。消化道症状的出现与钩虫损伤肠黏膜及不断变换吸附部位有关。

3. 其他　儿童长期患钩虫病,可引起营养不良和生长发育障碍、性发育不全、侏儒症等表现。孕妇感染严重的钩虫病易致缺铁性贫血,可引起早产或死胎。

四、辅助检查

1. 外周血象　常有不同程度贫血,属于小细胞低色素性贫血,嗜酸粒细胞可轻度增多,血清铁浓度显著降低,一般在 9 μmol/L 以下。

2. 骨髓象　可见造血旺盛,红细胞发育阻滞于幼红细胞阶段,中幼细胞显著增多。含铁血黄素与铁粒细胞减少或消失。

3. 粪便检查　常用涂片法和饱和盐水漂浮法检测钩虫虫卵,亦可作钩虫培养。

五、治疗原则

驱虫治疗为关键,常用阿苯达唑和甲苯咪唑,具有杀死钩虫成虫和虫卵的作用。在钩蚴感染 24 h 内可用左旋咪唑涂擦剂或 15%噻苯咪唑软膏,涂擦患处治疗钩蚴性皮炎。当出现并发症时及时纠正。

【患者护理】

一、护理评估

1. 流行病学资料　主要判断本地区是否有大量的钩虫病患者、农田是否被污染，是否赤足行走、下田劳动时是否接触污染的土壤，是否进食含有丝状蚴的蔬菜或生水等。

2. 身体评估

(1) 有无局部有烧灼感或针刺感，有无充血性斑点或丘疹、奇痒、疱疹等幼虫引起的皮炎临床表现。

(2) 有无咳嗽、咳痰、痰中带血、哮喘等幼虫引起的肺炎临床表现。

(3) 有无成虫寄生引起的慢性失血所致的贫血症状和肠黏膜创口引起的多种消化道症状。

3. 心理、社会状况　参见本章第二节相关内容。

4. 辅助检查　血液学检查、粪便检查、骨髓检查等有无异常改变。

病例：患者，女性，38 岁。头晕、乏力、上腹部隐痛 1 月余，近 6 d 便血，于 2008 年 10 月 10 日入院。每日有果酱样便 2~3 次，每次 120~200 g。体格检查：BP 110/80 mmHg，意识清醒，面色、口唇苍白，颜面微肿，巩膜无黄染，心肺(-)，肝脾未触及。实验室检查：血红蛋白 42 g/L，红细胞 1.2×10^{12}/L，白细胞 10.8×10^{9}/L，中性粒细胞 0.72，嗜酸粒细胞 0.13，淋巴细胞 0.15；尿常规(-)；粪便常规：外观果酱色，检到钩虫卵，潜血试验阳性。病史：患者在 3 个月前曾赤足下田劳动 10 d，且足趾间有疱疹、奇痒，局部用药后症状缓解。

请思考：此患者的护理诊断是什么？

二、护理诊断及合作性问题

1. 活动无耐力　与贫血有关。
2. 营养失调：低于机体需要量　与长期慢性失血、胃肠功能紊乱有关。
3. 皮肤完整性受损　与局部钩蚴性皮炎有关。
4. 有继发感染的危险　与严重贫血缺氧导致机体抵抗力下降有关。
5. 焦虑　与缺乏本病相关知识有关。

三、护理目标

(1) 食欲增加、体重恢复，体力增加。

(2) 皮肤完整无损伤。

(3) 无并发症发生，机体抵抗力正常。

(4) 情绪稳定，沟通正常。

四、护理措施

1. 一般护理

(1) 休息：病情轻者，可适当活动。病情较重者，应卧床休息。环境安静、整洁、室内空气清新。

（2）饮食：给予高蛋白、高热量、富含维生素、易消化、含铁丰富的食物。驱虫期间宜给予半流质饮食，忌食油腻及粗纤维食物。

2. 对症护理

（1）钩蚴性皮炎的护理

1）在钩虫病感染季节（5~7月），久晴初雨、久雨初晴和早晨露水未干的情况下，凡在容易感染钩虫的农作物地里劳动的人，要做好个人防护（如穿上胶鞋等），以防钩虫病重复感染和大面积急性感染。

2）在容易接触泥土的皮肤表面涂抹0.05%碘液或左旋咪唑软膏等防护药物，防止钩蚴侵入皮肤。

3）有病早就医。下地劳动长了“粪毒”，说明传染了钩虫病，应及早发现、及时服驱虫药治疗。

（2）活动无耐力的护理

1）严重贫血的患者由于机体抵抗力低下，口腔、皮肤、呼吸道等易于继发感染，故应加强口腔、皮肤的护理，防止并发感染。

2）增加营养，纠正贫血，以增强机体抗病能力。

3）对于严重贫血者，应遵医嘱先纠正贫血，再驱虫治疗，以免加重不适。

4）输血或输液时，每分钟滴速应控制在30滴以内，以免加重心肺负担。

3. 药物应用及护理　驱虫治疗为关键，阿苯达唑（肠虫清）成人剂量为400 mg，顿服，隔10 d重复一次。2岁以上儿童与成人剂量相同。甲苯咪唑成人剂量为100 mg，2次/d，连服3 d，儿童与成人剂量相同。此药副作用轻微且短暂，仅少数患者出现头昏、恶心、腹痛等，孕妇禁用。

4. 病情观察

（1）观察患者进食情况：有无恶心、呕吐，每日大便次数、性质，注意腹痛性质、部位、时间等。

（2）观察重度贫血患者：一旦出现烦躁不安、呼吸急促、不能平卧、尿量减少、水肿等，提示可能并发心力衰竭，应及时报告医生并给予救治。

5. 心理护理　参见本章第二节相关内容。

五、护理评价

（1）食欲是否增加、体重是否恢复，体力是否增加。

（2）皮肤完整性是否损伤。

（3）有无并发症发生，机体抵抗力是否正常。

（4）情绪是否稳定，沟通是否正常。

【健康教育】

1. 开展预防钩虫病的卫生宣传　尤其在疫区，应向群众解释钩虫病的感染过程，要预防钩虫病应注意加强粪便管理和个人防护，避免赤足下田劳动，应穿胶鞋或局部涂擦防护药物，不吃生的蔬菜。有赤足劳动经历并且局部出现症状者,应定期检查,以便早发现、及时治疗。

2. 向患者及家属介绍本病相关知识　向患者和家属解释钩虫病的感染过程、临床经过、治疗、预防方法。指导患者及其家属配合驱虫治疗。说明服用铁剂的方法和注意事项。在家治疗的患者,家属应督促患者按时服药,给予丰富的营养,保证休息。

3. 嘱患者复查　于治疗后1个月内复查大便,如仍有钩虫卵,可重复驱虫1次。

练 习 题

1. 某学校3周内有6位学生相继出现乏力、食欲减退、巩膜黄染,ALT增高,HBsAg(-),抗-HAV-IgM(+)、抗-HAV-IgG(-)。最可能的诊断是

A. 急性甲型病毒性肝炎　　B. 急性乙型病毒性肝炎　　C. 急性丙型病毒性肝炎
D. 急性丁型病毒性肝炎　　E. 急性戊型病毒性肝炎

2. 一孕妇,29岁,既往体健,近1年来发现HBsAg阳性,但无任何症状,肝功能正常。此孕妇目前所处状态是

A. 无症状HBsAg携带者　　B. 轻度慢性乙型肝炎　　C. 中度慢性乙型肝炎
D. HBV既往感染　　E. 急性无黄疸型乙型肝炎

3. 某女性,25岁,既往体健,体检时发现肝功能正常,抗-HBs阳性,反复查HBV、其他血清标志物均为阴性。表示此女士是

A. 乙型肝炎有传染性　　B. 乙型肝炎病情稳定　　C. 乙型肝炎病毒携带者
D. 乙型肝炎恢复期　　E. 对乙型肝炎病毒有免疫力

4. 患者女性,18岁,既往体健,近日因突然发热、恶心、乏力及巩膜黄染而住院。实验室检查:ALT为478 U/L,血清总胆红素(TBiL)为78 μmol/L,抗-HAV-IgM(+),诊断为急性甲型病毒性肝炎。自甲肝发病之日起,需隔离

A. 1~2周　　B. 2周　　C. 3~4周
D. 5周　　E. 6~7周

5. 患者女性,42岁,近来感上腹部不适、恶心、呕吐、厌油腻,经检查发现:ALT为158 U/L,HBsAg阳性,初步诊断为慢性乙型病毒性肝炎。此型肝炎最主要的传播途径是

A. 性传播　　B. 母婴传播　　C. 血液传播
D. 消化道传播　　E. 呼吸道传播

6. 一孕妇,30岁,既往体健,近1年来发现HBsAg阳性,但无任何症状,肝功能正常。经过十月怀胎,足月顺利分娩一4 500 g男婴,分娩后,医生对此新生儿进行预防注射。切断的传播途径是

A. 注射传播　　B. 母婴传播　　C. 消化道传播
D. 血液、体液传播　　E. 日常生活密切接触

7. 患者女性,40岁,3年前有乙肝病史,当时HBsAg阳性,HBeAg阳性,经治疗后好转。近日,纳差,巩膜黄染,肝掌,面黑,肝肋下2cm,脾肋缘可触及,ALT为150 U/L。诊断为

A. 急性乙型肝炎　　B. 慢性乙型肝炎　　C. 慢性重型肝炎
D. 肝硬化　　E. 肝癌

8. 患者男性,44岁,体检发现HBsAg阳性9年,ALT反复增高4年。近3周因过劳食欲下降,尿黄,明显乏力,齿龈出血,近2周腹胀,尿量减少,近3日睡眠颠倒,有时语无伦次。体格检查:注射部位有瘀斑,腹部移动性浊音阳性,扑翼样震颤阳性。实验室检查:ALT为176 U/L,TBiL为432 μmol/L,凝血酶原时间为38 s。该患者应诊断为

A. 慢性肝炎　　B. 亚急性重型肝炎　　C. 活动性肝硬化

D. 慢性重型肝炎　　E. 慢性肝炎急性发作

9. 患者男性，37岁，既往体健。因近1周食欲减退、上腹不适、疲乏无力，伴巩膜及皮肤黄染2日而住院。入院3日后出现嗜睡，有扑翼样震颤，肝未触及。TBiL为200 μmol/L，ALT为150 U/L，血清HBsAg阳性。此患者的肝炎类型是

A. 急性黄疸型乙型肝炎　　B. 淤胆型肝炎　　C. 急性重型乙型肝炎
D. 亚急性重型乙型肝炎　　E. 慢性重型乙型肝炎

10. 患者男性，26岁，食欲减退、极度乏力、黄疸进行性加深、腹胀半个月。既往无肝病病史。查体：巩膜及皮肤明显黄染，皮肤有瘀斑，无肝掌及蜘蛛痣，腹水征阳性，肝脾未触及。ALT为560 U/L。TBiL为342 μmol/L。本病例诊断应首先考虑

A. 急性重型肝炎　　B. 亚急性重型肝炎　　C. 淤胆型肝炎
D. 急性黄疸型肝炎　　E. 慢性重型肝炎

11. 患者男性，25岁，因乏力、纳差、尿黄、大便白陶土样1周入院。经输液后全身情况改善，肝功能检查ALT为100 U/L，TBiL为170 μmol/L，B超未见肝内胆管扩张。经治疗1个月后ALT正常，但总胆红素下降缓慢。目前总胆红素为70 μmol/L。皮肤瘙痒明显。诊断应首先考虑

A. 急性黄疸型肝炎　　B. 淤胆型肝炎　　C. 急性重型肝炎
D. 肝癌　　E. 总胆管结石

12. 患者男性，37岁，因近2周食欲减退、上腹部不适、疲乏无力就诊，体格检查：肝肋下2 cm，有轻度触痛。为明确诊断，首先应检查的项目是

A. 尿胆红素　　B. 血清胆红素　　C. 血清白蛋白
D. 血清丙氨酸氨基转移酶　　E. 谷氨酰基转移酶

13. 一孕妇，30岁，既往体健，近1年来发现HBsAg阳性，但无任何症状，肝功能正常。经过十月怀胎，足月顺利分娩一4 500 g男婴。为切断母婴传播，对此新生儿最适宜的预防方法是注射

A. 乙肝疫苗　　B. 丙种球蛋白　　C. 乙肝疫苗+丙种球蛋白
D. 高效价乙肝免疫球蛋白　　E. 乙肝疫苗+高效价乙肝免疫球蛋白

14. 患者女性，30岁，病毒性肝炎且HBeAg及抗-HBc阳性，于昨日正常分娩一女婴。指导母乳喂养时注意

A. 可以母乳喂养　　B. 不可以母乳喂养
C. 婴儿接受免疫后可以母乳喂养　　D. 产妇接受免疫后可以母乳喂养
E. 婴儿和产妇同时接受免疫后可以母乳喂养

15. 某护士在给HBeAg阳性的慢性肝炎患者采血时，不慎刺破左手拇指。此时急需采取的重要措施是

A. 立即注射乙肝疫苗
B. 立即进行乙醇消毒
C. 定期复查肝功能和HBV-IgM
D. 立即注射高效价乙肝免疫球蛋白和查血HBsAg及抗-HBs
E. 立即接种乙肝疫苗，1周内注射高效价乙肝免疫球蛋白

16. 患者男性，25岁，发热38.5℃3日，今日上午热退但尿似红茶，食欲不佳，恶心，呕吐，全身乏力明显。过去无肝炎史。肝功能化验：ALT为1 500 U/L，TBiL为200 μmol/L。对该患者的诊断应首先考虑

A. 急性黄疸型肝炎　　B. 慢性重型肝炎　　C. 淤胆型肝炎
D. 急性重型肝炎　　E. 亚急性重型肝炎

17. 患者男性，16岁，学生，进食海鲜火锅1个月后，突起发热39 ℃，1周后自行消退，但恶心频繁，伴腹泻每日3次，尿色深似酱油。实验室检查：血HEV-IgM(+)，抗-HBs(+)，肝功能ALT为1 200 U/L，TBiL为

170 μmol/L。诊断为急性戊型肝炎黄疸型。造成戊肝暴发流行的主要传播方式是

A. 水源污染与食品污染　　B. 输血与血制品　　C. 母婴垂直传播

D. 日常生活密切接触　　E. 虫媒传播

18. 患者女性,32岁,1个月前因宫外孕手术输血400 mL,术后恢复良好。近日食欲不佳伴反复呕吐,不能进食,再次入院,实验室检查:肝功能化验ALT为1 000 U/L,TBiL为170 μmol/L,抗-HBs(+),抗-HCV(+),HCV-RNA(+)。应诊断为

A. 急性甲型肝炎　　B. 急性乙型肝炎　　C. 急性丙型肝炎

D. 急性丁型肝炎　　E. 急性戊型肝炎

19. 患者男性,9岁,1周前出现食欲减退、恶心、呕吐,活动减少,伴有发热,体温在37.5~38.5℃,近2日出现尿黄来医院就诊。出生时注射过乙肝疫苗。查体:巩膜黄染,肝肋下1.5 cm,脾未触及。实验室检查:ALT为980 U/L,TBiL为116 μmol/L。该患者最可能的诊断为

A. 急性胃肠炎　　B. 药物性肝炎　　C. 急性乙型肝炎

D. 急性甲型肝炎　　E. 自身免疫性肝炎

20. 患者男性,37岁,不规则发热、咳嗽、伴间断腹泻、食欲减退及明显消瘦2个月,既往有静脉吸毒史。体格检查:体温38℃,全身淋巴结肿大,质韧,无触痛,能活动。血白细胞为4.0×10^9/L,血清抗-HIV(+)。此患者最可能的诊断为

A. 支气管肺癌　　B. 艾滋病　　C. 白血病

D. 败血症　　E. 淋巴病

21. 患者男性,39岁,因发热、咳嗽,伴间断腹泻、食欲减退及明显消瘦就诊,既往有静脉吸毒史。检查:血清抗-HIV(+),诊断为艾滋病进行治疗,能反映此病预后和疗效的检查项目是

A. $CD4^+/CD8^+$　　B. 血清抗-HIV检测　　C. 骨髓检查

D. 血培养　　E. 淋巴结活检

22. 患者女性,25岁,有不洁性接触史。近3个月来发热、咳嗽、喘憋,疑为肺炎,经多种抗生素治疗无效,全身状况日渐衰竭,全身淋巴结肿大。为确诊,首先应做的检查是

A. 痰培养　　B. 肺功能　　C. 胸部CT

D. 胸部X线检查　　E. 血清抗-HIV

23. 患者男性,15岁,患有血友病,反复输入抗血友病球蛋白5次而感染HIV。符合患者HIV感染急性期临床表现的是

A. 血清抗体检测均呈阳性

B. 发热、腹泻、淋巴结肿大

C. HIV数量渐增,但传染性不强

D. 无特殊不适,$CD4^+$细胞数量无变化

E. 淋巴结肿大、全身及关节疼痛长达1年

24. 患者男性,38岁,发热、咳嗽2周,伴胸痛、气短、极度乏力,拟诊为艾滋病。体格检查:体温38℃;双侧颊黏膜散在溃疡,并有白色分泌物;两肺听诊可闻及湿啰音。血白细胞为4.0×10^9/L,$CD4^+/CD8^+$比值<1,X线检查提示双肺间质性肺炎。不恰当的护理是

A. 严格执行消毒隔离制度

B. 多与患者沟通,鼓励患者树立战胜疾病的信心

C. 给予高热量、高蛋白、高维生素的清淡易消化饮食

D. 提供患者与家属、亲友沟通的机会,获得更多心理支持

E. 安置患者于隔离病房内,病室外挂黄色标志进行严密隔离

25. 患者女性,28岁,有不洁性接触史。近3个月来发热、咳嗽、呼吸急促和发绀,疑为肺炎,经多种抗生素治疗无效,全身状况日渐衰竭,全身淋巴结肿大,血清抗-HIV(+),诊断为艾滋病。艾滋病肺部感染最常见的是

A. 肺孢子虫肺炎　B. 肺炎球菌肺炎　C. 支原体肺炎
D. 肺结核　E. 疱疹病毒性肺炎

26. 患者男性,28岁,有吸毒史3年。近2周来反复咽峡痛、发热,口腔检查见腭垂两侧充血,有白色假膜,咽拭子培养为白色念珠菌。为确诊,主要应做的检查为

A. 血清 HIV 抗体检查　B. 空腹血糖检测
C. 骨髓穿刺涂片检查　D. 痰培养检查
E. 血常规检查

27. 患者男性,27岁,有注射吸毒史5年。近日头痛、高热、呕吐,第4日出现颈部抵抗,脑脊液常规及真菌涂片检查均发现隐球菌,入院后查体发现全身多处淋巴结肿大。对此患者首先考虑的诊断为

A. 系统性红斑狼疮　B. HIV 感染　C. 丙型肝炎
D. 淋巴瘤　E. 白血病

28. 患者男性,40岁,有不洁性接触史。不规则发热、腹泻、进行性体重下降5个月,发现颈部、腋窝多处浅表淋巴结肿大1个月。血常规:WBC 为 $2.8\times10^9/L$,PLT 为 $212\times10^9/L$。HIV 抗体(+)。对该患者治疗的关键是

A. 降温　B. 止泻　C. 升白细胞
D. 抗病毒治疗　E. 营养支持

29. 患者男性,37岁,因发热、咳嗽、伴间断腹泻、食欲减退及明显消瘦半年就诊,有同性恋史。查血清抗-HIV(+)。诊断为艾滋病,患者恐惧、绝望,对治疗护理不合作。目前对该患者最重要的护理措施是

A. 心理支持　B. 物理降温　C. 遵医嘱给抗生素
D. 加强口腔及皮肤护理　E. 给高热量、高蛋白、高维生素饮食

30. 某男性乙脑患儿,7岁,于病程第4日入院,体温为40 ℃,下午突然神志不清,反复抽搐,两侧瞳孔不等大,呼吸节律不规则,呼吸表浅,病情危急。造成乙脑患者死亡的主要原因是

A. 高热　B. 抽搐　C. 呼吸衰竭
D. 循环衰竭　E. 意识障碍

31. 某地防疫站近日收到多例乙脑疫情报告,为阻止乙脑疫情发展,采取了一系列预防措施。预防乙脑的关键措施是

A. 管理好动物传染源　B. 及早发现患者,及时隔离治疗
C. 抓好灭蚊、防蚊工作就行　D. 抓好预防接种即可
E. 灭蚊与疫苗接种并重

32. 患儿男性,9岁,于8月19日开始发热,头痛,体温38℃;8月23日因昏迷伴抽搐入院。查体:神志不清,体温40.5℃,血压、呼吸正常,双侧瞳孔等大,皮肤黏膜无出血点,颈强直,克氏征及布氏征(-)。经脑脊液检查初步诊断为乙脑。该患儿感染过程中,出现最早的有诊断意义的抗体是

A. 补体结合抗体　B. 血凝抑制抗体　C. 中和抗体
D. Vi 抗体　E. 特异性 IgM 抗体

33. 患儿男性,7岁,8月因突然高热,惊厥1次就诊。体温39.5℃,面色苍白,四肢厥冷,意识模糊,便常规有脓细胞。护士考虑该患儿是

A. 中毒型细菌性痢疾　B. 水痘并发脑炎　C. 腮腺炎脑炎
D. 麻疹脑炎　E. 高热惊厥

34. 患儿男性，3岁，有饮食不洁史，高热2 h，体温为40℃，呕吐1次，面色苍白，四肢厥冷，神志不清，护士考虑该患儿可能是中毒型细菌性痢疾。为进一步确诊，应立即进行的检查是

A. 胸部X线检查　B. 血常规　C. 脑脊液检查

D. 粪便检查　E. 血培养

35. 患儿男性，3岁，以突然高热、进行性呼吸困难入院，怀疑为中毒型细菌性痢疾。为早日检出痢疾杆菌，护士留取大便标本时，正确的做法是

A. 标本多次采集，集中送检

B. 可用开塞露灌肠取便

C. 患儿无大便时，口服泻药留取大便

D. 如标本难以采集，可取其隔日大便送检

E. 选取大便黏液脓血部分送检

36. 患儿男性，7岁，被诊断为细菌性痢疾，经治疗目前临床症状已消失。解除隔离返回学校上学的时间是

A. 目前即可　B. 临床症状消失后3日

C. 1次便培养阴性　D. 连续2次便培养阴性

E. 连续3次便培养阴性

37. 患者女性，12岁，突发寒战、高热、抽搐、昏迷。体格检查：体温40.5℃，血压61/32 mmHg。实验室检查：血白细胞为15×10^9/L，中性粒细胞为82%，肛拭子取便镜检为脓细胞(+)、红细胞(+)。为确诊最应做的检查是

A. 血培养　B. 大便培养　C. 骨髓培养

D. 脑脊液检查　E. 血清抗体检测

38. 患者女性，28岁，腹痛、腹泻、发热1日住院，大便10余次，有黏液脓血，伴里急后重。体检：体温40℃，血压110/70 mmHg，左下腹压痛。实验室检查：血白细胞为20×10^9/L，中性粒细胞为90%，大便镜检白细胞为20~30/HP、红细胞2~4/HP。考虑该患者为

A. 急性细菌性痢疾普通型　B. 急性细菌性痢疾中毒型

C. 急性阿米巴痢疾　D. 细菌性食物中毒

E. 霍乱

39. 患者女性，25岁，1周前因发热、腹痛、腹泻来门诊就诊，大便每日10余次，为黏液脓血便，伴里急后重，按急性细菌性痢疾治疗5日，症状好转，昨日进食不洁水果，再次腹痛、腹泻，每日20余次仍为黏液脓血便。目前对该患者的治疗首选抗菌药为

A. 氯霉素　B. 小檗碱　C. 诺氟沙星

D. 磺胺甲噁唑　E. 青霉素

40. 患者男性，28岁，3个月来反复腹痛、腹泻，大便每日4~5次，时有黏液便，服抗生素有效，疲劳及受凉后会发作。体格检查：左下腹轻压痛。大便镜检白细胞20/HP、红细胞3~5/HP。该患者最可能的诊断为

A. 慢性细菌性痢疾　B. 慢性阿米巴痢疾　C. 肠结核

D. 结肠癌　E. 溃疡性结肠炎

（41—42题共用题干）

某年10月份，某地区防疫站收到大量急性黄疸型肝炎的疫情报告。

41. 为查明本次肝炎的流行病学特征，患者首先应做的血清学检查为

A. 抗-HAV-IgM　B. 抗-HAV-IgG　C. 抗-HBc-IgM

D. 抗-HBc-IgG　E. HBsAg

42. 多在秋、冬季发病的病毒性肝炎是

A. 甲型病毒性肝炎　　B. 乙型病毒性肝炎　　C. 丙型病毒性肝炎

D. 丁型病毒性肝炎　　E. 输血传播的病毒性肝炎

(43—44 题共用题干)

患者女性,22 岁,乏力、纳差 10 日,尿色加深呈浓茶样 2 日入院。体格检查:巩膜中度黄染,肝肋下 1 指,质软、有压痛,脾未触及。血清总胆红素增高,ALT 为 400 U/L,HBsAg(+)。确诊为急性黄疸型乙型肝炎。

43. 乙型肝炎病毒属于

A. RNA 病毒　　B. DNA 病毒　　C. EB 病毒

D. 肠道病毒　　E. 疱疹病毒

44. 在住院过程中,检查发现该患者 HBsAg(+)、HBeAg(+)。其意义为

A. 已进入恢复期,无传染性　　B. 患者血液中病毒较多,具有传染性

C. 患者血液中病毒较少,传染性小　　D. 易转变为肝癌

E. 容易发展成重型肝炎

(45—46 题共用题干)

某乙型肝炎患者出院 1 个月后复查:肝功能正常,血清学检查:抗-HBs(+),抗-HBe(+),抗-HBc(+),HBsAg(-),HBeAg(-)。

45. 此结果表明患者

A. 处于急性乙型肝炎恢复期　　B. 肝炎未愈,病毒仍在复制

C. 已转变成慢性肝炎　　D. 肝炎已治愈,但有可能复发

E. 转变成慢性乙肝病毒携带者

46. 该患者半年后再复查,肝功能正常,抗-HBs(+),其余乙肝病毒标志物均(-),此时表明

A. 免疫耐受,病情迁延不愈　　B. 疾病已治愈,患者获得持久免疫

C. 仍有传染性　　D. 肝炎病毒在体内仍有少量复制

E. 病情痊愈,但有复发的可能

(47—49 题共用题干)

患者女性,22 岁,突起发热、上腹不适、恶心、食欲减退,体温 38.5℃,出现黄疸,皮肤瘙痒,肝肋下1.5 cm,腹水阴性,血 ALT 为 1 200 U/L。

47. 根据患者的病情最可能的诊断为

A. 急性甲型病毒性肝炎　　B. 急性乙型病毒性肝炎　　C. 慢性乙型病毒性肝炎

D. 肝硬化活动期　　E. 肝癌

48. 此型肝炎的传播途径是

A. 呼吸道传播　　B. 消化道传播　　C. 性传播

D. 母婴传播　　E. 血液传播

49. 急性病毒性肝炎患者最合理的饮食为

A. 清淡饮食,适量维生素　　B. 高热量、高脂肪

C. 高热量、高蛋白　　D. 高糖类、低脂肪

E. 高糖类、适量维生素

(50—51 题共用题干)

患者男性,50 岁,既往体健。因近 1 周食欲减退、呕吐、疲乏无力、尿黄入院。自昨日起烦躁不安,呼气中有腥臭味,巩膜及皮肤严重黄染,皮肤可见瘀斑,肝未扪及,腹水征阳性。

50. 此患者的肝炎类型是

A. 急性黄疸型肝炎　　B. 淤胆型肝炎　　C. 急性重型肝炎
D. 亚急性重型肝炎　　E. 慢性重型肝炎

51. 目前最主要的护理问题是
A. 体液过多　　B. 活动无耐力
C. 皮肤完整性受损　　D. 营养失调:低于机体需要量
E. 潜在并发症:肝性脑病

(52—54 题共用题干)

患者男性,54 岁,2 个月前因胃癌手术,术中输血 600 mL,术后 40 日起乏力、食欲减退、恶心、呕吐,再次入院。实验室检查:ALT 为 200 U/L、血清总胆红素为 170 μmol/L,血抗-HBs(+)。

52. 首先应考虑的诊断为
A. 甲型肝炎　　B. 乙型肝炎　　C. 丙型肝炎
D. 丁型肝炎　　E. 戊型肝炎

53. 为做病原学诊断应重点查血
A. 抗-HAV-IgM　　B. 乙肝病毒标记物　　C. 抗-HCV、HCV-RNA
D. HDAg　　E. 抗-HEV-IgM

54. 如无有效治疗,本例肝炎患者的最后结局最可能为
A. 无症状慢性病毒携带者
B. 不会发展成肝硬化
C. 肝硬化、肝癌
D. 再重叠其他病毒感染后发展为肝衰竭
E. 不治自愈

(55—56 题共用题干)

艾滋病女患者,30 岁,病前因不洁性生活而感染 HIV,经常低热,易呼吸道感染。

55. 该患者含 HIV 最多的体液是
A. 眼泪　　B. 唾液　　C. 阴道分泌物
D. 痰液　　E. 羊水

56. 艾滋病的主要传播途径是
A. 性接触传播　　B. 血液传播　　C. 母婴传播
D. 消化道传播　　E. 呼吸道传播

(57—58 题共用题干)

患者男性,40 岁,做销售员 10 年,有不洁性生活史。近 2 周来感乏力、低热、咳嗽、全身不适、食欲差且体重下降。查体:体温 37.3℃,颌下及腋下有多个淋巴结肿大,质软,无压痛,无粘连。胸部 X 线片提示陈旧性肺结核。

57. 此患者最可能的诊断为
A. 艾滋病　　B. 肺结核　　C. 淋巴结核
D. 白血病　　E. 流感

58. 为确诊,此患者首先应做的检查是
A. 痰培养　　B. 淋巴活检　　C. 骨髓检查
D. 胸部 X 线检查　　E. 血清抗-HIV 检测

(59—60 题共用题干)

患者女性,24 岁,于某农村社区医院门诊就诊。主诉近 2 个月出现不规则发热、反复腹泻、盗汗,有与艾

滋病患者性接触史。经实验室检查确诊为艾滋病患者。

59. 艾滋病病毒一般不会通过哪种途径传播

A. 性接触传播　B. 血制品　C. 母婴传播　D. 破损皮肤受污染　E. 呼吸道传播

60. 护士为艾滋病患者抽血时

A. 不必戴手套　B. 须穿双层隔离衣　C. 只能使用一次性注射器　D. 戴手套、口罩、防护眼镜　E. 操作毕将针头回插入针头帽

(61—62 题共用题干)

患者男性,14 岁,8 月 20 日发病,发冷、发热,偶有寒战,伴头痛,呕吐 2 次,3 日后体温达 39.1℃,精神不振。查体:嗜睡,腮腺不大,无浅表淋巴结肿大,周身皮肤未见出血点及瘀斑,颈强直,浅反射消失,深反射正常。

61. 此患者最可能的诊断为

A. 腮腺炎脑炎　B. 化脓性脑膜炎　C. 中毒性细菌性痢疾　D. 颅内肿瘤　E. 流行性乙型脑炎

62. 为明确诊断,对此患者首选的检查是

A. 血常规　B. 尿常规　C. 脑脊液检查　D. 便常规　E. 血气分析

(63—64 题共用题干)

男性乙脑患儿,10 岁,于病程第 4 日入院,体温 40℃,当日下午突然神志不清,反复抽搐,呼吸节律不规则,两侧瞳孔不等大。

63. 对该患儿的抢救措施不恰当的是

A. 甘露醇静脉快速滴注　B. 654-2 或阿托品静脉注射　C. 大量生理盐水静脉点滴　D. 地塞米松静脉注射　E. 高渗糖静脉滴注

64. 对该患者补液不宜过多的原因是

A. 避免心力衰竭　B. 避免急性肺水肿　C. 以免加重脑水肿　D. 以防高血容量综合征　E. 避免电解质紊乱

(65—66 题共用题干)

患儿男性,8 岁,于 8 月 19 日开始发热、头痛,当日测体温为 38℃,在外院诊断为上呼吸道感染,给予布洛芬退热及头孢菌素静脉滴注无效,8 月 22 日出现嗜睡,体温高达 40℃,8 月 23 日因昏迷伴抽搐入院。查体:神志不清,压眶有反应,体温 40.5℃,血压、呼吸正常,双瞳孔等大,皮肤黏膜无出血点,颈强直,克氏征及布氏征(-)。近期有结核患者接触史。

65. 为快速诊断,应首选下列哪项检查

A. 结核菌素实验　B. 血常规　C. 胸部 X 线检查　D. 脑脊液检查　E. 便常规

66. 该患儿入院后进行实验室检查。血常规:WBC 为 14.5×10^9/L,N 为 87%。脑脊液:细胞数为 286×10^6/L,蛋白为 0.54 g/L,糖为 3.5 mmol/L,氯化物为 129 mmol/L。对该患儿病情的处理正确的是

A. 物理降温为主,药物降温为辅,肛温控制在 38℃为宜

B. 抗结核治疗

C. 氨苄西林静脉滴注

D. 室温宜维持在 30℃以上

E. 应用红霉素静脉滴注

(67—69 题共用题干)

患儿女性,7 岁,高热 40.5℃,昏迷、抽搐、四肢厥冷,血压 60/40 mmHg,肛拭子取大便镜检为脓细胞(+)、红细胞(+)。

67. 考虑该患儿应为

A. 细菌性痢疾　　B. 霍乱　　C. 钩端螺旋体病

D. 阿米巴痢疾　　E. 伤寒

68. 对该病病原体特点的描述,不正确的是

A. 为革兰染色阴性的无鞭毛杆菌　　B. 在外界生存能力较差

C. 主要流行菌群为 B 群　　D. 可产生内毒素

E. 属肠杆菌科志贺菌属

69. 预防该病的综合措施中,最重要的是

A. 隔离患者　　B. 发现并处理带菌者　　C. 切断传播途径

D. 接种疫苗　　E. 流行季节预防服药

(70—71 题共用题干)

患者男性,50 岁,腹泻 2 日,每日 10 余次。大便为黏液脓血便,伴里急后重。查体:除左下腹压痛及肠鸣音活跃外,无其他阳性体征。临床疑诊急性细菌性痢疾普通型。

70. 最有助于该患者确定诊断的检查是

A. 血常规　　B. 大便镜检　　C. 大便培养

D. 乙状结肠镜检　　E. 免疫荧光法查大便痢疾杆菌抗原

71. 作为菌痢的传染源,在流行病学上意义不大的是

A. 急性普通型细菌性痢疾　　B. 急性轻型细菌性痢疾

C. 慢性细菌性痢疾迁延型　　D. 慢性细菌性痢疾隐匿型

E. 带菌者

(72—73 题共用题干)

患儿男性,2 岁,高热 1 日,抽搐 3 次,于 7 月 24 日入院。查体:体温 40.5℃,血压 60/30 mmHg,心率 150 次/min,昏迷,面色苍白,四肢厥冷,口唇青紫,双侧瞳孔大小不等,呼吸节律不规则,心肺听诊未见异常,脑膜刺激征阴性。

72. 应首先考虑的诊断是

A. 流行性乙型脑炎　　B. 流行性脑脊髓膜炎　　C. 脑型疟疾

D. 中毒型细菌性痢疾　　E. 结核性脑膜炎

73. 乙脑与中毒型细菌性痢疾的主要鉴别方法是

A. 根据年龄　　B. 根据季节　　C. 根据症状

D. 根据体征　　E. 肛拭子或灌肠检查大便

(74—75 题共用题干)

患者男性,24 岁,因严重腹泻 3 日而入院,诊断为急性细菌性痢疾。护士为其安排住院后,遵医嘱为其行灌肠治疗。

74. 护士为其安排床位时应

A. 将其安排在急救室　　B. 将其安排在危重病房

C. 将其安排在隔离病房　　D. 将其安排在普通病房

E. 按其需求安排病房

75. 灌肠时采取的体位是
A. 仰卧位 B. 左侧卧位 C. 右侧卧位
D. 俯卧位 E. 膝胸卧位

（76—78 题共用题干）

患儿男性，4 岁。7 月 12 日因突然高热、惊厥 1 次入院。体温 39.5℃，面色苍白，四肢厥冷，意识模糊。

76. 为明确诊断，医生让护士为患儿留取大便，护士正确的做法是
A. 患儿无大便时，口服致泻剂留取大便
B. 标本多次采集，集中送检
C. 如标本难以采集，可取其隔日大便送检
D. 可用开塞露灌肠取便
E. 选取大便黏液脓血部分送检

77. 如粪检结果为脓细胞 8~10/HP。护士考虑该患儿是
A. 中毒型细菌性痢疾 B. 水痘并发脑炎 C. 腮腺炎脑炎
D. 麻疹脑炎 E. 高热惊厥

78. 目前患儿临床症状好转出院，解除隔离返回幼儿园的时间是
A. 目前即可 B. 临床症状消失 C. 1 次大便培养阴性
D. 连续 2 次大便培养阴性 E. 连续 3 次大便培养阴性

（79—81 题共用题干）

王先生，30 岁，间日发作寒战、高热、大汗已 4 天，血涂片查及疟原虫。给予氯喹和伯氨喹联合治疗，用药第 2 天热退，第 4 天停用氯喹，第 5 天高热又起，出现腰痛及酱油色尿。巩膜黄染，贫血貌，血红细胞 2.4×10^{12}/L、血红蛋白 60 g/L。

79. 首先考虑
A. 病情加重 B. 疟原虫混合感染 C. 疟疾复发
D. 黑尿热 E. 恶性疟

80. 王先生所患疟疾是下列哪类
A. 间日疟 B. 三日疟 C. 卵形疟
D. 恶性疟 E. 输血后疟

81. 护理措施错误的是
A. 给予阿司匹林解热 B. 停用伯氨喹 C. 应用糖皮质激素
D. 输注小量新鲜血 E. 保证液体摄入量不少于 3 000 mL

（吕云玲）

参考文献

李秋萍.内科护理学.2版.北京:人民卫生出版社,2008.

尤黎明.内科护理学.4版.北京:人民卫生出版社,2007.

中华医学会重症医学分会.急性肺损伤/急性呼吸窘迫综合征诊断和治疗指南(2006).中国危重病急救医学,2006,18(12):706-710.

中华医学会结核病学分会.肺结核诊断和治疗指南(2001年订).中华结核和呼吸杂志,2001,24(2):70-74.

姚景鹏.内科护理学.北京:北京大学医学出版社,2006.

叶任高,陆再英.内科学.北京:人民卫生出版社,2004.

郭奉银.内科护理学.北京:高等教育出版社,2006.

陆再英,钟南山.内科学.7版.北京:人民卫生出版社,2008.

马秀芬.成人护理.北京:高等教育出版社,2009.

王仙园,冯慧勤,胡力平,等.现代内科护理学.北京:人民军医出版社,2004.

阜外心血管病医院护理部.心血管病护理手册.北京:中国协和医科大学出版社,2006.

夏泉源.内科护理学.北京:人民卫生出版社,2006.

赵水平,胡大一.心血管病诊疗指南解读.3版.北京:人民卫生出版社,2008.

郭继鸿.内科学应试指南.北京:北京医科大学出版社,1999.

陈灏珠.实用内科学.12版.北京:人民卫生出版社,2005.

张静平,李秀敏.内科护理学.北京:人民卫生出版社,2009.

王吉耀.内科学.北京:人民卫生出版社,2003.

张小来,李君,马淑娴.内科护理学.北京:科学出版社,2007.

高润霖,吴宁,胡大一,等.心血管病治疗指南和建议.北京:人民军医出版社,2004.

袁丽,张建欣.内科护理学.北京:清华大学出版社,2006.

邹恂.现代护理诊断手册.北京:北京大学医学出版社,2004.

刘绍辉,张学军.实用专科护士丛书心血管内科分册.长沙:湖南科学技术出版社,2004.

Goldman,Bennett.王贤才,译.希氏内科学:呼吸和泌尿系统疾病.西安:世界图书出版公司,2003.

谌贻璞.慢性肾脏病蛋白营养治疗共识.中华肾脏病杂志,2005,21(7):421-424.

王海燕.现代临床医学内科进展.肾脏内科分册.北京:科学技术文献出版社,2006.

姜安丽.新编护理学基础.北京:人民卫生出版社,2006.

牛德群.内科护理学考试指南.南京:东南大学出版社,2001.

孟共林.内科护理学.西安:世界图书出版公司,2008.

彭文伟.传染病学.6版.北京:人民卫生出版社,2004.

王维治.神经病学.4版.北京:人民卫生出版社,2004.

Braun wald.王德炳译.哈里森内科学.北京:人民卫生出版社,2003.

葛均波,徐永健.内科学.8版.北京:人民卫生出版社,2013.

贾建平,陈生弟.神经病学.7版.北京:人民卫生出版社,2013.

马秀芬.内科护理学.2版.北京:人民卫生出版社,2011.

郑重声明

护理微信教学平台

护理专业教材均配套建设基于微信的教学平台。您可以打开手机微信，查找公众号“护理专业资源库”，或者扫描教材封底的二维码添加关注。

该微信平台融医护最新信息推送与护理专业资源库教学内容于一身，对应护理专业多门主干课程，可直接查询各知识点、技能点对应的微课、图片、动画、视频、虚拟仿真等全媒体资源，并支持学生在线自测以及错题汇总，能有效服务于移动教学的需求。